Aneurysms of the Popliteal Artery

腘动脉瘤

原著　［意］Antonino Cavallaro

主译　刘　勇

中国科学技术出版社

·北 京·

图书在版编目（CIP）数据

腘动脉瘤 /（意）安东尼诺·卡瓦拉罗（Antonino Cavallaro）原著；刘勇主译 . -- 北京：中国科学技术出版社，2025. 1. -- ISBN 978-7-5236-1067-1

Ⅰ . R732.2

中国国家版本馆 CIP 数据核字第 2024X2T575 号

著作权合同登记号：01-2024-1777

First published in English under the title

Aneurysms of the Popliteal Artery

edited by Antonino Cavallaro

Copyright © Springer Nature Switzerland AG 2021

This edition has been translated and published under licence from Springer Nature Switzerland AG.

All rights reserved.

策划编辑	丁亚红 孙 超
责任编辑	丁亚红
文字编辑	魏旭辉
装帧设计	佳木水轩
责任印制	徐 飞

出　　版	中国科学技术出版社
发　　行	中国科学技术出版社有限公司
地　　址	北京市海淀区中关村南大街 16 号
邮　　编	100081
发行电话	010-62173865
传　　真	010-62179148
网　　址	http://www.cspbooks.com.cn

开　　本	889mm×1194mm　1/16
字　　数	578 千字
印　　张	22
版　　次	2025 年 1 月第 1 版
印　　次	2025 年 1 月第 1 次印刷
印　　刷	北京盛通印刷股份有限公司
书　　号	ISBN 978-7-5236-1067-1/R·3348
定　　价	268.00 元

译者名单

主　译　刘　勇

副主译　何虎强　施　森　曾　宏　孙晓磊　刘　洋　崔　驰

译　者　（以姓氏笔画为序）

王伟明　邓万冰　代江红　冯松林　朱俊龙　伊尔帕尼·艾尔肯

刘　洋　刘　勇　刘润禹　刘镇毓　孙晓磊　李　勤

李　朋　李杨欣　李晨昊　杨文凡　吴　雅　何虎强

何建雄　余　皓　余培东　张　丽　张　雷　张　铖

陈　豪　林子鹏　罗未聃　金成勇　周浩戈　施　森

胥雄飞　徐通洁　郭　剑　崔　驰　蒋龙棋　曾　宏

潘俊兵

内容提要

本书引进自 Springer 出版社，是一部详尽介绍腘动脉瘤及其相关主题的实用著作。全书共八篇 30 章，涵盖了有关腘动脉瘤历史、诊断、治疗的各个方面，回顾了腘动脉瘤的历史背景，探讨了腘动脉正常和变异解剖结构的胚胎学和解剖学、腘动脉瘤的病理学特征，重点阐述了动脉粥样硬化性腘动脉瘤的定义、流行病学、发病机制、诊断方法、手术指征、手术方式及术后并发症等内容，介绍了动脉粥样硬化性腘动脉瘤的血管内治疗方法及非动脉粥样硬化性腘动脉瘤的相关内容。本书阐释全面，重点突出，图文并茂，非常适合从事腘动脉瘤相关专业的临床医生及研究人员阅读参考。

原 书 序

"医学的荣耀在于不断前行，总有更多的东西需要学习。"

——William James Mayo，1928

医学是一个不断进步的学科，在过去 20 年中，内镜治疗技术彻底改变了血管疾病的治疗方式，包括主动脉和其他动脉瘤的治疗。这部腘动脉瘤综合性教科书的出版对规培生、血管外科执业医生和其他血管专家来说是及时且必要的。

Aneurysms of the Popliteal Artery 一书由意大利罗马大学外科教授 Antonino Cavallaro 领衔，与意大利顶级医学院和医院的介入放射科医生和外科病理学家联合编写，为动脉瘤治疗做出了杰出贡献。Cavallaro 教授在书中向我们展示了他丰富的专业经验，从他还是年轻的外科病理医生初次接触腘动脉瘤并受其激发，到后来他在罗马大学多年的外科实习经历，以及在喀麦隆南部偏远地区一家小型丛林医院工作期间所积累的经验。

本书内容全面，学术性强，插图生动鲜明，重点突出，涵盖了 2100 余篇有关腘动脉瘤的重要参考文献。作者带我们踏上一段探索腘动脉瘤的迷人旅程，从鲜为人知的历史故事到 Hunter 结扎术，再到腘动脉的详细胚胎学、解剖学、病理学，以及腘动脉瘤患者的临床表现等。书中解剖图片清晰精美，病理标本和组织学图片典型生动，还详细描述了腘动脉瘤的影像学评估，并提供了有关开放式手术和血管腔内治疗的丰富数据及精彩的术中照片。

本书结尾全面评述了非动脉粥样硬化性腘动脉瘤，这是该领域同类教材中的瑰宝。全书涵盖了从技术细节到整个开放手术和内镜技术的各个方面，并列举了整个技术谱系的结果，并强调最重要的是需要关注个体患者，他们表现为无症状或有症状的腘动脉瘤，或因动脉瘤引起的血栓栓塞导致严重肢体缺血。基于对大量文献的回顾，包括新近的 Meta 分析，作者指出开放手术仍是首选的修复技术，应该提供给那些隐静脉移植物良好、年轻、有症状或存在下肢缺血的患者。内镜治疗在腘动脉瘤修复中也有一席之地，但在技术进一步发展之前，应该有选择地使用，主要用于急性病例和复杂病例、虚弱患者及老年人。

希望 Cavallaro 教授的这部著作能够得到广大血管外科实习生和专家学者的关注。本书华丽的插图、丰富的表格、精美的印刷和精心编写的文字，既具有教育意义又充满启发性。在动脉瘤治疗领域，要挽救生命、保护四肢并提高这些患者的生活质量，还有很多工作要做。我毫不怀疑，阅读和查阅本书的人将成为抗击这种疾病的先锋。

Peter Gloviczki
Rochester, MN, USA

译者前言

  Aneurysms of the Popliteal Artery 是一部有关腘动脉瘤及其相关主题详尽且全面的著作，旨在为医生、研究人员和对此领域感兴趣的读者提供全面而准确的信息。本书通过深入探讨解剖学、病理学、诊断和治疗等方面的内容，帮助读者全面了解这一领域的知识和最新进展。非常荣幸，我们可以翻译本书，并推荐给国内广大同行。

  本书涵盖了从腘动脉瘤发现历史到其诊断和治疗的方方面面。第一篇介绍了腘动脉瘤的历史背景，让读者对这一疾病的发展演变具有全面的了解。第二篇涵盖了腘动脉的胚胎学和解剖学知识，包括正常解剖和变异结构的细致讨论。第三篇探讨了腘动脉瘤的病理学特征，为读者深入了解这种疾病奠定了基础。第四篇关注腘动脉瘤的临床方面，包括定义、流行病学和发病机制等内容，以便更好地理解该疾病的诊断和治疗。第五篇介绍了腘动脉瘤的诊断方法。第六篇详细描述了腘动脉瘤的手术治疗方法，包括手术指征、手术方式及术后并发症等方面，以协助医生准确评估患者的病情。第七篇讨论了腘动脉瘤的血管腔内治疗方法。第八篇涉及非动脉粥样硬化性腘动脉瘤，如川崎病、神经纤维瘤病等。这些内容将帮助读者全面了解不同腘动脉瘤病因和类型。

  本书内容丰富，并提供了最新的研究成果和临床实践经验。希望能为在腘动脉瘤领域学习和实践的读者提供有益参考，并对国内同行的学术和专业发展有所助益！

西南医科大学附属医院血管外科

原书前言

在我还是一名 21 岁的医学生（获得医学博士学位还需要 3 年时间）时，对外科手术非常着迷，在卡塔尼亚大学外科病理学研究所度过了许多昼夜。1960 年，重建性动脉手术刚刚起步，肢体坏疽通常导致截肢，学生们有机会解剖被截肢的四肢，并被鼓励使用绘画图片形式报告动脉树的状况。我之前从未遇到过腘动脉瘤，当我发现一条在大腿中部被截肢的下肢坏死的原因是血栓形成的腘动脉瘤时，我非常惊讶，其表现为：血栓相当新（是最近形成的），并广泛扩展到胫骨血管中，其直径为 32mm，长度为 35mm，除了局部动脉扩张，动脉看起来都正常（该患者 48 岁）。

那是我持续关注和重视腘动脉瘤的开始，退休后，我决定动手整理我收集的临床和文献资料，以期为具有挑战性和争议的动脉病理学领域提供全景图。

感谢为本书做出贡献的同事们。感谢罗马大学外科和麻醉学部图书馆负责人 Enrica Salone 在文献研究和与国家图书馆间文件交换（NILDE）联系方面提供的宝贵帮助。特别感谢 P. Valdoni 外科部门的 Bernardo Luraschi 及其所在科室，即使我从大学退休后也可以让我与他一起工作，没有 Bernardo Luraschi 对计算机图形和书稿的专业知识和出色能力的支持，我无法完成这项任务。

非常感谢我可爱的妻子 Rose，即使我不再活跃在临床一线，她仍然赞成我花很多时间处理"外科问题"。

特别感谢 Peter Gloviczki 医生对本书提出的修改建议。

Antonino Cavallaro
Rome, Italy

目　录

第七篇　动脉粥样硬化性腘动脉瘤的血管腔内治疗

第八篇　非动脉粥样硬化性腘动脉瘤

第一篇　历　史

History

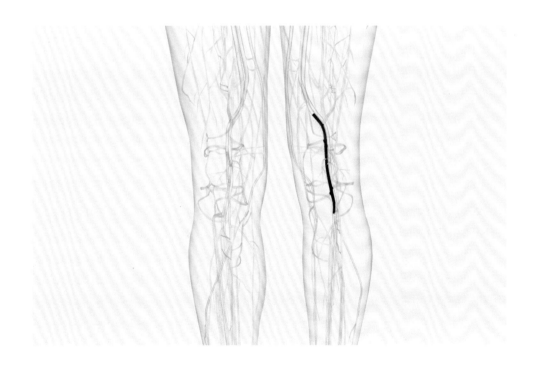

第1章 19世纪末外科医生的历史之旅

A Surgeon's Journey Through History Up to the End of the Nineteenth Century

Antonino Cavallaro 著　吴雅 张雷 译

早在现代文明诞生之前，我们的祖先就观察到了动脉瘤的发生，尤其是周围动脉瘤，如颈动脉瘤、肢体动脉瘤。

公元前 1500 多年的《埃伯斯纸莎草纸文稿》（*Papyrus Ebers*）可能是有据可循的关于动脉瘤疾病的第一个医学绘本，当时的医生使用烧灼的方法对动脉瘤进行治疗[1]。

古希腊医学家希波克拉底[2]和古罗马医学家塞尔苏斯[3]（提比略皇帝同时代）都没有提及过动脉瘤，而在古印度的百科全书式论文《妙闻集》（*Sushruta Samhita*）中[4]，一些疾病被解释为可能与动脉瘤有关。正是因为 Sushruta 的传奇生活可追溯到公元前 8 世纪至 7 世纪，古印度医学文化的优先地位引发了历史学家强烈的争议，并就此话题争论几十年。但我们必须肯定的是，在亚历山大大帝（公元前 356—前 323 年）的暴风雨战役之前，古印度和古希腊文化一直通过波斯帝国保持着密切联系，而《妙闻集》是在基督教时代第一阶段之前的几个世纪里写成的，因此很可能古印度文化和古希腊文化都是在同一个历史时期兴起和繁荣的[5]。

以弗所的 Rufus 生活在公元 1 世纪下半叶，以其对病史采集的详细陈述而闻名[6]，并从阿米达的 Aetius（约 502—575 年）[7]开始被普遍引用，是第一个使用动脉瘤这个专有医学术语的人。Galenus（129—201 年）对 Rufus 极为地推崇，同时他清楚地描述了假性动脉瘤是如何产生的，并指出平缓的压迫可以减小它们的体积而不留下中央凹的迹象，中央凹是典型的水肿引起的肿块[8]。同时，Galenus 认为，动脉损伤很难治疗，动脉瘤不易治愈。

这种弃之不管的态度被 Antyllus（3 世纪）坚决反对，他认为把动脉瘤患者都交由其自然病程是极为不负责任的。同时 Antyllus 在这一手术领域获得了宝贵的经验，他精确地描述了成功治疗真性动脉瘤（图 1-1）和假性动脉瘤所需的技术。Oribasius（约 320—400 年）[9]报道了 Antyllus 的手术过程，并提出了下述手术指征。

- 不要尝试治疗太大的动脉瘤。
- 不要尝试治疗位于颈部或靠近四肢根部（腋窝或腹股沟或近腋窝）的动脉瘤，因为控制动脉瘤的近心端非常困难，甚至是不可能的。
- 不要切除动脉瘤，因为近心端虽然有被结扎，但可能会在血液冲击下滑脱，导致致命性的出血。

最后的手术，即动脉瘤切除术，虽然是在 Antyllus 时代被加以应用的，但它被认为是来自伊庇鲁斯的医生 Philagrius（3 世纪）所提出的[10]。

针对假性动脉瘤，Antyllus 概述了一种基于瘤体近心端和远心端结扎然后切除的方法。

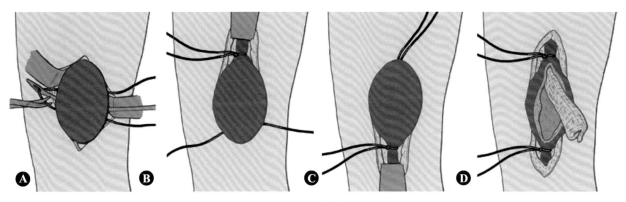

▲ 图 1-1 **Antyllus 治疗真性或局限性动脉瘤的手术**

A. 用带有双线的针穿过动脉瘤，将其切割成具有两条单线；B. 近端线轻轻向颅侧滑动，以结扎流入动脉段；C. 将远端线拉向远端以结扎流出动脉段；D. 囊已被纵向打开、清空，并用纱布和不同的药物填充以促进良性化脓（该疾病是由于所含血液质量差造成的，因此认为有必要排出囊内容物）

目前尚不清楚 Antyllus 是否将他的手术应用于上肢和下肢动脉瘤，但最大的可能是只运用在上肢的动脉瘤，因为更容易控制流入道。同样，由于这些动脉瘤通常是放血的结果，因此真性动脉瘤和局限的假性动脉瘤（布罗卡命名的动脉瘤[11]）都使用相同的方法进行手术。

阿米达的 Aetius 描述了一种基于 Antyllus 手术的变体，针对肘部屈曲处的动脉瘤，取远高于动脉瘤瘤体的肱动脉进行结扎进而控制动脉瘤[12]（图 1–2）。

埃伊纳岛的 Paul（约 625—690 年）[13] 在没提及来源的情况下，也应用了 Antyllus 的手术方法，并明确指出它适用于治疗穿透性溃疡引起的动脉瘤，也间接地说明了真性肱动脉瘤的罕见性，同时指出结扎的方式遗留下动脉撕裂或破裂再引起假性动脉瘤的可能。

接下来的几个世纪没有关于治疗动脉瘤的其他外科手术术式的更新：科尔多瓦著名的 Albucasis（936—1013 年）仍然报道应用 Antyllus 的术式[14]，Guy de Chauliac（1300—1368 年）[15] 也做了同样的操作。然而，Guy de Chauliac 强调了作为第一种治疗选择的适应证，即使用类似于用于控制疝气的皮革器械对动脉瘤进行外部压迫治疗。

接近中世纪尾声，外科科学理论和实践取得

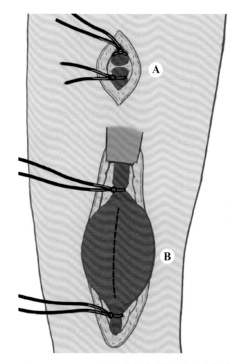

▲ 图 1-2 **Aetius 治疗肘折痕处肱动脉瘤的方法**

A. 双结扎并切断肱动脉；B. 结扎囊上方和外侧的动脉及该囊的开口

了实质性的进步。经历 1000 多年的禁令，萨勒诺医学院开始允许进行人体解剖（13 世纪初），并在意大利的其他医学院迅速推广[16]，此后遍及诸多欧洲国家。这一里程碑事件促进了人体解剖学知识的巨大增长，以及对病理生理的深入了解，这使得对这些疾病的定义和解释成为可能，以 Morgagni[17] 的著作达到巅峰，在此之前还有 Benivieni[18] 和 Bonet[19] 的著作（图 1-3）。

Jean Fernel 综述了动脉瘤如何影响整个人体的动脉，并指出它们可能存在于胸腔和腹腔[20]。

著名的外科医生 Ambroise Paré 运用了 Antyllus 的术式为一批受伤的士兵进行了动脉结扎术，而不是采用烧灼的方式。同时，他认为内脏动脉瘤不适合治愈，并且认为瘤壁增厚和钙化是一种易于延长寿命的天然资源[21]。

随着人们对自然和人类认识的增加，以及一批思想开放的学生的成长，给医学和外科手术带来了巨大的推动力，古老的或 Antyllus 的方法再次被带回历史的舞台。人们认为动脉瘤真正的病因不是归因于动脉壁的衰竭，而是与某种血液腐化或过度的血液冲击有关，外科医生们认为直接处理动脉瘤瘤体是治愈动脉瘤的必要条件。但当时切除方法得到的支持非常有限，Purmann[22] 报道了一例偶然成功切除动脉瘤的案例，因为查看其原始手术设计手稿，截肢显然是另一个备选（图 1-4）。

长时间以来，外科医生的注意力几乎全部集中在上肢的动脉瘤，而对于腘动脉瘤（popliteal artery aneurysms，PAA），截肢几乎是唯一合理的治疗方案。腘动脉瘤手术是军队实习外科医生官方教材的一部分[23]，其建议使用 Petit 的动脉瘤针（图 1-5）从肱动脉下面穿过以进行快速结扎止血。

1774 年，来自洛林的外科医生 Keyslère 将 Antyllus 的方法应用于治疗腘动脉瘤。他总共治疗了 4 例患者，其中 3 例成功，而第 4 例患者死亡。意大利医生 A.G.Testa 在给那不勒斯大学教授 D.Cotugno 的一封信中详细描述了这一手术成果。这封信的内容被 Pelletan[25] 几乎是原文地报道在 *Clinique Chirurgicale* 杂志上。Keyslère 医生也重复了 Antyllus 的术式，但他省略了动脉瘤远心端的结扎。Guillemeau[26] 已经在上肢提出了原始方法的这种变化，后来 Heister[27] 报道他们甚至放弃了对动脉瘤近心端的结扎，缘由是动脉瘤被瘤体内坏死物杂质完全堵塞。同时 Heister 认为做远端结扎是非常危险的，因为侧支动脉网可能受损。Hamberger[28] 也曾描述过不结扎而切开瘤体来直接切除肱动脉瘤的案例。

1674 年，法国和西班牙战争期间，军事外科医生 Morel 发明了止血带，这无疑促进了腘窝区的手术[29]。一些用于收缩肢体根部以获得手术区域血流阻断的系统已经在使用，但止血带或绞索

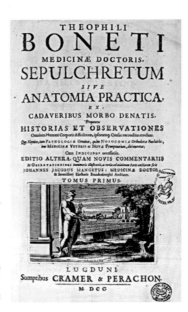
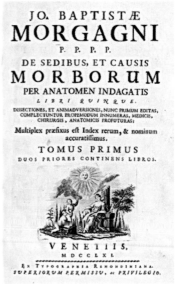

▲ 图 1-3　导致病态解剖学成为一门科学的 3 篇论文的封面

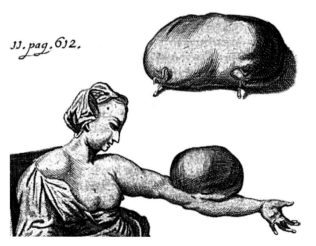

▲ 图 1-4　**Purmann** 从一位女士的左上肢摘除的动脉瘤
引自参考文献 [22]

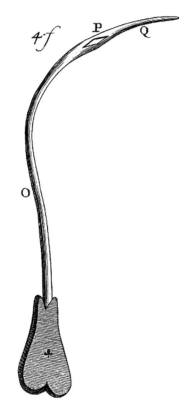

▲ 图 1-5　**Jean Louis Petit** 设计的银针，用于在动脉瘤肱动脉下穿线
引自参考文献 [24]

的优点是可以根据外科医生的要求随时放松或收紧（图 1-6），但它的缺点是所有组织都可能受到创伤，包括静脉和神经。

　　止血带在其刚被运用的起始阶段更迭多代，其中第一个可能是由 Petit[30] 提出的：这个装置只对主动脉施加压力，并且能被机械性锁扣控制，从而避免了专用助手对止血带控制的需要（图 1-7）。

　　股动脉或腘动脉或许可以在不导致肢体坏疽的情况下直接进行结扎，这一可能性代表了一种以比截肢破坏性更小的方式治疗腘动脉瘤的尝试。这依赖于一系列的从 1742 年 Guénault 和 Vandenesse[31] 开始的观察："…… 股动脉受伤时截肢并非不可避免"。Winslow[32] 做出了更加准确的

陈述，主要是 Haller[33]："…… 腘动脉有望在髁突之间结扎，然后进行动脉瘤切除，进而腿部和足部存活的可能性很大 ……"（图 1-8）。

　　尽管有了上述这些有利的背景知识，但根据许多医生的判断，腘动脉瘤的手术治疗仍然存在

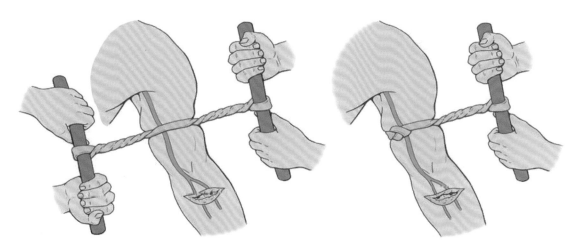

▲ 图 1-6　**Morel** 绞扼止血器的示意

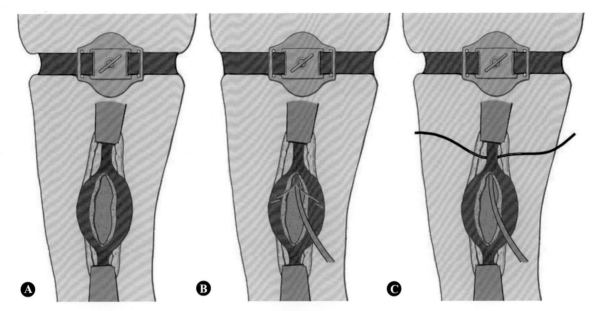

▲ 图 1-7 引入止血带后修改的 Antyllus 方法

A. 打开囊并排空内容物。B. 暂时和部分释放止血带以识别近端动脉口；将探针（最初使用金属女性尿道导管）引入动脉，使其能够升高并更容易与神经和静脉分离。C. 近端结扎（与动脉瘤远端动脉的结扎操作相同）

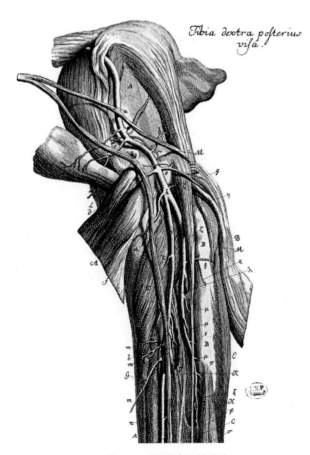

Tibia dextra posterius visa.

▲ 图 1-8 腘动脉及其分支

引自 Haller，参考文献 [33]·表 V

很多的挑战。对于患者，手术以及术后恢复也是一个漫长而痛苦的过程，此外，还会受到相关死亡率和并发症的威胁。正如 Monro[34] 所报道的情况一样，坏疽总是迫在眉睫，主要是在腘动脉下部进行远端结扎时。另一个可怕的并发症是 Sennert[35] 指出的在结扎解除后（第 14~20 天）的延迟出血，或因感染或因结扎创伤而加重的原有疾病引起的动脉壁破裂。然而，局部或全身性脓毒症是并发症的最常见原因 [25]。同时更多的外科医生报道他们发现创面 [36-38] 具有罕见的味道，因此它们认为环境也是非常重要的一环 [39]。总的来说，对已发表的文献进行综述分析显示，腘动脉瘤患者的死亡率和截肢率约为 50%。Paul[40] 曾提出一个争论，对于腘动脉瘤患者，如果能保证成功切除腘动脉瘤，可以同时挽救肢体和生命当然是最佳的结局，但这一结局的比率是非常低的，因此更好的选择是以失去肢体的代价来挽救生命。著名的 Percival Pott[41] 也曾指出，截肢是治疗腘动脉瘤最好的，实际上也是唯一的治疗方法："除了截肢，我还从未见过其他手术，能挽救患者的生命"。Syme[42] 没有那么激进，他说，当面临腘动脉瘤时，旧的方法"被证明是最困难和令人震惊的"。

人们一直在寻找治疗周围动脉瘤的方法，尤其是腘动脉瘤。无菌技术将彻底改变这种状况，但这一革命性的事件离成功仍然很遥远。下面的综述见证了我们的先驱者在外科手术中的独创性和胆识，从 15 世纪到 19 世纪，在关于周围动脉瘤的大量文学报道中，笔者发现了许多治疗方案，其中一些只是或几乎只是试验性的，并没有一个令人满意的结果。另外，从一些科学构思和详细的病例报告来说，很难确定有多少患者遇到了不期望的治疗结果。此外，很少提及误诊病例和随后对"动脉瘤"随意进行的手术。总的来讲，这些报道还只是冰山一角。有多少江湖骗子对动脉瘤知之甚少，却执意认为切开的动脉瘤是脓肿？有时，这种不幸的操作还是由在实践中建立并熟悉动脉瘤的外科医生进行的，因为他们对患者病史的了解不足，而且动脉瘤严重发炎或几乎没有搏动[43-45]。

一、Valsalva 理论

Valsalva 论是在 18 世纪初由博洛尼亚大学的 Albertini 教授[46] 提出并进行了详细的描述。它的目的是使循环系统在尽可能低的水平上保持稳定，因为人们认为动脉瘤形成的主要原因是血液冲击动脉壁所造成的。通过反复放血疗法，减少食物和饮料的摄入，绝对卧床休息，以及避免任何刺激（也包括精神或情感刺激），有时是制冷剂，有时是疏散药物，患者几乎没有了生命。若患者几乎无法抬起手，可以稍微补充营养。这种疗法可能持续数周或数月。Morgagni 教授致力于 Valsalva 的第一部分工作[47]，他进一步描述了该方法及其有效性[17]，但是他同时指出患者有晕厥或死亡的风险。一个多世纪之后，Hodgson[48] 指出，这种方案的有益效果在于

动脉瘤瘤内附壁血栓的沉积，进而加固了动脉瘤壁、缩小了动脉瘤尺寸及减少瘤体的搏动。而内部动脉瘤（如心脏、主动脉）不适合任何形式的治疗。但是，该方案被证明可用于治疗周围动脉瘤。Morgagni[17] 报道了使用该方案治愈腘动脉瘤的案例，但值得一提的是，患者随后死于腘动脉瘤并发症，同时尸检时还发现了患者并发有主动脉瘤❶。Sabatier[49] 报道了对锁骨下动脉瘤治愈的案例。Lancisi[50]、Flajani[51] 和 Pelletan[25] 认为 Valsalva 理论并不是真正的治愈性方案，但对于延缓动脉瘤增长及延长患者生命有积极的作用，但建议尽可能对周围动脉瘤进行手术治疗方能彻底解决问题。

随着事件的推移，Valsalva 理论中的放血疗法和饥饿疗法逐渐被摒弃，其他的细节也进行了完善修改，并逐渐加入了镇静药、洋地黄、碘化钾等药物；最后一种被认为有助于降低心血管系统的活动，也可以抗梅毒。作为其他长期治疗方案的辅助手段，甚至对于内脏动脉瘤其是唯一的治疗方案[56]，上述方法一直持续到 19 世纪末[36, 52-55]。1860 年 *Medical Times and Gazette*[57] 报道了 35 例周围动脉瘤的分析结果，其中大部分是腘动脉瘤，其中 27 例最初是通过使用止血带长时间压迫动脉来治疗，在有效的 18 例患者中，Valsalva 理论几乎是常规使用的，持续时间长达 6 个月。

现在来看，纵然 Valsalva 理论实际上是不够充分的，更多的是一种缺乏实际意义的随机事件，但是，在医学知识的框架内，它具有如此多的独创性和深刻的思考，它的作者们是值得我们推崇的。此外，在很长一段时间内，它第一次让原本只能靠自己的患者有希望可以生活得更好，甚至能够再次获得健康。

二、动脉瘤的"热疗和冷疗"

那不勒斯的外科医生 Marco Aurelio Severino

---

❶ 这个病例的解剖标本收藏于意大利博洛尼亚科学院研究所 Valsalva 博物馆。

认为动脉瘤是"血性脓肿"[58]。他提出[59]可使用烙铁来治疗年轻患者大腿段的假性动脉瘤。然而，这也只是一个基于 Antyllus 的方法之上，通过一个额外的手术来治疗动脉瘤的方案。

此外，在周围动脉瘤中采用冷却的方法来控制炎症症状的话题可能已经很古老了。在 16 世纪到 19 世纪的几个世纪中，冰和制冷剂作为真正的治疗剂，无论是周围还是内脏动脉瘤中，都受到了适度但持续的青睐，特别是作为与其他治疗相关的辅助或补救措施。从意大利的 Matani[60] 到法国的 Sabatier[49] 和 Larrey[61] 等多位医生都强调了"冰"疗法在动脉瘤治疗中的作用。Bartholin[62] 和 Monro[34] 的著作中也提到了用冰块治愈局限性假性动脉瘤的案例，然而他们都强调说明了这些案例是他们是通过其他同事了解到的事件。尤其是 Bartholin，他对冰的多方面治疗特性非常感兴趣，但他对冰块真正治愈动脉瘤的可能性持有保留意见。然而，在巴黎的杜普伊特伦博物馆，第 239 标本[63] 就是一个"冰"治疗的腘动脉瘤的解剖标本，其显示腘动脉具有纤维束的外观，并且侧支动脉特别发达。波尔多的外科医生 Guerin 也声称通过局部冷敷治愈了不止一个腘动脉瘤[64]。

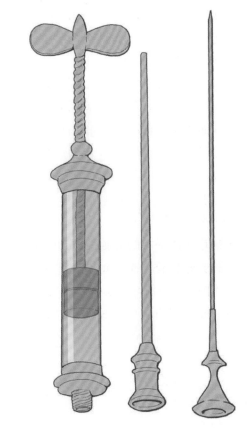

▲ 图 1-9 由 Pravaz 设计、巴黎 Charrière 制造的精密注射器的示意
圆柱体长 3cm，内径 5mm；活塞由螺杆系统提出；金属部分是银色的；金或铂金套管针和插管
引自 Broca[11]。Charrière 作为著名的手术工具制造商，请参阅参考文献 [66]

三、促凝药

Monteggia 在 19 世纪初提出了向动脉瘤内注射促凝药的方案[65]，他建议在进行手术治疗之前可以尝试这种方法来缩小动脉瘤。该方案是通过暂时压闭供血动脉，以使注射物质集中在动脉瘤瘤体内，并避免其扩散到远端动脉中，其中氯化铁是早期广泛使用的促凝药，并且制造了精密注射器，用于注入精确数量的促凝药（图 1-9）。Wardrop[67] 提出也可使用醋酸作为促凝药。但是在历经了早期的运用之后，他们也发现了该方案也存在一系列的并发症。

在腘动脉瘤的治疗中，这种尝试较少见，结果显示偶尔是成功的[68]，但更多的结果是灾难性的[69]。1909 年，Monod 和 Vanverts[70] 得出结论，没有任何证据表明这种方法的有效性。然而，在引入现代血管腔内技术后，动脉瘤内促凝药物的应用又得到了复兴[71]。

1897 年 Lancereaux 提出的一种基于皮下注射明胶的方法[72]，以增强血液的凝血特性，但结果并未得到证实。

四、异物

Velpeau[73] 和 Phillips[74] 认为针刺疗法是一种诱导动脉瘤瘤体内血液凝固的方案，他们分别在狗和马的实验测试中将金属异物刺入动脉管腔内，发现管腔内能够快速产生血凝块，最终导致血管管腔的消失。后继他们又进行了更多的尝试，他们曾使用多根金属针经皮插入动脉瘤或完全刺入动脉瘤体内。但在上述动物水平中获得的结果根本无法转移到人类的动脉瘤上，因此临床应用上也就没有任何相关的结果。

1864 年，Moore[75] 在对一名死于胸部中枪的水手进行尸检中发现其升主动脉中嵌入了一颗金属子弹，继而提出了在动脉瘤中导入金属线状异物的方案，显然，他并不知道 Velpeau 和 Phillips 的实验。在他的建议下，Murchison 曾将超过 23m 的铁丝引入一名升主动脉瘤患者瘤腔内。

Moore 的方法引领了一系列的改良，但主要都是用于治疗无法手术的动脉瘤，其中金属丝也被另外几种异物代替，Bryant[76] 曾将马毛引入腘动脉瘤瘤体内，但最终动脉瘤在几天后破裂。

Ransohoff[77] 认为有许多其他更实用的方法，因此这种方案是最后的选择，并警告不要将其应用于外周动脉瘤。

1921 年，D'Arcy Power[78] 描述了其将细钢丝编织成小束，当引入动脉瘤后就会膨胀形成类似微型伞状的形状，这或许就是现代支架的雏形。

几十年后，血管腔内技术的出现使上述方法再次登上治疗多种类型动脉瘤的舞台，包括腹主动脉瘤[79] 及其中的导丝技术与腋 - 股动脉旁路移植相结合[80]、颅内动脉瘤等[81]。

五、热能和电能

Ransohoff[77] 曾报道，在 19 世纪末，Herne 通过引入加热的金属针进入髂动脉瘤，进而导致了瘤体内的血液凝固。1826 年，Home[82] 将一根大口径的针头插入髂动脉瘤，随后对其留在外部的部分进行加热，他证明热量可以诱导动脉瘤内的血液凝固，但是不幸的是，坏疽和死亡接踵而至。

1831 年，Pravaz[83] 因其提出使用电流诱导血液凝固的想法而受到赞誉。Phillips[74] 在他的针刺疗法的实验中，将两根针分别插入裸露的动脉，证明了其与电耦合的可能性。而第一个将上述理论用于临床可能是 Petrequin 医生[84]，他在 1845 年报道了使用电流结合针刺方案治愈了 2 个小动脉瘤。但他也表示很遗憾未获得治愈肱动脉假性

动脉瘤的案例，因为患者在第一次治疗后拒绝了接受进一步的治疗。

动脉瘤的电流疗法在意大利得到了广泛的研究。Ciniselli[85] 报道了腘动脉瘤的治愈案例，并提出了治疗不同类型动脉瘤的方法[86]。Burci[87] 对该问题进行了回顾综述，概述了在动脉瘤治疗中使用电流疗法的正确或有限的适应证。

1853 年，Boinet[88] 总结了 32 例病例使用电流疗法的结果，其中 22 例无效，而另外宣称获得成功的 10 例其结果也值得怀疑。另外，在这队列中，腘动脉瘤有 5 例，只有 2 例获得了仍值得怀疑的成功的结果，同时在所有的案例中并发症非常常见。

1879 年，Corradi[89] 提出将电流疗法耦合到 Moore[75] 的异物充填技术，因此也被称为 Moore-Corradi 方法。这种方法主要适用于有外科手术禁忌的内部动脉瘤，这一方法取得了一些显著的成功[90]。几十年来，随着不断努力改进技术，一些著名的临床研究人员也参与其中[91, 92]。直到现在，电流加上异物植入动脉瘤的方案仍然是实验和临床研究的方向[93]，但是目前看来没有任何明确的证据显示其独特的有效性。

六、针刺法

1890 年，Macewen[94] 提出针刺疗法，将细小而高温的金属针植入动脉瘤，使其接触并划破瘤体的内表面，目的是在瘤体内形成白血栓并附着在瘤壁上，这将增加瘤体内有形成分的体积并逐渐导致瘤体闭塞或者减小瘤体的大小。在 Macewen 治疗的 4 例病例中，其结果并不明确，但是该方法在早期[95] 和远期评估[96] 中看起来都很有吸引力。

七、挤压

这种方法是由 Fergusson[97] 于 1857 年提出，他观察到一名游泳爱好者同时患有锁骨下动脉瘤的患者，在其维持常规游泳状态下其锁骨下动脉瘤自发的实变。Fergusson 认为是由于在其运动期

间，血栓被推挤并阻塞了出口。在该病例的基础上，他建议可以将推拿作为治愈动脉瘤的一种手段，目的是希望推拿可以挤压血栓并堵塞瘤体的远端。

八、结扎

Dominique Anel 被证实是第一个通过简单地捆绑供血动脉来治愈动脉瘤的人。1710 年 1 月 30 日，罗马的 G. M. Lancisi 和其他外科医生一起为一位近乎破裂的肱动脉假性动脉瘤的教徒进行了手术，手术主要包括动脉瘤近心端动脉结扎、分支动脉的结扎以控制出血。Anel[98] 主要是以书信式的方式报道他的案例，同时 Lancisi 给予了非常肯定的评论。Anel 受到 Guillemeau[26] 的影响，以治疗泪腺瘘管而闻名，但他的手术确实为动脉瘤的治疗开辟了新的视角。只需要一个独特的、简单的结扎，同时省略了处理动脉瘤体和远心端的结扎。但是 Anel 的方法并没有得到很大的青睐，至少在最初是这样。多年后，J. L. Petit[99] 通过结扎动脉瘤体的近心端、远心端，同时直接处理动脉瘤体来治疗动脉肱假性动脉瘤。Heister[27] 则在止血带的保护下通过打开动脉瘤体来治疗肱动脉动脉瘤，但他往往会省略远心端动脉的结扎，因为他认为这样会损伤侧支循环，甚至有时候他也会选择在动脉瘤体完全堵塞的情况下省略近心端动脉的结扎。Dupuytren[100] 描述了 4 例肱动脉假性动脉瘤的治疗结果，他根据每个病例的要求应用了当时可用的技术，考虑到 Anel 的方法存在反流到动脉瘤体的风险，因此远心端结扎被认为是必要的。

根据 Velpeau[101] 的报道，Desault 是第一个使用 Anel 的方法治疗腘动脉瘤的人。但这种手术仅在 Desault 的外科著作被提及[102]，而其大部分注意力都集中在动脉瘤远心端结扎动脉的方法上。

事实上，近心端结扎技术治疗腘动脉瘤应归功于 John Hunter，因此该方法被称为 Hunter 理论。

实际上，正如 Roux[103] 在他未完成的著作 *Nouveaux éléments de médecine opératoire* 的前言中指出，Anel、Hunter 和 Scarpa[104] 相继设计出的操作的基本原理是相同的。Anel 更倾向于在实际病例中寻找适宜的即时方案；Hunter 更依赖于对解剖学、手术和实验数据的深入思考；Scarpa 同样依靠他对解剖学和外科手术的广泛了解，提出了一种将最佳结果与最小并发症风险相结合的方法。

笔者不确定 Hunter 是否知道 Anel 的方法，但一个可能的答案是肯定的。在医疗技术领先的西欧环境中，学术思想和经验的交流确实很活跃。医生，尤其是外科医生之间的交流异常频繁。一个非常好的例子，P. Assalini，他既是意大利的一名外科学教授，同时也是拿破仑军队的一名外科医生，也是欧洲著名外科医生学院的一名访问学者。

1785 年 12 月 2 日，著名的外科医生 Hunter 为一名罹患腘动脉瘤的长途汽车司机进行了手术治疗，患者在手术 6 周后完全治愈出院，能够重返工作岗位。手术过程的细节由在场的外科医生描述，虽然一致认可手术操作涉及进入到股动脉（后来称为 Hunter 管的水平），动脉结扎的次数为 4 次，但在结扎的平面上存在不小的差异。Assalini[105] 描述说，第一条结扎线平面最低，并且是被完全收紧；而另外三条结扎线并没有被完全收紧，主要应用于减少对第一条结扎线的冲击。Hunter 的姐夫 Home[106] 描述说，从上到下成功地进行了 4 次结扎（两对），并且呈渐进性的收紧。1 个多世纪后，Heath[107] 发表了 Hunter 的演说，宣称在前 3 个手术步骤中，Hunter 也结扎了股静脉。但这很难让人相信，因为他知道 Hunter 的手术技巧，以及 Home 和 Assalini 的报道。

Hunter 的手术方案迅速赢得了外科医生的青睐，不仅在英国，在整个欧洲也是如此。

Scarpa 结束了关于腘动脉瘤治疗的新、旧方法优越性的争论，清楚地解释说明了在那个时代直接进入腘窝的缺点。

- 需要非常长的手术切口。

- 手术区域非常深，这使得操作手术器械非常困难。

- 靠近动脉瘤的周围通常涉及神经、静脉和其他结构。

- 由于动脉壁的改变，瘤体非常容易受到损伤，甚至面临无法结扎的风险。

- 坐骨神经不可避免的损伤。

- 可以进行操控的腘动脉长度很短，意味着重要的分支动脉有受损的风险。

- 如果必须进行远心端结扎，会损伤胫骨的滋养血管。

- 继发的、长期的腘窝脓肿，通常伴随着膝关节运动障碍。

Scarpa 得出结论，通过在大腿段将股动脉结扎而根本不触及腘动脉瘤，可以避免上述所有困难。手术后，他观察到动脉瘤体积缩小，搏动消失，膝动脉也能扪及明显的搏动。此外，他还指出，在股三角区域结扎股动脉股远端比在大腿中段更容易。然而，在 Scarpa 看来，非常大的腘动脉瘤，其体积迅速增大接近破裂，仍然是无法治愈的，大腿段截肢或更好的膝关节处截肢是挽救患者生命的唯一机会。

多年来，许多学者认为，结扎和动脉压迫仍然是动脉瘤的首选治疗方案。1832 年，Gibson[108] 指出："结扎可以被认为是治疗动脉瘤的唯一手术选择。" 1896 年，Eve[109] 断言，在腘动脉瘤的治疗中，结扎代表第二选择，第一选择是压迫治疗。甚至在 1939 年，Miles 和 Wilkie[96] 认为结扎是治愈这种动脉瘤的公认方法之一。

多年来，Anel-Hunter 方法被主要用于治疗腘动脉瘤，提出并进行了一系列的改进、修改和细节完善，也证实该方法有效，但也不能完全令人满意。Hunter 和 Scarpa 这两位著名且公认的权威人士概述了原则，但关于最佳的运用条件，如手术适应证、手术时机、患者准备和具体的手术操作流程等争论持续了数十年。并且，在某些特殊的环境中，如在爱尔兰，该方法仅在加压治疗失败时应用[110]。Sabatier[49] 指出，动脉瘤近心端的结扎适用于大型和（或）快速生长的动脉瘤，而在其他情况下，首选加压处理，因为这可以使侧支循环逐渐有效地建立。

在紧急情况下，越来越多的外科医生[111-113] 逐渐接受在大腿中部（Hunter）或其起源处（Scarpa）结扎股浅动脉。甚至随着经验的积累，它胜过 Anel 提出的理论。后者似乎可以得到更加直接的结果，但会受到瘤体感染等持续风险的威胁。减少这种危险的并发症确实是 Hunter 方法[45] 成功的原因，而另一个令人恐惧的并发症坏疽，也许更频繁。无菌技术大大降低了手术感染的发生率，这使得 Anel 的方法被重新提及[114]，同时它还降低了静脉炎症的发生率[115]，这虽然是一种不常见但却是致命的并发症。

结扎的目的是通过填充血凝块来实化腘动脉瘤。根据 Scarpa 的观点，真正的愈合是在动脉瘤被纤维性腱索结构取代时实现的。这一幸运而确定的事件记录在几项尸检结果中。Cooper[116] 报道了 7 年前进行过手术的肢体解剖，其显示腘动脉由纤维束代替，同时侧支循环非常发达。然而，从临床的角度来看，成功的定义是指异常的搏动消失及瘤体体积逐渐减小。正如治疗后 5 年的尸检发现所证明的那样，腘动脉梭状动脉瘤的临床治愈可以在不阻塞动脉管腔的情况下实现[117]。动脉的异常搏动并不总是立即消失的，Porter[52] 将这种现象归因于结的松动，而这些现象在几个小时或几天后就不再受到重视。但是当瘤体的搏动持续存在、保持或恢复到术前水平时，很明显是出现了侧支继续为动脉瘤供血。在这些情况下，可以选择再次手术处理。Savory[118] 报道了一个案例，其根据 Scarpa 的结扎方法却发现无效，然后根据 Hunter 的方案，再次将股动脉结扎，最终治愈腘动脉瘤。Savory 同时研究了保存在伦敦医院博物馆中的 15 例腘动脉瘤标本，它们是通过股动脉结扎治愈的腘动脉瘤标本，其发现 11 例股动脉完全通畅，其余 4 例部分通畅。

他总结道："动脉闭塞对于治愈动脉瘤绝不是必要的，通过降低血流的压力或者破坏主要的冲击力，治愈就会随之而来。"

根据对动脉血流的影响，结扎有多种方式。Scarpa 认为粘连性炎症是结扎后的机制之一，因此建议结扎应该使动脉变扁平使其宫腔内接触相对应的管壁，而不是压碎动脉壁。为此，其建议使用带状的结扎线，并且在结扎的动脉与结扎线条之间放置一根扁平的布状物。Scarpa 的建议被许多外科医生接受，并且开发了易于压迫动脉的装置，无须结扎即可关闭管腔。Deschamps[101] 和 Assalini[105] 发明的动脉压迫器在多个案例中成功使用（图 1-10）。

Scarpa 的观点也没有得到所有人的认同，正如 Jones[119]（因创造内皮这一学术术语而著名），

他将凝血归因于导致动脉管腔闭塞的触发作用。

后来，几位学者彻底报道了结扎对动脉的影响[114, 120-122]，并在 19 世纪末的病理学文献中进行了全面评估[123]。同样在这一领域，无菌技术将带来一场革命，即无须再次通过手术伤口去除结扎线，这结束了将结扎线条的一端或两端留在伤口外的原则。实际上，早在 19 世纪初，当消毒和无菌操作还远未出现时，已经证明[124] 可以在结扎线结附近剪断丝线线头，并将其埋在伤口中。

股浅动脉结扎是通过近端血流中断治疗腘动脉瘤的主要方法。然而，在某些特殊情况下，也可以选择于髂外动脉上进行结扎[125, 126]。但是由于侧支循环的解剖位置，股总动脉的结扎被认为是禁忌[127]。

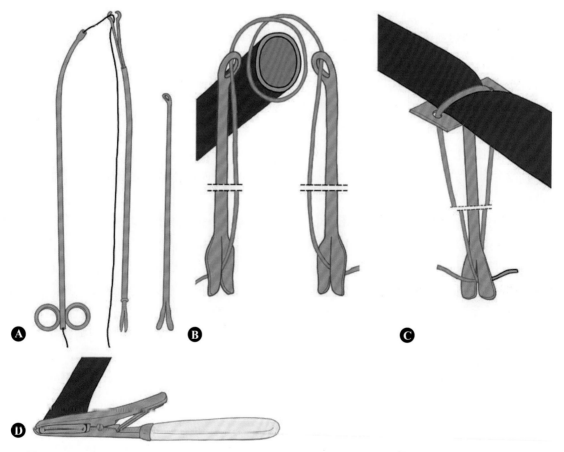

▲ 图 1-10　A 和 B. Desault 的 serre-fil（引自参考文献 [102]，表 9），它的设计目的是治疗可通过阴道进入的女性生殖器息肉，以及直肠和鼻息肉；C. Deschamps 的 Presse-artère（根据 Velpeau 的描述后的艺术构思，引自参考文献 [101]）；D. Assalini 的动脉压迫器（引自参考文献 [105]）

1798 年在巴黎担任外科学教授的 Pierre Brasdor 因建议选择动脉瘤瘤体之外的动脉血管进行结扎而受到赞誉。Desault[102] 分享了他的观点，当进行近端结扎困难或不可能时，远端结扎可能也是有效的。该方法由 Wardrop[128] 推广并实际应用，并相继与其他类型的治疗（电流穿刺、注射促凝药等）相结合，以提高动脉瘤治愈的机会[129]。

最后，帕斯奎尔建议的近心端和远心端结扎的方案很少使用，而 Boyer[38] 报道了一个以这种方式治愈腘动脉瘤的个案。

治疗腘动脉瘤时所选择结扎的不同部位的时间轴可以在 Assalini[105] 的工作日志中找到，并揭示了一些未被遵循的偶然成就。1781 年，Spezzani 治疗了 1 例腘动脉瘤并伴有肢体坏疽的案例，其选择在股动脉下 1/3 处进行结扎，令人惊讶的是，随后其动脉瘤竟然治愈了，并且肢体活力得以保留。1782 年，Picchienati 对一例腘动脉瘤患者进行治疗，他试图保留患者的膝关节以更好地安装假肢，因此选择了股动脉结扎，而后患者的动脉瘤竟然也彻底治愈了且保留了肢体。

在无菌技术前时代，除了任何外科手术的局部和全身并发症外，动脉结扎还受到几种特定并发症的威胁。

• 结扎部位的新动脉瘤（Matas[56] 报道了 8 例）。

• 感染性静脉炎[115]。

• 继发性出血。

• 动脉瘤体脓肿形成，经常迫使外科医生进行紧急截肢。

坏疽是该方法固有的最令人恐惧的特定并发症，是否成功避免很大程度上取决于侧支循环建立的有效性。多个实验[122]证实了侧支循环的建立可以安全地确保腿部和足部的血液供应，其中动脉周围交感神经切除术的作用也收到了该结论的启发[130]，并得到了许多临床结果的证实。但坏疽的发病率多年来一直保持稳定，通常需要大截肢，有时只涉及脚趾或前半掌，但总的来说这

种情况使得治愈不完善[131]，导致肢体功能的慢性损伤。

除此之外，还有其他一些旨在建立侧支循环的动脉阻断理论也被提出并测试。其中指压法可以获得足够的压迫力量足以阻止受伤动脉出血[132, 133]；另外有学者提出使用结扎线包绕需要结扎动脉周围组织一起结扎的方法[134]。虽然上述方案均能阻断血流，但这些方法都没有得到显著的青睐[135]。更广为人知的是由 Halsted 设计的金属绷带[136]，它成功治愈了腘动脉瘤，并且还被测试用于治疗主动脉瘤[137]。由于其设计能达到血管渐进性闭塞、允许侧支循环的发育、动脉瘤瘤体显著缩小的效果，因此值得外科医生的持续关注。1931 年，Chéffelar Klotz[139] 建议手术室将阔筋膜环绕固定在动脉周围，随着时间的推移，几个月后可以观察到动脉直至闭塞，同时侧支循环进行了有效的建立。Chéffelar Klotz 运用该方法成功治疗了肱动脉瘤，但他说起初的主要目标是颈动脉瘤。

Delbet 和 Mocquod[131] 总结了 1877—1894 年进行的腘动脉瘤手术的病例，他们发现进行近端结扎的腘动脉瘤患者取得了良好的成功率，其中有超过 87% 的患者的动脉瘤被治愈，但是一些患者的肢体功能出现了慢性损伤，因此，真正的临床成功率约为 71%。不过令人欣慰的是动脉瘤的复发率在很低的水平，约为 5%。整体死亡率约为 10%，而无菌技术前时代其死亡率明显更高[140]。另外，1860 年发表在 *Medical Times and Gazette*[57] 上的系列研究结果也显示，成功结扎后患者的死亡率约为零，而需要进行二次结扎的病例其死亡率高达 25%。虽然统计的病例数量很小，但是该结果强烈支持结扎作为首选术式的重要性。

九、压迫

直接压迫可能是治疗外周动脉瘤最直接的方法。偶尔的成功在医学文献中被反复引用。一个著名的案例是 1681 年由 Bourdelot 神父[141] 报道

的，他曾担任 Condé 王子和瑞典王后 Christina 的私人医生；他在一年内用自制的器械医治好了自己的肱动脉瘤（放血后）（图 1-11），它对动脉瘤局部加力，并且从局部加压的地方留足充足的空间，让血液继续流过侧支小动脉和静脉（他将这种装置称为"浮桥"，因为它的工作原理就像码头中的一种）。

现有的直接压迫的方法的报道有：Tulpius[144] 通过用薄铅板长时间压迫，治愈了拇指和食指之间的手部假性动脉瘤。同样的方法也被著名外科医生成功使用，如 Sennert[35] 和 Hildanus[145]，以及后来的 Juncker[146]；Barbette[40] 治愈了 1 例微小的腘动脉瘤。一般来说，这种方法被认为对真性动脉瘤有用，但不适用于假性或破裂的动脉瘤[147]。Heister[27]、Ravaton[148] 和其他人根据 Guy de Chauliac[15] 的建议，设计了用于机械调整动脉瘤压迫的特殊设备，他认为可以像管理疝气一样治疗动脉瘤。Arnaud[149] 设计了一种用于小腿的装置，强调对动脉瘤的动脉开口施加压力的重要性。该装置同样使用直接压迫，没有完全压迫动脉瘤，没有适当的说明并且没有成功[150]。

Platner[151] 描述了在手臂动脉瘤排空其血液内容物后实现有效压迫的步骤：将吸墨纸嚼碎并浸泡在酒中进行压缩，装一些硬材料（硬币）的布袋，然后全身紧裹。

但是，压迫和动脉瘤之间的密切和成果关系确实是通过间接或间接压力的方法发展起来的，即，压迫供血动脉干：这似乎是介于 Valsalva 的构造方法和通过结扎获得的血流突然中断之间的某种间接方法，而不会使患者遭受前者的不良结果及后者的并发症和死亡的高风险。

调节的压迫最初用于治疗动脉创伤性病变，目的是降低受伤部位的血液量和血流压力。1716年，De Gouey[152] 报道了 1 例使用止血带成功止血的病例：最初止血带完全压迫患肢，几小时后止血带开始松解一部分。在 1742 年，Jussy[153] 描述了使用 Petit 止血带完全治愈股动脉下 1/3 处损伤合，并且从第 10 天开始逐步松解止血带，持

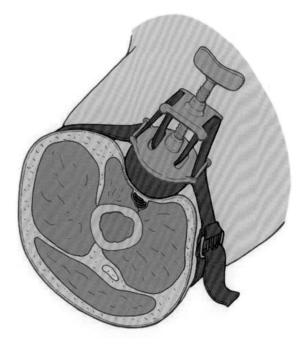

▲ 图 1-11　Bourdelot 为治疗自己的肱动脉假性动脉瘤而制作的压缩装置的示意（引自 Dionis[142] 的绘图和 Thiillaye[143] 的描述）

续保持"腿部伸肌在最大限度上收缩，屈肌在最大限度上伸展"。

由于需要根据个人调整压力，并主要针对上肢 / 下肢受累部位，Petit 止血带在引入临床实践后不久就进行了长时间和多方面的一系列修改[154]。

复杂的包扎系统是间接压缩与直接压缩相结合，是由 Theden[155] 提出的。然而，第一个具体的建议可以追溯到 Genga[156]，他在 1673 年设计了一种包扎上肢以治疗动脉损伤的系统：绷带从手指水平开始（每个手指都被仔细包扎），向近端加压，直至肢体根部，同时使用一小块木头（直径约一指，长 13～15cm）贴在大动脉上，并用绷带固定木头（图 1-12）。该方法旨在防止外周水肿，促进动脉病变的直接愈合，并减少主血流对受伤部位的作用力，结果证实是有效的。几年后，De La Charrière[157] 用一个小的圆柱形垫子代替了木头。

在处理动脉瘤时，在特殊情况下偶尔会压迫供血动脉：Verduc[158] 根据 Antyllus 的方法进

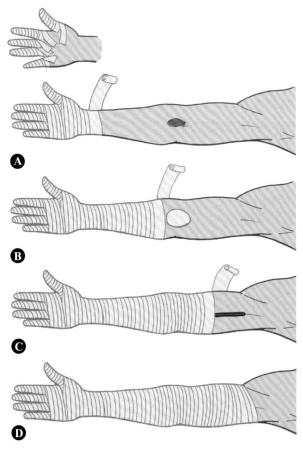

▲ 图 1-12　A. 绷带从手指水平开始，一直延伸至颅骨；
B. 在病变部位上添加压迫物；C. 包括抵住主动脉的小块
木头；D. 到达肢体的根部

行手术后为降低血液对结扎线的冲击时使用，
Monro[34] 在腘动脉瘤即将破裂的情况下使用（他
应用止血带并指导患者如何在动脉瘤破裂时尽快
处理螺钉）。

　　Guattani[36]（他在 1 例腘动脉瘤误诊为脓肿
并切开的病例中体会到了直接压迫的价值）是第
一个在病理生理学基础上合理计划压迫动脉，颅
侧动脉瘤，将这种疗法与直接压迫和 Valsalva 的
方法相结合"模拟血液流入动脉到达受影响区域"
（同时，减少通过动脉到达动脉瘤的血流）。为了
减少血流量，他使用了一个圆柱形垫贴着股动脉
的整个走向，并用绷带使其保持在适当的位置，
最后用绷带在骨盆水平继续缠绕几圈。用这种方
法，他治愈了 5 例腘动脉瘤，第 6 例患者因动脉
瘤破裂而死亡。几年后，同样在罗马，Flajani[51]

成功地延续了 Guattani 的经验，强调了在股动脉
进入动脉瘤的入口附近对股动脉施加压力的重要
性，以促进侧支循环（他也成功通过手术治疗了
腘动脉瘤）。

　　使用间接压迫或调节压迫作为治疗动脉瘤的
唯一或主要方法可以追溯到 1761 年：Bilguer 引
用的 Kretschmer[159] 通过在肢体根部连续 3 个月
使用止血带治愈了肱动脉的假性动脉瘤。1795 年，
Bruckner[160]，尽管 Hunter 方法已经越来越受到重
视，但他用自制的环形止血带压迫股动脉以减少
但不是消除肿瘤的脉动，治疗了一个巨大的腘动
脉瘤；几个月后，动脉瘤完全结成一体，部分膝
动脉的正常搏动容易触及。同年，Lassus[161] 报道
了一个奇怪但后来著名的病例，一位 30 岁被腘
动脉瘤所困扰的男人，观察到在大腿上施加压力
可以减少腘动脉瘤的脉动后，于是制作了一个装
满灰烬的小布袋，并把它紧紧地贴在动脉上；8
个月后，动脉瘤被治愈。Lassus 认为这是动脉瘤
自发治愈的罕见病例之一；然而，他认为在采取
手术治疗之前值得尝试使用调节的压力。

　　这种方法在法国和意大利受到了一定的青
睐。Deschamps[162] 在 1803 年报道了一例通过用
Eschards 方法治愈的腘动脉瘤的病例；1810 年，
Dubois[163] 认识到渐进式压力的优点，并在大约 1
个月内治愈了腘动脉瘤。在意大利，Cumano[164]
报道腘动脉瘤在 8 天内治愈，并随访 3 年。这个
想法是，股动脉上的压力不会导致动脉瘤内的血
液大量凝固，而是在低流量条件下导致进行性血
栓分层行成。大量凝血会产生柔软且不均匀的凝
块，一旦恢复正常血流，即使逐渐释放压力，也
会发生碎裂和外周迁移。显然，这种治疗是有效
的，但一般来说时间很长；此外，持续的压力可
能会给患者带来痛苦，并对施加压力的浅表组织
造成伤害。Dupuytren[165] 承认间接压迫的治疗潜
力，但指出这种治疗时间非常长，而且患者往往
无法忍受。

　　治疗时间长、疼痛和皮肤松弛确实是挤压动
脉带来的不便。也许，最长的治疗是由 Boyer 报

道的[38]：用止血带（间歇松开）对股动脉进行渐进性压迫，持续21个月治愈腘动脉瘤。并且通过38年后的临床对照[117]和9年后的尸检发现[11]，治愈是彻底且明确的。

由于都柏林外科医生的不断实践，通过间接压迫和调节压迫治疗腘动脉瘤在爱尔兰走向真正的辉煌时期。

这段历史约始于1820年，当时Todd[166]意识到，在进行Hunter手术之前，对股动脉进行一段时间的压迫可能有助于侧支循环，"在许多手术失败的动脉瘤的病例中，由于截肢术后，患者可能因为侧支循环建立延迟而得救"这个想法并不新颖，Piet[167]在21世纪初就已经强调过。Todd将这一原理应用于2例无法忍受压迫并接受结扎的患者。然而，根据对这2例患者的观察，他认为，如果压迫时间长且做得好，可以治愈动脉瘤。

Wilde[168]报道说，Todd在1826年去世前，通过对股动脉施压成功治愈了腘动脉瘤。

爱尔兰系列中的第一个官方病例是由Hutton[169]报道的，由于患者拒绝手术而进行了压迫疗法，在患者腹股沟处的股动脉上使用止血带，每天保持活动3～6h，在20天内治愈了腘动脉瘤。

1846年，Wilde[168]在对爱尔兰经验的第一次总结中收集了18例通过调节压迫治疗的腘动脉瘤：14例（77%）治愈，其中4例需要进行结扎。本报告包括Cusack（他最初反调节压迫并赞成直接压迫）和Harrison治疗的病例，后者是广为人知的案例，1例患者自己制作了两条止血带，并将它们应用在股动脉上，实现了双重交替压迫，从而治愈了腘动脉瘤。

1851年，Bellingham[110]报道了都柏林通过调节压迫治疗的36例外周动脉瘤病例，总结了25例腘动脉瘤的结果，其中20例（80%）被治愈，只有1例患者死亡（死于丹毒）。根据这一经验，他表示，压迫与结扎相比具有优势，因为后者虽然保证了很高的成功率，但却使患者面临严重并发症和死亡的巨大风险。事实上，几年

前，Crisp[170]报道称，在110名采用Hunter法治疗腘动脉瘤的患者中，7例（6.3%）被截肢，12例（10.9%）死亡；这种严重并发症的发生掩盖了很高的成功率（82.8%的治愈率）。无论如何，根据Bellingham的说法，截肢仍然是巨大腘动脉瘤、已经破裂成弥漫性的腘动脉瘤、已经破裂到膝关节腘动脉瘤唯一可能的治疗方法。

人们对调节压迫的热情不断高涨，而且越来越明显的是，止血带可以仅减少动脉瘤的搏动[171]，从而降低难以忍受的疼痛和浅表组织损伤的风险。它在英国也受到青睐，Hunter式操作显然被认为是最好的选择。Miller[172]报道了1846年通过调节加压治疗的29例下肢动脉瘤（6例股动脉瘤，23例腘动脉瘤），观察到25例（86%）被治愈，只有4例需要结扎。

在法国，Broca[11]强烈支持调节压迫，主要是因为结扎后死亡风险较高；回顾1842—1854年文献中报道的腘动脉瘤或股腘动脉瘤的治疗结果，他发现139例患者中已正确应用压迫，其中127例（91%）治愈。

多年来，调节压迫的方式一直是激烈争论的对象。De La Touche[173]在1825年描述了一种使用止血带进行间接压迫的十分理想的方法：他建议在动脉的不同点上使用一些装置，然后拧紧或松开，以保持动脉压力而不会损伤皮肤，也不会对患者造成压力：这对于腘动脉瘤来说确实是理想的选择。但是，最后，结果很明显[57]，明确的规则是不可能或非必要的，真正重要的是患者的容忍和医生的判断；同样，这种治愈可以在极不相同的治疗时间后实现（只有60%的病例在不到1个月的时间内）。

动脉上的压力可以通过不同的方式获得，最简单的是用缆绳悬挂重物[174]（图1-13）。总的来说，人们使用的是越来越精密的机械设备，使压力持续或不持续，根据其桠度米控制，并且可以沿着动脉路线移动。由Petit[147]（图1-14）引入的带有带子的止血带因损害整个循环（包括侧支动脉分支和静脉）而被放弃（图1-15）。

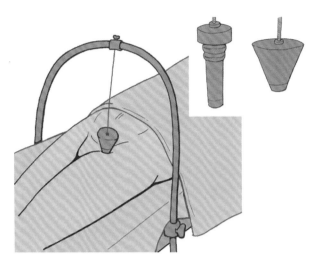

▲ 图 1-13　用于压迫股动脉的重物类型
球体顶端平坦或微凸，直径 2～3cm；患者必须保持球体的位置稳定，但很明显，这种位置可能会随着床上的每次运动而发生变化；有时，球袋会被装有水银或铅弹的袋子所取代；这种类型的压缩是由 Bellingham 在周日构思的，当时止血带已损坏并且缺乏能够修复的人（改编自参考文献 [174] 和参考文献 [11]，第 812 页）

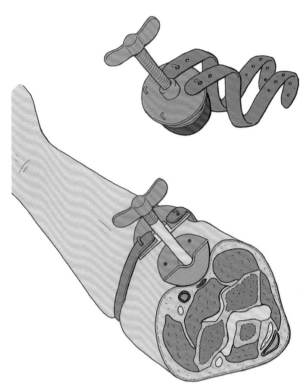

▲ 图 1-15　有证据表明，对动脉施加压力的带子也会压迫骨头上的整个软组织，从而损害所有循环网络

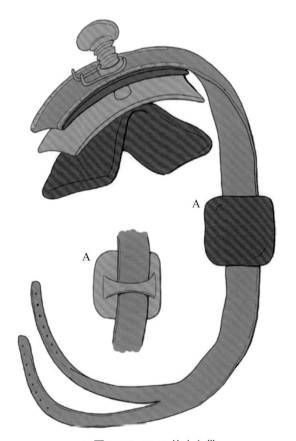

▲ 图 1-14　Petit 的止血带
A 为一种反向球，可以沿着皮带移动，以便在与施加压力的部位相对的肢体表面上进行最佳调整（引自参考文献 [147]）

在临床实践中相继被提出并使用不同类型的止血带，或者更好的是压迫装置（图 1-16），具有三个基本组成部分。

• 施加压力的部分（或称 pelote）：其形状只对动脉施加压力，能保护静脉和神经；这种选择性作用已经存在于 Moore[178] 的止血带中，该止血带设计用于仅压迫神经，减少截肢时的敏感性和疼痛。

• 确保反压力的部分：其塑造成一个反 pelote 或一个沟，以或多或少舒适地接收肢体的相对表面。

• 连接上述两者的框架：根据不同的标准（环、弹簧、拱形、铰接杆）制造。

然而，即使机械压迫的方式以某种方式确立了其广泛意义，如单一动脉压迫原理所表达的那样，这些仪器中没有一个是完全令人满意的[179]：即，压力必须仅施加在一根动脉上。使其他动脉自由地形成侧支循环。但普遍的感觉是，调节压迫治疗腘动脉瘤是更有效的方法，对患者来说危

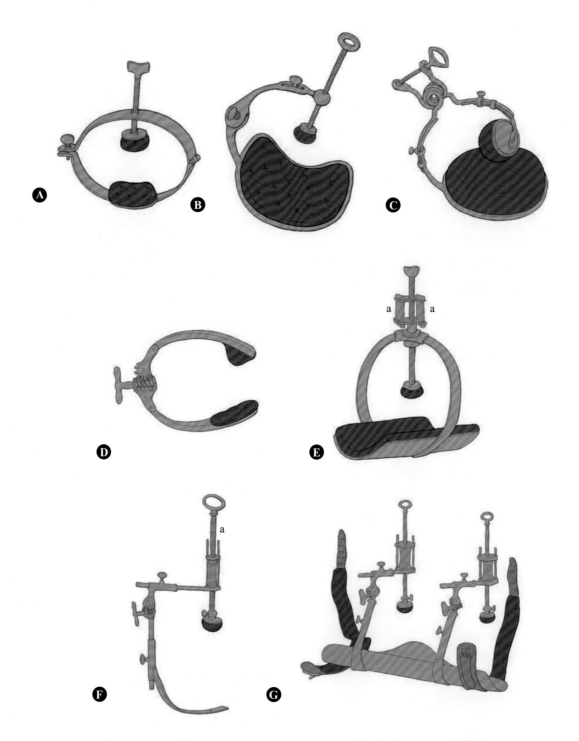

▲ 图 1-16　A. 环形止血带（引自参考文献 [11]，第 820 页），小沟槽保证了设备的反压和稳定性，肢体轮廓的大部分不受压力影响；B. Bigg 的止血带，具有非常大的沟槽和拱形框架（引自参考文献 [11]，第 816 页）；C. Duval 的弹簧止血带，带有一个非常大的反瓣（引自参考文献 [175] 和参考文献 [11]，第 819 页）；D. Signoroni 的止血带，依赖于铰接杆装甲（引自参考文献 [176] 和参考文献 [11]，第 021 页），E. 大量使用 Carte 止血带，两条硫化橡胶带（a）确保压缩机构具有一定程度的弹性（引自参考文献 [177]）；F. Broca 修改了 Carte 的止血带，用硫化橡胶圆柱体（a）取代了硫化橡胶带，螺钉可通过该圆柱体自由移动，而根据 Signoroni 的说法，框架依赖于铰接杆（引自参考文献 [11]，第 823 和 827 页）；G. 带双止血带的交替压迫装置（引自参考文献 [11]，第 831 页）

险性也更小。采用更简单、更容易管理的方式对股动脉施加压力的时机已经成熟。

Saviard[180] 在 17 世纪末就认识到了调节手指压迫的重要性：在 1 例由于患者不耐受而不得不中断手术的臂动脉瘤病例中，这种方法成功地使用了 24h，以防止出血（未进行远端结扎、回流相关）。1845 年，Greatrex 和 Robinson[181] 观察到，在治疗腘动脉瘤时，当必须松开止血带时，指压是一种有效的补救措施（在他们的患者中，由于有大量患者患有丹毒，手术被认为是禁忌）。1848 年，美国外科医生 Knight[182] 引入指压作为治疗腘动脉瘤的一种选择方法：患者的腘动脉瘤无法承受任何形式的器械压迫在 40h 内被治愈。几年后，在美国，两个腘动脉瘤通过双重和混合交替压迫（在大腿中部用仪器压迫，在腹股沟指压）被治愈[183]。在欧洲，Colles[11] 报道的一个病例因其奇特的特征而引起了一些关注：一名住院患者用止血带治疗腘动脉瘤一段时间，他发现压迫股动脉减轻了他的症状；他通过长时间的指压练习，在 7 天内自己治愈了动脉瘤，令不知情的医生大吃一惊。

Vanzetti 在意大利帕多瓦大学对指压进行了标准化[184]。事实证明，可以指导患者在不同部位的动脉（颈动脉、肱动脉、桡动脉、股动脉）自行施加压力，持续 5～8min，每个周期之后有一个短时间的间隔，在不同的动脉部位（颈动脉、肱动脉、桡动脉、股动脉）。当医生或其助手施加压力时，患者也能在夜间自由活动。在这种情况下，手可以工作约 10min，然后疲劳才停止；同时，在对侧肘部的支撑下，这一时间可以延长至 1h（图 1-17）。

这种方法缓慢而稳定地获得了青睐。1862 年，Southam[185] 生动地描述了 50h 内治愈腘动脉瘤的过程：一群学生，两两（其中一人观察动脉瘤搏动）参与其中。Moore[186] 由于皮肤受伤在 17 天后被迫用止血带停止压迫，转而进行指压治疗，结果呈现积极效果。

1884 年，Holmes[55] 指出，在 Vanzetti 获得结

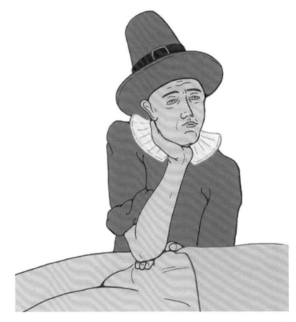

▲ 图 1-17　在对侧肘部支撑下对腹股沟处指压的示意

果后，指压应被视为采用间接压迫治疗腘动脉瘤的最佳方法，在任何形式的压迫均无效的情况下应选择结扎。平均来说，用手指按压 3 天即可治愈，而使用止血带则需要 14 天。据他介绍，指压具有精确的选择性，可以保护神经和静脉，对皮肤没有危害，并且可以轻松地沿着动脉移动；此外，它可以施加消除动脉瘤搏动所需的最小压力；然而，这需要许多助手参与。另外，器械压迫不需要很多助手，但需要经验丰富的外科医生的监督，因为如果交给学生或护士，产生的压力可能会被增大。

其他压迫方法也曾在腘动脉瘤的治疗中进行过试验，但并未取得相关成功和青睐。

Hart[187] 在观察到强迫膝关节屈曲可减少动脉瘤搏动后于 1859 年引入了膝关节屈曲。包扎脚和腿，然后将腿用力弯曲到大腿上，并包扎到大腿和骨盆（图 1-18）。腘窝未包扎，动脉瘤在膝盖弯曲时突出到弯曲线下方。动脉瘤被治愈了，Hart 认为这种治疗可以提供给动脉瘤较小、年龄相对较小、身体柔软的患者（这样患者可以忍受膝关节弯曲，并且不会对身体产生任何不良影响）。

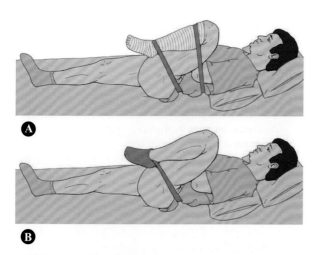

▲ 图 1-18　A. 治疗腘动脉瘤的 Hart 方法的示意；B. 另一种方法避免对脚和腿进行包扎，而是依靠一种用带子固定在骨盆上的拖鞋（引自参考文献 [188]）

　　不久之后，Shaw[189] 报道了第二个成功案例，他对强迫膝关节屈曲产生的病理生理变化进行了论证，概述了三种有利于动脉瘤实变的机制，即直接压迫动脉瘤；动脉瘤对腘窝内动脉的压力；以及动脉成角导致的流量减少。1864 年，Hart[190] 报道了 Johnson 在 6 天内治愈的一个病例，并能够收集到 13 个用这个方法治愈的病例。然而，3 年后，Lawson Tait[191] 对这项技术做出了实质性的最终的否定，他认为该技术对大多数患者来说极其痛苦且几乎无法忍受。

　　Reid 于 1857 年提出弹性压迫 [192]：患者接受麻醉药后，除动脉瘤突出外，用 Esmarch 带使整个下肢完全缺血 [193]，并在重建循环前在腹股沟处使用止血带。动脉瘤可快速固定。3 年后，

Petit[194] 收集了 20 例用这种方法治疗的动脉瘤，成功率略高于 50%。Stimson[195] 分析了 62 个肢体动脉瘤的结果，其中 59 个位于下肢，大部分位于腘动脉，证实了相同甚至更低的成功率。

　　Delbet 和 Mocquod[131] 收集了截至 1888 年（即无菌时代之前）的可用数据，基本上否定了调节压迫作为治疗腘动脉瘤的方法。

- 手指加压：59 例，治愈率 50%。
- 弹性加压：73 例，治愈率 49%。
- 屈膝：19 例，治愈率 36%。
- 器械加压：223 例，治愈率 49%。

　　这些数据与 Barwell[196] 报道的数据相似。结论是，对于老年或恶病质患者，只要不存在神经系统症状（感觉或运动）、动脉瘤小且不发炎，并且要压迫的动脉健康，间接压迫仍然可以接受；然而，该技术可能有利于刺激侧支循环的发展，为根治性手术做好准备。

　　回顾 19 世纪最后几十年的技术现状，Stromeyer[197] 发表了关于加压相对于不同手术选择（主要是结扎）的优越性的声明。Holmes[198] 总结了 1861—1872 年英国医院 212 例腘动脉瘤（几乎全部采用压迫或结扎治疗）的经验，发现治愈率 78%，截肢率为 6%，死亡率为 13%。

　　但 21 世纪末发生了两次真正的革命，一次是随着无菌技术的引入，整个外科世界都发生了变化 [199, 200]（1896 年 von Bergmann 将高压灭菌器作为外科手术的基本组成部分）；另一个代表是动脉损伤和疾病的外科治疗方面的巨大进步。

参考文献

[1] Lippi D. An aneurysm in the papyrus of ebers. Med Secoli. 1990;2:1-4.

[2] Abrahamum DA, Gaasbeeck A. Magni Hippocrates opera omnia. Leiden: Lugduni Batavorum; 1665.

[3] Corneli Celsi A. Medicinae libri octo. Venice: F. Pinzi; 1493.

[4] Sharma PV. Sushruta Samhita. With English translation of the text and Dalahana's commentary along with critical notes. Varanasi: Chowkhamba Visvabharati; 1999.

[5] Filliozat J. La doctrine classique de la médecine indienne, ses origines et ses parallèles grecs. Paris: Imprimerie Nationale; 1949.

[6] Daremberg C, Ruelle C-E. Oeuvres de Rufus d'Ephèse: texte collactionné sur les manuscrits, traduit pour la première fois en français, avec une introduction. Paris: Imprimerie Nationale; 1879.

[7] Aetius of Amida. Tetrabiblon IV, Sermo II, Chapter LI, Columns 716-719. In: Estienne H, editor. Artis medicae principes, post Hippocrates and Galenum. Graeci latinitate

donati. Génève: H. Fuggeri; 1567.

[8] Laguna A. Epitomes omnium Galeni Pergameni operum. Sectio tertia. Lugduni (Lyon): G. Rouillium; 1553. p. 127-834.

[9] Oribasii collectio- Medicinae liber XLV, chapter XX. In: Maj A (ed) Classicorum auctorum e Vaticanis codicibus editorum. Typis Vaticanis: Rome; 1828. p. 56-8.

[10] Puschmann T. Nachträge zu Alexander Trallianus. Fragments aus Philumenus und Philagrius, nebst einer Bisher noch ungedruckten Abhandlung über Augenkrankheiten. Berlin: S. Calvary; 1886. p. 14.

[11] Broca P. Des anévrysmes et de leur traitement. Paris: Labé; 1856. p. 36.

[12] Cornarius J. Aetii medici graeci contractae ex veteribus medicinae tetrabiblon IV. Chapter X - Columns 915-916. Lugduni (Lyon): G. & M. Beringorum; 1549.

[13] Pauli Aeginetae medici prestantissimi de chirurgia. Basel: Palma Beb; 1533. p. 7.

[14] Leclerc L. La chirurgie d'Albucasis. Paris: J.-B. Baillière; 1861. p. 130-1.

[15] Nicaise E. La grande chirurgie de Guy de Chauliac, composée en l'an 1363. Paris: Alcan; 1890. p. 162-3.

[16] Daremberg C. Histoire des sciences médicales comprenant l'anatomie, la physiologie, la médecine, la chirurgie et les doctrines de pathologie générale: depuis les temps historiques jusqu'à Harvey, vol. I. Paris: J.-B. Baillière; 1870. p. 302-3.

[17] Morgagni GB. De sedibus et causis morborum per anatomen indagatis libri quinque. Dissectiones, et animadversiones, nunc primum editas complectuntur propemodum innumeras, medicis, chirurgis, anatomicis profuturas. Venice: Remondini; 1761.

[18] Benivieni A. De abditis nonnullis ac mirandis morborum et sanationum causis. Florence: F. Giunta; 1507.

[19] Bonet T. Sepulchretum sive anatomia practica. Lugduni (Lyon): Cramer & Perachon; 1700.

[20] Fernel J. La chirurgie (La Chirurgie de Fernel translatée de Latin en François). Paris: Chandière; 1579. p. 23b.

[21] Malgaigne GF. Oeuvres complètes d' Ambroise Paré, vol. I. Paris: J.-B. Baillière; 1840-1841. p. 371-5.

[22] Purmann MG. Chirurgia curiosa, vol. III. Frankfurt: M. Rohrlachs; 1699. p. 605-13.

[23] de Courcelle EC. Manuel des opérations les plus ordinaires de la chirurgie, pour l'instruction de les élèves chirurgiens de la Marine à l'Ecole de Brest. Brest: R. Malassis; 1756. p. 342-8.

[24] Croissant de Garengeot RJ. Nouveau traité des instruments de chirurgie les plus utiles, vol. I. Paris: Huart; 1727. p. 220-4.

[25] Pelletan PJ. Clinique chirurgicale ou mémoires et observations de chirurgie clinique, vol. II. Paris: J. G. Dentu; 1810. p. 136-46.

[26] Guillemeau J. Oeuvres de chirurgie. Paris: N. Buon; 1602. p. 245-6.

[27] Heister L. Insitutiones chirurgicae in quibus quicquid ad rem chirurgicam pertinent, optime et novissima ratione pertractantur, vol. I. Amstelodami (Amsterdam): J. Waesbergieros; 1739. p. 429-37.

[28] Hamberger CE. Commercium literarium ad rei medicae et scientiae naturalis incrementum institutum. Norimbergae: J. E. Adelburner; 1732. p. 104-7.

[29] Adelon NP, et al. Dictionnaire de médecine, vol. XX. Paris: Béchet; 1828. p. 458.

[30] Croissant de Garengeot RJ. Nouveau traité des instruments de chirurgie les plus utiles, vol. II. Paris: G. Cavalier; 1727. p. 161-79.

[31] Guénault AN, De Vandenesse U. Quaestio medico-chirurgica: an, vulnerata crurali arteria, ab amputatione auspicandum. Paris: Quillau; 1742.

[32] Winslow JB. Expositio anatomica structurae corporis humani. Tractatus de arteriis, vol. III. Frankfurt: J. B. Bauer; 1753. p. 63-70.

[33] von Haller A. Iconum anatomicarum quibus aliquae partes corporis humani delineatae continentur. Fasciculus V: Arteriae pedis. Göttingen: Wid. A. Vandenhoeck, Acad. Bibliop.; 1756. p. 21-43.

[34] Monro D. Cases of aneurysms with remarks. Essays and observations physical and literary read before the Philosophical Society of Edinburgh, vol. III. Edinburgh: J. Balfour; 1771. p. 178-291.

[35] Sennert D. Opera omnia. Quo continentur methodus discendi medicinam, exotherica, institutionum medicinae libri V, liber chimicorum, epitome naturalis scientiae, hypomnemata chimica, vol. III. Venice: F. Baba; 1651. p. 295-7.

[36] Guattani C. De externis aneurysmatibus manu chirurgica methodice pertractandis. Rome: M. Palearini; 1772.

[37] Masotti D. Dissertazione sopra l'aneurisma del poplite. Florence: Moucke; 1772.

[38] Boyer A. Traité des maladies chirurgicales et des opérations qui leur conviennent, vol. II. Paris: V. Migneron; 1814. p. 204-43.

[39] Mortillaro V. Prospetto della storia letteraria di Sicilia, vol. I. Palerme: Tipografia del Giornale Letterario; 1838. p. 126.

[40] Barbette P. Opera omnia medica, chirurgica et anatomica illustrata et acta ad circularem sanguinis motum aliaque recentiorum, inventa, accomodata. Génève: J. A. Chouet & C.; 1704. p. 85-7 & 221-8

[41] Earle J. The chirurgical works of Percivall Pott, vol. II. Philadelphia: J. Webster; 1819. p. 320.

[42] Syme J. Principles of surgery. Edinburgh: Carfrae, MacLachlan & Stewart; 1837. p. 90-4.

[43] De Haen A. Ratio medendi in nosocomio practico, vol. II. Paris: Didot; 1771. p. 342-5.

[44] Ruysch F. Observationum anatomico-chirurgicarum centuria. Accedit catalogum rariorum. Amstelodami (Amsterdam): H. & Wid. Th. Boom; 1691. p. 141-348.

[45] Delbet P. Anévrysmes artériels. In: Le Dentu A, Delbet P, editors. Traité de chirurgie clinique et opératoire, vol. IV. Paris: J.-B. Baillière; 1897. p. 202.

[46] Albertini I.F. Hyppoliti Francisci Albertini animadversiones super quibusdam difficilis respirationis vitiis a laesa cordis et precordiorum structura pendentibus. In: De bononiensi scientiarum et artium Instituto atque Academia Commentarii, vol. I; 1731. p. 382-404.

[47] Morgagni GB. Epistolae anatomicae duodeviginti ad scripta pertinentes celeberrimi viri Antonii Mariae Valsalvae. Venice: Pitteri; 1740.

[48] Hodgson J. A treatise on the diseases of arteries and veins,

containing the pathology and treatment of aneurisms and wounded arteries. London: T. Underwood; 1815. p. 100-64.

[49] Sabatier RB. Médecine opératoire, vol. III. Paris: Béchet; 1824. p. 122-7.

[50] Lancisi GM. De motu cordis et aneurysmatibus. Opus postumum in duas partes divisum. Naples: F. C. Musca; 1738. p. 157-8.

[51] Flajani GNL. Sopra gli aneurismi degli articoli inferiori ed in particolare del poplite. In: Nuovo metodo di medicare alcune malattie spettanti alla chirurgia. Rome: A. Fulgoni; 1786. p. 33-74.

[52] Porter WH. Observations on the surgical pathology and treatment of aneurism; being the substance of a course of lectures on that disease delivered in the School of the Royal College of Surgeons in Ireland during the session 1839-40. Dublin: J. Porter; 1840. p. 80-1.

[53] Tufnell TJ. On the successful treatment of internal aneurism by consolidation of the contents of the sac. London: J. & A. Churchill; 1864.

[54] Erichsen JE. Science and art of surgery, vol. II. London: Longman, Green & Co.; 1872. p. 14-55.

[55] Holmes T. A treatise on surgery. Its principles and practice. London: Smith, Elders & Co.; 1884. p. 525-64.

[56] Matas R. Aneurism. In: Keen WW, Da Costa JC, editors. Surgery. Its principles and practice, vol. V. Philadelphia: W. B. Saunders; 1909. p. 216-89.

[57] The London and provincial practice of medicine and surgery. Report on the treatment of external aneurisms. Med Times Gaz. 1860;1:12-14, 35-7, 62-5.

[58] Severino MA. De novissime observatis abscessibus (liber IV). In: De recondita abscessuum natura. Naples: O. Beltrami; 1632. p. 24-9.

[59] Severino MA. De efficaci medicina libri III. Qua herculea quasi manu, ferri, ignisque viribus armata, cuncta, sive externa sive interna, tetriora et contumaciora mala colliduntur, proteruntur, extinguuntur. Francoforti (Frankfurt): J. Beyer; 1646. p. 51-2.

[60] Antonio M. De aneurysmatibus praecordiorum morbis animadversiones. Liburni (Leghorn): P. Pantechi; 1761. p. 76.

[61] Larrey DJ. Clinique chirurgicale exercée particulièrement dans le camps et les hôpitaux militaires. Paris: Gabon; 1829. p. 122.

[62] Bartholin T. De nivis usu medico observationes variae. Hafniae (Copenhagen): R. Godicchi-P. Haubold; 1661. p. 132-4, 154.

[63] Houel M. Catalogue des pièces du Museum Dupuytren, vol. IV. Paris: Dupont-Masson; 1879. p. 162.

[64] Guerin. Reponse du citoyen Guerin au citoyen Deschamps. Bordeaux: De Racle; 1801.

[65] Monteggia GB. Istituzioni chirurgiche, vol. II. Milan: Pirotta; 1813. p. 68.

[66] Iserson KW. Joseph Frédéric Benoît Charrière: the man behind the French scale. J Emerg Med. 1987;5:545-8.

[67] Wardrop J. Aneurism. In: The cyclopaedia of practical surgery, vol. I. London: Costello; 1841. p. 218.

[68] Niepce. Anévrisme de l'artère poplitée guéri par l'injection de la solution concentrée de perchlorure de fer, suivant le procédé de M. Pravaz. Compt rendus hebdomaires des séances de l'Académie des Sciences. 1853;36:698.

[69] Lenoir A. Observation d'anévrisme poplité traité par l'injection de perchlorure de fer. Gaz Hebdomadaire. 1853;1:15-8.

[70] Monod C, Vanverts JLJ. Chirurgie des artères. In: Rapport au XXII Congrès de Chirurgie, Paris, 1909. Paris: Alcan; 1909.

[71] Berguer R, Schneider I, Wilner HI. Induced thrombosis of inoperable aortic aneurysm. Surgery. 1978;84:425-9.

[72] Rankin G. The treatment of aneurysm by subcutaneous injection of gelatin. Med Chir Trans. 1903;86:377-93.

[73] Velpeau A. Mémoire sur la piqûre ou l'acupuncture des artères dans le traitement des anévrysmes. Gaz Méd Paris. 1831;2:1-4.

[74] Phillips B. A series of experiments performed for the purpose of showing that arteries may be obliterated without ligature, compression or the knife. London: Longman & Co; 1832.

[75] Moore C, Murchison H. On a new method of procuring the consolidation of fibrin in certain incurable aneurisms: with a report of a case in which an aneurism of the ascending aorta was treated by insertion of wire. Med Chir Trans. 1864;47:129-49.

[76] Bryant T. A manual for the practice of surgery. Philadelphia: H. C. Lea's Sons & Co.; 1885. p. 517.

[77] Ransohoff J. A case of aortic aneurism treated by insertion of wire. JAMA. 1886;7:481-5.

[78] Power D'A. The palliative treatment of aneurysm by wiring with Colt's apparatus. Br J Surg. 1921;9:27-36.

[79] Hicks GL Jr, Rob C. Abdominal aortic aneurysm wiring: an alternative method. Am J Surg. 1976;131:664-7.

[80] Rossi P, Stipa S, Simonetti G, Cavallaro A, Passariello R. Transcatheter wiring of abdominal aortic aneurysm. Cardiovasc Intervent Radiol. 1983;6:51-4.

[81] Henkes H, Brew S, Miloslavski E, Fischer G, Tavrovski I, Kühne D. The underlying mechanism of endovascular exclusion of intracranial aneurysms by coils. Interv Neuroradiol. 2004;10:127-40.

[82] Home E. On the coagulation by heat of the fluid blood in an aneurismal tumour. Philos Trans Roy Soc London. 1826;116:189-201.

[83] Merat FV, De Lens AJ. Dictionnaire universel de la matière médicale, vol. III. London: J-B. Baillière; 1831. p. 331.

[84] Petrequin JPE. Sur une nouvelle méthode pour guérir certains anévrysmes, sans opération, à l'aide de la galvanopuncture. Comptes rendus des séances de l'Académie des Sciences. 1845;21:992-6.

[85] Ciniselli L. Sulla elettropuntura nella cura degli aneurismi. Gazz Med Italiana (Lombardia). 1847;6:9-14.

[86] Ciniselli L. Sulla elettropuntura nella cura degli aneurismi: studi ed osservazioni. Cremona: Tip. Vescovile Feraboli; 1856.

[87] Burci E. Dei casi di aneurisma nei quali può essere raccomandata la ago elettropuntura e dei modi per eseguirla. Ann Univ Med. 1852;4:168-78.

[88] Boinet. Un mot sur le traitement des anévrysmes par la galvanopuncture. Mém Soc Chir Paris. 1853;3:74-113.

[89] Corradi G. Nuovo metodo di applicare l'elettricità agli aneurismi. Ann Univ Med Chir. 1879;248, fasc. 5.

[90] Stewart DD, Salinger JI. On the treatment of aneurism by electrolysis through introduced wire: report of a successful case. Am J Med Sci. 1896;112:170-7.

[91] Blakemore AH, King BG. Electrothermic coagulation of aortic aneurysms. JAMA. 1938;111:1821-7.

[92] Blakemore AH. Progressive constrictive occlusion of the abdominal aorta with wiring and electrothermic coagulation. One stage operation for arteriosclerotic aneurysms of the abdominal aorta. Ann Surg. 1951;133:447-62.

[93] Henkes H, Brew S, Miloslavski E, Fischer G, Tavrovski I, Kühne D. In vitro and in vivo studies of the extent of electrothrombotic deposition of blood elements. Intervent Neuroradiol. 2004;10:189-201.

[94] Macewen W. An address on aneurysm. Its cure by inducing the formation of white thrombi within the sac. Br Med J. 1890;2:1164-8.

[95] Pilcher J. Macewen on the cure of aneurysm by inducing the formation of white thrombi within the sac. Ann Surg. 1891;13:48-59.

[96] Miles A, Wilkie D. Thomson & Miles' manual of surgery, vol. I. London: Oxford Univ. Press; 1939. p. 243-51.

[97] Fergusson W. On the treatment of aneurism by manipulation. Med Chir Trans. 1857;40:1-18.

[98] Anel D. Suite de la nouvelle méthode de guérir les fistules lacrymales ou discours apologétique. Turin: Mairesse & Radix; 1714. p. 249-61.

[99] Petit JL. Traité des maladies chirurgicales et des opérations qui leur conviennent, vol. III. Paris: Méquignon; 1790. p. 209-30.

[100] Bruet JA, Brierre de Bosmont A. Leçons orales de Clinique chirurgicale faites à l'Hôtel-Dieu de Paris par M. le Baron Dupuytren, recuillies et publiées par une société de médecins, vol. I. Paris: G. Baillière; 1832. p. 261-97.

[101] Velpeau AALM. Nouveaux elements de médecine opératoire, vol. I. Paris: J-B. Baillière; 1832. p. 46-252.

[102] Desault PJ. Oeuvres chirurgicales. Seconde partie: maladies des parties molles, vol. II. Paris: Vve Desault, Méquignon, Devilliers & Deroi; 1798. p. 497-514.

[103] Roux PJ. Nouveaux éléments de médecine opératoire, vol. I. Paris: Méquignon-Marvis; 1813.

[104] Scarpa A. Sull'aneurisma. Riflessioni ed osservazioni anatomo-chirurgiche. Pavia: Bolzani; 1804.

[105] Assalini P. Manuale di chirurgia. Naples: Regia Tipografia della Guerra; 1819. p. 199-256.

[106] Home E. An account of Mr. Hunter's method of performing the operation for the cure of popliteal aneurism. In: Palmer JF, editor. The works of John Hunter. London: Longman & Co.; 1837. p. 594-612.

[107] Heath FC. Hunterian oration: John Hunter as a surgeon. Br Med J. 1897;1:445-8.

[108] Gibson W. The institute and practice of surgery, being the outline of a course of lectures, vol. II. Philadelphia: Carey & Lea; 1832. p. 72.

[109] Eve D. Surgical injuries and diseases of the arteries, including aneurism. In: Park R, editor. A treatise of surgery by American authors. Philadelphia: Lea Brothers Co.; 1896. p. 582.

[110] Bellingham O'B. Case of popliteal aneurism treated by compression, with some remarks upon the method of treating aneurism and a list of the cases in which it was employed in Dublin. Med Chir Trans. 1851;34:143-60.

[111] Vaccà Beringhieri A. Istoria di un aneurisma popliteo operato con il metodo di Hunter. Pisa: Pieraccini; 1803.

[112] Uccelli F. Lettera sopra un aneurisma popliteo ad Andrea Vaccà Beringhieri. Pisa: Nistri; 1805.

[113] Wright JD. Case of popliteal aneurism in which the femoral artery was tied after the sac had burst. Med Chir Trans. 1849;32:167-9.

[114] Ballance CA, Edmunds W. A treatise on the ligature of great arteries in continuity with observations on the nature progress and treatment of aneurism. London: McMillan & Co.; 1891.

[115] Carmichael R. Observations on varix and venous inflammation, with instructions for operating to the femoral vein in popliteal aneurism. Trans Fell King & Queen's Coll Phys Ireland. 1818;2:345-76.

[116] Cooper AP. Dissection of a limb in which the operation for popliteal aneurism had been performed. Med Chir Trans. 1811;2:251-61.

[117] Figuière CE. Recherches sur l'anévrysme de l'artère poplitée. Paris: Thèse Inaugurale; 1845.

[118] Savory WS. On the effect upon the femoral artery of its ligature for the cure of popliteal aneurism. Med Chir Trans. 1887;70:139-47.

[119] Jones D. A treatise on the process employed by nature in suppressing hemorrhage from divided and punctured arteries and on the use of ligature. Concluding with observations on secondary hemorrhage. The whole deduced from an extensive series of experiments. Philadelphia: T. Dobson; 1811.

[120] Deschamps JFL. Observations et réflexions sur la ligature des principales artères blessées, et particulièrement sur l'anévrisme de l'artère poplitée. Paris: Deschamps; 1797.

[121] Vaccà Beringhieri A. Memoria sopra l'allacciatura delle arterie. Pisa: Nistri; 1819.

[122] Porta L. Delle alterazioni patologiche delle arterie per la legatura e la torsione: esperienze ed osservazioni. Milano: G. Bernardini; 1845.

[123] Ziegler E. Lehrbuch der allgemeinen und speziellen pathologischen Anatomie und Pathogenese. Jena: G. Fischer; 1889. p. 53-84.

[124] Lawrence W. Further observations on the ligature of arteries, to which is added a case of popliteal aneurism, attended with some unusual circumstances. Med Chir Trans. 1817;8:488-99.

[125] Regnoli G. Istoria e riflessioni patologico-cliniche intorno a un aneurisma popliteo curato con l'allacciatura delle arterie crurale e iliaca esterna. Pisa: Nistri; 1833.

[126] Norris GW. Tables showing mortality following the operation of tying the iliac arteries. Am J Med Sci. 1847;13:13-26.

[127] Hadwen S. History of a case of popliteal aneurism; with observations. Med Chir Trans. 1838;21:318-30.

[128] Wardrop J. On aneurism and its cure by a new operation. London: Longman & Co.; 1828.

[129] Dieulafoy PPM. Essay sur l'application de la méthode de Brasdor au traitement des anévrysmes. Paris: Thèse de Doctorat, Faculté de Médecine; 1829.

[130] Brown-Séquard CE. Experimental researches applied to physiology and pathophysiology. New York: H. Baillière; 1853. p. 9-17.

[131] Delbet P, Mocquod T. Affections chirurgicales des artères. In: Le Dentu P, Delbet P, editors. Nouveau traité de medicine clinique et opératoire, vol. XI. Paris: J. B. Baillière et Fils; 1911. p. 167-84.

[132] Simpson JY. Acupressure. Edinburgh: A. & C. Black; 1864.

[133] Pirrie W. Practical considerations on acupressure. Illustrated by cases. Med Times Gaz. 1865;2:5-7, 31-4.

[134] Dix J. Wire-compression: a substitute for ligature. Med Times Gaz. 1863;1:94-6.

[135] Scalone A. Un processo per la produzione di stenosi vasale. Policlinico sez Chir. 1913;20:412-8.

[136] Halsted WS. Partial, progressive and complete occlusion of the aorta and other large arteries in the dog by means of the metallic band. J Exp Med. 1909;11:373-91.

[137] Stratton RT. Treatment of aneurism by direct gradual arterial closure. Report of a second case of aneurism of the abdominal aorta treated by this method. Calif St J Med. 1908;10:339-41.

[138] Matas R, Allen CW. Occlusion of large arteries with removable metallic band to test the efficiency of the collateral circulation. JAMA. 1911;56:233-8.

[139] Chéffelar Klots T. The use of fascia lata for the occlusion of arteries, in case of aneurism. Ann Surg. 1931;93:635-6.

[140] Norris GW. Statistics of the mortality following the operation of tying the femoral artery. Am J Med Sci. 1849;18:313-35.

[141] Bourdelot PM. Lettre à Blegny. In: Planque F, editor. Bibliothèque choisie de médecine, vol. II. Paris: D'Houry; 1749. p. 481-5.

[142] Dionis P. Cours d'opérations de chirurgie, demontrées au Jardin Royal. Paris: D'Houry; 1790, fig. 44.

[143] Thillaye JBJ. Traité des bandages et appareils. Paris: Crochard; 1815. p. 349-62.

[144] Tulpius NP. Observationes medicae. Amstelredami (Amsterdam): L. Elzevirum; 1652. p. 320-1.

[145] Hildanus WF. Opera observationum et curationum medico-chirurgicarum quae existant omnia. Francofurti (Frankfurt): J. Dufour; 1682. p. 225-6.

[146] Juncker J. Conspectus chirurgiae tam medicae, method stahliano conscriptae quam instrumentalis. Halae (Halle an der Saale): Orphanotrophei; 1721. p. 113-21.

[147] Petit JL. Observations anatomiques et pathologiques au sujet de la tumeur qu'on nomme anévrysme. urin: Mém. Acad. Roy. Sci.; 1736. p. 244-55.

[148] Ravaton H, Sue P. Pratique moderne de la chirurgie, vol. III. Paris: Vincent; 1776. p. 510-38.

[149] Arnaud G. Mémoires de chirurgie, avec quelques remarques historiques sur l'état de la médecine et de la chirurgie en France et en Angleterre, vol. I. London: J, Nourse; 1768. p. 181-219.

[150] Le Dran HF. Observations de chirurgie, vol. I. Paris: G. Osmont; 1731. p. 296.

[151] Platner JZ. Institutiones chirurgiae rationalis tum medicae tum manualis in usu discentium. Venetiis: B. Albritius; 1747. p. 148-58.

[152] De Gouey LL. La véritable chirurgie établie sur l'expérience et la raison. Rouen: P. Ph. Cabut; 1716. p. 228-9.

[153] Jussy JP. Sur l'ouverture d'une artère guérie sans ligature. J Méd Chir Pharm. 1774;42:442-8.

[154] Lassauzée. Description d'un tourniquet nouveau. J Méd Chir Pharm. 1774;41:57-65.

[155] Theden JCA. Neue Bemerkungen und Erfahrungen zur Bereicherung der Wundarzneykunst und Arzneygelahrheit, vol. II. Berlin: F. Nicolai; 1776. p. 41-8.

[156] Genga B. Anatomia chirurgica, cioè istoria anatomica dell'ossa, e muscoli del corpo umano: con la descrizione dei vasi che scorrono per le parti esterne.... Rome: Dell'Onofri; 1687. p. 292-301.

[157] De La Charrière J. Traité des opérations de la chirurgie. Paris: D. Hortemels; 1690. p. 283.

[158] Verduc JB. Traité des opérations de chirurgie. Paris: D'Houry; 1688. p. 67-8.

[159] Bilguer JU. Dissertation sur l'inutilité de l'amputation des membres. Lausanne: F. Grasset & Co.; 1784. p. 107-11.

[160] Brückner. Geschichte einen wahren Pulsadergeschwülst in der Knjekehle welchs ohne Operation geheilt ward. Loder J. Chirurgie, Geburtshülfe u. gerichtliche Arzneykunde. 1797;1:248-52.

[161] Lassus P. De la médecine opératoire ou traité élémentaire des opérations de la chirurgie. Paris: F. Buisson; 1795. p. 444-93.

[162] Deschamps JFL. Anévrisme poplité. Compression de la fémorale avec un tourniquet. Guérison en onze mois. J de Sedillot. 1803;16:375.

[163] Dubois P. Observations sur un anévrisme de l'artère poplitée gauche, guéri par la compression. Bull Fac Méd Paris. 1810;2(3):45-6.

[164] Cumano GP. Storia ragionata di un aneurisma popliteo guarito col mezzo della compressione, esercitata sull'arteria femorale superficiale presso il suo passaggio attraverso il terzo adduttore, mediante macchinetta conforme a quella inventata dal Prof. Dupuytren. Ann Univ Med. 1829;51:74-87.

[165] Bruet JA, Brienne de Bosmont A. Leçons orales de clinique chirurgicale faites à l'Hôtel Dieu de Paris par M. le Baron Dupuytren, recuillies et publiées par une Société de Médecins, vol. IV. Paris: G. Baillière; 1834. p. 516.

[166] Todd CH. A report of cases of aneurism in which operation was performed in the Richmond Hospital, Dublin. Dublin Hosp Rep Comm Med Surg. 1822;3:91-138.

[167] Piet CML. Essay sur l'emploi de la compression, considerée comme moyen préparatoire à l'opération de l'anévrisme. Paris: N. Rénaudière; 1803.

[168] Wilde W, (editor). Observations on the history of the cure of a popliteal aneurysm by compression, with cases of C.H. Todd, Ph. Crampton, J.W. Cusack, R. Adams and prof. Harrison. Dublin Quart J Med Sci. 1846;2:104-32.

[169] Hutton E. Case of popliteal aneurysm cured by compression over the femoral artery. Dublin J Med Sci. 1843, 23:364-8.

[170] Crisp E. A treatise on the structure, diseases and injuries of the blood vessels. London: J. A. Churchill; 1847. p. 224-34.

[171] Cusack JW. Case of popliteal aneurism, cured by compression in four days. Dublin Q J Med Sci. 1847, 4:239-40.

[172] Miller J. Principles of surgery. Philadelphia: Blanchard & Lea; 1852. p. 54.

[173] De La Touche G. Nouvelle manière d'exercer la compression médiate prolongée sur les principales artères des membres. Strasbourg: Thèse Inaugurale; 1825.

[174] Bellingham O'B. Observations upon the employment of compression in aneurism, with some statistical details. Dublin J Med Sci. 1845;27:163-76.

[175] Duval MCJ. Compresseur à pression élastique et graduée. Bull Acad Méd. 1855;21:244.

[176] Signoroni B. Sopra un nuovo compressore delle arterie. Ann Univ Med. 1838;87:260-1, fasc.

[177] Sarazin C. Compresseur. In: Jaccoud SF, editor. Nouveau dictionnaire de médecine et de chirurgie pratique, vol. VIII. Paris: J. B. Baillière; 1868. p. 793-804.

[178] Moore J. A method of preventing or diminishing pain in several operations of surgery. London: T. Cadell; 1784. p. 26-7.

[179] Walker GE. Note on a case of popliteal aneurism treated by compression. Liverpool Med Surg Rep. 1871;5:60-78.

[180] Saviard B. Nouveau recueil d'observations chirurgicales. Paris: J. Collombat; 1702. p. 151-8.

[181] Greatrex E, Robinson WTC. A case of aneurism of the popliteal artery, cured by compression of the femoral artery. Med Chir Trans. 1845;28:39-43.

[182] Knight J. Report of the committee on surgery. Trans AMA. 1848;1:169-70.

[183] Wood IR. Report of the standing committee in surgery. Trans AMA. 1851;4:236.

[184] Rosmini G. Rapporto sulla cura degli aneurismi con compressione digitale. Ann Univ Med. 1858;165:145-55.

[185] Southam G. A case of popliteal aneurism cured by digital compression. Med Chir Trans. 1863;46:211-6.

[186] Moore CH. An account of some unusual occurrences during the cure of a popliteal aneurism. Med Chir Trans. 1864;47:17-24.

[187] Hart E. A case of popliteal aneurism successfully treated by flexion of the knee joint. Med Chir Trans. 1859;42:205-8.

[188] Durham AE. Case of popliteal aneurism, successfully treated by flexion of the knee. Med Chir Trans. 1864;47:25-7.

[189] Shaw A. A case of popliteal aneurysm, successfully cured by continuous flexion of the knee joint. Med Chir Trans. 1859;42:209-10.

[190] Johnson HC (Hart E.) Some particulars of a case of popliteal aneurysm cured by flexion of the knee. Med Chir Trans. 1864;47:29-30.

[191] Lawson Tait R. On the treatment of femoral aneurism. Med Times Gaz. 1867;2:534-5.

[192] Reid W. Report of a successful case of the application of Esmarch bloodless system to the treatment of aneurism. Lancet. 1875;2:448-9.

[193] Esmarch JFA. Ueber künstliche Blutleere bei Operationen. Sammstung klin Vorträge. 1873;2:373-84.

[194] Petit HL. De l'emploi de la compression élastique dans le traitement des anévrysmes des membres. Bull Gén Thér Méd Chir. 1878;84:458-63; 504-13; 543-56.

[195] Stimson L. On the treatment of aneurysm by elastic compression. Am J Med Sci. 1881;81:312-9.

[196] Barwell R. Aneurism. In: Ashurts J, editor. International encyclopedia of surgery, vol. III. New York: W. Wood & Co.; 1889. p. 591.

[197] Stromeyer L. Handbuch für Chirurgie. Freiburg: Herder'sche Verlagshandlung; 1867. p. 941-9.

[198] Holmes T. On the surgical treatment of aneurism in its various forms. Lancet. 1875;195:637-40.

[199] von Bergmann E. Die Gruppierung der Wundkrankheiten. Beitr klin Wchschr. 1882;19:677-9; 701-3.

[200] Macnaughton-Jones H. Asepsis and antisepsis in abdominal surgery and gynaecology. London: Baillière, Tyndall & Co.; 1898.

第2章　现代历史背景
Modern Historical Background

Antonino Cavallaro　著　吴　雅　余培东　译

一、动脉重建手术的曙光

18 世纪下半叶早期，Lambert[1] 首次报道了成功修复动脉损伤并保持动脉通畅的案例，在他写给 William Hunter 的报告中，他建议同事 Hallowell（位于泰恩河畔纽卡斯尔）缝合在放血治疗过程中破损的肱动脉，而不是在病变上方和下方进行结扎。在手术进行之前，通过在破损动脉的近端和远端分别穿过一根止血带进行保护，止血带可以在手术中任何时刻进行结扎止血。缝合破损动脉的方法是用一根长约 70mm 的钢针穿过破损的动脉壁，然后使用一根线来缠绕钢钉进行固定，这个方法类似于兔唇的矫正手术（图 2-1）。

手术进行得很成功，在第 14 天的时候把钢钉拔出，1 个月后患者出院，出院时患者桡动脉搏动良好。

虽然 Lambert 对这一结果很满意，但他对自己的这一想法能否成为治疗动脉病变的既定方法持谨慎态度。然而，除了 Asman 外，没有发现关于这类手术的进一步报道[2]。Asman 在几只实验动物身上复制了 Lambert 手术并得出结论，该方法不可能止住受伤动脉的出血并保持其通畅。他认为，之前由 Hallowell 进行了该手术的患者其桡动脉搏动良好是由于侧支循环所致。

在 19 世纪末 20 世纪初，大量的实验研究和

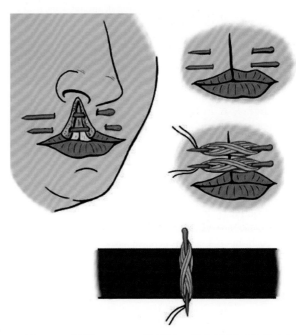

▲ 图 2-1　根据 Lambert 的说法，将兔唇矫正技术（上）应用到动脉破损的治疗（下）

越来越多的临床报道显示人们再次对动脉缝合产生了兴趣。Gluck 是第一个再次进行动脉缝合的人[3]，然而在他使用针线缝合动脉壁缘时遇到了很大的困难，但是报道说使用小象牙钳取得了一定的成功。虽然 Von Horoch[4] 成功地对动脉进行了紧密的缝合，但他发现在管腔内仍然会有血栓产生。1889 年，Jassinovsky[5] 通过只缝合动脉壁外层而并不对内膜进行缝合的这种方式证明了缝合动脉病变部位可保持管腔通畅。约在 10 年之

后，Silberberg[6] 也同样得到了有据的结论，表示缝合线是否穿透内膜并不重要。

Postempski 成功地完成人类史上首台动脉造影术 [7]，并在新生意大利外科学会第三届大会上报告了他在脓肿引流过程中修复了一条受损的股动脉，这标志着动脉缝合这一问题进入了临床领域。在当时，许多外科医生都能够在不影响动脉通畅性的情况下修复动脉损伤，Jensen[8] 收集了 8 位外科医生的报道（其中有报道颈动脉也能够被成功修复），1909 年 Smith[9] 又找到了另外 12 位外科医生的报道，这些报道均报道了在不影响动脉通畅性的情况下修复动脉损伤的案例。他们临床尝试不仅仅局限于破损动脉的修复，还考虑到了对完全离断血管的治疗。事实上，通过端到端技术或移植来修复完全离断动脉的实验和临床研究更具有吸引力和挑战性。修复完全离断的动脉包括多种方式，其中就包含使用一些机械装置。比如，Payr[10] 的方法就依赖于镁环的使用（镁环在 3~4 周内会被吸收）（图 2-2 和图 2-3），虽然该方法缺乏临床试验的结果，但在当时也获得了一些青睐。

Hopfner[11] 使用 Payr 的方法进行动物的动脉节段移植时，他发现在移植后 1~3 个月内具有较好的效果；然而当他尝试将静脉移植到动脉系统中时，发现在移植的血管中不断地有血栓形成。

直接端到端的缝合在起初并不成功，直到后来有了两个复杂的动脉残端缝合技术，这就是经典的是 Gluck 的袖套法 [12] 和 Murphy 的内陷法 [13]，其中前者（图 2-4）通常见于实验外科领域。

内陷法（图 2-5）是被认为是人类成功的第一例端到端动脉修复，该方法依赖于之前的一系列动物实验，在临床上被用于动静脉瘘手术，手术的成功率约为 1/4，大部分患者会产生一些永久的狭窄，且这些狭窄会引起严重的预后不良。

1896 年，Jaboulay[14] 在里昂提出使用 U 形缝合进行端到端的血管吻合（图 2-6）。Carrel[15, 16] 曾在 Jaboulay 的实验室工作（图 2-7），这为他后

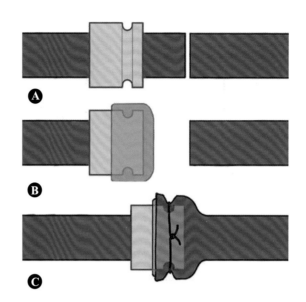

▲ 图 2-2　Payr 的方法 A：被用于端到端的动脉重建，其方式是使用一个一端带有凹槽的镁环

A. 将其中一侧动脉端从镁环内部穿过；B. 然后将从钢瓶内部穿过的动脉向外翻折，覆盖钢瓶的凹槽；C. 将另一侧动脉端扩张后覆盖在钢瓶上翻转的血管内膜外侧，并将其捆绑在凹槽上，使得两段血管的内膜得以对位

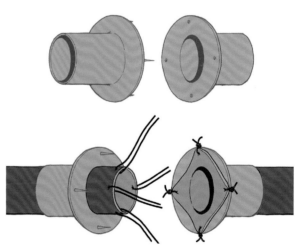

▲ 图 2-3　Payr 的方法 B：使用成对的吻合环，通过成对嵌套，将外翻的血管固定，同样能够使得两段血管的内膜得以对位

期在血管缝合领域取得成功奠定了基础。

Carrel 的方法标志着血管缝合实验研究和临床尝试的完成和巅峰，不仅为器官移植奠定了基础，还意味着动脉重建的新时代已经成熟。在一系列手术成功的基础上，Carrel 的技术反而掩盖

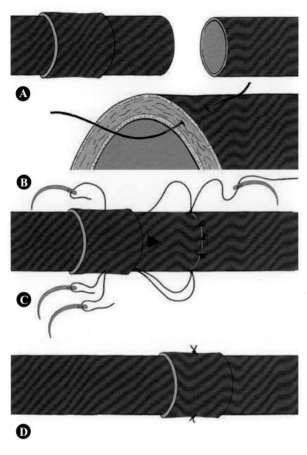

▲ 图 2-4 采用 Gluck 的袖套法进行连续端到端动脉缝合，袖带最初取自同一条动脉，后来取自同种动脉或使用脱钙骨制成

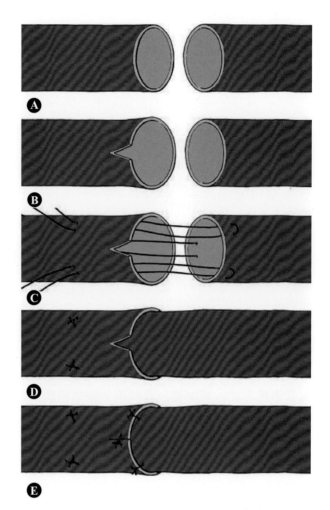

▲ 图 2-5 采用 Murphy 的内陷法连续进行端到端动脉缝合

了一些其他具有前景的技术，如源于 Dorfler 研究工作[18] 由 Dorrance 发明的连续床垫缝合[17]（图 2-8）。同样，通过从理论上改进 Carrel 的方法而来 Frouin 的四边形技术[19]，均没有得到很好的发展。

二、腘动脉瘤治疗的变化趋势

无菌术的出现从根本上改变了所有外科手术的预后，手术感染风险及其发病率、死亡率都急剧下降。

人们对腘动脉瘤的非手术治疗（如压迫疗法）失去了兴趣，从而转向了根治性治疗；人们重新采用 Antyllus 和 Philagrius 的方法，将直接切除瘤腔作为外科手术的目标。

根据 Delbet 和 Mocquod[20] 记录的数据显示，

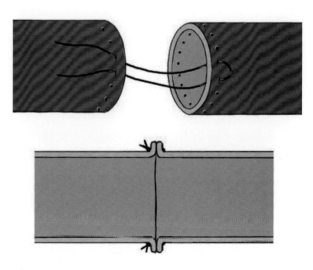

▲ 图 2-6 Jaboulay 的方法，每一次 U 形缝合需要大约 1mm 的动脉组织，缝合线间距也为 1mm

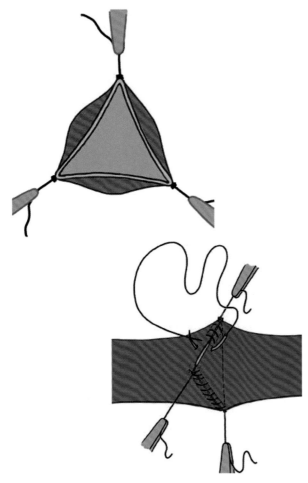

▲ 图 2-7　Carrel 三角法进行端到端动脉重建

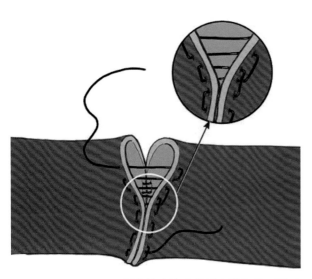

▲ 图 2-8　Dorrance 提出的连续床垫缝合进行端到端动脉重建

通过结扎手术治疗腘动脉瘤的病例逐渐减少，而应用切除手术的病例逐渐增加，他们还提出证据表明，自 1888 年以后，由于手术切除而导致的死亡率非常低，只有 1.4%。

根据 Ransohoff[21] 的说法，切除瘤腔是治疗外周动脉瘤的最理想方法，而当在外周动脉瘤快速生长甚至到即将破裂的情况下，还是建议将截肢作为救命手术。

Monod 和 Vanverts[22] 收集了 151 例患者信息，其中 100 例进行了动脉瘤切除术，成功率为 93%。他们认为，只有在切除过于困难和危险的情况下，才需要进行简单的囊膜切开术（Antyllus 的方法），并指出了由该手术引起的并发症，如反流引起的继发性出血及神经受累引起的神经系统问题，这些问题都是由于广泛的延迟愈合所致。该作者[23] 概述了此手术的主要步骤。

• 使用 Esmarch 止血带（或通过动脉夹夹闭）初步控制出血。

• 结扎动脉瘤外的动脉以防远端栓塞。

• 动脉瘤周反应外神经的个体化。

• 小心地保留非完全闭塞的静脉[24]。

这种激进的方法并没有普遍被认同，Ligatur 仍然有支持者，著名的意大利外科医生 Durante[25] 在 1905 年断言：由于结扎术的效果是非常好的，当在动脉瘤难以手术的情况下，仍可以尝试行结扎术，但是在今天看来没有人可以接受这种方法。然而在通常情况下，结扎术只适用于非常困难的病例，他使用的是 Hunterian 结扎术[26]，在动脉瘤上方和动脉瘤远端及侧支进行结扎[27]。而且，压迫疗法仍有使用，虽然数量很少，但还是有成功的报道[28]。1919 年，Filadoro[29] 报道，通过特殊的水银疗法和 3 个月的屈膝治疗，对于治愈较小的腘动脉瘤有较高的灵敏度。

不过，动脉瘤切除并没有解除远端坏疽的风险，真正的问题在于动脉瘤切除或结扎后，依然能够保持血液直接地流向腿部和脚部，第一次有记录的尝试是在 1906 年由西班牙外科医生 Goyanes 进行的[30, 31]。他的手术方式（图 2-9）

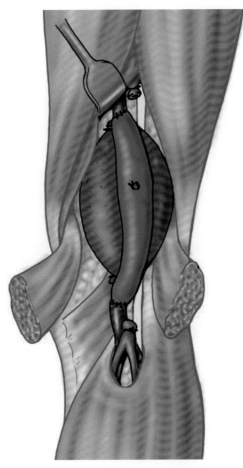

▲ 图 2-9　Goyanes 术式的操作示意

引自原图修改

在现在举世闻名，但当初由于报道它的期刊影响力欠佳，所以长期都默默无名。Goyanes 选择结扎和切断动脉瘤上方和远端的腘动脉，并使用腘静脉进行吻合来维持血流的连续性；两侧吻合口（近端动脉到静脉和远端静脉到动脉）都是采用 Carrel 的技术进行缝合的。手术很成功，但在早期报道后就没有任何进一步的报道了。

在 Carrel 展示了血管缝合的巨大潜力后，用自体静脉桥接动脉缺损的方式对当时的外科医生颇具吸引力。1907 年，Lexer[32] 报道了在腋动脉外伤后及动脉瘤摘除后使用自体静脉维持血流，该患者在术后第 5 天死于震颤性谵妄，在死亡当天进行尸检显示动脉的近端夹闭部位有血栓形成，而静脉移植部位通畅。格拉斯哥的 Pringle[33] 和美国的 Bernheim[34] 分别于 1913 年和 1916 年

报道了通过静脉移植来治疗腘动脉瘤。

Jeger 在他心外科的著作中写道[35]：外周动脉瘤或动静脉瘘的手术应该包括切除（或去除）病变的动脉段，以及作为置换或旁路使用的静脉移植。

端到端动脉缝合技术展示了在动脉瘤切除术后能够维持直接动脉血流的一种更简单的方法；然而，只有当两个动脉残端之间的距离足够短时，这种类型的重建才有可能实现[36, 37]。

在当时，虽然 Matas[38, 39] 的独创性促使了许多新想法的产生，但在这一时期，许多当今的设施（如抗凝药、抗生素、显微外科器械等）仍然缺乏。1888 年 3 月 31 日，Matas（时年 28 岁）发明了动脉瘤内修补术（这一术语由 Matas 在 1902 年提出）；由于在肱动脉瘤近端和远端结扎后，动脉瘤依旧在跳动；再加之切除肱动脉瘤极容易损伤尺神经和正中神经，Matas 决定打开动脉瘤，并用缝线从内部将其缝合，这在后来被称为闭塞性动脉瘤内修补术。在 Lembert 的缝合方法中，他认为内膜之间的贴合及浆膜之间的贴合具有相同的意义，基于这种理论，治疗动脉瘤的进一步发展方向是在切除的基础上同时保持原本动脉的连续性。这就是修复性与重建性动脉瘤内成形术（图 2-10）。根据作者的说法，动脉瘤内修补术的出现，使得行动脉瘤切除术的概率明显降低，由于前者的创伤和出血较少，并保留了邻近的重要结构，再加上没有对侧支造成创伤，所以由于远端血供不足所引起的坏疽风险也随之降低。

由于 Matas 术式在动脉瘤治疗上的良好疗效，以及在不需要任何移植手术的情况下能够保证完整的血流，从而受到极大的青睐。

1915 年，Horsley[40] 收集了 62 例动脉瘤内修补术病例，其中发生了 1 例死亡（死于破伤风），2 例坏疽（侧支静脉受损后结扎），2 例继发性出血后动脉瘤复发（这是重建性动脉瘤内缝术的病例）。继发性出血并不罕见，而当手术操作没有问题时，坏疽发生的可能性并不大[41]。

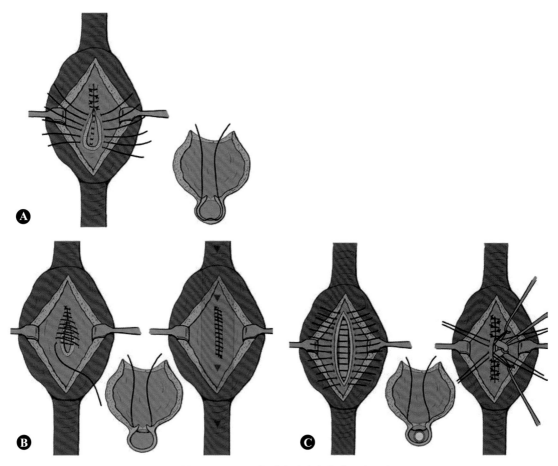

▲ 图 2-10 不同类型的动脉瘤内成形术示意

A. 闭塞性动脉瘤内修补术；B. 修复性动脉瘤内成形术（在囊状动脉瘤中）；C. 重建性动脉瘤内成形术（在梭形动脉瘤中，当将探头插入动脉腔后，两个开口相隔距离较短，动脉组织状况良好，这种情况是可能的）；无论使用哪种技术，在动脉腔闭塞或保留后，如果可能的话，切除部分动脉瘤腔，同时包括浅表组织，并用一条或多条缝线进行间断缝合

在 20 世纪上半叶，血管缝合领域发展迅猛，但之后却没有再继续出现任何的实质性发展，这也可能是由于外周动脉瘤的发病率下降所致。1939 年[42] 有学者提出："近几十年来，需要手术治疗的动脉瘤发病率较前有所降低，特别是发生在四肢动脉的。"几十年后，Illingworth[43] 写道："腘动脉瘤在以前是一种很常见的疾病，但现在发病率逐渐降低，其根本原因可能是梅毒动脉炎所致。"

事实上，根据第二次世界大战期间卫生部关于血管外科的报道[44] 中显示，在 13 例尝试保持动脉连续性的动脉瘤病例中，只有 1 例进行了静脉移植手术。腰交感神经切除术成为外科治疗外周动脉瘤的常用手段；最初是由 Gage[45] 在 1934 年提出该术式，用于改善侧支循环，1942 年 Richards 和 Learmonth[46] 也开始支持腰交感神经节切除术在治疗腘动脉瘤时预防坏疽的作用。然而，Shumacker[47] 在对该问题的广泛回顾分析中得出结论：交感神经切除术并不能保证在术后不会发生缺血性坏疽。

在这些年里，腘动脉瘤治疗方法的理论和实践上取得了一定的进步。动脉造影被用于评估术前、术后的侧支循环，并最终决定是否需要截肢[48-50]。动脉瘤的自愈，即动脉瘤腔内的血栓形成，不再被认为只是一件幸运的事情，而被认为是肢体存活的危险因素[51]。

参考文献

[1] Lambert R. "A new method of treating aneurysm" Extract of a letter from Mr. Lambert, surgeon at Newcastle-on-Tyne, to Dr. Hunter, giving an account of a new method of treating an aneurysm. Read June 15, 1761. Med Observ Inquiries Soc Phys London. 1762;2:360-4.

[2] Asman C. "De Aneurismate" Dissertatio Medica Inauguralis, Gröningen, March 24, 1773 in Lauth Th. - "Scriptorum latinorum de aneurismatibus collectio: Lancisius, Guattani, Matani, Verbrugge, Weltinus, Murray, Trew, Asman" A. König, Argentorati (Strasburg); 1785.

[3] Gluck T. Ueber zwei Fälle von Aortenaneurysmen nebst Bemerkungen über die Nath de Blutgefässe. Langenbecks Arch Klin Chir. 1883;28:548-60.

[4] Von Horoch K. Die Gefässnath. Allg Wien Med Wchschr. 1888;33:263-4; 279-280.

[5] Jassinovsky A. Die Arteriennath. Eine experimentelle-chirurgische Studie. Dissertatio Inauguralis, Univ. of Tartu (Dorpat), Estonia; C. Mattiesen, Dorpat; 1889.

[6] Silberberg O. Ueber die Nath der Blutgefässe: experimentelle und klinische Untersuchungen. Dissertatio Inauguralis, Univ. of Breslau, T. Schatzky, Breslau; 1899.

[7] Postempski P. La sutura dei vasi sanguigni. Arch Atti Soc It Chir. 1886;3:391-5.

[8] Jensen C. Uber circuläre Gefässsuture. Langenbecks Arch Klin Chir. 1903;69:938-98.

[9] Smith EA. Suture of arteries. An experimental research. London: Oxford Univ. Press; 1909.

[10] Payr E. Beitrâge zur technik der Blutgefäss- und Nervennath nebst Mitteilungen über die Virwerdung eines resorbierbaren Metalles in der Chirurgie. Arch Klin Chir. 1900;62:67-93.

[11] Hopfner E. Uber Gefässnath, Gefässtransplantation und Replantation von amputirten Extremitäten. Arch Klin Chir. 1903;70:417-71.

[12] Gluck T. Die moderne Chirurgie des Circulation-apparatus. Beitr Klin Wchschr. 1898;129:1-29.

[13] Murphy JB. Resection of arteries and veins injured in continuity: end-to-end suture; experimental and clinical research. Med Record. 1897;51:73-88.

[14] Jaboulay M, Briau E. Recherches expérimentales sur la suture et la greffe artérielles. Lyon Méd. 1896;81:97-9.

[15] Carrel A. La technique opératoire des anastomoses vasculaires et de la transplantation des viscères. Lyon Méd. 1902;98:859-64.

[16] Carrel A. The surgery of blood vessels. Bull Johns Hopkins Hosp. 1907;18:18-28.

[17] Dorrance GM. An experimental study of suture of arteries with a description of a new suture. Ann Surg. 1906;44:409-24.

[18] Dorfler J. Ueber Arteriennath. Beitr Klin Chir. 1899;25:781-825.

[19] Frouin A. Sur la suture des vaisseaux. Presse Méd. 1908; 16:233-6.

[20] Delbet P, Mocquod T. Affections chirurgicales des artères. In: Le Dentu P, Delbet P, editors. Nouveau traité de medicine clinique et opératoire, vol. XI. Paris: J. B. Baillière et Fils; 1911. p. 167-84.

[21] Ransohoff J. The extirpation of aneurisms. Ann Surg. 1894;19:79-84.

[22] Monod C, Vanverts JLJ. Chirurgie des artères. In: Rapport au XXII Congrès de Chirurgie, Paris, 1909. Paris: Alcan; 1909.

[23] Monod C, Vanverts JLJ. Traité de technique opératoire, vol. I. Paris: Masson; 1907.

[24] Vanverts JLJ. Volumineux anévrisme poplité. Extirpation. Presse Méd. 1902;10:1089.

[25] Durante F. Trattato di patologia e terapia chirurgica. Rome: Società Editrice Dante Alighieri; 1905. p. 532-47.

[26] Seguin. Anévrisme poplité. Ligature de la fémorale dans le canal de Hunter. Arch Méd Navale. 1910;94:344-9.

[27] Filippello GB. Su un caso di aneurisma bilaterale dell'arteria poplitea. Boll Soc Piemontese Chir. 1935;5:581-2.

[28] Pheidengold (Taft B.). Sur un cas d'anévrysme professionnel de l'artère poplitée guéri par la compression. Arch Gén Méd. 1896;6:622-3.

[29] Filadoro P. Due casi di aneurisma della poplitea di natura sifilitica. Policlinico sez Chir. 1919;26:32-7.

[30] Goyanes Capdevila J. Nuevo trabajo de cirugia vascular plastica de las arterias por las venas o arterioplastica venosa aplicada como nuevo metodo del tratamiento de los aneurismas. Siglo Méd. 1906;53:544-8.

[31] Goyanes Capdevila J. Substitucion plastica de las arterias por las venas o arterioplastica venosa aplicada como nuevo metodo del tratamiento de los aneurismas. Siglo Méd. 1906;53:561-4.

[32] Lexer E. Die ideale Operation des arteriellen und des arteriellen-venosen aneurysma. Arch Klin Chir. 1907; 83: 459-77.

[33] Pringle H. Two cases of vein grafting for the maintenance of direct arterial circulation. Lancet. 1913;1:1795-6.

[34] Bernheim BM. Ideal operation for aneurism of the extremity: report of a case. Bull Johns Hopkins Hosp. 1916;27:93-5.

[35] Jeger E. Die Chirurgie der Blutgefässe und des Herzens. A. Hirschwald, Berlin; 1913; reprint by Springer, Berlin; 1973. p. 254-62.

[36] Stich R, Makkas M, Dowman CE. Beiträge zur Gefässchirurgie, circuläre Arteriennath und Gefässtransplantationen. Beitr Klin Chir. 1907;53:113-60.

[37] Enderlen E. Ein Beitrag zur idealen Operation des arteriellen Aneurysma. Dtsch Med Wchschr. 1908;34:1581-2.

[38] Matas R. Traumatic aneurysm of the brachial artery; incision and partial excision of the sac; recovery. Med News Philadelphia. 1888;53:462-6.

[39] Matas R. An operation for the radical cure of aneurysm based upon arteriorrhaphy. Ann Surg. 1903;37:161-96.

[40] Horsley JS. Surgery of blood vessels. London: H. Kimpton; 1915.

[41] Gibbon JH. The Matas operation in the treatment of iliac, femoral and popliteal aneurysms. Ann Surg. 1936;103: 147-8.

[42] Miles A, Wilkie D. Thomson & Miles' manual of surgery, vol. I. London: Oxford Univ. Press; 1939. p. 243-51.

[43] Illingworth E, Dick BM. A textbook of surgical pathology. London: Churchill; 1963. p. 213-4.

[44] Freeman NO, Shumacker HB Jr. Arterial aneurysms and arteriovenous fistulas. Maintenance of arterial continuity. In: Elkin DC, DeBakey ME, editors. Vascular surgery in World War II. Washington DC: Office of the Surgeon General, Dept. of the Army; 1955. p. 266-301.

[45] Gage IM. Mycotic aneurysm of the common iliac artery; sympathetic ganglion block as an aid in development of collateral circulation in arterial aneurysms of peripheral arteries; report of a case. Am J Surg. 1934;24:667-710.

[46] Richards PL, Learmonth JR. Lumbar sympathectomy in the treatment of popliteal aneurysm. Lancet. 1942;1:383-4.

[47] Shumacker HB Jr. Arterial aneurysms and arteriovenous fistulas. Sympathectomy as an adjunct measure in operative treatment. In: Elkin DC, DeBakey ME, editors. Vascular surgery in World War II. Washington, DC: Office of the Surgeon General, Dept. of the Army; 1955. p. 318-60.

[48] Jonckheere F, Leclerck R. Sur un anévrysme arteriel du creux poplité. Ann Soc Belg Chir. 1934;33:158-67.

[49] Delgado R. Aneurisma de la arteria poplitea; arteriografia. Bol Soc Cir Rosario. 1936;3:183-91.

[50] Pearse HF Jr, Warren SL. The roentgenographic visualization of the arteries of the extremities in peripheral vascular disease. Ann Surg. 1931;94:1094-104.

[51] Leriche R, Froelich F. De la gangrène dans les anévrysmes oblitérés des membres. Nature de la gangrène humide. Presse Méd. 1939;47:1626-8.

第二篇　腘动脉的胚胎学和解剖学

The Popliteal Artery: Embryology and Anatomy

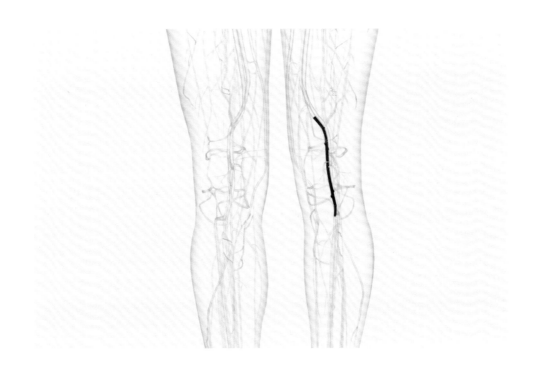

第3章　胚胎学

The Popliteal Artery: Embryology

Antonino Cavallaro 著　吴雅曾宏 译

1902 年，De Vriese 发表了一项研究，首次系统性地报道人类下肢动脉的胚胎发育[1]。但是人们普遍认为人类下肢动脉胚胎发育的研究在这几十年来没有显著变化。直到 1919 年，Senior[2]描述了人类胚胎下肢动脉的轮廓，作为成人下肢动脉系统的基础，这是其在纽约大学进行详细而艰苦研究的结果。

以下描述（包括图形）参考了 Senior 的原创作品，主要目的是为了示意腘动脉及其主要分支的发展，因此在很大程度上做了简化。

在胚胎 6mm 阶段（图 3-1），每根脐动脉都源自腹根和背根的结合。背根，因其口径小于腹根称为次生动脉，由两条动脉汇合而成，一条来自第 5 节段腰动脉并紧邻其起源的主动脉。另一条直接来自颅侧的主动脉远端至第 4 节段腰动脉起点。脐动脉的背根穿过背侧，然后通过沃尔夫管的外侧与腹根相连；当背根在导管外侧弯曲时，发出中轴动脉。

在胚胎 8.5mm 阶段（图 3-2），脐动脉直接从主动脉发出，腹根不再存在，背根独立于第 5 节段腰动脉。中轴动脉向后穿过胫神经到达其外侧，并穿过下肢后部向下到达足底。脐动脉发出髂外动脉，起源标志位于髂总动脉和髂内动脉之间。

在 12mm 胚胎中（图 3-3），髂外动脉发出腹壁下动脉和股动脉。股动脉生长迅速，约在股

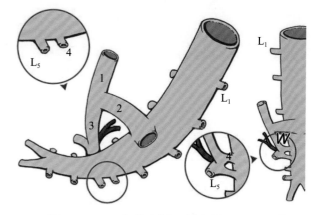

▲ 图 3-1　6mm 胚胎右侧：内侧（左）和正面观

1. 脐动脉；2. 脐动脉腹根；3. 脐动脉背根；L₁. 第 1 节段腰动脉；L₅. 第 5 节段腰动脉；4. 脐动脉背根近端部分；W. 沃尔夫管；红色为中轴动脉

骨的中间距离处分成两个分支，其中一个是与中轴动脉连接的上支。中轴动脉形成一个明显的弯曲，是两个动脉系统的汇合标识。

14mm 胚胎（图 3-4）出现小腿穿支，它由腿部近端中轴动脉产生的一个分支组成，通过胫骨和腓骨之间进入伸肌表面。该分支向膝部循环，其近端成为成人胫前动脉的一部分。在这个阶段，腿部的血液供应由轴和股两个系统提供，轴动脉通常分为三个部分。

• 坐骨动脉，从起点到与股动脉系统的汇合处通过上支（在内收肌裂孔处或附近）。从坐骨动脉的根部发出臀上动脉。

• 腘深动脉，与交通支的汇合处起源，先于穿

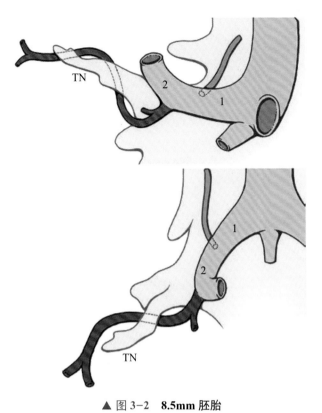

▲ 图 3-2　8.5mm 胚胎

黄色所示为神经组织；内侧（顶部）和正面观；1. 髂总动脉；2. 髂内动脉；TN. 胫神经；红色为中轴动脉；绿色为髂外动脉

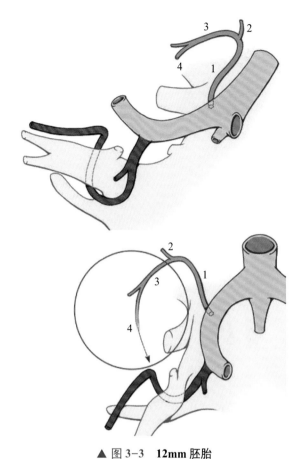

▲ 图 3-3　12mm 胚胎

1. 髂外动脉；2. 腹壁下动脉；3. 股动脉；4. 上交通支（虚线和箭勾勒出其与中轴动脉连接的路线）

支出现。

• 骨间动脉，从股支的起点到终点。

　　腘深动脉发出两条相关的分支穿过腿：胫后浅动脉和腓浅后动脉。

　　在 18mm 胚胎中（图 3-5），骨骼间充质也在足部水平明确；股动脉内径的增加与中轴动脉的退化之间存在显著差异；臀上动脉独立起源。腘深动脉在胫骨和腘肌之间走行：在它的近端发出膝下内侧动脉和一条来自胫后浅动脉和腓浅后动脉逐渐结合的短干。在大多数情况下，这条主干将向下延伸到腘肌的下缘，最终成为腘动脉的远端部分：此时，它被称为腘浅动脉。腿部动脉系统的另一个特点是胫前动脉的存在：其近端部分由穿支股支的第一部分形成。骨间动脉仍然存在，因此有四个动脉分支穿过腿部。交通支（下支）将骨间动脉连接到腓浅后动脉。在成人中，腓动脉包括上段（腓浅后动脉的残余

部分）、中段（下支）和下段（骨间动脉的远端部分）。

　　在 22mm 胚胎中（图 3-6），坐骨动脉与腿部动脉失去了连续性。它的近端部分将作为臀下动脉持续存在，其他部分将在成人中根据股深动脉的分支作为肌内网的组成部分。腓浅后动脉发出一个分支（交通中支），该分支在腘肌下缘下方走行，并与股穿支的起源相对的腘深动脉汇合。该分支代表成人胫前动脉的第一部分；当胫后浅动脉和腓浅后动脉的近端部分完全结合时，它将作为最终腘动脉的终末支出现。腘肌包围在两条腘动脉之间；然而，腘深动脉正在走向退化。

　　值得特别关注的是胚胎发育过程中胫前动脉起源和重排，它们代表了成人腘动脉终点变异的

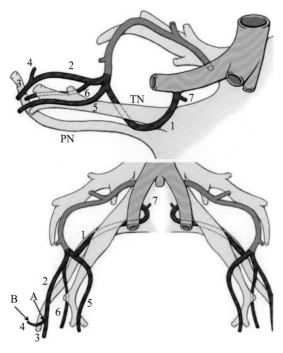

▲ 图 3-4 14mm 胚胎

正面观：穿支的第一部分（A）将成为胫前动脉的一个组成部分；上行部分（B）将作为胫前返动脉在成人中持续存在。1. 坐骨动脉；2. 腘深动脉；3. 骨间动脉；4. 贯叶枝条；5. 胫后浅动脉；6. 腓浅后动脉；7. 臀上动脉；TN. 胫神经；PN. 腓神经

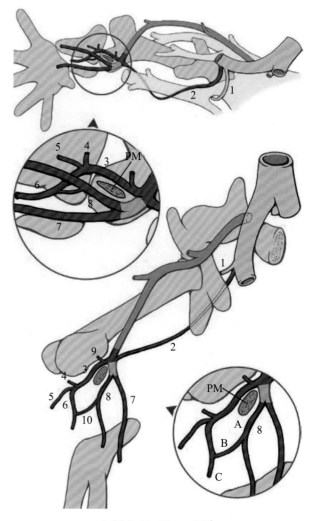

▲ 图 3-5 18mm 胚胎

1. 臀上动脉；2. 坐骨动脉；3. 腘深动脉；4. 胫前动脉复发；5. 胫前动脉；6. 骨间动脉；7. 胫后浅动脉；8. 腓浅后动脉；9. 膝关节内侧下动脉；10. 交通支，腓浅后动脉与骨间动脉之间；PM. 腘肌；A、B 和 C 分别代表腓总动脉（正面观）的颅侧端、中和远端部分；蓝色代表腘浅动脉

几个重要线索。Senior 仔细描述了 20～24.8mm 阶段的变化情况（图 3-7）。在 20mm 阶段，胫前动脉的第一部分以腘深动脉（原始中轴动脉的中间部分）发出的穿支为代表；在向胫前动脉的路线弯曲之前，穿支发出胫前返动脉。此外，穿支的起源是腘深动脉的末端和骨间动脉（原始中轴动脉的远端部分）的起点标志。在 22mm 阶段，骨间膜非常明显，将骨间动脉与胫前动脉分开，胫前动脉此时表现为腘深动脉的延续。后者位于骨间动脉起点的正上方，与来自腓浅后动脉起始部分的中支相连。在 24.8mm 时期，此时来自腘浅动脉（由于腓浅后动脉与胫后浅动脉融合）的中支似乎是胫前动脉的第一部分，这时处于腘肌之下而不是在腘肌之上。腘深动脉消失，部分分支（膝下内侧动脉、胫前返支、穿支第一段，参与胫前动脉的形成）为代表；同样，腘深动脉的一部分，即中支到达与骨间动脉起点之间的部

分，并入胫前动脉。

成人腘区肌肉的发育一直是研究热点[3-6]，对于我们而言，Bardeen[7, 8] 的工作更为详尽，我们将在下文中提及。

在 14mm 胚胎中，腿的后部有两组肌肉：一组更浅、更外侧，包括腓肠肌、比目鱼肌和足底肌，另一组更深、更内侧，以腘肌、胫骨后肌和长屈肌为代表。

腓肠肌群与跟骨的芽基组织相连。20mm 的胚胎阶段标志着几块肌肉发育成熟。腘肌轮廓分

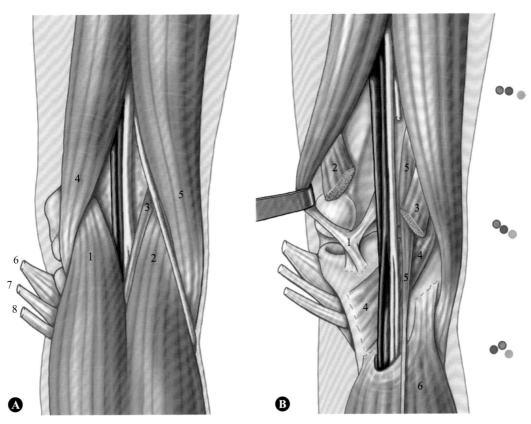

▲ 图 4-3 右腿腘窝区肌肉后视图，止于鹅足的肌肉已被剔除

A. 1 和 2. 腓肠肌两头；3. 跖肌；4. 半膜肌；5. 股二头肌；6. 缝匠肌；7. 股薄肌；8. 半腱肌；B. 腓肠肌和腓神经切除，半膜肌收缩；1. 半膜肌腱；2 和 3. 腓肠肌两侧头部；4. 腘肌；5. 跖肌；6. 比目鱼肌；彩色圆圈表示在腘窝不同水平的相互关系动脉（红色）、静脉（蓝色）和神经（黄色）；在双腘静脉存在的情况下，这两条静脉在后平面上分别于动脉的外侧和内侧走行

脉分支都应该被定义为高位分支。Haller 是最早解释这种定义的人之一 [25]（图 1-8）。在 19 世纪，几位学者观察并描述了人类腘动脉的高位分支 [7, 26-29]。1929 年，Senior[30] 在他之前对胚胎学研究的基础上，试图解释一些腘动脉分支更为常见的变异 [31]。最近持续的病例和研究报告记录了腘动脉高位分支的临床相关性 [32-35]。表 4-3 总结了大量研究的结果，主要是解剖学或放射学的研究；放射科医生通常将胫骨平台线作为腘动脉高位分支的标识。

腘动脉的异常分支有时是双侧的 [35]；根据 Kil 和 Jung 的研究 [21]，如果一条肢体的分支模式是不同的，那么有 28% 的可能性，另一边也会有变化。即使有针对性地进行调查，显著的种族或民族中的差异也并不明显；然而，值得一提的是，

Sawant 的报道中孟买的变异率是非常高的 [23]。

腘动脉的主要分支动脉主要是向足部供血，其变异与 1~2 条分支发育不全或发育不良有关。亚洲研究人员最近发表了一篇病例报道 [36, 37]；表 4-4 总结了一系列的研究结果。

但对于 Schafer 和 Thane 提到的病例 [24]，腓动脉的缺失从未被报道过 [38]，可能是因为这条动脉，至少在其远端，是早期通往下肢的动脉导管，即轴动脉的直接衍生物。在胫前和（或）胫后动脉发育不全或发育不良的情况下，腓动脉主要为足部供血：这种情况发生在约 12% 的病例中 [2]，当腓动脉作为唯一穿过腿部后方到足部的重要动脉时，则被称为万能腓动脉 [39]。

所有的变异并不构成一种病理状态，而只是在必要时误诊和治疗不当的可能性更大。

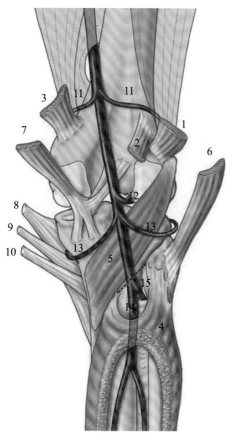

▲ 图 4-4　腘动脉的走行和分支后视图（右肢），神经和静脉不在图中展现

1. 腓肠肌外侧头近端；2. 跖肌近端；3. 腓肠肌内侧头近端；4. 比目鱼肌上部；5. 腘肌；6. 股二头肌；7. 半膜肌；8. 缝匠肌；9. 股薄肌；10. 半腱肌；11. 膝上动脉；12. 膝中动脉；13. 膝下动脉；14. 胫前动脉干；15. 胫前动脉；肌肉和腓动脉未展现在图中，后者与膝下内侧动脉的水平大致相同；虚线代表比目鱼肌弓的真实水平

表 4-1　腘动脉分支位置		
作者，年份	研究的肢体	正常位点的分支（%）
解剖学研究		
Quain [7], 1844	227	94.4
Parson [8], 1898	106	92.4
Adachi [9], 1928	770	98.2
Trotter [10], 1940	1168	94.7
Keen [11], 1961	280	94.9
Colborn [12], 1994	84	92.9
Somayaji [13], 1996	250	90.0
Ozgur [14], 2009	40	90.0
Singla [15], 2012	60	96.8
Thitlertdecha [16], 2013	230	96.9
血管造影研究		
Morris [17], 1961	246	92.7
Barsdley [18], 1970	235	95.8
Mauro [19], 1988	343	96.8
Kim [4], 1990	605	95.6
Day [20], 2006	1037	92.9
Kil [21], 2009	1242	98.7
Mavili [22], 2011	535	94.0

表 4-2　腘动脉分支变异（正常分叉部位）			
作者，年份	四　肢	分叉（%）	正常胫前动脉和肺动脉（%）
Quain [7], 1844	227	0.4	
Keen [11], 1961	280	4.3	
Mauro [19], 1988	343	4.1	1.2
Kim [4], 1990	605	2.0	1.1
Day [20], 2006	662	5.0	
Kil [21], 2009	1242	1.5	
Thitlertdecha [16], 2013	230	6.1	0.4
Sawant [23], 2013	120	5.0	3.3

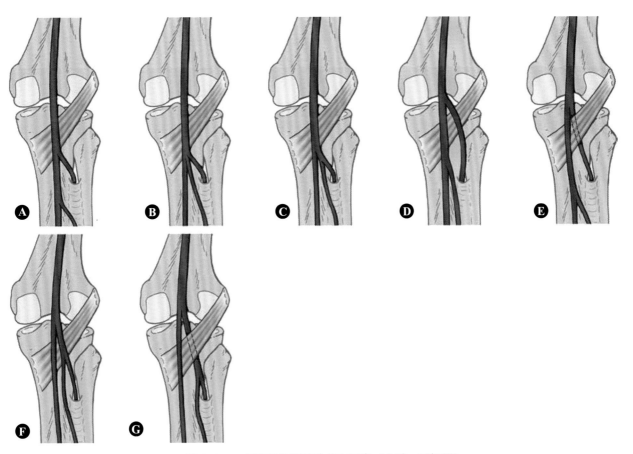

▲ 图 4-5 一些变异的腘动脉分支示意（右肢，后视图）

A. 正常（90%～98.7%）；B. 三分叉（0.4%～6.1%）；C. 胫腓干（0.4%～3.3%）；D. 胫前动脉高起点（0.4%～13.3%）；E. 胫前动脉高起点，经腘肌前（0.4%～8.3%）；F. 胫腓干起源较高；G. 胫腓干起源较高，经腘肌前（F+G 0.8%～7.9%）

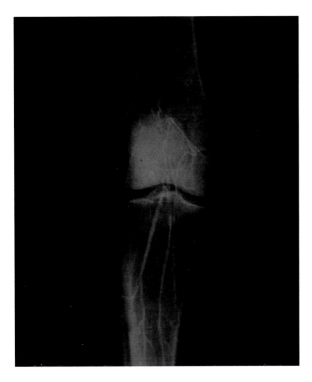

◀ 图 4-6 腘动脉高位分支

作者，年份	四肢	A	B	C	D
表 4–3　腘动脉高位分支及相关分支变异					
Quain [7], 1844	227	0.4%	2.6%	2.6%	
Parson [8], 1898	106	5.7%	1.9%		
Adachi [9], 1828	770	0.9%	1.0%	0.8%	
Trotter [10], 1940	1168	1.5%	2.4%	1.4%	
Keen [11], 1961	280	3.6%	0.4%	1.1%	
Barsdley [18], 1970	235		4.2%		
Mauro [19], 1988	343	2.3%		0.9%	
Kim [4], 1990	605	2.9%	0.7%	0.8%	
Colborn [12], 1994	84			7.1%	
Somayaji [13], 1996	250	6.4%	3.6%		
aTindall [5], 2006	100		6.0%		
Day [20], 2006	662	3.8%	3.3%		
Szpinda [40], 2006	76			7.9%	
Kil [21], 2009	1242	1.2%		0.1%	
Singla [15], 2012	60	1.6%		1.6%	
Sawant [23], 2013	120	13.3%	8.3%	3.3%	5.0%
Thitlertdecha [16], 2013	230	0.9%	1.3%	0.9%	

A. 胫前动脉高起点，经腘肌后方；B. 胫前动脉高起点，经腘肌前；C. 胫腓干的高起点，经腘肌后方；D. 胫腓干的高起点，经腘肌前注意：变异的相关报道，胫腓干高起点和腓动脉高起点（1 例，Kim[4]；2 例，Day[20]）的多普勒超声研究

作者，年份	四　肢	A	B	A + B
表 4–4　胫骨血管发育不全／发育不良的发生率				
Mauro [19], 1988	343		2.3%	
Kim [4], 1990	495	1.6%	3.8%	0.2%
Day [20], 2006	655	0.2%	1.1%	0.2%
Kil [21], 2009	1242	1.7%	5.1%	0.8%
Sawant [23], 2013	120	11.7%	5.0%	
Thitlertdecha [16], 2013	230		0.9%	2.2%

A. 胫前动脉发育不全／发育不良；B. 胫后动脉发育不全／发育不良

参考文献

[1] Chiarugi G. Istituzioni di anatomia dell'uomo, vol. II. Milan: Soc. Editrice Libraria; 1959. p. 497-515.

[2] Lippert H, Pabst R. Arterial variations in man. Classification and frequency. Munich: J.F.Bergmann; 1985. p. 60-4.

[3] Sanders RJ, Alston GK. Variations and anomalies of the popliteal and tibial arteries. Am J Surg. 1988;152:531-4.

[4] Kim D, Orron DE, Skillman JJ. Surgical significance of popliteal artery variants. A unified angiographic classification. Ann Surg. 1990;210:776-81.

[5] Tindall AJ, Shetty AA, James KD, Middleton A, Fernando KWK. Prevalence and surgical significance of a high-origin anterior tibial artery. J Orthop Surg. 2006;14:13-6.

[6] Keser S, Sauraniar A, Barar A, Ulukent SC, Ozer T, Tuncay I. Anatomic localization of the popliteal artery at the level of knee joint: a magnetic resonance imaging study. Arthroscopy. 2006;22:656-9.

[7] Quain R. The anatomy of the arteries of the human body with its application to pathology and surgery. London: Taylor & Walton; 1844. p. 530-43.

[8] Parson FG, Robinson A. Eighth report of the Committee of collective investigation of the Anatomical Society of Great Britain and Ireland for the year 1897-1898. J Anat Physiol. 1898;33:29-36.

[9] Adachi B. Das Arteriensystem der Japaner, vol. II. Kyoto: Maruzen; 1928. p. 196-242.

[10] Trotter M. The level of termination of the popliteal artery in the White and the Negro. Am J Physiol Anthropol. 1940;27:109-18.

[11] Keen JA. A study of arterial variations in the limbs with special reference to symmetry of vascular patterns. Am J Anat. 1961;108:245-61.

[12] Colborn GI, Lumsden AB, Taylor BS, Skandalakis JE. The surgical anatomy of the popliteal artery. Am Surg. 1994;60:238-46.

[13] Somayaji SN, Nayak S, Bairy KL. Variations in the branching pattern of the popliteal artery. J Anat Soc India. 1996;45:23-6.

[14] Ozgur Z, Hulya U, Ikiz ZAA. Branching pattern of the popliteal artery and its clinical importance. Surg Radiol Anat. 2009;131:357-64.

[15] Singla R, Kaushal S, Chabbra U. Popliteal artery branching pattern: a cadaveric study. Eur J Anat. 2012;16:157-62.

[16] Thitlertdecha S, Praneatpolgrang S, Rungruang T. New patterns of the popliteal artery and its branches in Thais. Sirirai Med J. 2013;65:47-50.

[17] Morris GC Jr, Beall AC Jr, Berry WB, Fesre J, DeBakey ME. Anatomical studies of the distal popliteal artery and its branches. Surg Forum. 1961;10:498-502.

[18] Barsdley JL, Ataple TW. Variations in branching of the popliteal artery. Radiology. 1970;94:581-7.

[19] Mauro MA, Jacques PF, Moore M. The popliteal artery and its branches: embryologic basis of normal and variant anatomy. Am J Radiol. 1988;150:435-7

[20] Day C, Orme R. Popliteal artery branching patterns—an angiographic study. Clin Radiol. 2006;61:696-9.

[21] Kil SW, Jung GS. Anatomical variations of the popliteal artery and its tibial branches: analysis in 1242 extremities.

[22] Mavili E, Donmez H, Kahriman G, Ozaslamaci A, Ozcan N, Tasdemir K. Popliteal artery branching patterns detected by digital subtraction angiography. Diagn Intervent Radiol. 2011;17:80-3.

[23] Sawant SP. A morphological study of termination of popliteal artery with its clinical significance. Int J Curr Sci. 2013;6:E94-100.

[24] Schafer EA, Thane GD. Quain's elements of anatomy. London: Longman, Green & Co.; 1892. Part II, p. 495

[25] Haller A. Iconum anatomicarum quibus aliquae partes corporis humani delineatae continentur. Fasc. V: arteriae pedis. Göttingen: Wid. A. Vandenhoeck, Acad. Bibliopol.; 1756. p. 21-43, tab. 5.

[26] Caldani LM, Caldani F. Icones anatomicae quotquot sunt celebriores ex optimis neotericorum operibus summa diligentia descriptae et collectae, vol. I. Venice: G. Picotti; 1808, tab. 194.

[27] Tiedman F. Erklärungen der Ergänzungen wu den Abbildungen der Pulsadern der menschlichen Körpers. Heidelberg: C. Winter; 1846, tab. 51.

[28] Hyrtl J. Uber normale und abnorme Verhaltnisse des Schlagadern des Unterschenkels. Denkschr. kaiserlich. Akad. Wissenschaften Wien. 1864;23:245-88.

[29] Barkow HCL. Comparative Morphologie des Menschen und der menschenähnlichen Tiere. Vol.VI: Erläuterungen zur Schlag- und Blutader-Lehre des Menschen. Breslau: F. Hirt; 1868, tab. 8.

[30] Senior HD. Abnormal branching of the human popliteal artery. Am J Anat. 1929;44:111-20.

[31] Senior HD. The development of the arteries of the human lower extremity. Am J Anat. 1919;25:54-95.

[32] Klecker RJ, Winalski CS, Aliabadi P, Mina P. The aberrant anterior tibial artery: magnetic resonance appearance, prevalence, and surgical implications. Am J Sports Med. 2008;36:720-7.

[33] Yildiz S. A high origin anterior tibial artery and its current clinical importance. Int J Anat Var. 2010;3:180-2.

[34] Singla R, Chabbra U, Kaushal S. High division of the popliteal artery—a case report. Int J Anat Var. 2012;5:104-6.

[35] Sharma K, Haque MH, Mansur DI. Bilateral high origin of anterior tibial artery and its clinical importance. Kathmandu Univ Med J. 2012;37:88-90.

[36] Iiji P, D'Costa S, Nayak SR, Prabhu LV, Pai MM, Vasgaonkar R, Rai R, Sugavasi R. Hypoplastic posterior tibial artery and the enlarged peroneal artery supplying the posterior tibial region: a rare variation. J Vasc Bras. 2008;7:272-4.

[37] Kara A, Uzmansel D, Kurtoglu Z. Bilateral hypoplastic posterior tibial arteries with histological features. Case report. Turk Klinik J Med Sci. 2009;29:1330-4.

[38] Hollinshead WH. Anatomy for surgeons. New York: Harper & Row; 1969. p. 807.

[39] Senior HD. An interpretation of the recorded arterial anomalies of the human leg and foot. J Anat. 1919;53:130-71.

[40] Szpinda M. Digital-image analysis of the angiographic patterns of the popliteal artery in patients with aorto-iliac occlusive disease. Ann Anat. 2006;188:377-82.

第5章 遗存的坐骨动脉
Persistence of the Ischiadic Artery

Antonino Cavallaro 著　蒋龙棋 曾 宏 译

正常情况下[1]，成人髂内动脉分为两条主干，后干延续为臀上动脉和前干。后者发出几个重要的分支，供应盆腔器官，分为阴部内动脉和臀下动脉，这是它的终支或延续。臀下动脉经坐骨神经大孔下部离开骨盆，行于梨状肌下方，向坐骨神经内侧走行，由臀大肌覆盖，3～6cm 后分成两支：内侧支降于股骨后皮神经与坐骨神经之间，通过一小支供应。

1832 年，Green[2] 描述了股动脉的异常情况，认为这是一个独特的现象："……髂外动脉从 Poupart 韧带下穿过，立即分成 3～4 个分支，似乎提供了深部的位置；在大腿未见股浅动脉；……解剖大腿和小腿的后下部，发现腘窝的动脉……是髂内动脉的一个分支；与股动脉管径相同的大动脉，与坐骨神经一起通过坐骨神经切迹发出。"

这是被引用为关于存在的原始坐骨动脉的第一份报道，后来简称为遗存的坐骨动脉（persisting sciatic artery，PSA）。Green 警告外科医生注意这种解剖变异体给外科医生带来的隐患，特别是在进行股浅动脉结扎治疗腘动脉瘤时。将近两个世纪过去了，有一例患有 PSA 的腘动脉瘤被报道[3]。

1847 年，Dubrueil[4] 发表了 PSA 与腘动脉相通的图（图 5-1），其他文献报道较少[5, 6]。1928 年，Adachi[7] 收集 15 例病例（包含 1200 次解剖

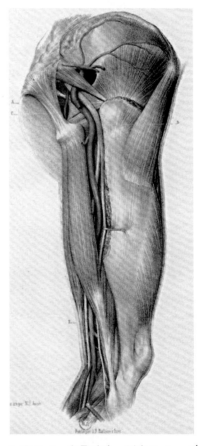

▲ 图 5-1　坐骨动脉，引自 Dubrueil[4]

的 2 例个人病例）。近年来，关于在解剖过程中发现 PSA 的报道也不断被发表[8-11]。

PSA 的存在和主要由其病理引起的耐人寻味的问题，它已经成为几个案例报告或综述对象。最多的报道是由 Ikezawa 发表的[12]（表 5-1）；

表 5-1　坐骨动脉病例回顾		
作　者	年	案例数量
Taylor[13]	1966	14
Bower[14]	1977	31[a]
Vimla[15]	1981	34
Williams[16]	1983	52
Donovan[17]	1984	35
Becquemin[18]	1985	59
Shutze[19]	1993	94
Ikezawa[12]	1994	168[b]
Maldini[20]	2002	88
VanHooft[21]	2009	122[c]
Abdallah[22]	2010	136[d]

a. 22 例来自尸检；b. 43 例来自尸检；c. 1964—2007 年；d. 从 1964 年起

考虑到相继出现的报道，目前世界文献中可能存在 200 多个病例。

PSA 是一种罕见的异常现象，Adachi[7] 在 1200 例夹层中发现 2 例（0.16%）。从对血管造影的回顾性调查来看[23, 24]，其发生率为 0.04%～0.05%。最近一项研究对 360 名女性为治疗白血病而进行的子宫动脉栓塞术的血管造影中发现 3 例 PSA（0.8%）。一般来说，发病率在 0.02% 到 0.05%～0.06%[14, 17, 26]，但也有学者认为，这种罕见可能是因为这种异常仍未得到诊断[27]。通过 CT 血管造影检查，在 307 例怀疑下肢动脉供血不足的患者中[28]，发现 PSA 的发病率为 1.6%。

考虑到异常动脉相对于臀部的起源和形态，产生了一些类型（相对于坐骨动脉起源于骶骨中动脉的一种）和亚类型，Pillet 等[29] 和 Gauffre 等[30] 提出了 PSA 的详细分类。然而，从临床的角度来看，按照 Bower 等[14] 提出的两种简单分类，即完全型和不完全型，看起来更符合。完全型是指坐骨动脉沿大腿下行与腘动脉相连，而不完全型

是指其连续性被破坏，或者通过小侧支与腘动脉相连。完全型被认为是胚胎坐骨动脉和股浅动脉完全结合失败的表现[31]，一般认为它代表了腿部和足部的主要血液供应，但偶尔两个系统出现完全的分离[14]，导致腘动脉的双重血液供应[16, 32]。Golan 等[33] 报道首例双侧完全型 PSA 和双侧股动脉完全型病变。完全型 PSA 的病例占大多数：在 Ikezawa 等[12] 进行的综述中，它们占 68.5%（不完全型占 9.9%，不详占 21.6%）。在较小的系列中，PSA 完全型比例高达 79%～90%[16, 18, 33]。根据 Van Hooft 等[21] 的研究，单侧 PSA 完全型占 75%，双侧 PSA 完全型占 78%（另外 3 例双侧病例中，一侧为完全型，另一侧为不完全型）。

在不同病例中，PSA 被发现是双侧，占 22%～54%[12, 14, 15, 18, 21, 33, 34]。

在 PSA 存在下，股动脉行迹是可变的；完全缺失是罕见的[21, 35]，坐骨动脉不完整，并不一定意味着股浅动脉正常，股浅动脉可能是再生或发育不良[32]。一般来说，股动脉是存在的，可能由股浅主干和股深组成，但最常见的股浅动脉是明显细长的，终止于内收肌裂孔或继续进入腘窝，作为下降的膝部动脉。罕见的是，股浅动脉完整，而股深动脉完全缺乏[9, 32]。Ikezawa 等[12] 在文献回顾的病例中发现，13% 股动脉是正常的[36, 37]；54% 以上是发育不良的，但 33% 是不明确的。据 Blair 和 Nandy[38]，在大多数情况下，有缺陷的股浅动脉的功能是由过度发育的股深动脉承担，该动脉通过其穿支进入坐骨通道。

从解剖学角度看，PSA 看起来像是下腹部动脉的延续；它通过坐骨孔的下部离开骨盆，在臀大肌下方走行，然后下降到内收肌的背侧，经过后者的附着处，进入腘窝。腘动脉的位置可能比平时更靠外侧[28]。PSA 可能伴行大腿后皮神经近端，或进入坐骨神经后鞘内[39-43]，后者倾向于在动脉的浅面。在这种情况下，Adachi[7] 提醒道，不要将 PSA 误解为增粗的伴行动脉。

PSA 可能伴有膝下动脉的变异[38] 和几种畸形情况，包括：①动静脉畸形[24, 32, 44]；②神

经纤维瘤病[32]；③肢体发育不良[35]或偏侧肥大[16,36,45]；④异常的大动脉弓形[46]。

Golan等[33]、Savov和Wassilev[47]报道了伴随的坐骨静脉，影像研究[28]进一步的证明PSA伴随静脉通常与腘静脉没有通过股浅静脉直接引流，由坐骨静脉或腘静脉与股深静脉之间的交通侧支引流。在对侧未受影响的单侧PSA的情况中，腘静脉异常引流是常见的[28]。在MRI中，坐骨静脉的持续存在是Klippel-Trenaunay综合征的常见表现[48]。

PSA的动脉增大很常见[49]，有时达到极端程度[50]，意味着血流非常缓慢，也有动脉瘤样变性的倾向。

不明PSA的存在可能是创伤患者[51,52]和髋关节手术期间相关出血或缺血并发症的来源[53]。Balachandra等[54]报道了一例肾脏移植后的急性肢体缺血。Rodriguez-Rivera等[55]证明了对腹主动脉瘤腔内治疗后肢体缺血的风险，同时伴有髂内动脉的发育不良[56]。

坐骨动脉的诊断一般在成人中，平均年龄45—57岁[21,57]，极端年龄从6个月到85—89岁[12,19]。Van Hooft等[21]报道了1例32周大胎儿的PSA诊断，以及Shah等[58]报道1例有PSA症状的新生儿。在最早的一篇血管造影研究的临床病例回顾中[34]，18名患者中有14例（78%）的年龄超过30岁。

根据对PSA临床病例的大量回顾，大多数患者在某种程度上有症状，但多达11%～18%的患者完全没有症状[12,19,21]。PSA的存在是一个相当令人惊讶的偶然发现，患者的主诉症状与缺血或坐骨神经疼痛或臀部肿块（疼痛与否）有关，这三种主要症状通常不同程度的共存。

缺血通常归因于坐骨动脉瘤的栓塞或血栓形成，但非动脉瘤PSA的血栓形成也会导致远端血流供应中断发生损害[56,59]，偶尔也会在没有任何血栓栓塞现象的情况下观察到[60]。慢性缺血表现为跛行，但也可伴有静息痛和坏疽[39,61]，症状通常是急性的[30]；在没有血栓栓塞的情况下，静

息痛被归因于弯曲和扩张的PSA内血流速度极慢[62]。急性缺血的发生率也较高[31,63,64]，约1/4的缺血病例中，缺血严重到危及肢体[20]，有时会导致截肢[65,66]。在Esaki等[67]的报道中，急性严重缺血认为是股浅动脉血栓形成的结果，在截肢后通过腘动脉的逆行动脉造影确诊为复杂性PSA，在McLellan和Morettin[34]的仔细回顾中，49%患者以跛行为主，12%患者有坏疽，而在其余的病例中，有或没有局部疼痛的臀部肿块是相关的临床表现。在一些病例中，臀部肿块疼痛是主诉[62,68]，有时明显搏动[69]，最终并发急性外周缺血[70,71]。坐骨神经样痛经常与PSA的动脉瘤相关，有时还伴有明显的搏动性肿块[72]，但在明确诊断之前，通常是一种早期和长期的症状[22,73-76]。Mandell等[62]观察到，坐位时会触发或加重坐骨神经样疼痛。

在PSA的并发症中，最有代表性和诊疗价值的是动脉瘤。据报道，PSA的动脉瘤样变性的发生率各不相同，从15%[14,77]（也考虑到解剖时观察到的病例）到41%～48%[12,14,21]。根据Brantley等[31]的研究，PSA动脉瘤占所有下肢动脉瘤的3%。很难确定文献中报道的一些臀部动脉瘤是否真是PSA动脉瘤。臀部动脉瘤更常累及臀上动脉，通常被认为是创伤导致的[78-80]；创伤也被认为是PSA动脉瘤的一个重要病因，要么由于动脉的解剖位置而反复出现损伤[14]，要么是直接的局部创伤所致[18]。对于许多位于大转子后方臀部褶皱处的PSA动脉瘤来说，创伤作为一种逻辑病因因素看起来是可以接受的（根据Shutze等[19]的研究，真正的臀部动脉瘤位于更高的位置）；但是PSA动脉瘤在大腿后侧[3,46]和骨盆内[15]也有发现。已有报道称，同时存在髂内动脉动脉瘤的病例[42,46]，还有几例伴有或没有动脉瘤的髂动脉–PSA–腘动脉轴的弥漫性扩张[45,50,55]。虽然在一些病例中梅毒报告为血清学测试阳性[13,37,39,81,82]，但并不被认为是一个重要的病因因素。许多作者对PSA的某种内在脆弱性感到困惑，它并非天生就是为了扮演通往下肢的主要

动脉的角色[49]，这将导致扩张和早期动脉粥样硬化[31, 33, 82-86]。PSA 动脉瘤可能是动脉粥样硬化性动脉瘤，创伤和血流动力学是其重要影响因素。动脉壁弹性成分先天性发育不全的假说[28]，还没有被证实[73]。

PSA 动脉瘤常合并血栓栓塞，破裂很少见。第一例破裂病例是由 Fagge[87] 在 1864 年报道的，据笔者所知，很少有其他病例被报道[50, 88-91]。

在无症状的 PSA 病例中，动脉变异被偶然发现[20]，与 PSA 本身的任何并发症无关。在常规的临床或多普勒评估中，通常会省略臀部和大腿后方的检查。当然，出现股动脉搏动缺失，同时腘窝和远端脉搏也不正常，应立即引起怀疑；然而，所谓的 Cowie 征[35] 仅在 5 例病例中观察到[21]。臀部肿块是搏动性并伴有坐骨神经痛，需要高度怀疑，应该立即进行彻底的临床检查和超声评估。但在大多数情况下，不明原因的坐骨神经痛是患者的唯一主诉。此外，对于肥胖患者，臀部褶皱处的小动脉瘤即使没有血栓形成，也可能在触诊时被遗漏[33, 49, 76]。在动脉瘤血栓形成引起的急性肢体缺血的情况下，几乎无法做出临床诊断，而如果缺血是栓塞导致的则可以诊断；然而，在股动脉正常搏动的情况下，足部和腿部严重缺血并不令人惊讶，因为在患者没有任何告知的情况下很难考虑 PSA 动脉瘤的存在。McEnaney 等[92] 报道的病例，具有很强的启发性：在一例严重肢体缺血的病例中，血管造影诊断为腘 - 胫后动脉血栓形成，并成功地进行了股浅 - 胫后动脉旁路转流（搭桥）术；不久后，患者因无关的病变，被送去做腹部和盆腔的 CT 评估；结果显示为部分血栓形成的 PSA 动脉瘤，在进一步的临床检查中，发现了一个搏动性的臀部肿块。

事实上，由于影像技术的进步和普及，PSA 的临床报告数量稳步递增。在 1960 年第一例通过血管造影显示的病例后[35]，经典的动脉造影和后来的数字减影技术即使偶尔也会有诊断错误的报道，但其仍是最好的诊断工具。正如在 Esaki

等[67] 之前的报道中，股浅动脉血栓的血管造影诊断在经腘动脉逆行造影后得到纠正，显示与下腹部动脉的连续性。由于能够准确地将造影剂注入髂内动脉起始处，血管造影多年来一直占据主导地位[12, 14-16, 27, 29-33, 35, 38, 41, 49, 53, 62, 64, 67, 73, 77, 82, 88]。在最近的几份报道中，它仍然是首选的诊断方法[20, 26, 43, 45, 56]，并为急性出血患者的诊断提供了线索[52, 93]。然而，自 1985 年以来[18]，很明显，将血管造影与 CT 结合起来可以使诊断更加全面，能够显示血栓形成的血管及与邻近结构的相互关系[94-96]。根据 Jung 等[28] 的观点，CT 血管造影可以检测和全面评估坐骨动脉，目前被认为是该领域的必备条件（图 5-2）。

MRI 和 MR 血管造影已经成功地应用于 PSA 的诊断[75, 98-100]，其优点是高清晰度地显示了坐骨动脉和坐骨神经之间的相互关系。

PSA 的治疗取决于几个因素，即股动脉和坐骨动脉两个动脉系统的解剖学特征、症状，以及患者的年龄和一般情况。无症状的 PSA，一般是偶然发现的，没有动脉瘤，不需要治疗，但需要密切的临床和超声监测，因为动脉粥样硬化受累、扩张和动脉瘤形成的风险是一致的[24, 28, 101]。关于无症状性动脉瘤的治疗存在争议；对于完全血栓形成的动脉瘤[14]，已报道了保守治疗的成功，动脉瘤的大小可能会明显缩小[102]。1985 年，Becqumin 等[18] 回顾了有关动脉瘤的文献，记录了两个因体积小而未治疗的动脉瘤和一个有血栓形成的动脉瘤患者用抗凝药治疗成功。Forshaw 等[103] 建议对无症状动脉瘤进行监测，而 Steele 等[84] 因血栓栓塞事件风险高，提倡预防性修复。

到 1985 年，有症状性或复杂性 PSA 动脉瘤的治疗仅限于外科医生。在 1876 年 Kade[104] 的不成功尝试之后，Joffe[82] 于 1964 年在约翰内斯堡报道了第一例成功的 PSA 动脉瘤手术：在没有任何重建相关条件的情况下进行了动脉瘤内栓塞术，因为侧支循环良好而结果令人满意；手术因术后永久性足下垂而变得复杂。

手术治疗的目的是显而易见的：①消除潜在

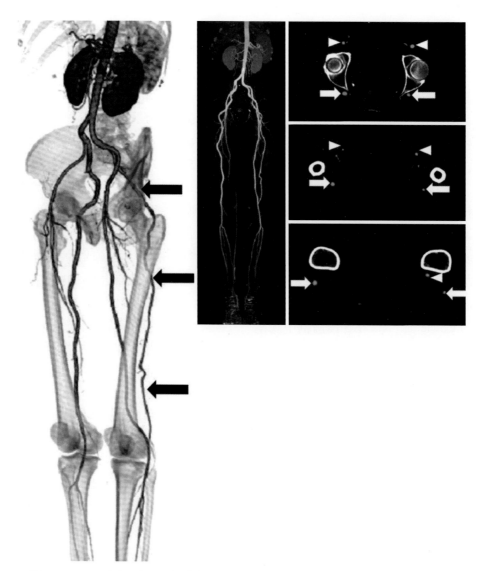

▲ 图 5-2　CTA 重建，显示双侧遗存的坐骨动脉（PSA），一侧完全型，另一侧不完全型
引自 Cavallo Marincola et al[97]

的栓塞源和破裂的风险；②减轻压迫症状（如果有的话）；③确保足够的远端灌注。

为了实现这些目标，必须解决一些相关问题：①在不损伤坐骨神经的情况下，轻松控制通常位于大转子附近的动脉瘤；②动脉瘤腔的处理；③必要时，各种类型的动脉重建。

Henry[105] 详细描述了臀部血管和神经的经典暴露方法，即臀大肌远端附着点的分离，把它向后拉开，暴露出从腹部出来的坐骨神经，越过梨状肌（Henry 称为关键肌肉）（图 5-3）。

很少有外科医生[39, 106] 采用 Hunter 的技术；

较大的一部分人在接近臀部肿块时，倾向于采用 Moore[107] 描述的创伤较小的手术，以避免臀大肌某些部位的神经供应受损。切口长约 15cm，从髂后上棘延伸到大转子后缘，通过沿臀大肌的纤维将其分离，而不是通过将肌肉从髂胫束分离[77, 86, 89, 108]。无论采用哪种方法，损伤坐骨神经的风险都很高，而且无法保证安全地接触到异常动脉。为了避免这种困难，一些外科医生增加了经腹部手术来控制髂内动脉[37, 39, 73, 89, 106, 109, 110]。

在动脉瘤完全血栓形成的情况下，只考虑远端局部缺血的问题，不干扰动脉瘤和坐骨神

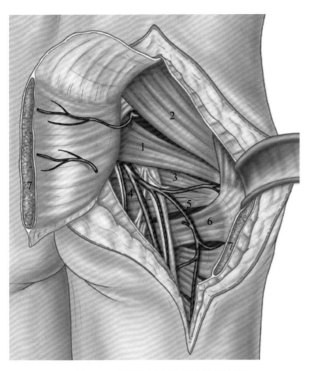

▲ 图 5-3 臀部水平的坐骨神经显露

1. 梨状肌；2. 臀中肌；3. 上孖肌；4. 闭孔内肌；5. 下孖肌；6. 股方肌；7. 臀大肌（引自 Henry[105]，简化版）

经 [14, 59]，只是简单地接近瘤壁，不打开或操作瘤壁，仍可能产生神经损伤 [89]。

一旦开放手术，对瘤壁的处理方法有很大不同。很少进行部分或完全切除 [34, 37, 41, 85]。一些外科医生进行了动脉瘤内缝闭术 [15, 82, 86]。更常见的情况是，动脉瘤被简单地切除了 [39, 55, 62, 73, 7, 109-113]，但也有学者 [42, 84] 说不能切除的，因为它里面是供血的血管。1985 年，血管腔内技术被引入到 PSA 并发症的治疗中，极大地改变了解决主要问题的方法。Becqumin 等 [18] 报道了首例血管腔内球囊闭塞术及血管重建术保肢的病例。Loh[114] 成功地栓塞了一个 PSA 动脉瘤，该动脉瘤产生了严重的肢体缺血，最终导致截肢（几年后 Ooka[66] 也报道了一个类似的病例）。从那时起，用弹簧圈、吸收性明胶海绵、气囊，以及最近的血管塞来封堵动脉瘤囊几乎成了惯例 [61, 68, 71, 92, 101, 115, 116]。Rezayat 等 [91] 用血管栓塞术治疗破裂的 PSA 动脉瘤；该手术因臀部脓肿需要手术引流和术后足下

垂而变得复杂。PSA 动脉瘤的直接手术方法仍然鲜有报道 [110]，特别是当压迫症状是临床症状的主要表现时 [61, 72, 90, 112]。目前，对于不完全的 PSA 动脉瘤，如果伴有良好的侧支循环，简单的栓塞也可以被认为是首选治疗方法 [115-117]。

如果严重的肢体缺血是患者的主要诉求，或者为了防止动脉瘤治疗后的缺血，以及在没有动脉瘤的情况下 PSA 血栓形成，则需要进行 PSA 旁路动脉重建 [56, 59, 118, 119]。

动脉重建是为了治疗严重的肢体缺血，当这是患者的主要诉求时，或者是为了防止动脉瘤治疗后的缺血，以及在没有动脉瘤的 PSA 血栓形成的情况下 [56, 59, 118, 119]。动脉重建已经报道了多种常见的术式 [12, 15, 18, 22, 34, 42, 67, 68, 71, 73, 77, 92, 111, 118]，不包括 PSA 旁路。但也有报道称，在动脉瘤远端的 PSA 上进行了重建：这些手术是从髂动脉到 PSA 的旁路，经腹股沟韧带下、皮下 [90]，或通过内收肌群 [39]、经腹股沟 [109, 110]，大多成功，只有一个早期失败，随后被截肢 [106]。原位间置移植或嵌体移植 [26, 41, 84] 最早成为被批评的对象，因为解剖位置的关系容易受到外部创伤，特别是坐着的时候；然而，在中短期内，其效果并不逊色于旁路移植结果。Drodz 等 [120] 报道了 PSA 动脉瘤治疗中最长的随访时间，切除和移植后（无足下垂），通畅期为 18 年（多普勒检查）。

这些积极的结果，加上有创性的显著降低，以及技术和材料的不断改进，为血管腔内治疗 PSA 动脉瘤带来了支架移植术。支架植入术看起来非常有吸引力，满足了大多数要求，即去除动脉瘤、维持或恢复血流，并完全保护了坐骨神经的完整性。只有当严重的局部疼痛或坐骨神经病变而需要快速减压时，无论是否伴有缺血，嵌体移植目前被认为是合适的 [61, 72, 112]。2001 年，Gabelmann 等 [121] 报道了 1 例动脉瘤（随访 22 个月）和 1 例严重狭窄（随访 18 个月）PSA 支架移植的良好结果；他们没有观察到动脉瘤的任何收缩，并表示尚无法确定在这种特定的解剖情况下，支架移植物是否能够在多年的正常生活中持

续承受压力而通畅。2005 年，Fearing 等[122]建议通过腘动脉逆行途径植入 PSA 动脉瘤支架，以避免通过股动脉或腘窝入路的迂回逆行放置长支架的困难[76]；此后，其他人成功地经腘窝植入[64]，并有为期 4 年的随访报道[123]。报道显示，在治疗 6 个月后，支架发生断裂和血栓形成[124]。尽管有一些积极结果[125, 126]，但这项技术还没有被普遍接受，通过栓塞和血管重建治疗的病例仍被继续报道[101]。

总体而言，早期截肢在 PSA 动脉瘤患者中很少报道，手术或血管腔内治疗在约 90% 的病例可以挽救肢体[21, 101]。由于这种病症的罕见，人数太少，无法尝试在不同的治疗方法之间进行比较，也因为一般没有长期的随访；至于短期和中期结果，没有一种手术看起来明显优于其他治疗方法。Yang 等[101]比较了 6 例支架植入术（随访 1～48 个月，平均 20 个月）和 6 例间置移植术（随访 6～24 个月，平均 16.5 个月），未发现明显差异。

最后，PSA 可能为髂动脉或股动脉闭塞提供了侧支循环途径[17, 127, 128]。

参考文献

[1] Chiarugi G. Istituzioni di anatomia dell'uomo, vol. II. Milan: Soc. Editrice Libraria; 1959. p. 476-97.

[2] Green PH. On a new variety of the femoral artery. With observations. Lancet. 1832;17:730-1.

[3] Sutton PA, Dyer JE, Guy A. An unusual combination of sciatic and popliteal artery aneurysm. BMJ Case Rep. 2011;2011:bcr 0320114029.

[4] Dubrueil JM. Des anomalies artérielles considérées dans leur rapport avec la pathologie et les opérations chirurgicales. Paris: J.B. Ballière; 1847, planche XII.

[5] Lipshutz B. A composite study of the hypogastric artery and its branches. Ann Surg. 1918;67:584-608.

[6] Pernkopf E. Ueber einen Fall von beiderseitger Persistenz der Arteria ischiadica. Anat Anz. 1922;55:536-43.

[7] Adachi B. Das Arteriensystem der Japaner, vol. II. Kyoto: Maruzen; 1928. p. 136-43.

[8] Paraskevas G, Papaziogas B, Gigis J, Mylonas A, Gigis P. The persistence of the sciatic artery. Folia Morphol. 2004;63:515-8.

[9] McCowan MM, Hamweyam KM, Sabbagh MD, Swaid EA, Alkattan AK, Ganguly P. Persistent bilateral sciatic artery: report of a rare case. Int J Angiol. 2010;19:e41-4.

[10] Jayanthi V, Shashanka MJ. Persistent sciatic artery: clinical and embryological importance: a case report. Anat Karnataka. 2011;5:57-60.

[11] Nanjundaiah K, Chowdapurkar S, Rajan R. Persistent axis vessels of the lower limb: a rare anomaly. J Clin Diagn Res. 2012;6:293-5.

[12] Ikezawa T, Noiki K, Moriura S, Ikeda S, Hirai M. Aneurysm of bilateral persistent sciatic arteries with ischemic complications: case report and review of the world literature. J Vasc Surg. 1994;20:96-100.

[13] Taylor DA, Fiore AS. Arteriography of a persistent primitive left sciatic artery with aneurysm: a case report. Radiology. 1966;87:722-4.

[14] Bower EB, Smullens SN, Parke WW. Clinical aspects of persistent sciatic artery. Report of two cases and review of the literature. Surgery. 1977;81:588-95.

[15] Vimla NS, Khanna SK, Lamba GS. Bilateral persistent sciatic artery with bilateral aneurysm: case report and review of the literature. Can J Surg. 1981;24:535-7.

[16] Williams LR, Flanigan DP, O'Connor RJA, Schuler J. Persistent sciatic artery. Clinical aspects and operative management. Am J Surg. 1983;145:687-93.

[17] Donovan DL, Sharp WV. Persistent sciatic artery: two cases report with emphasis on embryologic development. Surgery. 1984;95:363-6.

[18] Becquemin JP, Gaston A, Coubret P, Uzzan C, Mellière D. Aneurysm of persistent sciatic artery: report of a case treated by endovascular occlusion and femoropopliteal bypass. Surgery. 1985;98:605-10.

[19] Shutze WP, Garrett WV, Smith RL. Persistent sciatic artery: collective review and management. Ann Vasc Surg. 1993;7:303-10.

[20] Maldini G, Theraya TK, Kamidi C, Eklof B. Combined percutaneous endovascular and open surgical approach in the treatment of a persistent sciatic artery aneurysm presenting with acute limb threatening ischemia: a case report and review of the literature. Vasc Endovasc Surg. 2002;36:403-8.

[21] Van Hooft IM, Zeebregts CJ, Van Stenkerburg SMM, De Vries WR, Reijnen MMPJ. The persistent sciatic artery. Eur J Vasc Endovasc Surg. 2009;37:585-91.

[22] Abdallah M, Gashti M, McEvenue GM. Persistent sciatic artery presenting with limb threatening ischemia: a case report with review. Vasc Dis Manag. 2010;7:E82-5.

[23] Pirker E, Schmidberger H. Die arteria ischiadica: eine seltene Gefässvariant. Fortschr Röntgenstr Nuklearmed. 1972;116:434-7.

[24] Greebe J. Congenital anomalies of the iliofemoral artery. J Cardiovasc Surg. 1977;81:588-95.

[25] Malhotra AD, Kim HS. Persistent sciatic artery and successful uterine artery embolization: report of three cases. J Vasc Intervent Radiol. 2009;20:813-8.

[26] De Boer MT, Evans JD, Mayor P, Guy AJ. An aneurysm in the back of the thigh: a rare presentation of a congenitally persistent sciatic artery. Eur J Vasc Endovasc Surg. 2000;19:99-100.

[27] Papon X, Picquet J, Fournier H, Enon B, Mercier P. Persistent sciatic artery: report of an original aneurysm-associated case. Surg Radiol Anat. 1999;21:151-3.

[28] Jung AY, Lee W, Chung JW, Song S-Y, Kim SJ, Ha J, Jae HJ, Park JH. Role of computed tomographic angiography in the detection and comprehensive evaluation of persistent sciatic artery. J Vasc Surg. 2005;42:678-83.

[29] Pillet J, Cronier P, Mercier P, Chevalier JM. The ischiopopliteal arterial trunk: a report of two cases. Anat Clin. 1982;3:329-31.

[30] Gauffre G, Lasjaunias P, Zerah M. Sciatic artery: a case, review of the literature and attempt to systematization. Surg Radiol Anat. 1994;16:105-9.

[31] Brantley SK, Rigdon EE, Raju S. Persistent sciatic artery: embryology, pathology and treatment. J Vasc Surg. 1993;18:242-8.

[32] Nicholson RL, Pastershank SP, Bharadway BB. Persistent primitive sciatic artery. Radiology. 1977;122:687-9.

[33] Golan JF, Garrett WV, Smith BL, Talkington CM, Thompson JE. Persistent sciatic artery and vein: an unusual case. J Vasc Surg. 1986;3:163-5.

[34] McLellan GL, Morettin LB. Persistent sciatic artery. Clinical, surgical, and angiographic aspects. Arch Surg. 1982;117:817-22.

[35] Cowie TN, McKellat NJ, McLean N, Smith G. Unilateral congenital absence of the external iliac and femoral arteries. Br Radiol. 1960;33:520-2.

[36] Wright FW. Persistent axial or sciatic artery of the lower limb in association with hemihypertrophy. Clin Radiol. 1964;15:291-2.

[37] Clark FA, Beazley RM. Sciatic artery aneurysm. A case report including operative approach and review of the literature. Am Surg. 1976;42:13-6.

[38] Blair CB, Nandy K. Persistence of the axis artery of the lower limb. Anat Rec. 1965;152:161-72.

[39] Hutchinson JE III, Corsick WV Jr, McAllister FF. Management of an aneurysm of a primitive persistent sciatic artery. Ann Surg. 1968;167:277-81.

[40] Job TT. Persistence of the left ischiatic artery. Anat Rec. 1933;58:101-5.

[41] Martinez LO, Jude J, Becker D. Bilateral persistent sciatic artery. Angiology. 1968;19:541-8.

[42] Batchelor TJ, Vowden P. Persistent sciatic artery aneurysm with an associated internal iliac aneurysm. Eur J Vasc Endovasc Surg. 2000;20:400-2.

[43] Kritsch D, Hutter HA, Hirschl M, Katzenschlager R. Persistent sciatic artery: an uncommon cause of intermittent claudication. Intern Angiol. 2006;25:327-9.

[44] Kurtoglu Z, Uluutku H. Persistent sciatic vessels associated with an arteriovenous malformation. J Anat. 2001; 199(pt.3): 349-51.

[45] Parry DJ, Aldoori MI, Hammond RJ, Kessel DO, Weston M, Scott DJA. Persistent sciatic vessels, varicose veins, and lower limb hypertrophy: an unusual case or discrete clinical syndrome? J Vasc Surg. 2002;36:396-400.

[46] Vedelago J, Kitzing B, Tarlinton L, Li A, Chi KF, Raleigh J. Concurrent thrombotic aneurysmal sciatic artery and anomalous aortic arch. J Vasc Surg. 2011;54:222-4.

[47] Savov JD, Wassilev WA. Bilateral persistent complete sciatic artery. Clin Anat. 2000;13:456-60.

[48] Noel AR, Glowiczki P, Cherry KJ, Rooke TW, Stanson AW, Driscoll DJ. Surgical treatment of venous malformations in Klippel-Trenaunay syndrome. J Vasc Surg. 2000;32:840-7.

[49] Youngson JJ, Taylor R, Rankin R, Heimbecker RO. Persistent sciatic artery: a case report. Can J Surg. 1980;23:466-7.

[50] Lea Thomas M, Blakeney CG, Browse NL. Arteriomegaly of persistent sciatic arteries. Radiology. 1978;128:155-6.

[51] Como JJ, Cooper C, Mirvis SE, Scalea TM. Penetrating trauma to a persistent sciatic artery. J Trauma. 2005;59: 246-8.

[52] Hiki T, Okada Y, Wake K, Fujiwara A, Kaji Y. Embolization for a bleeding pelvic fracture in a patient with persistent sciatic artery. Emerg Radiol. 2007;14:55-7.

[53] Lindenbaum B, Sanders RJ, Steele G. Persistent sciatic artery and sciatic artery aneurysms: a hazard in hip surgery. Clin Orthop Rel Res. 1978;132:68-70.

[54] Balachandra S, Singh A, Al-Ani O, Bagi N. Acute limb ischemia after transplantation in a patient with persistent sciatic artery. Transplantation. 1998;66:651-2.

[55] Rodriguez-Rivera A, Sandberg L, Ahmadinijead A, Tzarnas C, Thuahnai S. Management of the persisting sciatic artery with coexistent aortoiliac aneurysms; endovascular and open techniques. Int J Thor Cardiovasc Surg. 2009:14(2).

[56] Miyahara T, Miyata T, Shigematsu K, Shigematsu H, Koyama H, Okamoto H. Persistent sciatic artery in a patient with extracranial internal carotid aneurysm and infrarenal abdominal aortic aneurysm: a case report. Int Angiol. 2005;24:391-4.

[57] Wu HY, Yang YJ, Lai CH, Roan JN, Luo CY, Kan CD. Bilateral persistent sciatic arteries complicated with acute left lower limb ischemia. J Formos Med Ass. 2007;106:1038-42.

[58] Shah SK, Phan NB, Doshi S, Richardson CJ. Symptomatic persistent sciatic artery in a newborn. J Pediatr Surg. 2008;43:1741-4.

[59] Patel MV, Patel NH, Schneider JR, Kini S, Verta M. Persistent sciatic artery presenting with limb ischemia. J Vasc Surg. 2013;57:225-9.

[60] Wang B, Zhenije L, Shen L. Bilateral persistent sciatic arteries complicated with chronic lower limb ischemia. Int J Surg Case Rep. 2011;2:309-12.

[61] Mousa A, Rapp Parker A, Emmett MK, AbuRahma A. Endovascular treatment of symptomatic persistent sciatic artery aneurysm: a case report and review of the literature. Vasc Endovasc Surg. 2010;44:312-4.

[62] Mandell VC, Jaques PF, Delaney DJ, Oberheu V. Persistent sciatic artery: clinical, embryologic and angiographic features. Am J Radiol. 1985;144:248-9.

[63] Tomczak R, Görich J, Pamler R, Brambs HJ. Ischämie der unteren Extremität durch eine persistierende A. ischiadica - ein möglicher interventioneller Therapieansatz. Radiologe. 2000;40:745-7.

[64] Jain S, Munn JS, Simoni EJ, Jain KM. Endograft repair of

a persistent sciatic artery aneurysm. Eur J Vasc Endovasc Surg Extra. 2004;8:5-6.

[65] Pignoli P, Inzaghi A, Marconato R, Longo T. Acute ischemia of the lower limb in a case of persistence of the primitive sciatic artery. J Cardiovasc Surg. 1980;21:493-7.

[66] Ooka T, Murakami T, Makino Y. Coil embolization of symptomatic persistent sciatic artery aneurysm: a case report. Ann Vasc Surg. 2009;23:411.e1-4.

[67] Esaki T, Oka N, Tsurumaru H, Kusaba A, Inokuchi K. A case of developmental anomaly of the femoral artery: persistent sciatic artery. Jpn J Surg. 1980;10:72-6.

[68] Santaolalla V, Herrero Bernabe M, Hipola Ulecia JM, Agundez Gomez JDL, Gallardo Hoyos Y, Mateos Otero FJ, Montero Mendziabal RF, Medina Maldonado FJ, Fonseca Legrand JL. Persistent sciatic artery. Ann Vasc Surg. 2010;24:691.e7-e10.

[69] Brasileiro JL, Chen J, Azambuja Santos M. Aneurisma de artéria isquiatica persistente: relato de caso. J Vasc Bras. 2008;7:62-5.

[70] Nuño-Escobar C, Pérez-Durán MA, Ramos-López R, Hernández-Chávez G, Llamas-Macias F, Baltazar-Flores M, González-Ojeda A, Dassaiev Macias-Amezcua M, Fuente-Orozco C. Persistent sciatic artery aneurysm. Ann Vasc Surg. 2013;27:1382.e13-6.

[71] Kesri G, Mangyani J, Kumar G, Kumar Dangayack K. Persistent sciatic artery aneurysm with lower limb ischemia. Case Rep Vasc Med. 2014;2014, art id 183969.

[72] Prado-Nuñes MA, Ferreira Ribeiro RM, Aderval Arágáo J, Prado Reis F, Correa Feitosa VL. Diagnostico e tratamento de aneurisma de artéria isquiática persistente: relato de caso e revisão da literatura. J Vasc Bras. 2008;7:66-71.

[73] Tisnado J, Beachley MC, Amendola MA, Levinson S. Aneurysm of a persistent sciatic artery. Cardiovasc Radiol. 1979;2:257-60.

[74] Gasecki AP, Ebers GC, Vellet AD, Buchan A. Sciatic neuropathy associated with persistent sciatic artery. Arch Neurol. 1992;49:967-8.

[75] Mazet N, Soulier-Guerin K, Ruivard M, Garcier JM, Boyer L. Bilateral persistent sciatic artery aneurysm discovered by atypical sciatica. A case report. Cardiovasc Intervent Radiol. 2006;29:1107-10.

[76] Modugno P, Amatuzio M, De Filippo CM, Centritto EM, Pierro A, Inglese L. Endovascular treatment of persisting sciatic artery aneurysm with the multilayer stent. J Endovasc Ther. 2014;21:410-3.

[77] Mayshack TD, Flye RW. Treatment of the persistent sciatic artery. Ann Surg. 1984;199:69-73.

[78] Hutborn KA, Kjellman TW. Gluteal aneurysms: report of three cases and review of the literature. Acta Chir Scand. 1963;125:318-28.

[79] Smyth NPD, Rizzoli HW, Ordman CW, Khoury JN, Chiocca JL. Gluteal aneurysms. Arch Surg. 1965;91:1014-20.

[80] Schorn B, Reitmeier F, Falk V, Oestmann JW, Dalichau H, Mohs FW. True aneurysm of the superior gluteal artery: case report and review of the literature. J Vasc Surg. 1995;21:851-4.

[81] Finerty JL, Trotter M. Two unusual anomalies in the same cadaver (negro male age 85). Anat Rec. 1947;97:415.

[82] Joffe N. Aneurysm of a persistent primitive sciatic artery. Clin Radiol. 1964;15:286-90.

[83] Martin KW, Hyde GL, McReady RA, Hull DA. Sciatic artery aneurysms: report of three cases and review of the literature. J Vasc Surg. 1986;4:365-71.

[84] Steele G Jr, Sanders RJ, Riley J, Lindenbaum B. Pulsatile buttock masses: gluteal and persistent sciatic artery aneurysms. Surgery. 1977;82:201-4.

[85] Kim M, Bayle J, Truflinet J. Anévrysme d'une artère ischiatique persistente. Revue générale à propos d'un cas opéré par resection-greffe. Chirurgie. 1980;106:518-23.

[86] Kieffer E, Godlewski J, Grellet J. Anévrysme d'une artère sciatique persistante. Une observation. Nouv Presse Méd. 1980;9:599-602.

[87] Fagge CH. Case of aneurysm, seated on an abnormal main artery of the lower limb. Guy's Hosp Rep. 1864;10:151-9.

[88] Freeman MP, Tisnado J, Cho SR. Persistent sciatic artery. Report of three cases and literature review. Br J Radiol. 1981;51:217-23.

[89] Araujo JD, Nakata LV, Araujo Filho JD, Ciorlin E, Faidiga EB, Hernandes LG. Aneurisma roto de arteria ciatica primitiva. Cir Vasc Angiol. 2001;17:21-7.

[90] Ishida K, Imamaki M, Ishida A, Shimura N, Miyazaki M. A ruptured aneurysm in persistent sciatic artery: a case report. J Vasc Surg. 2005;42:556-8.

[91] Rezayat C, Sambol E, Goldstein L, Broderick SR, Karwowski JK, McKinsey JF, Vouyouka A-G. Ruptured persistent sciatic artery aneurysm managed by endovascular embolization. Ann Vasc Surg. 2010;24:115.e5-9.

[92] McEnaney RM, Baril DT, Gupta N, Marone LK, Makaroun MS, Chaer RA. Persistent sciatic artery aneurysm treated with concomitant tibial bypass and vascular plug embolization. J Vasc Surg. 2009;50:915-8.

[93] Soyer P, Boudiaf M, Jacob D, Hamzi L, Pelage JP, Le Dref O, Rymez A. Bilateral persisting sciatic artery: a potential risk in pelvic arterial embolization for primary postpartum hemorrhage. Acta Obstet Gynecol Scand. 2005;84:604-5.

[94] Shimomo T, Nishimura K, Hayakawa K, Fukushima H, Matsuo H. Persistent sciatic artery: three dimensional reconstruction CT (3D CT) image. J Comput Assist Tomogr. 1995;19:669-771.

[95] Michel C, Marcus C, Clement C, Wejroch P, Devey-Michel A, Menanteau B. Persisting sciatic artery: findings using spiral CT. J Radiol. 2002;83:1847-9.

[96] Abularrage CJ, Crawford R, Patel V, Conrad M. Diagnostic strategies for the persisting sciatic artery. Vasc Endovasc Surg. 2009;29:485-9.

[97] Cavallo Marincola B, Napoli A, Anzidei M, Marotta E, Boni F, Cartocci G, Bertaccini L, Noce V, Pacilé MA, Catalano C. Persistence of the sciatic artery: a case report of combined (complete and incomplete) type causing leg ischemia. Case Rep Vasc Med. 2012;2012, article ID 196798.

[98] Yamaguchi M, Mii S, Kai T, Sasaka H, Mori A. Intermittent claudication associated with persistent sciatic artery: report of two cases. Surg Today. 1997;27:863-7.

[99] Erturk SM, Tatii S. Persistent sciatic artery aneurysm. J Vasc Interv Radiol. 2005;16:1407-8.

[100] Kircher MF, Lee EY, Alomari AI. MRI findings of persistent sciatic artery associated with pelvic infantile hemangioma. Clin Radiol. 2010;65:172-5.

[101] Yang S, Ranum K, Malone M, Nazzal M. Bilateral persistent sciatic artery with aneurysm formation and review of the literature. Ann Vasc Surg. 2014;28(1):264. e1-7.

[102] Sasaki T, Mitsunaga Y, Yoshioka K. Regression of a thrombosed persistent sciatic artery aneurysm. Heart Vessels. 2009;24:66-9.

[103] Forshaw HJ, Abedin A, Wilson PA, Wilson JG. Surveillance and conservative management of a persistent sciatic artery aneurysm. Vascular. 2005;13:187-90.

[104] Kade E. Aneurysma der Art. Ischiadica. Unterbindung der Art. Iliaca communis sinistra. St Petersb Med Wchschr. 1876;1:25-6.

[105] Henry AK. Extensile exposure. 2nd ed. Edinburgh: Churchill-Livingstone; 1970. p. 180-97.

[106] Blumberg L, Grant C. Bilateral persistent sciatic artery with unilateral aneurysm and limb ischemia. J R Coll Surg Edinb. 1985;30:321-3.

[107] Moore AJ. The self-locking metal hip prosthesis. J Bone Joint Surg (Am). 1951;39-A:811-27.

[108] Wolf YG, Gibbs BF, Guzzetta VJ, Bernstein EF. Surgical treatment of aneurysm of persistent sciatic artery. J Vasc Surg. 1993;17:218-21.

[109] Urayama H, Tamura M, Ohtake H, Watanabe Y. Exclusion of a sciatic aneurysm and an obturator by-pass. J Vasc Surg. 1997;26:697-9.

[110] Eglington TW, Gordon MK. Persistent sciatic artery aneurysm treated by exclusion and obturator by-pass. Eur J Vasc Endovasc Surg Extra. 2005;9:29-31.

[111] Noblet D, Gasmi T, Mikati A, Watel A, Warembourg H, Soots G. Persistent sciatic artery: case report, anatomy, and review of the literature. Ann Vasc Surg. 1988;2:390-6.

[112] Handa GI, Coral FE, Zendrini Buzingnani V, Marques Mantovani L, Lopez Masera ES, Krauss DS, de Paula MG. Tratamento cirurgico de pseudo aneurisma de artéria isquiatica. Relato de caso e revisao da literatura. J Vasc Bras. 2011;10:256-60.

[113] Wilms G, Storme L, Vandaele L, Baets M. CT demonstration of a persistent sciatic artery. J Comput Assist Tomogr. 1986;10:524-5.

[114] Loh FK. Embolization of a sciatic artery aneurysm. An alternative to surgery: a case report. Angiology. 1981;31:472-6.

[115] Song MJ, Chung CH, Hany M. Non operative management of persistent sciatic artery aneurysm. A case report. J Korean Med Sci. 1992;7:214-20.

[116] Sultan GA, Pacainowski JP, Madhavaro P, McDermott R, Molloy M, Colgan M-P, Moore DJ, Shanik JD. Endovascular management of rare sciatic artery aneurysm. J Endovasc Ther. 2000;7:415-26.

[117] Sogaro F, Amroch D, Galeazzi E, Di Paola F, Mancinelli P, Ganassin L. Non-surgical treatment of aneurysm of bilateral persistent sciatic artery. Eur J Vasc Endovasc Surg. 1996;12:503-5.

[118] Morinaga K, Kuma H, Kuroki M, Kusaba A, Okadome K, Myazaki T, Ohtsuka K, Inokuchi K. Occluded persistent sciatic artery. J Cardiovasc Surg. 1985;26:82-5.

[119] Johansson G. Intermittent claudication in adolescence due to incomplete persistent sciatic artery. Vasa. 1990;19:72-4.

[120] Drodz W, Urbanik A, Budzynski P. A case of bilateral persistent sciatic artery with unilateral aneurysm: an 18-year period of graft patency after excision of aneurysm. Med Sci Monit. 2012;18:cs12-5.

[121] Gabelmann A, Kramer SC, Wisianowski K, Tomczak R, Pamler R, Gorich J. Endovascular interventions on persistent sciatic arteries. J Endovasc Ther. 2001;8:622-8.

[122] Fearing NM, Ammar AD, Hutchinson SA, Lucas ED. Endovascular stent graft repair of a persistent sciatic artery aneurysm. Ann Vasc Surg. 2005;19:438-41.

[123] Wijeyaratne SM, Wijewardene N. Endovascular stenting of a persistent sciatic artery aneurysm via retrograde popliteal approach: a durable option. Eur J Vasc Endovasc Surg. 2009;38:91-2.

[124] Girsowicz E, Georg Y, Lejay A, Ohana M, Delay C, Bouamaied N, Thaveau F, Chakfé N. Midterm failure after endovascular treatment of a persistent sciatic artery aneurysm. Ann Vasc Surg. 2014;28:1323. e7-e12.

[125] Mascarenas De Oliveira F, De Souza Mourao G. Endovascular repair of symptomatic sciatic artery aneurysm. Vasc Endovasc Surg. 2011;45:165-9.

[126] Venkokos C, Avgerinos EP, Chatziioannou A, Katsargyris A, Klonaris C. Endovascular repair of a persistent sciatic artery aneurysm. Vascular. 2010;18:162-5.

[127] Samson RH, Showalter DP. Persistent sciatic artery as collateral for an occluded ilio-femoral system. J Vasc Surg. 2004;40:183.

[128] Tsilimparis N, Kiiaro A, Riesenmann PJ, Reeves JG. Persistent left sciatic artery eliminated need for revascularization in a 13-year old with pseudoaneurysm of the superficial femoral artery. Vasc Endovasc Surg. 2013;47:250-3.

第6章 腘动脉陷迫
Popliteal Artery Entrapment

Antonino Cavallaro 著　徐通洁　曾宏　译

腘动脉陷迫（popliteal artery entrapment）被认为是导致动脉瘤的一种罕见但并不特殊的致病因素。Gaylis 报道有 7.5% 的腘动脉瘤是由腘动脉陷迫引起的 [1]，而 Batt 等报道的一系列腘动脉瘤中，发生率为 2.6% [2]，当双侧腘动脉都有动脉瘤时腘动脉陷迫的发生率分别为 8.3% 和 2.3%。

Stuart 是第一个描述腘动脉被肌肉压迫的人（图 6-1） [3]：他在解剖因腘动脉瘤血栓导致坏疽而截肢的肢体时，观察到了目前已知的、绕着腓肠肌内侧缘走行的腘动脉的异常，以及该肌肉近端附着点的一个变异。

1875 年 Gruber [5]（图 6-2）报道了一个与 Stuart 所描述的类似的异常情况：在他的病例中，由腓动脉的显著扩张引起了腘动脉节段性慢性血栓形成。

神经血管束（即腘动脉）与邻近的肌腱结构之间的相互关系中的各种变异是解剖学家们主要观察和报道的对象。1837 年，Labatt [6] 描述了一种双头腓肠肌侧头：血管和神经在两头之间走行且明显受压。1844 年，Quain [7] 报道了 3 个关于从股骨髁上方向下延伸到腓肠肌的一条不寻常的肌纤维束，它紧密地连接着腘窝下部的动脉：它将神经与血管或动脉与静脉分开，并被定义为腓肠肌的补充或第三头。1 个多世纪后，Iwai 等 [8] 强调了腓肠肌第三头在腘窝血管陷迫机制中的作用，并将"腓肠肌第三头"描述为发自股

NOTE ON A VARIATION IN THE COURSE OF THE POP-LITEAL ARTERY.—By T. P. Anderson Stuart, *Student of Medicine, University of Edinburgh.*

In May of last year, I was requested by Professor Spence to make for him a preparation of the popliteal space of the limb of a man aged 64, who had had to submit to amputation on account of gangrene of the foot, resulting from a very large popliteal aneurism. As the dissection proceeded a most striking abnormality in the course of the artery came to light, and, so far as I have been able to ascertain, it is now put on record for the first time.

The popliteal artery, after passing through the opening in the adductor magnus, instead of, as it usually does, coursing downwards and outwards towards the middle of the popliteal space, so as to lie between the two heads of the gastrocnemius muscle, passes almost vertically downwards internally to the inner head of the gastrocnemius. It reaches the bottom of the space by turning round the inner border of that head, and then passes downwards and outwards beneath it—between it and the lower end of the shaft of the femur. The inner head of the gastrocnemius arises much higher up than usual, namely, from the inner division of the linea aspera about an inch and a half above the condyle, thus leaving a considerable space between it and the condyle, over which space the artery passes. The other structures are normal. The preparation is now in the possession of Mr Spence.

▲ 图 6-1　这是 T. P. Anderson Stuart（1856—1920 年）于 1879 年在爱丁堡读医学专业时发表的一篇简短的注释 [3]；他最终成为悉尼医学院的首位教授，后来还担任了该校董事会主席 [4]

骨后下方与腓肠肌相连的肌肉，更常见于腓肠肌内侧头。在日本，腓肠肌第三头出现的频率比通常报道的要高 [9]（5.5% vs. 约 3%）。Testut 在 1884 [10] 年对不同类型的腓肠肌进行了详细的描述，他提出证据表明，这种不寻常的肌肉也可能来自屈肌（半膜肌或股二头肌）或更大的外展肌。Le Double [11] 证实了这一点，后来，Frey [12] 记录了腓肠肌的变异（至少 12 个）。在 19 世纪的最后几十年，对腓肠肌内侧头的副外侧头进行了几次观察 [13-15]：动脉在主副头之间走行 [16]（图 6-3），

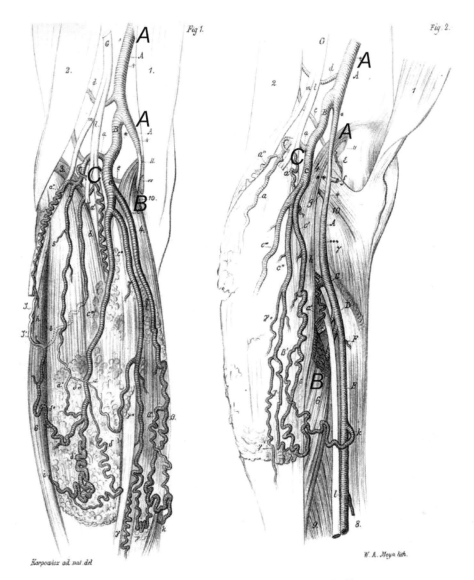

▲ 图 6-2 **Gruber** 发现的腘动脉的异常走行 [5]

A. 腘动脉；B. 腓肠肌内侧；C. 腓总动脉

有时穿过肌肉实质。

Parona[17] 于 1903 年报道了腓肠肌内侧的异常肌头，比正常的更偏向外侧：肌肉将动脉与静脉分开。1938 年 [18]，Suzuki 描述了半膜肌对腘动脉的压迫。

Leyden 和 Hamming 将腘动脉压迫综合征引入临床阶段 [19]，他们在 1959 年报道了一名以跛行为主诉的 12 岁男孩的治疗过程。患者的低龄和手术中发现的解剖学情况的特殊性引起了人们的兴趣和关注。到 1964 年，又报道了 4 例病例 [20-23]：其中，2 侧是双侧的 [22, 23]，并且在 2 个

肢体中观察到一个闭塞的动脉瘤 [21, 22]。1965 年，Love 和 Whelan[24] 提出了"腘动脉陷迫综合征"的表达方式，迅速被普遍接受，即使法国作者 [25] 率先使用"陷迫动脉综合征"的表达。1970 年 [26] 文献报道了 8 例，1971 年 [27] 报道了 14 例：后者中导致动脉瘤（1 例）和狭窄后扩张（4 例）的并发症。1959—1975 年，临床病例共计 65 例 [28]。1979 年，Rich 等 [29] 指出，人们对这种可能被忽视的病理学越来越感兴趣，在文章上断言"所有年轻运动男性人群中那些发生间歇性跛行的患者、所有年轻的男性和女性患者没有外伤而发生

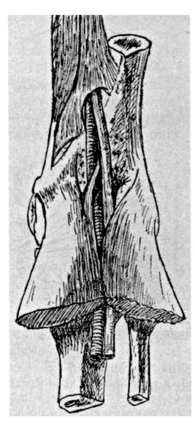

▲ 图 6-3　腓肠肌内侧头的副外侧

腘动脉血栓、所有腘动脉瘤的中年患者都应当考虑诊断腘窝血管陷迫"。在接下来的几年里，包括新兵招募和越来越多的女性患者在内，需要高度怀疑腘窝血管陷迫的临床领域将扩大，并且在 1999 年，Levien 和 Veller[30] 再次提出，到目前为止，腘窝血管陷迫的发病率可能被低估了。

　　由于导致腘动脉损伤的解剖变异范围广泛，导致了多次的分类尝试[31-35]，但没有一个看起来完全令人满意，因为不断有关于新型压迫和相当数量的变异（其中一些非常罕见或独特），有时相互交错。自早期报道以来，观察到有伴随的腘静脉受累[36-38]，偶尔观察到单纯的静脉陷迫[39]。总体而言，约 30% 的病例中存在静脉陷迫[8, 40]。在对 172 名手术治疗的患者（210 个肢体）进行全面综述[28] 时，确定了 17 个解剖学变异：超过 80% 的病例是腓肠肌内侧头单独或与其他组织联合，包括 Stuart 式变异（占所有病例的 21%）和股骨干骺的外侧附着（占所有病例的 31%）。

1998 年，在罗马，由 Norman M. Rich 领导的腘窝血管陷迫论坛成立[41]，并接受了血管外科学会描述的微小变化，根据以下内容提出了分类（图 6-4）：①腘动脉和静脉陷迫是一种常见疾病，定义为腘窝血管陷迫。②变异是复杂的，在一些情况下，单个胚胎变异不能完全解释这种情况。

　　确定了 7 种主要类型的腘窝血管陷迫。

- Ⅰ型：腓肠肌内侧头的解剖位置正常或几乎正常（插入内侧髁突的上表面和后部表面）；腘动脉在腓肠内侧边缘周围穿行，并在肌肉下方行进，以达到腘窝空间下部的正常位置。

- Ⅱ型：腓肠肌的内侧头的外侧附着在股骨干骺上。

- Ⅲ型：腓肠肌内侧的附着束变异。该附着束可能是肌腱性、肌肉性或两者兼而有之。如果肌肉成分特别发达，动脉看起来就像在肌肉内通过[34, 36, 42-45]。

- Ⅳ型：腘动脉从腘肌腹侧穿过。被陷迫的腘动脉从纤维束中穿过也被定位Ⅳ型[46-48]。Ⅳ型可能也是唯一不累及神经的一种变异[49]。

- Ⅴ型：原发性或与腘动脉陷迫相关的静脉陷迫。静脉陷迫的罕见性可能是由于肢体的深静脉是最后发育的，在胚胎发育阶段即受到陷迫[50]。

- Ⅵ型：变异。它包括复杂的变异和罕见的解剖学紊乱。Ezaki 等[51] 发现大内收肌的异常肌腱带压迫。Maistre[52] 已经认识到这是腘窝陷迫的一个频繁和重要的组成部分。偶尔发现跖肌的压迫[53]，但 Bouhoutsos 和 Daskalakis[35] 发现的频率惊人。其他陷迫腘窝血管的解剖变异包括半腱肌的辅助肌腱[33, 54]、腓肠肌融合的头部[55] 和腓肠肌外侧的内侧副肌腱[56]。已经描述了胫神经分支的卡压。回顾手术报告，人们认为可能是跖肌、腓肠肌和腓肠肌内侧附着束的某种重叠所致。

- Ⅶ型：功能性陷迫。

　　Levien 和 Veller[30] 总结了常见类型的胚胎学原因。原始腘动脉的持续存在解释了Ⅳ型。在正常情况下，腓肠肌内侧头的迁移发生在腘窝动脉发育之前。若腓肠肌内侧头迁移的延迟或早期形

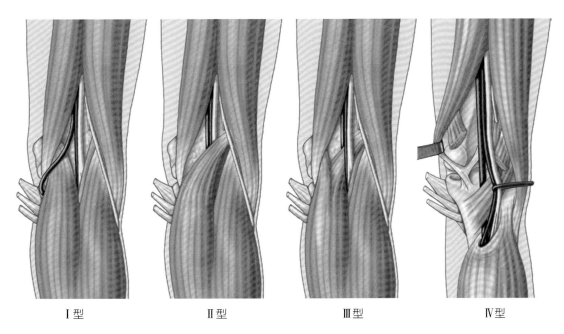

Ⅰ型	Ⅱ型	Ⅲ型	Ⅳ型

▲ 图 6-4　四种最常见的陷迫类型（见正文）；在Ⅱ型中，给出了一个伴随压迫动脉、静脉和神经的例子

成可能导致Ⅰ型（肌肉包绕内侧穿过的动脉）或Ⅱ型（动脉阻止部分肌肉的最终迁移）或Ⅲ型（动脉在迁移的肌肉内发育）。因此，Ⅰ～Ⅲ型将代表独特的胚胎学紊乱的结果，其可能产生于腘窝血管的异常路径或腓肠肌内侧在正常定位的血管上的异常附着。

腘动脉陷迫主要在年轻人中被诊断出来，21—40 岁患者的占 47%，20 岁或以下患者的占 28%[58]；极端情况分别为 7 岁[59] 和 65 岁[60]。根据 Andre 等[61] 的说法，男女性别比超过 9∶1。在对 1959—1990 年[62] 报道的 375 例病例的综述中，发现比例为 7.5∶1。女性患者的数量正在稳步增加（根据笔者的个人经验❶，男女比率为 3.5∶1）。目前，任何年轻患者，无论性别，有疼痛、感觉异常、剧烈体力活动后脚部发冷的症状，以及在快速行走或上楼梯时跛行加重都应怀疑腘动脉陷迫。在早期临床[22, 23, 53] 中已经报道了双侧受累，约占所有病例的 38%。该综合征在近亲[63-66] 中反复观察到，并在同卵双胎[67] 中发生

过一次。

腘窝陷迫的真实发生率仍然不清楚。Gibson 等[57] 在总共 86 次解剖中发现了 3 例（3.8%）；在 Paulo[68] 发表的尸检研究中，发病率为 3.3%。O'Donnell[69] 在 92 项尸体研究中记录了类似的发病率（4.3%）。在临床工作中，Bouhoutsos 和 Daskalakis[35] 在约 20 000 名年轻受试者中治疗了 33 名患者（0.16%）。Di Marzo 等[70] 在较小的样本中观察到相同的百分比（2/1212；0.16%）。

根据腘动脉的病变将腘动脉陷迫分为两个阶段[71]，即早期和晚期。这虽然取决于受累动脉的病理学改变，但更最主要的是与所需治疗的类型相对应。在早期，动脉不会出现任何病理性的改变，总体认为只需要简单地解除受压的结构即可治愈。在晚期，出现明显的狭窄病变或血栓形成或扩张 / 动脉瘤，需要进行相应的重建手术；此外，由于腘动脉病变引起的急性或慢性栓塞可能导致远端分支动脉严重损害。

在对多个样本进行了研究[72-75] 发现，动脉

---

❶ 1979—2009 年，在罗马 La Sapienza 大学 P. Valdoni 外科积累了个人经验，治疗了 40 例患者的 62 条肢体。

壁病变是由于肌腱结构对骨面的长期反复压迫所致；在肌肉侧，它们是延伸性病变，如同高血压引起的支气管动脉出现纵向平滑肌肌束一样[76]；在骨侧，它们是压迫性病变，伴有平滑肌细胞和内弹力膜退变、内膜增厚、最终形成血栓、机化。Nayler 等[77] 研究了 5 个因闭塞切除的动脉样本，确定将组织病理损害分为三个阶段：从外膜新生血管开始，接着是中层纤维化和内部弹力纤维的最终碎裂，内膜增生和血栓形成。有学者认为，Ⅳ型陷迫（来自腘肌或纤维束）可能是腘动脉陷迫疾病中最具侵袭性的（这或许可信），因为在一位非常年轻的患者中观察到了双侧动脉瘤[46]；此外，Levien 和 Veller[30] 报道，Ⅳ型陷迫患者超过 60% 受到严重缺血的影响，而在整个 58 例陷迫的病例中，其发生率不到 30%，观察到的 8 个动脉瘤都是 Ⅰ 型和Ⅳ型；然而，许多肌腱变异中都发现了腘动脉解剖学的损害。

Rich 等[29] 报道的 12 例患者中有 3 例发生了腘动脉血栓形成；几位作者强调了它的重要性和所需的手术入路类型[78, 79]。由 Servello[21] 首先在帕多瓦观察到的腘动脉瘤造成的狭窄已被反复报道[22, 25, 35, 44, 45, 48, 80]，有时腘动脉瘤是双侧的[28, 46]。在笔者的病例中，17% 的患者（13% 的肢体）出现动脉瘤；在不同的研究或综述中，动脉瘤的发生率为 7%～21%[27, 29, 81]，而单纯的扩张后再狭窄病例的发生率约 30%[27, 74]。有时候，动脉瘤只是陷迫的第一个征象[82]。由于腘动脉病变，远端血流可能受到栓子的损害；栓子明显大多源于动脉瘤[29, 35, 83, 84]，也可能来自正常动脉附壁的血栓[57, 85, 86]。事实上，在没有动脉粥样硬化的情况下，可以观察到胫前动脉受累：这可能危及或妨碍所需的重建过程，尤其是老年患者。

在临床上，因小于 100m 的重度跛行或慢性缺血非常罕见，早期诊断为在高强度运动或跛行大于 100m 后出现较轻症状的年轻患者；晚期的症状常不典型（表 6-1）。这与血管造影的结果大致相符。然而，跛行或缺血症状除了与膝关节处的侧支循环密切相关，也与血栓或在老年患者中独立的动脉硬化闭塞疾病最终导致的远端动脉闭塞相关。虽然关于急性缺血很少有文献报道，但年幼的患者仍然可以见到[59]。腘动脉血栓形成是导致症状出现的主要原因，通常情况下，都有相应的侧支代偿来改善肢体的缺血症状。

既然腘动脉陷迫是一种先天性病变，这就很难解释为什么需要靠症状来诊断不同年龄阶段的人群是否患有这类疾病。腘动脉陷迫的类型、肌肉的发育和生活方式都是重要的发病因素。当然，肌肉活动，尤其是肌肉活动的突然变化起着重要作用，年轻人在开始服兵役后会普遍出现这种症状。另外，有多少因胚胎发育变异导致腘动

表 6-1　腘动脉陷迫：年龄、症状和血管造影结果与疾病分期的分布

	早　期	晚　期	Fisher 精确检验
年龄 25 岁	86/129（68%）	87/216（40%）	P＜0.001
轻微症状	30/73（41%）	25/193（13%）	P＜0.001
跛行＞100m	37/73（51%）	87/193（45%）	N.S.
无效症状	6/73（8%）	81/193（42%）	P＜0.001
A= 休息时正常	63/105（60%）	7/180（4%）	P＜0.001
A= 静息状态下的狭窄	42/105（40%）	45/180（25%）	N.S.
A= 闭塞、动脉瘤	0/105	128/180（71%）	P＜0.001

改编自 Di Marzo et al[62]

脉陷迫而终生没有出现症状的患者呢？

最初诊断的 2 例腘动脉陷迫是在手术过程中探查发现的[19, 20]，1962 年[21]，Servello 在动脉造影的基础上怀疑腘动脉位置异常，并观察到在足部强迫足底屈曲时，搏动波振幅突然下降。Hamming 和 Vink[36] 试图将腘动脉陷迫时导致搏动波振幅减少的幅度标准化：强迫足底跖屈（腓肠肌主动收缩）和强迫背屈（腓肠肌伸展）。当怀疑腘动脉陷迫时，这些体格检查动作成为诊断的常规组成部分，从无创性的脉搏情况评估到影像学检查。足部过度伸展（或足底屈曲）是一种主动动作，可以以被检查者的手或[87] 一张包裹在足部表面的折叠宽布阻断这种主动动作（受试者紧紧抓住足掌的两端，从而提供抵抗力）。无论如何，检查时膝部完全伸展是很重要的，这在主动动作中几乎是自动发生的，但在被动动作中却是被动的。在这种情况下，对仰卧位受试者的膝盖施加的压力不应过大，以免在膝关节屈曲的情况下产生错误的结果。全膝关节伸展的重要性主要来源于临床观察：能够半屈膝跑步，但伸直膝部睡觉、行走时会出现问题[23]，以及行走困难症状加重。是因为膝关节伸直会导致足部麻木和刺痛[44]。在最初的临床检查中，首先引起症状的原因是肌肉活动的类型，这对患者来说是很重要的[88]。在腘动脉栓塞形成的情况下，观察到"热膝"的征象并不少见[89]，但是这种特殊的情况仅表明膝关节侧支循环建立良好。

最初认为踝部收缩压的连续多普勒评估[90] 是高度可靠的[91]，它描述了检查的细节[70]。但随着经验的增加，假阳性的数量令人担忧。多项观察表明[92, 93]，在高达 50% 的正常人中，强有力的足底屈曲可能会压迫和侧向移位动脉。1974 年，Darling 等[83] 试图将无创性检查（脉搏容积记录仪）与血管造影结果联系起来以诊断腘动脉陷迫[94]，虽然所有腘动脉陷迫的病例都是阳性的，但在没有陷迫的受试者中，约有 40% 的人观察到假阳性结果。因而他们最初的热情受到打击。

腘动脉在静息状态和动作过程中的双功能扫描可能是一种重要的诊断工具[70, 95, 96]，Di Marzo 等[70] 将注意力集中在事实上：通过手法将样本体积压入腘窝深处之后，样本体积必须准确地位于动脉中，并且必须重复测量 3~4 次。然而 Akkersdijk 等[97] 观察到，健康、训练有素的受试者在主动足底屈曲期间，高达 70% 患者双功能扫描显示腘动脉受到压迫或闭塞。

从一开始，动脉造影就被认为是主要的诊断工具，它显示了腘动脉的异常走行（Maistre[52] 定义为"锐角偏差"）及其在足被动屈曲时的移位、压迫、闭塞[98-100]。腘动脉稳定的节段性病变（静息状态的闭塞、扩张、动脉瘤）应根据临床和无创性检查发现提示有卡压但缺乏其他动脉病变证据而选择血管造影进行诊断。然而 Rich 等[29] 却提出这样一个事实，即血管造影提示腘动脉压迫并不能被认为是真正的病因学证据，因为没有足够的对照研究来了解这在正常解剖学中是如何发生的。Jeffery 等[101] 报道了 2 例足底主动屈曲时多普勒提示踝部压力下降和动脉造影提示闭塞的标志性病例以确定腘动脉陷迫的诊断：第 1 例接受了手术治疗，但解剖正常；第 2 例单纯随访，18 个月后改善。然而动脉造影术仍在继续使用[102]。

目前，影像研究（图 6-5）可以对腘窝的解剖学有详细的了解。CT[103-106] 和 MR[107-110] 都能全面显示肌肉排列，CTA 和 MRA[46, 111-115] 在明确血管和肌肉解剖，以及静息和活动时的相互关系方面具有很高的可靠性。

由陷迫引起的腘动脉疾病是进行性的，从狭窄到血栓形成，最终发展为动脉瘤；最严重的并发症包括腘动脉栓塞后导致的远端分支动脉的损害，从而引起肢体功能受损或截肢。急性肢体缺血并不常见，但也时有发生。作为临床医生，应当努力做到早期诊断，及时手术治疗，这是取得良好预后的保证。早期诊断依赖于患者自身，他们应该在最初出现症状时寻求医疗帮助。在儿童和青少年中，往往症状轻微，这就依赖于儿科医生、全科医生和运动医生对这种特殊疾病的认识。通常情况，他们对腘窝血管陷迫有一定的了

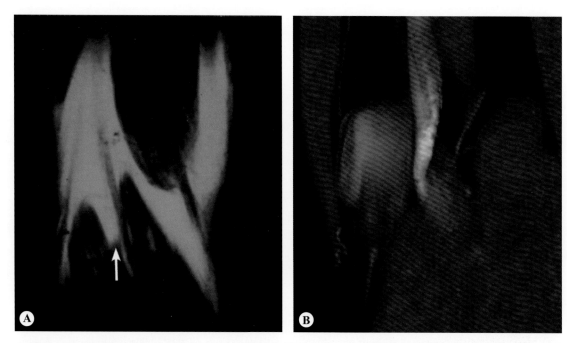

▲ 图 6-5　A.MRI（1987 年进行）显示腓肠肌内侧副头部；B. 磁共振血管造影显示腓肠肌外侧头的内侧插入并压迫了腘动脉
引自 Di Marzo et al[69]

解；从最初的临床经验开始，血管外科医生的及时介入在最近几年变得越来越频繁。事实上，在截至 1990 年的 129 例单纯肌腱切开术中[62]（当时报道的病例总数为 375 例），只有 21 例（17%）发生在 1959—1980 年，108 例（83%）发生在 1980 年以后。然而，最近也报道了一系列仅在晚期表现出症状的病例[116]。较好的早期诊断通常是在一侧肢体有症状而另一侧肢体没有症状的患者中做出的，因为陷迫常常是双侧发生，从而有意识地对对侧肢体进行检查。

通常，一旦陷迫被确诊，无论症状如何，都应接受治疗。手术时应解除卡压，必要时行血管重建。然而，如果血栓导致闭塞后有良好的侧支循环形成，应当行简单的肌腱切开术（以避免动脉壁上持续的机械应力）[117]；同样，由于远端动脉分支的广泛受累，血管重建不太可行（如笔者曾有一位这样的患者）。人们对完整卡压结构的作用存在普遍共识；完整的腓肠肌内侧头部（通常是环绕的肌肉）的耐受性很好[30]。由于外科医生的经验和偏好，手术入路存在争议。许多外科

医生（包括笔者自己）更喜欢通过俯卧位腘窝 S 形切口的后侧入路，如 Hamming[19] 报道的第一例那样；其他的则是 Gryska 等[118] 描述的伸展暴露腘动脉的内侧入路。通过后入路获得的视野可以发现所有肌腱和纤维带的异常，也可以充分地处理任何腘动脉的节段性病变[29]。在俯卧位时，有学者提出会遇到一些问题，比如说可以采集的大隐静脉段是有限的，以及在涉及动脉分支近端和（或）远端的扩展重建会遇到困难。对于第一个问题，一些外科医生[116] 在患者仰卧的情况下先取静脉，然后将患者转到俯卧位；从而，通过后入路也可以很容易地获得足够的静脉段，以进行间置移植或短段的旁路移植。第二个问题决定了内侧入路的选择。目前最好的术前准备应当包括精确地选择最佳手术入路。当动脉病变（如果有的话）严格局限于腘动脉（图 6-6），或者在其他任何情况下，近侧动脉是无病变的，并且远端（或胫前后动脉主干）可以用于远端吻合时，使用后侧入路是合理的。当计划从股浅动脉开始旁路移植或结束于胫支时，有必要进行内侧入路。

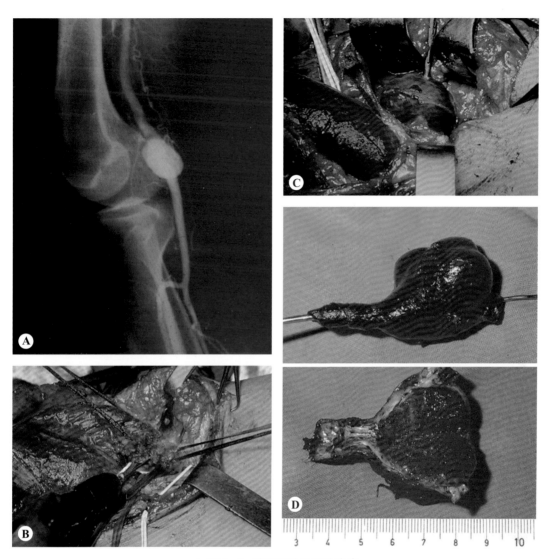

▲ 图 6-6　陷迫所致的胭动脉瘤

A. 动脉造影；B. 外侧附着式腓肠肌内侧烧灼术的制备与切开；C. 肌萎缩侧索硬化症（切除间置静脉移植术）；
D. 手术标本

　　内侧入路的主要问题是对胭窝内所有结构的控制有限，以及可能会导致异常解剖的遗漏，对于患者来说，在长段旁路移植的情况下，这可能无关紧要[29]，但在动脉内膜切除或间置移植[78]（图 6-7）的情况下，如果重建定位于胭窝，则可能存在失败的风险（图 6-7）。为了使手术更加谨慎，Kim 等[116]往往在未进行肌腱切开时就设计一条皮下途径进行旁路移植。

　　在处理急性肢体缺血时，一般首选内侧入路[46]，在这些病例中，术前的溶栓治疗往往能够获得较大的收益[59, 119]。根据 Kim 等的说法，动

脉局部重建主要依赖于动脉内膜切除 + 补片移植或静脉间置移植；后者在可能的情况下应优先于股动脉或股 - 胫动脉旁路移植术，以获得更好的长期（80 个月）通畅性（＞80% vs. 55%）[116]。其他类型的重建偶尔也有报道，包括切除 + 端 - 端吻合[26, 59]和自体腹壁下动脉移植[32]。

　　血管内治疗胭动脉陷迫的经验仍然有限。Bürger 等[120]报道了 1 例病程 6 个月的胭动脉血栓形成（可能是由 CT 显示的异常肌束引起）阳性结果患者（双重对照），患者接受了溶栓治疗，然后置入涂有聚四氟乙烯的镍钛合金支架。正如

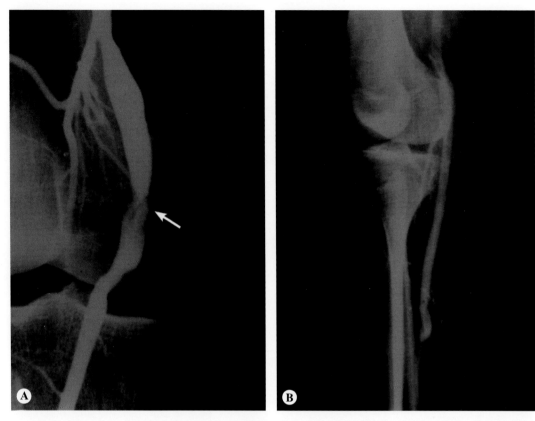

▲ 图 6-7　应用移植物治疗腘动脉闭塞

陷迫的诊断被漏掉，因此没有进行肌腱切开术；几个月后，症状又出现了；对照动脉造影（A）显示移植物受压，几天后最终闭塞；由于动脉和移植物周围密集的纤维反应，胫骨旁路手术是必要的（B）

一些关于支架断裂导致闭塞的报道所指出的那样，不解除受压结构的血管内支架置入术通常可能是无效的[121, 122, 69, 123]。同样，简单的腔内血管成形术对于由于患者高龄而被错误地归因于动脉粥样硬化的陷迫性狭窄也是无效的[124]。如果先进行肌肉矫正，再行经皮球囊血管成形术可能极具潜力，因为它可以保留腘动脉[125]，但动脉瘤的形成在术后早期和中期也是一个并发症[126]。

Rignault 等在 1985 年报道了功能性的腘动脉陷迫[127]。对于这种不清楚且具有争议的病理情况，公认的定义是在没有任何解剖学改变的情况下，对腘动脉产生了外部压迫。Turnipseed[128] 将功能性陷迫定义为与腓肠肌内头侧、跖肌和比目鱼肌肥大相关的过度伸缩导致损伤的一种情形。Lane 等[129] 指出这样一个事实，它通常见于有跛行的运动员，但没有明确的解剖异常，对生活方式造成了严重的干扰。Darling 等[83] 也证实了腓肠肌肥大对腘动脉陷迫的影响。1971 年，Evans 和 Bernhard[130] 描述了 1 例由于腓肠肌创伤后水肿引起的急性腘动脉陷迫的病例。不同结构间的空间竞争概念在解剖学上是正常的，但其中一些结构在体积上也有所改变，就会导致功能性腘动脉陷迫的发生。

1999 年，Levien 和 Veller[30] 报道了 88 条肢体（48 例患者）腘动脉陷迫患者，其中 30 条下肢是功能性的，有 3 例表现出严重缺血，但静脉压迫从未发现过。在腘窝轻微的解剖变异情况下，腘动脉陷迫并没有典型的临床症状，而在肌肉肥大的受试者中则变得明显[131]。在没有肌肉肥大的健康无症状受试者中，MRI 的观察结果[132, 133] 证实了那些足底屈曲活动时（称为闭塞器）腘动脉被压闭的受试者，可以看到腓肠肌内侧头的中线位置更宽。而为什么在少数患者中出现严重缺血仍未得到解释，Levien[131] 认为是没有发现的血液高凝状态，但在 Kim 等 [116] 报道的病例中排除了这一点。

2009 年，Turnipseed[128] 报道了一大批运动员受试者主诉出现腘动脉陷迫或慢性复发性疲劳综合征的症状：在 854 名患者中，14 名（1.6%）被诊断为解剖性陷迫，43 名（5%）被诊断是功能性陷迫。令人印象深刻的是，多年来（这项研究开始于 1987 年），由于越来越多的年轻女性参加需要长时间和剧烈肌肉活动的运动，女性患者的比例不断上升。对于功能性陷迫患者，采用内侧入路松解技术，包括腓肠肌和比目鱼肌从胫骨分离、跖肌次全切除和比目鱼肌纤维上缘切除，均获得了令人满意的结果。Levien 和 Veller[30] 在 23 条肢体上报道了类似的令人满意的结果，作者在胫骨平台水平，切除肥厚的腓肠肌内侧肌肉部分只留下肌腱，Deshpande 和 Denton[134] 在筋膜切断术失败的受试者中将腓肠肌内侧头切除。

显然，已报道的资料并不令人信服，功能性腘动脉陷迫和慢性复发性疲劳综合征之间的鉴别诊断非常具有挑战性，这是因为，通常情况下，阳性的陷迫患者与症状并没有一致性，这表明在没有典型跛行症状的患者中，腘动脉陷迫并不一定构成病理改变 [135]。

功能性陷迫的另一个问题是静脉受累（Lane 等 [129] 观察到约 10% 的病例）。Leon 等 [137] 观察到了足底屈曲时的腘静脉被压闭塞，这是 Raju 和 Neglen[136] 在仰卧位的受试者中关注到的问题，后来由 Lane 等 [138] 完成。当膝部固定于站立位置时，放松的肌肉可能会聚集在腘窝处。

参考文献

[1] Gaylis H. Popliteal arterial aneurysms. A review and analysis of 55 cases. S A Med J. 1974;49:75-81.

[2] Batt M, Scotti L, Gagliardi JM, Riberi A, Cassar JP, Porcher G, Le Bas A. Les anévrysmes poplités. Notre expérience à propos de 119 cas. J Chir. 1985;122:319-25.

[3] Stuart PTA. Note on a variation in the course of the popliteal artery. J Anat Physiol. 1879;13:162.

[4] Eastcott HHG. Popliteal entrapment: an epilogue. Aust N Z J Surg. 1986;56:865-9.

[5] Gruber W. Anomaler Verlauf der Arteria Poplitea durch den Sulcus popliteus internus und Obliteration derselben auf diesem Umwege. Arch Pathol Anat Physiol Klin Med. 1875;65:262-70.

[6] Labatt H. A brief account of the irregularities in the human arterial system. London Med Gaz. 1837-1838;21:7-11.

[7] Quain R. The anatomy of the arteries of the human body and its application to pathology and operative surgery. London: Taylor & Walton; 1844, p. 474.

[8] Iwai T, Sato S, Yamada T, Muraoka Y, Sakurazawa K, Kinoshita H, Inoue Y, Endo M, Yoshida T, Suzuki S. Popliteal vein entrapment caused by the third head of the gastrocnemius muscle. Br J Surg. 1987;74:1006-8.

[9] Tochihara J, Onozawa TM. Musculus gastrocnemius tertius in Japanese. Jpn J Anat. 1932-1933;5:589-600.

[10] Testut L. Les anomalies musculaires chez l'homme expliquées par l'anatomie comparée. Leur importance en anthropologie. Paris: Masson; 1884. p. 649-53.

[11] Le Double AF. Traité des variations du système musculaire de l'homme et de leur signification au point de vue de l'anthropologie zoologique, vol. II. Paris: Schleicher Fr.; 1897. p. 368.

[12] Frey H. Musculus gastrocnemius tertius. Jahrb Gegenb Morph. 1919;50:517-30.

[13] Giacomini C. Osservazioni anatomiche per servire allo studio della circolazione venosa delle estremità inferiori. Turin: V. Vercellino; 1873. p. 36.

[14] Terrier M. Disposition anomale des jumeaux de la jambe et de l'artère poplitée. Gaz Hôp. 1873;46:317.

[15] MacAlister A. Additional observations on muscular anomalies in human anatomy with a catalogue of the principal muscular variations hitherto observed. Trans R Irish Acad. 1871-1875;25:1-134.

[16] Bouglé J. Note sur deux anomalies musculaires. Bull Soc Anat Paris. 1896;71:171-3.

[17] Parona F. Su una rarissima anomalia anatomica al poplite destro. Policlinico sez Chir. 1903;10: 433-41.

[18] Suzuki T. The pattern of the terminal tendon of the muscle semimembranosus and the reticulum around the knee joint. Tokyo Gakkai Zasshi. 1938;52:801-9.

[19] Hamming JJ. Intermittent claudication at an early age due to anomalous course of the popliteal artery. Angiology 1959;10:369-71.

[20] Hall KV. Anomalous insertion of the medial gastrocnemius head, with circulatory complications. Acta Pathol Microbiol

Scand. 1961;148(Suppl):53-8.

[21] Servello M. Clinical syndrome of anomalous position of the popliteal artery. Differentiation from juvenile arteriopathy. Circulation. 1962;26:885-90.

[22] Hall KV. Intravascular gastrocnemius insertion. Acta Chir Scand. 1964;128:193-6.

[23] Carter A, Eban R. A case of bilateral developmental abnormality of popliteal arteries and gastrocnemius muscles. Br J Surg. 1964;51:518-22.

[24] Love JW, Whelan JT. Popliteal artery entrapment syndrome. Am J Surg. 1965;109:620-4.

[25] Quancard X, Mamère L, Tingaud R, Possas A, Franco A, Gautier R. L'artère poplitée piégée, lesion rare ou méconnue? A propos de 6 observations inédites. Lyon Chir. 1978;102:37-42.

[26] Testart J, Hautefeuille P. Artériopathie poplitée par anomalie anatomique. Ann Chir. 1970;24:201-2.

[27] Brightmore TGJ, Smellie WAB. Popliteal artery entrapment. Br J Surg. 1971;58:481-5.

[28] Cavallaro A, di Marzo L, Sciacca V, Germani G, Bartolo M. Popliteal artery entrapment syndrome. In: Stipa S, Vollmar J, Cavallaro A, editors. Arterial trauma. Serono Symposia Review n. 9, Rome; 1986, p. 305-39.

[29] Rich NM, Collins GJ Jr, McDonald PT, Kozloff L, Clagett GP, Collins JT. Popliteal vascular entrapment. Its increasing interest. Arch Surg. 1979;114:1377-84.

[30] Levien JL, Veller M. Popliteal artery entrapment syndrome: more common than previously recognized. J Vasc Surg. 1999;30:587-98.

[31] Insua JA, Young JR, Humphries AW. Popliteal artery entrapment syndrome. Arch Surg. 1970;101:771-5.

[32] Delaney TA, Gonzales LL. Occlusion of popliteal artery due to muscular entrapment. Surgery. 1971;69:97-101.

[33] Gillet M, Camelot G, Musquar P, Kahn J, Carbillet J-P, Etievent J. Artère poplitée piégée. Un nouveau cas traité par resection-greffe. Chirurgie. 1974;100:662-8.

[34] Ferrero R, Barile C, Buzzacchino A, Bretto P, Ponzio F. La sindrome da costrizione dell'arteria poplitea. Minerva Cardioang. 1978;26:389-410.

[35] Bouhoutsos J, Daskalakis E. Muscular abnormalities affecting the popliteal vessels. Br J Surg. 1981;68:501-6.

[36] Hamming JJ, Vink M. Obstruction of the popliteal artery at an early age. J Cardiovasc Surg. 1965;6:516-24.

[37] Rich NM, Hughes CW. Popliteal artery and vein entrapment. Am J Surg. 1967;113:696-8.

[38] Turner EH, Grove JA. Popliteal arterial and venous entrapment. Am Surg. 1972;38:657-9.

[39] Connell J. Popliteal vein entrapment. Br J Surg. 1978;66:351.

[40] Gerkin T, Beebe HG, Williams DM, Bloom JR, Wakefield TW. Popliteal vein entrapment presenting as deep venous thrombosis and chronic venous insufficiency. J Vasc Surg. 1993;18:760-6.

[41] Di Marzo L, Cavallaro A. Popliteal vascular entrapment. World J Surg. 2005;29:S43-5.

[42] Amici F Jr. Un raro caso di decorso anomalo con ostruzione trombotica dell'arteria poplitea. Minerva Ortop. 1965;16:427-9.

[43] Husni EA, Ryu CK. Entrapment of the popliteal artery and

its management. Angiology. 1971;22:380-6.

[44] Gaylis H, Rosenberg B. Popliteal artery entrapment syndrome. S Afr Med J. 1972;46:1071-5.

[45] Kesseler HJ, McCabe JS, Waller JV. Popliteal artery entrapment syndrome. N Y St J Med. 1976;76:80-3.

[46] Lopez Garcia D, Arranz MAG, Tagarro S, Camarero SA, Gonzalez M, Gimeno MG. Bilateral popliteal aneurysm as a result of vascular type IV entrapment in a young patient: a report of an exceptional case. J Vasc Surg. 2007;46:1047-50.

[47] Haimovici H, Sprayregen S, Johnson F. Popliteal artery entrapment by fibrous band. Surgery. 1972;72:789-92.

[48] Giulini SM, Cangiotti L, Pouché A, Giovannetti M, Tiberio G. Gli aneurismi da intrappolamento dell'arteria poplitea. Arch Chir Tor Cardiovasc. 1983;5(Supp 1):316-23.

[49] Clanton TO, Solcher BW. Chronic leg pain in the athlete. Clin Sports Med. 1994;178:553-6.

[50] Turner GR, Gosny WG, Ellingson W, Gaspar M. Popliteal artery entrapment syndrome. JAMA. 1969;208:692-3.

[51] Ezaki T, Nakasue N, Ogawa J, Yamaha T. Popliteal artery entrapment: an unusual case. J Cardiovasc Surg. 1986;27:51-3.

[52] Maistre B. Artériopathies poplitées par compression musculo-tendineuse. Angéiologie. 1976;28:13-6.

[53] Ezzet F, Yettra M. Bilateral popliteal artery entrapment: case report and observations. J Cardiovasc Surg. 1971;12:71-4.

[54] Kjoergaard E, Svendsen V. Arteria poplitea okklusion hos yngre mennesker. Soert Ugeskr. 1976;138:740-2.

[55] Gallagher EJ Jr, Hudson TL. Popliteal artery entrapment. Am J Surg. 1974;128:88-90.

[56] Rossotto P, Azzena GF, Belcastro F. La obliterazione isolata dell'arteria poplitea. Considerazioni angiografiche, funzionali e chirurgiche. Minerva Chir. 1976;31:953-66.

[57] Gibson MHL, Millis JG, Johnson GE, Downs AR. Popliteal entrapment syndrome. Ann Surg. 1977;185:341-8.

[58] Stipa S, Cavallaro A, di Marzo L. Popliteal artery entrapment syndrome. In: Cameron JL, editor. Current surgical therapy-3. Philadelphia: B.C. Decker; 1989. p. 578-81.

[59] Bernheim JW, Hansen J, Faries P, Kilaru S, Winchester P, Mousa A, Trost D, Craig Kent K. Acute lower extremity ischemia in a 7-year old boy: an unusual case of popliteal artery entrapment syndrome. J Vasc Surg. 2004;39:1340-3.

[60] Caminiti A, Onofri V. Sindrome da intrappolamento dell'arteria poplitea. Descrizione di un caso. Atti I Congr. Naz. Soc. Naz. It. Chir. Vasc., Tipografia Moderna, Bologna; 1980. p. 325-29.

[61] Andre JL, Bauduceau B, Pons F, Dumeige F, Rignault P. L'artère poplitée piégée. Angéiologie. 1987;39:107-19.

[62] Di Marzo L, Cavallaro A, Sciacca V, Mingoli A, Stipa S. Natural history of entrapment of the popliteal artery. J Am Coll Surg. 1994;178:553-6.

[63] Berg-Johnsen B, Holter O. Popliteal entrapment syndrome. Acta Chir Scand. 1984;150:493-6.

[64] Soyka P, Dunant JH. Popliteal artery entrapment syndrome: familial occurrence. Vasa. 1993;22:178-81.

[65] Al-Basheer M, Hadadin F, Al-Zoubi O, Quran Z. Familial popliteal artery entrapment syndrome: a case report. J R M S. 2003;10:63-5.

[66] Kfoury E, Mukherjee D, Hashomi H. Popliteal entrapment

in sibling: coincidence or inherited? Vasc Dis Manag. 2014;11:E105-7.

[67] Jikuya T, Fukuda I, Hasegawa N, Nakajima H. Popliteal artery entrapment syndrome of the monozygote twins. A case report and pathogenetic hypothesis. Jpn J Surg. 1989;19:607-11.

[68] Paulo FL. Variaçoes da artéria poplitea. Correlação con a syndrome de miocompressão. Rev Brasil Cir. 1982;72:660-3.

[69] Di Marzo L, Cavallaro A, O'Donnell S, Shigematsu H, Levien LJ, Rich NM, Popliteal Vascular Entrapment Forum. Endovascular stenting for popliteal vascular entrapment is not recommended. Ann Vasc Surg. 2010;24:1135.e1-3.

[70] Di Marzo L, Cavallaro A, Sciacca V, Lepidi S, Marmorale A, Tamburelli A, Stipa S. Diagnosis of popliteal artery entrapment syndrome: the role of duplex scanning. J Vasc Surg. 1991;13:434-8.

[71] Di Marzo L, Cavallaro A, Mingoli A, Sapienza P, Tedesco M, Stipa S. Popliteal artery entrapment syndrome: the role of early diagnosis and treatment. Surgery. 1997;122:26-31.

[72] Inada K, Hirose M, Iwashima Y, Matsumoto K. Popliteal artery entrapment syndrome: a case report. Br J Surg. 1978;65:613-5.

[73] Ikeda M, Iwase T, Ashida K, Tankawa H. Popliteal artery entrapment syndrome. Report of a case and study of 18 cases in Japan. Am J Surg. 1981;141:726-30.

[74] Iwai T, Conno S, Soga K, Hatano R, Sato S, Yamada T, Monjo M. Diagnosis and pathological considerations in the popliteal artery entrapment syndrome. J Cardiovasc Surg. 1983;24:243-9.

[75] Cavallaro A, di Marzo L, Gallo P, Cisternino S, Mingoli A. Popliteal artery entrapment. Analysis of the literature and report of personal experience. Vasc Surg. 1987;20:404-23.

[76] Weibel ER. Die Entstehung der Langmuskulatur in der Asten der Arteria Bronchialis. Z Zellforsch Mikrosk Anat. 1958;47:440-68.

[77] Naylor SJ, Levien LJ, Cooper K. Histopathologic features of the popliteal artery entrapment syndrome. Vasc Endovasc Surg. 2000;34:665-72.

[78] Gedeon P, Puel P, Castany R, Boccardo JP, Celene A, Enjalbert A. Les oblitérations non athéromateuses de l'artère poplitée. Chirurgie. 1975;101:356-60.

[79] Vicq P, Brissiaud JC, Mianne D, Delpont P, Pailler JL. Les thromboses artérielles poplitées sur piège anatomique. Plaidoyer pour la voie d'abord postérieure. Ann Chir. 1988;42:203-8.

[80] Trede A, Laubach K, Saggau W, Perera R. Arteria poplitea Verschluss durch Verlaufs-anomalie. Thoraxchirurgie Vask Chir. 1972;20:393-6.

[81] Gyftokostas D, Koutsoumbelis C, Mattheou T, Bouhoutsos J. Post-stenotic aneurysm in popliteal artery entrapment syndrome. J Cardiovasc Surg. 1991;32:350-2.

[82] Pailler JL, Rivallain B, Darrieus H, Brissiaud JC, Vicq P. Anévrysme poplité bilatéral révélateur d'une piège. J Chir. 1986;123:480-3.

[83] Darling RC, Buckley CJ, Abbott WM, Raines JK. Intermittent claudication in young athletes: popliteal artery entrapment syndrome. J Trauma. 1974;14:543-52.

[84] Haddad M, Barral X, Boissier C, Youvarlakis P, Bouilloc X, Beraud AM. The embolic type of popliteal entrapment syndrome. Vasa. 1990;19:63-7.

[85] Downs AR. Discussion on Rich et al., ref. 196.

[86] Fong H, Downs AR. Popliteal artery entrapment syndrome with distal embolization. J Cardiovasc Surg. 1989;30:85-8.

[87] Hoffman V, Vetter J, Rainoni L, Lev AJ, Bollinger A. Popliteal artery compression and force of active plantar flexion in young healthy volunteers. J Vasc Surg. 1997;26:281-7.

[88] McDonald PT, Easterbrook JA, Rich NM, Collins GJ, Kozloff L, Clagett JP, Collins JT. Popliteal artery entrapment syndrome. Clinical, noninvasive and angiographic diagnosis. Am J Surg. 1980;139:318-25.

[89] Chavatsas C, Barabas A, Martin P. Popliteal artery entrapment. Lancet. 1972;2:181-2.

[90] Yao JST, Hobbs JT, Irvine WT. Ankle systolic pressure measurements in arterial disease affecting the lower extremities. Br J Surg. 1969;56:676-9.

[91] Cormier JM, Laurian CL, Fichelle JM, Bardi K, Franceschi CL, Luizy F. Artère poplitée piégée. Apport de l'exploration ultrasonographique. Presse Méd. 1985;14:2183-5.

[92] Rizzo RJ, Flinn WR, Yao JST, McCarthy WJ, Vogelzang RL, Pearce WH. Computed tomography for evaluation of arterial disease in the popliteal fossa. J Vasc Surg. 1990;11:112-9.

[93] Erdoes LS, Devine JJ, Bernhard WM, Baker MR, Bertian S, Hunter GC. Popliteal vascular compression in normal population. J Vasc Surg. 1994;20:978-86.

[94] Darling RC. Discussion on Rich et al., ref. 196.

[95] Allen MJ, Barnes MR, Bell PR, Bolia A, Hartshorn TC. Popliteal artery entrapment syndrome: misdiagnosis as a compartment syndrome. Eur J Vasc Endovasc Surg. 1993;7:342-5.

[96] McSweeney STR, Cumming A, Greenhalgh RM. Colour Doppler ultrasonographic imaging in the diagnosis of popliteal artery entrapment syndrome. Br J Surg. 1994;81:822-3.

[97] Akkersdijk WL, Deruyter JW, Lapham R, Mali W, Eikelboom BC. Colour duplex ultrasonographic imaging and provocation of popliteal artery compression. Eur J Vasc Endovasc Surg. 1995;10: 342-5.

[98] Metges PJ, Cosnard G, Pailler JL, Chantome M, Flageat J. L'artère poplitée piégée. Diagnostic précoce par les épreuves dynamiques actives en artériographie. J Radiol. 1981;62:331-3.

[99] Greenwood LH, Yrizanny JM, Hallett JW. Popliteal arterial entrapment: importance of the stress runoff for diagnosis. J Cardiovasc Intervent Radiol. 1986;9:93-9.

[100] Persky JM, Kempczinsky RF, Fowl RJ. Entrapment of the popliteal artery. Surg Gynec Obstet. 1991;173:84-90.

[101] Jeffery PC, Immelman DJ, Harris-Jones P. Popliteal artery entrapment syndrome. Report of two cases. S Afr Med J. 1985;67:692-4.

[102] O'Leary DP, O'Brien G, Fulton G. Popliteal entrapment syndrome. Int J Surg Case Rep. 2010;1:13 5.

[103] Muller J, Morris DC, Nichols DM. Popliteal artery entrapment demonstrated by CT. Radiology. 1984;151:157-8.

[104] Goebel N, Brunner U, Bollinger A. CT-Aspekt der

häufigsten Variante des Entrapmentsyndrom der Arteria poplitea. Fortschr Geb Roentgenstr Nuklearmed. 1985;142:698-700.

[105] Williams LR, Flinn WR, McCarthy WJ, Yao JST,Bergan JJ. Popliteal artery entrapment: diagnosis by computed tomography. J Vasc Surg. 1986;3:360-3.

[106] Bergman RA, Walker CW, El-Khoury GY. The third head of gastrocnemius in CT images. Ann Anat. 1995;177: 291-4.

[107] McGuinness G, Durham JD, Rutherford RB, Thickham D, Kumpe DA. Popliteal artery entrapment: findings at MR imaging. J Vasc Intervent Radiol. 1991;2:241-5.

[108] Fujiwara H, Sugano T, Fuji N. Popliteal artery entrapment syndrome: accurate morphological diagnosis utilizing MRI. J Cardiovasc Surg. 1992;33:160-2.

[109] Di Cesare E, Marsili L, Marino G, Masciocchi G, Spartera C, Lupattelli L, Passariello R. Stress MR imaging for evaluation of popliteal artery entrapment. J Magn Res Imaging. 1994;4:617-22.

[110] Chernoff DM, Walker AT, Khorasani R, Polak JF, Jocesz P. Asymptomatic functional popliteal entrapment: demonstration at MR imaging. Radiology. 1995;195: 176-80.

[111] Beregi JP, Djabbari M, Desmoucelle F, Willoteaux S, Louvegny S. Popliteal vascular disease. Evaluation with spiral CT angiography. Radiology. 1997;203:477-83.

[112] Ohara N, Miyata T, Oshiro H, Shigematsu H. Surgical treatment for popliteal artery entrapment syndrome. Cardiovasc Surg. 2001;9:141-4.

[113] Atilla S, Ilqit E, Akpuk S, Yucel C, Tali ET, Isik S. MR imaging and MR angiography in popliteal artery entrapment syndrome. Eur Radiol. 1998;8:1025-9.

[114] Ozkan U, Oguzkurt L, Tercan F, Pourbangher A. MRI and DSA findings in popliteal artery entrapment syndrome. Diagn Intervent Radiol. 2008;14:106-10.

[115] Zhong H, Liu C, Shao G. Computed tomographic angiography and digital subtraction angiography findings in popliteal artery entrapment syndrome. J Comput Assist Tomogr. 2010;34:254-9.

[116] Kim S-Y, Min S-K, Ahn S, Min S-I, Ha J, Kim SJ. Longterm outcomes after revascularization for advanced popliteal artery entrapment syndrome with segmental arterial occlusion. J Vasc Surg. 2012;56:90-7.

[117] Devin R, Salavert JP, Dor P. Malposition et sténose extrinsèque de l'artère poplitée par amomalie d'insertion du jumeau interne. Mém Acad Chir. 1969;95:752-4.

[118] Gryska PF, Darling RC, Linton RR. Exposure of the entire popliteal artery through a medial approach. Surg Gynec Obstet. 1964;118:845-6.

[119] Ring DH Jr, Haines GR, Miller DL. Popliteal artery entrapment syndrome: arteriographic findings and thrombolytic therapy. J Vasc Intervent Radiol. 1999; 10: 713-21.

[120] Burger T, Meyer F, Tautenman J, Hallouf Z, Fahlke J. Initial experience with percutaneous endovascular repair of popliteal lesions using a new PTFE stent graft. J Endovasc Surg. 1998;5:365-72.

[121] Tercan F, Oguzkurt L, Kizilkilic A, Yeniocak A, Gullan

O. Popliteal artery entrapment syndrome. Diagn Intervent Radiol. 2005;11:222-4.

[122] Mascarenas de Oliveira F, Barbosa Santos AC, Takito AM, Bolanho E, De Faria Bittencourt Da Costa R, Fernandos F Jr. Bilateral popliteal entrapment syndrome. J Vasc Bras. 2008;7:159-62.

[123] Kwon JH. Obstruction of a popliteal artery stent of a patient with popliteal artery entrapment syndrome. Open J Radiol. 2013;3:201-3.

[124] Bail DH, Schneider W, Duda S. Das Entrapment-Syndrom der Arteria poplitea bei einem älteren Patienten: Diagnose nach erfolgloser laserassistierteren perkutaner transluminaler Angioplastik. Dtsch Med Wchschr. 1996;121:336-40.

[125] Steurer J, Hoffmann E, Schneider E, Largiarder J, Bollinger A. A new therapeutic approach to popliteal artery entrapment syndrome (PAES). Eur J Vasc Endovasc Surg. 1995;10:243-7.

[126] Meyer TO, Schneider E, Amman-Vesm B. Long-term follow-up of patients with popliteal artery entrapment syndrome treated by endovascular recanalization. Vasa. 2010;39:189-95.

[127] Rignault DP, Pailler JL, Lunel F. The "functional" popliteal entrapment syndrome. Int Angiol. 1985;4:341-3.

[128] Turnipseed WD. Functional popliteal artery entrapment. A poorly understood and often missed diagnosis that is frequently mistreated. J Vasc Surg. 2009;49:1189-95.

[129] Lane R, Nguyon T, Cuzzilla M, Oomens D, Mohabbay W, Hazelton S. Functional popliteal entrapment syndrome in the sportpersons. Eur J Vasc Endovasc Surg. 2012;43:81-7.

[130] Evans WE, Bernhard W. Acute popliteal artery entrapment. Am J Surg. 1971;121:739-40.

[131] Levien LJ. Popliteal artery thrombosis caused by popliteal entrapment syndrome. In: Greenhalgh RM, Powell J, editors. Inflammatory and thrombotic problems in vascular surgery. Philadelphia: W.B. Saunders; 1997. p. 159-68.

[132] Pillai J, Levien LJ, Haagensen M, Candy G, Cluver MDV, Veller MG. Assessment of the medial head of the gastrocnemius muscle in functional compression of the popliteal artery. J Vasc Surg. 2008;48:1189-96.

[133] Pillai J. A current interpretation of popliteal vascular entrapment. J Vasc Surg. 2008;48:61S-5S.

[134] Deshpande A, Denton M. Functional popliteal entrapment syndrome. Aust N Z J Surg. 1998;68:660-3.

[135] De Almeida PJ, Yoshida WG, Habbermann D, Medeiros EM, Giannini M, Ribeiro De Melo NE. Extrinsic compression of the popliteal artery in asymptomatic athlete and non athlete individuals. Int Angiol. 2004;23:218-9.

[136] Raju S, Neglen P. Popliteal vein entrapment: a benign venographic feature or a pathologic entity? J Vasc Surg. 2000;31:631-41.

[137] Leon M, Volteas N, Labropoulos N, Hajji H, Kalodiki E, Fisher C, Chan P, Belcaro C, Nicolaides AN. Popliteal vein compression in the normal population. Eur J Vasc Surg. 1992;6:623-7.

[138] Lane R, Cuzzilla ML, Harris RA, Philips MN. Popliteal vein compression syndrome: obesity, venous disease and the popliteal connection. Phlebology. 2009;24:201-7.

第三篇　腘动脉瘤的病理学

Popliteal Aneurysms: Pathology

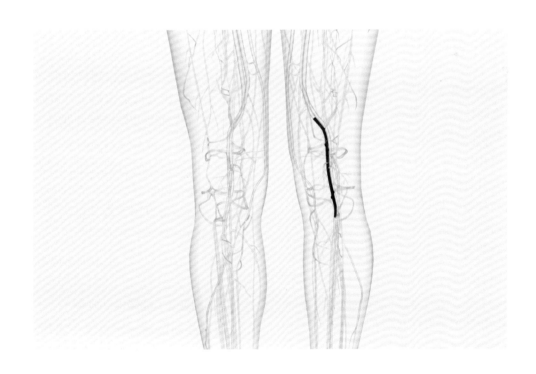

第 7 章 外科病理学
Surgical Pathology

Pietro Gallo　Bruna Cerbelli　著　李晨昊　曾宏　译

一、病因和病理

大多数腘动脉瘤起源于动脉粥样硬化[1]，并且与其他动脉粥样硬化性扩张有关，尤其是对侧腘动脉（59%）或腹主动脉（49%）[2]。

（一）动脉粥样硬化

腘动脉瘤在动脉粥样硬化性动脉瘤中很常见（在外周动脉瘤中发病率占比≥70%，仅次于腹主动脉瘤）[3]，但腘动脉以下的动脉瘤十分罕见[4]。男性多发，男女比为 16 : 1[5]。男性平均年龄为 71 岁，女性为 74 岁[5]。

附壁血栓形成极其多见（97%）[5]，在小型腘动脉瘤中也同样好发。腘动脉瘤行手术治疗后复发率依然较高：190 名患者术中发现了 244 例腘动脉瘤，其中 74 例患者在随访中位数 7 年后又发现了 102 例动脉瘤[6]。

双侧腘动脉瘤的发生是腹主动脉扩张的一个可靠的预测指标，而腘动脉瘤和腹主动脉瘤之间的相关性是对侧腘动脉动脉瘤随后发生的预测标志[7]。正如 Boyd[8] 最早提出的那样，目前不清楚患有孤立的、小的、无并发症的腘动脉瘤患者或患有较大的、扭曲的、有症状的和多发的动脉瘤患者之间是否代表了一种或两种不同的疾病。在 Ravn 等[5] 的研究中，患有孤立性腘动脉瘤的患者更年轻，但也可能是这两组患者在疾病的不同发展阶段。在 Ramesh 等[9] 的研究中，非血栓性

动脉瘤患者较年轻（66 岁 vs. 72 岁），更少的相关性动脉瘤（6/11 vs. 20/20），对侧腘动脉瘤发生率明显降低（1/11 vs. 11/20），心血管疾病（心肌梗死或心绞痛、脑血管意外、高血压、充血性心力衰竭和心律失常）发生率显著降低（2/11 vs. 19/20）。

动脉粥样硬化性腘动脉瘤的病因涉及多种因素，大多数患者表现为广泛的动脉粥样硬化，多个动脉扩张和延长（尤其是腹主动脉和下肢动脉），中膜变薄和血管壁压力增大是动脉膨胀的主要影响因素。金属蛋白酶降解促进了血管壁的扩张。极高的男女性比值提示了可能存在基因层面的因素，就如同动脉粥样硬化性主动脉瘤[10]。动脉瘤的扩张是由两种不同因素造成的：动脉壁强度的下降和机械应力的增加。后者是一种局部因素，普遍在血管分叉处反映出压力波，可能由高血压导致（常发生在腘动脉瘤）[3]。其他可能的机制包括血管位于内收肌裂孔处和膝关节的屈伸对动脉壁的压力[11]。但有时腘动脉瘤也会和其他因素有关。

（二）感染（细菌性动脉瘤）

细菌性动脉瘤并不常见（占所有动脉瘤的 1%～3%）[12]。已报道的细菌性腘动脉瘤不到 50 例，自 2000 年以来，仅有少数的报道[13-16]。与其他原因相比，细菌性动脉瘤具有较低的男女比（4 : 1）和较低的平均发病年龄（41 岁）。大多数

情况下，动脉内感染多是由于来自心脏或动脉感染病灶的血行播散。目前已分离出多种细菌，主要是葡萄球菌和链球菌[15]。

（三）腘动脉陷迫综合征

腘动脉陷迫综合征是一种先天性疾病，通常是由于存在动脉和邻近肌腱结构之间的异常关系所致。更少见的是，它继发于肌肉的过度发育[17]。腘动脉陷迫综合征的主要症状表现为狭窄（25%）和闭塞（44%），但扩张（4%）[18]和动脉瘤（6%）也并不罕见。腘动脉陷迫综合征的患者与动脉粥样硬化患者相比，男性比例更大（15:1），同时也更年轻（平均年龄31岁）。腘动脉陷迫综合征和动脉粥样硬化性动脉瘤一样，通常是双侧发生的。

（四）肌纤维发育不良

动脉壁肌纤维发育不良很少发生在下肢，而由此所导致的下肢动脉瘤更为罕见[19]。这种疾病常见于儿童时期，通常伴随着有症状的动脉瘤，肾脏动脉或颈动脉受累。虽然已发表的关于腘动脉的病例数量仍然较少，但其中狭窄比动脉瘤更常见。

（五）Klippel-Trénaunay 综合征

Klippel-Trénaunay 综合征通常与血管缺损（动静脉瘘和静脉血管发育不良）相关，但在少数病例中，它表现为与动脉瘤（同侧受累肢体）相关，包括一例单独的腘动脉瘤伴葡萄酒斑和同侧肢体肥大性下肢静脉曲张[20]。

（六）神经纤维瘤病

该病可影响血管内膜或外膜，导致：①单纯内膜型伴管腔狭窄；②内膜 – 动脉瘤型；③外膜结节型。

腹主动脉与髂动脉、内脏动脉（肾）及颈部动脉瘤占多数，外周动脉瘤少见。腘动脉瘤更加罕见[21]。

（七）其他原因

Mellière 等[22]提出钝性或穿透性创伤、高加索病、梅毒和白塞病是导致腘动脉瘤的深层原因。

二、外科病理学

（一）动脉粥样硬化

动脉粥样硬化性腘动脉瘤是真正意义上的动脉瘤，因为它们的血管壁包括动脉壁的所有层次，从内膜到外膜。梭形动脉瘤（图7-1）比囊状动脉瘤（图7-2）多见，为19:1[9]。由于腘动脉的上下端是相对固定的，所以腘动脉瘤经常会发生扭曲。扭曲程度和动脉瘤直径与并发症呈正相关，而血栓形成也和临床症状呈正相关[2]。

病理学者观察到的腘动脉瘤通常较大（图7-3），且具有多样性（图7-4），通常伴有附壁血栓形成（图7-5）。

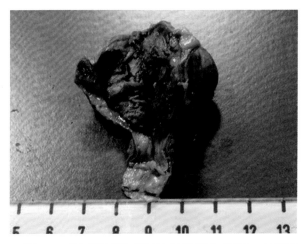

▲ 图 7-1　腘动脉梭形动脉瘤（以厘米为单位）；扩张涉及整个动脉；动脉瘤腔内几乎完全被血栓类物质填塞

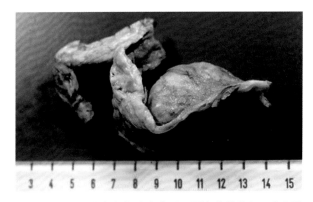

▲ 图 7-2　腘动脉囊状动脉瘤（以厘米为单位）；动脉被打开并置于边缘，以显示出动脉瘤的轮廓；内膜显示纤维粥样硬化斑块

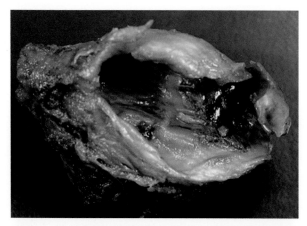

▲ 图 7-3 大的腘动脉梭形动脉瘤，大部分被血栓类物质占据

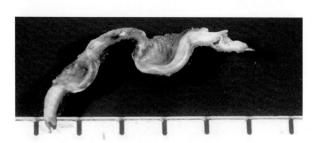

▲ 图 7-4 腘动脉的长轴切面，显示两个囊状动脉瘤（以厘米为单位）

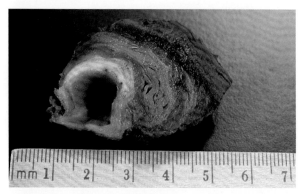

▲ 图 7-5 与图 7-3 相同的情况，于短轴平面切开；动脉瘤宽 5cm，但由于多层附壁血栓形成，管腔偏心脱位

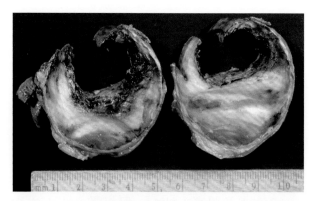

▲ 图 7-6 腘动脉瘤很大程度上被组织、分层的血栓类物质所堵塞（以厘米为单位）

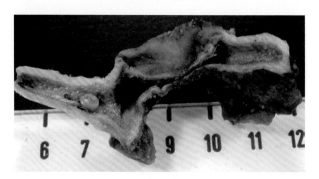

▲ 图 7-7 腘动脉的纵切面；巨大的圆顶状附壁血栓导致动脉腔明显狭窄

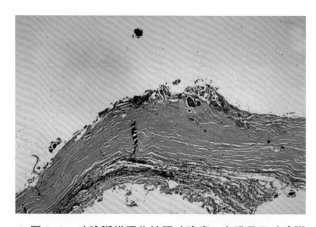

▲ 图 7-8 动脉粥样硬化性腘动脉瘤；内膜显示动脉粥样硬化纤维斑块溃疡（表面可见坏死碎片、胆固醇和局灶性钙沉积），中膜被一层薄的纤维组织完全取代；HE 染色，原始放大倍数 4)(

由于纤维蛋白沉积，血栓类物质经常以多层次出现（图 7-5 和图 7-6）。血栓体积过大，导致管腔阻塞（图 7-7）或堵塞动脉瘤腔。在小动脉瘤中，血栓类物质少见。

显微镜下，可以观察到中层变薄（图 7-8），平滑肌细胞被胶原纤维（图 7-9）取代，残留的

弹性纤维断裂。

内膜通常显示破碎的动脉粥样硬化纤维斑块，被丰富的、多层次的血栓类物质覆盖，并有

分散的多形核（图 7-10）。外膜常见淋巴细胞和单核细胞聚集（图 7-11）。

这些浸润通常不认为是一种动脉炎症，而是与动脉粥样硬化过程密切相关[23]。事实上，外膜通过其重要的免疫识别功能在调节动脉壁炎症过程中起着重要作用[24-26]，外膜树突状细胞可能通过识别病原体的分子模式并激活适应性免疫反应[27]。

（二）"细菌性"动脉瘤

腘动脉的细菌感染可能引起真性动脉瘤或假性动脉瘤。在真性动脉瘤中，细菌通过中性粒细胞从腔内扩散进入内膜。动脉壁表现出明显的炎

性粒细胞浸润，随后中层溶解，血管壁瘤样扩张。其组织学表现通常与已有的动脉粥样硬化病理特征有关。在假性动脉瘤中，炎症从外部到达腘动脉壁，血管扩张仅限于外膜的沉积（图 7-12 和图 7-13）。

（三）腘动脉陷迫综合征

腘动脉肌腱陷迫处的病理图像存在明显的不对称：靠近股骨面的动脉壁上有明显的"挤压性改变"。这些改变包括内层弹力膜和中膜平滑肌细胞的破裂和纤维化、内膜增厚和组织性的附壁血栓（图 7-14）。在对侧的动脉壁上，中膜纵向

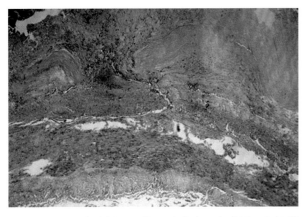

▲ 图 7-9 动脉粥样硬化性腘动脉瘤；内膜显示血栓类物质沉积（左上角），中膜大部分被纤维组织取代；只有外层的平滑肌细胞依旧存在（底部）；HE 染色，原始放大倍数 10×

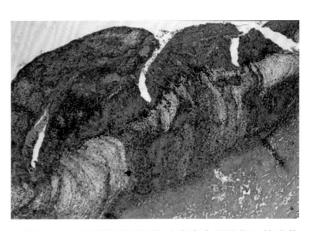

▲ 图 7-10 动脉粥样硬化性动脉瘤中的层状血栓类物质；表面上纤维蛋白被致密的多形核浸润物溶解；下方（右下角）可见较原始的、无定形的纤维蛋白沉淀物；HE 染色，原始放大倍数 25×

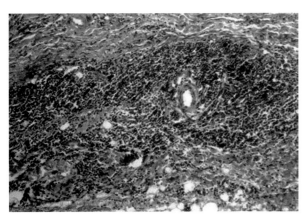

▲ 图 7-11 动脉粥样硬化动脉瘤外膜可见淋巴、单核细胞浸润；HE 染色，原始放大倍数 40×

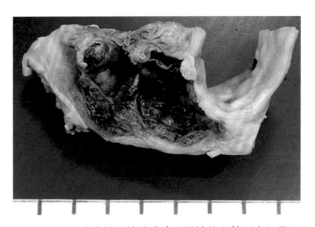

▲ 图 7-12 感染性假性动脉瘤；开放的血管（右）显示小的动脉粥样硬化纤维斑块；外膜（左）有一个褐色壁的空腔扩张（以厘米为单位）

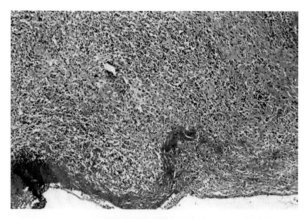

▲ 图 7-13　感染性假性动脉瘤（与图 7-12 相同）；假性动脉瘤腔（底部）边界是一层薄的纤维蛋白沉积物和一层致密的炎性细胞浸润；HE 染色，原始放大倍数 25×

的平滑肌肌束有所加强[17]。在影像学检查中，发生狭窄了的腘动脉检出率较低（6%），而根据手术医生和病理学者观察，腘动脉狭窄的发生率要高得多（15%）[17]。动脉中膜变得薄弱是动脉瘤形成的基础（图 7-15）。

（四）肌纤维发育不良

在 Neukirch 等[19]研究中发现，中膜平滑肌纤维发育不良与动脉瘤的病理特征一致，因为动脉壁的层次是可变化的。内层弹性膜局限性碎裂，中膜因大量纤维化和平滑肌细胞菲薄的更替区而变的杂乱无序，外膜呈中度纤维化改变。

（五）Klippel-Trénaunay 综合征

在 Akagi 等[20]报道的病例中，没有显示出动脉粥样硬化或炎症的迹象，并且在血栓形成的动脉瘤壁中可以观察到中膜极薄和杂乱无序的弹性纤维。同样的变化也存在于同一动脉的非扩张部分。

（六）神经纤维瘤病

在主动脉、颈动脉和肾动脉等大血管中，内

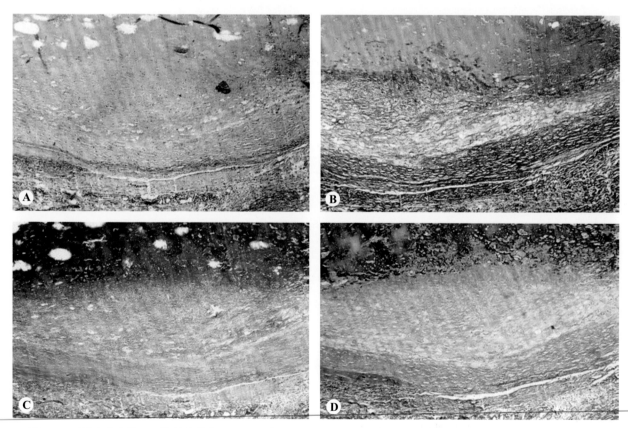

▲ 图 7-14　腘动脉陷迫；原始放大倍数 25×；远离骨面对侧动脉壁的典型特征；内膜被血栓物质覆盖（上部，B 图橙黄色，C 图红色，D 图紫色），中膜（底部）薄弱，平滑肌细胞完全被纤维化替代（B 图红色）和少量残余弹性纤维（B 图黑色）；B 图为 Van Gieson 弹性纤维染色；C 图为 Mallory azan 染色；D 图为 PTAH 染色（磷钨酸苏木精染色）

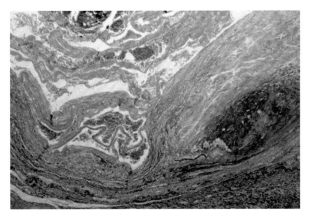

▲ 图 7-15 腘动脉陷迫狭窄后动脉瘤；动脉瘤样扩张是由于中膜（底部）变薄，弹性纤维断裂，平滑肌细胞被纤维取代；内膜出血（中）和动脉腔内血栓形成（上）；**Van Gieson** 弹性纤维染色；原始放大倍数 **10×**

膜增厚，中膜破损和动脉瘤形成通常认为是施万细胞的直接侵袭造成。据报道，在较小的外周血管中，内膜增生会导致狭窄及少见的狭窄后动脉瘤。在一例已发表的腘动脉瘤病例 [21] 中，动脉瘤壁的外膜检测到增殖的神经（S-100 阳性）梭形细胞浸润。

三、临床与病理的相关性

（一）动脉粥样硬化

血管扭曲与扩张密切相关，无论是在动脉瘤内，还是扩张段的上方或者下方 [9]。相反，狭窄

和血栓之间没有关联性。血管扭曲（＞45°）和扩张（动脉瘤直径＞3cm）对血栓形成具有很强的预测作用 [2]。扩张程度也和症状相关：无症状动脉瘤的直径中位数为 2cm，而有症状的动脉瘤为 2.4cm，且导致急性缺血或急性血栓形成的动脉瘤为 3cm。在腘窝内受压形成的动脉瘤是最大的（平均为 3.45cm）[2]。

在诊断时，大多数腘动脉瘤都是有症状的，并伴随一些急性表现，如动脉瘤血栓形成和远端栓塞 [7]，伴有急性缺血或间歇性跛行，而其他临床特征（破裂、伴发静脉血栓形成和压迫所致的神经症状）比较少见。慢性症状包括小腿血管进行性闭塞、跛行、静息痛和远端缺血，最终导致坏疽 [7]。

无症状性动脉瘤通常是在有症状的腹主动脉或对侧腘动脉被诊断后发现的。在随访期间，无症状的动脉瘤以每年 14% 的速度增大并出现症状 [28]，约 1/3 的病例出现急性缺血（血管闭塞或动脉瘤血栓形成致远端栓塞）。

（二）细菌性动脉瘤

细菌性腘动脉瘤通常源于脓毒症患者的细菌繁殖和播散。据报道，脓毒症继发于感染性心内膜炎 [15] 或血管腔内 / 心脏内支架植入物 [16]。一般来说，腘动脉瘤并不是与脓毒症性栓塞相关的唯一的临床表现，它与其他（通常是多个）部位的细菌性动脉瘤是共通的。

参考文献

[1] Galland RB. Popliteal aneurysms: from John Hunter to the 21st century. Ann R Coll Surg Engl. 2007;89:466-71.

[2] Galland RB, Magee TR. Popliteal aneurysms: distortion and size related to symptoms. Eur J Vasc Endovasc Surg. 2005;30:534-8.

[3] Dawson I, Sie RB, van Bockel JH. Atherosclerotic popliteal aneurysm. Br J Surg. 1997;84:293-9.

[4] Marmorale A, Sapienza P, Gallo P, Bernucci P, Cavallaro A. Aneurysms of the infrapopliteal arteries. J R Coll Surg Edinb. 1995;40:324-9.

[5] Ravn H, Bergqvist D, Björck M. Nationwide study of the outcome of popliteal aneurysms treated surgically. Br J Surg. 2007;94:970-7.

[6] Ravn H, Wanhainen A, Björck M. Risk of new aneurysms after surgery for popliteal artery aneurysm. Br J Surg. 2008;95:571-5.

[7] Ravn H, Björck M. Popliteal artery aneurysm: epidemiology and modern management. Acta Chir Belg. 2009;109:13-9.

[8] Boyd AM. Popliteal aneurysms. Br Med J. 1966;1:918-9.

[9] Ramesh S, Michaels JA, Galland RB. Popliteal aneurysms: morphology and management. Br J Surg. 1993;80:1531-3.

[10] Tilson MD, Seashore MR. Human genetics of the abdominal aortic aneurysms. Surg Gynecol Obstet. 1984;158:129-32.

[11] Gegdge SW, Spittel JA Jr, Ivins JC. Aneurysm of the distal popliteal artery and its relationship to the arcuate popliteal ligament. Circulation. 1961;24:270-3.

[12] Parkhurst GF, Decker JP. Bacterial aortitis and mycotic aneurysm of the aorta: a report of twelve cases. Am J Pathol.

1955;31:821-5.

[13] Safar HA, Cina CS. Ruptured mycotic aneurysm of the popliteal artery. J Cardiovasc Surg. 2001;42:237-40.

[14] Alonso-Bartolome P, Alonso Valle H, Aurrecoeechea E, Acha O, Blanco R. Mycotic (infected) aneurysm of the popliteal artery and arthritis following Salmonella bacteraemia. Clin Exp Rheumatol. 2001;19:325-8.

[15] Killeen SD, O'Brien N, O'Sullivan MJ, Karr G, Redmond HP, Fulton GJ. Mycotic aneurysm of the popliteal artery secondary to Streptococcus pneumoniae: a case report and review of the literature. J Med Case Rep. 2009;3:117-21.

[16] Fisk M, Peck LF, Miyagi K, Steward MJ, Lee SF, Macrae HB, Morris-Jones S, Zumla AL, Marks DJB. Mycotic aneurysms: a case report, clinical review and novel imaging strategy. Q J Med. 2012;105:181-8.

[17] Cavallaro A, di Marzo L, Gallo P, Cisternino S, Mingoli A. Popliteal artery entrapment. Analysis of the literature and report of personal experience. Vasc Surg. 1986;20:404-23.

[18] Di Marzo L, Cisternino S, Mingoli A, Gallo P, Farina C, Sciacca V, Cavallaro A. L' entrapment dell'arteria poplitea. Esperienza personale ed analisi computerizzata dei dati della letteratura. Policlinico sez Chir. 1987;94:358-61.

[19] Neukirch C, Bahnini A, Delcourt A, Kieffer E. Popliteal aneurysm due to fibromuscular dysplasia. Ann Vasc Surg. 1996;10:578-81.

[20] Akagi D, Ishii S, Kitagawa T, Nagawa H, Miyata T. Popliteal artery aneurysm associated with Klippel-Trénaunay syndrome. Case report and literature review. J Vasc Surg. 2006;43:1287-9.

[21] Cho YP, Kang GH, Choi S-J, Herr H, Han MS, Jang HJ, Kim YH, Kim H, Kwon T-W, Lee SG. Aneurysm of the popliteal artery in neurofibromatosis. Ann Vasc Surg.

2005;19:900-3.

[22] Mellière D, Bokobza B, Lange F, Becquemin J-P, Hoehne M, Veit R. Anévrysme degeneratif nonathéromateux de l'artère poplitée de l'adulte jeune. J Mal Vasc. 1986;11:9-12.

[23] Leone O, Agozzino L, Angelini A, Bartoloni G, Basso C, Caruso G, d'Amati G, Pucci A, Thiene G, Gallo P. Criteria for histopathologic diagnosis of aortic disease. Consensus statement from the SIAPEC-IAP Study Group of "Cardiovascular Pathology" in collaboration with the Association for Italian Cardiovascular Pathology. Pathologica. 2012;104:1-33.

[24] Hildebrandt HA, Goessl M, Mannheim D, Versari D, Herrmann J, Spendlove D, Bajanowski T, Malyar NM, Erbel R, Lerman LO, Lerman A. Differential distribution of vasa vasorum in different vascular beds in humans. Atherosclerosis. 2008;199:47-54.

[25] Wagner AD, Bjorsson J, Bartley GB, Goronzy JJ, Weyand CM. Interferon-gamma-producing T cells in giant cell vasculitis represent a minority of tissue-infiltrating cells and are located distant from the site of pathology. Am J Pathol. 1996;148:1925-33.

[26] Weyand CM, Ma-Krupa W, Pryshchep O, Groschel S, Bernardino R, Goronzy JJ. Vascular dendritic cells in giant cell arteritis. Ann N Y Acad Sci. 2005;1062:195-208.

[27] Ma-Krupa W, Jeon MS, Spoerl S, Tedder TF, Goronzy J, Weyand CM. Activation of arterial wall dendritic cells and breakdown of self-tolerance in giant cell arteritis. J Exp Med. 2004;199:173-83.

[28] Michaels JA, Galland RB. Management of asymptomatic popliteal aneurysms: the use of Markov decision tree to determine the criteria for a conservative approach. Eur J Vasc Surg. 1993;7:136-43.

第四篇　动脉粥样硬化性
腘动脉瘤的临床研究

Atherosclerotic Popliteal Aneurysms: Clinical Aspects

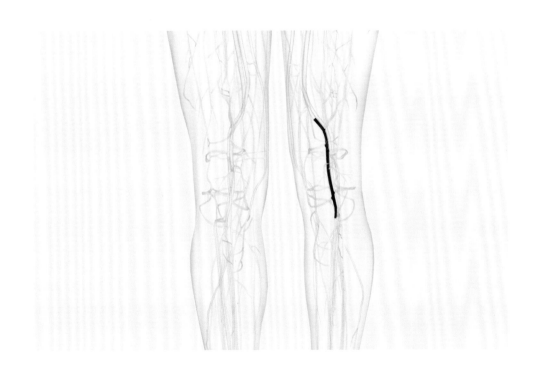

第 8 章 定义、流行率和病因
Definition, Prevalence, and Etiopathogenesis

Antonino Cavallaro **著** 伊尔帕尼·艾尔肯 刘 洋 **译**

根据动脉瘤报告标准小组委员会（来自血管外科学会和国际心血管外科学会北美分会[1]）提出的被普遍接受的建议，动脉瘤是一种"动脉的永久性局部扩张，其直径至少比预期的正常动脉直径增加 50%"。小组委员会接受了腘动脉（popliteal artery，PA）直径为（0.90±0.20）cm 的正常值（由 Davis 等[2]通过 B 超测量）。另一种更通用的定义是，"假设动脉扩张近端直径正常，按照常规，直径增加超过 50% 被认为是动脉瘤的证据。"

在实际环境中，许多作者继续遵循 Szilagyi 等[3]的建议，考虑动脉瘤性 PA 直径≥2cm。Charing Cross 医学院的 McSweeney 等[4]指出，"腘窝最大直径/棘上直径≥1.5 的比值可能代表腘窝动脉的真正扩张。"Dawson 等[5]认为当 PA 动脉瘤的外径超过 2cm 或 1.5 倍于正常动脉时为动脉瘤。

一、罕见病

20 世纪早期的病理学教科书[6,7]提出，除主动脉瘤外，腘动脉瘤（popliteal artery aneurysms，PAA）的发病率高于其他任何动脉。1949 年，Linton[8]指出，动脉粥样硬化性 PAA 的真实发生率可能没有确切的统计数据。这一评价被多次证实[9-11]。造成这种数据缺陷的原因取决于以下几个因素。

（1）部分 PAA 完全无症状。

（2）尸检很少涉及腘窝空间，除非有症状性病变或有确切的指征而进行的操作。

（3）腘窝的触诊并不确切，因此并没有作为常规操作。1937 年，Theis[12]提出："通常，只有在动脉瘤晚期出现严重并发症时，腘窝才会被仔细检查。"这可能令人惊讶，因为任何入院或首次就诊都应该包括外周脉搏的检测，然而，很普遍的情况是，对于下肢血管病变，大多数医生只检查股动脉及远端动脉。当然，对于血管外科医生来说，这是不被允许的，但事实是，对腘动脉的触诊，即使按照正确流程操作（图 8-1），也有可能是非常困难的，尤其是对肥胖患者。

关于 PAA 的流行病学，至少是那些与临床相关的，可以通过与其他更容易检测到的动脉瘤的比较得出。1959 年，Crawford 等[13]报道，在 5 年的时间里，有 650 例主动脉瘤和 54 例外周动脉瘤，其中 30 例（55%）发生在腘窝。Flamand 等[14]观察到，在 11 年中，131 个主动脉瘤和 41 个周围动脉瘤（31 例患者），其中 28 个（68.2%）位于腘窝。在同一时期，MacSweeney 等[4]记录了 232 个腹主动脉瘤（abdominal aortic aneurysm，AAA）和 24 个 PAA（其中只有 11 个临床检测到）。Bacciu 等[15]1976—1986 年观察到 206 例 AAA 和 24 例动脉粥样硬化 PAA（15 例患者）。在 65—79 岁的男性中，AAA 的患病率为 5%～10%[16]；在相似的年龄类别中，PAA 患病率为 1%[17]。这些

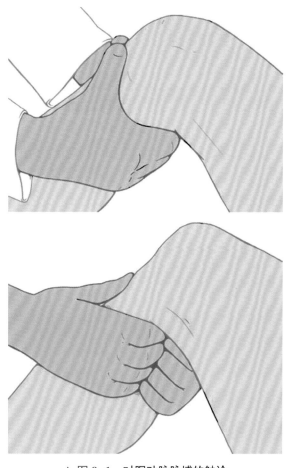

▲ 图 8-1 对腘动脉脉搏的触诊

观察结果得到了相似的比值[18]，即 PAA 相对于 AAA 占比 6%～8%。Shortell 等[19] 在报告中指出，在 25 年的时间里，PAA 几乎占所有动脉瘤修复术中的 7%。Szilagyi 等[3] 报道，在 1964—1971 年，AAA 和 PAA 的比率是 15∶1；在 1972—1988 年根据 Farina 等[20] 的经验，为 13∶1。

在超声应用后不久，B 超的引入使腘动脉瘤得到更现实的评估。1981 年，Hirsch 等[21] 报道了 100 例怀疑有主动脉或外周动脉瘤的患者，通过 B 超进行研究：他们发现了 53 例 AAA 和 12 例 PAA，其中 9 例与主动脉或股动脉瘤相关。Batt 等[22] 发现每年发生 5～7 个 PAA 和 20～25 个 AAA。

因此，Buxton 等[23] 提出的 PAA 发生率比一般认为的高得到了证实。

另外一些通过超声对患者进行调查的研究可以得出更详尽的数据，其结果是相似的。Diwan 等[24] 研究了 313 例 AAA 患者：其中 24 例（7.6%）出现 PAA（共 39 个病变）；作者同时指出大多数此类动脉瘤在临床上无法检测到。Trickett 等[17] 筛选了 1076 例年龄在 75—80 岁的男性受试者，发现 11 例患者（约 1%）患有 PAA。Morris-Stiff 等[25]，筛选了 449 例受试者进行 AAA 超声，同时对下肢动脉进行超声评估：他们没有发现 1 例 PAA，但有部分患者腘动脉管径扩张 39/898（4.3%），直径＞1cm。Magee 等[26] 发现一个非常有意思的现象，他们随访了 67 例单侧或双侧腘动脉扩张患者 3.1 年，观察到在 2 年内，其中 7 例发展为动脉瘤（直径＞2cm）；这些病例对于腘动脉动脉瘤的相关性具有一定的指导意义。

尽管有越来越多的数据证实，但是实际上，PAA 的真正流行病学分析仍然是推测性的。50 多年前，Hunter 等[10] 得出结论，PAA 明显低于主动脉分叉处的动脉瘤，而比胸部、四肢或颈部大动脉的动脉瘤更常见。后一种评价得到若干经验的证实。Abelleyra 等[27] 报道了 31 个周围动脉瘤，其中 18 个（58%）为腘动脉瘤。Hands 和 Collin[28] 观察到 25 个股动脉瘤和 34 个腘动脉瘤（占总动脉瘤的 57.6%）。Agrifoglio 等[29] 指出，根据现有文献，PAA 占周围动脉瘤的 62%。与这一普遍共识相反，Whitehouse 等[30] 报道，可能因为许多 PAA 较小且无症状，而腹股沟触诊比腘窝触诊更容易、更可靠，因此他们在 40 年的时间内发现了 88 个 PAA 和 172 个股动脉瘤。

为了确认发病率，即使得不到确切的流行病学数据，至少希望能够提高诊断率的增加（从而得到治疗的改善），我们试图将几个系列的数据制成表格，分水岭为 1985 年——超声开始广泛使用的时间。这是一个里程碑事件，在 Gifford 等[31]、Wychulis 等[32]、Bouhoutsos 和 Martin[33] 的报道之后，由于在未诊断 / 误诊病例中观察到的不良后遗症，人们已经认识到该病的重要性。在第一篇综述（表 8-1）中，除了梅奥诊所（平均报告超过 25 例 / 年），其他均为 1.5～9.8 例 / 年，

表 8-1 1985 年以前收集（或大量收集）一系列动脉粥样硬化性腘动脉瘤					
作者，年份	研究时间	患者数	动脉瘤	患者 / 年	动脉瘤 / 年
Linton [8], 1949	1942—1947	14	15	2.8	3.0
Janes [34], 1951a	1940—1949	42	63	4.2	6.3
Gifford [31], 1953a	1913—1951	64	95	1.6	2.4
Lord [35], 1957	7 年	10	13	1.4	1.9
Crawford [13], 1959	5 年		30		6.0
Friesen [36], 1962a,b	1950—1960	64	100	5.8	9.1
Edmunds [37], 1965	1948—1963	80	96	5.0	6.0
Baird [38], 1966	1938—1964	36	51	1.3	1.9
Crichlow [39], 1966	1953—1965	42	60	3.2	4.6
Wychulis [32], 1970a	1961—1968	150	231	18.8	28.9
Bouhoutsos [33], 1974	1958—1972	71	102	4.7	6.8
Buda [40], 1974	1951—1972	59	81	2.7	3.7
Gaylis [41], 1974	15 年	38	49	2.5	3.3
Hardy [42], 1975	18 年	21	29	1.2	1.6
Buxton [23], 1975	1963—1974	23	34	1.9	2.8
Evans [43], 1976c	15 年	52	86	3.5	5.7
Towne [44], 1976	21 年	80	119	3.8	5.7
Tompkins [45], 1977	1968—1976	18	26	2.0	2.9
Chitwood [46], 1978	10 年	26	35	2.6	3.5
Inahara [47], 1978	1963—1977	30	44	2.0	2.9
Guvendik [18], 1980	1969—1976	20	27	2.5	3.4
Szilagyi [3], 1981	1964—1979	61	86	3.8	5.4
Vermilion [48], 1981c	1960—1980	87	147	4.1	7.0
Laskar [49], 1982	1970—1981	27	32	2.3	2.7
Reilly [50], 1983	1958—1982	159	244	6.4	9.8
Whitehouse [30], 1983	1943—1982	61	88	1.5	2.2
Takolander [51], 1984	1971—1982	13	18	1.1	1.5
Downing [11], 1985	1960—1983	39	61	1.6	2.5
Salo [52], 1986	1960—1980	19	21	0.9	1.1
Mellière [53], 1986	1970—1983	50	73	3.6	5.2

（续表）

作者，年份	研究时间	患者数	动脉瘤	患者 / 年	动脉瘤 / 年
Anton [54], 1986	1952—1974	56	73	2.4	3.2
Flamand [14], 1971	1975—1984	54	87	5.4	8.7
Raptis [55], 1986	1972—1983	36	61	3.0	5.1
Schellack [56], 1987	1965—1985	60	95	2.9	4.5
Englund [57], 1987	1968—1985	75	103	4.2	5.7
Lilly [58], 1988	1978—1987	35	59	3.5	5.9
Bacciu [15], 1988	1976—1986	15	24	1.4	2.2
Farina [20], 1989	1972—1988	33	47	1.9	2.8
Cole [59], 1989	1976—1987	38	59	3.2	4.9
Halliday [60], 1991	1982—1989	33	51	4.1	6.4
Shortell [19], 1991	1964—1990	39	51	1.4	1.9
Dawson [61], 1991	1958—1985	50	77	1.8	2.7
Roggo [62], 1993	1965—1991	162	247	6.0	9.1
Lowell [63], 1994ᵃ	1980—1985	106	161	17.6	26.8
Vettorello [64], 1996	1970—1994	26	37	1.0	1.5
Sarcina [65], 1997	1974—1994	58	69	2.9	3.4
Davidovic [66], 1998	36 年	53	64	1.5	1.8

在这张表中，列出不同作者在腘动脉粥样硬化性动脉瘤治疗领域的经验，并排除了其他病因的动脉瘤

参考文献 [8][13][15][23][30][34][38][39][43–47][49][51][52][55][57][61][63]，文献只讨论动脉粥样硬化性 PAA

参考文献 [3][11][18–20][31–33][35–37][40–42][53][60][62] 和 [66] 包括少量非动脉粥样硬化性 PAA；但是，很容易提取动脉粥样硬化 PAA 的相关数据

参考文献 [48][50][54][56][58][59][64][65]，未声明所有 PAA 是否均为动脉粥样硬化

a. 来自明尼苏达州罗切斯特梅奥诊所：文献 [31] 与文献 [34] 的研究周期重叠，参考文献 [36] 和参考文献 [31] 部分重叠

b. 在效果上，Friesen 等报道了 110 例患者（即 10 个患者 / 年），但仅给出了接受手术治疗患者的细节

c. 尚不清楚参考文献 [48] 的报道数据是否包括参考文献 [43] 的数据

只有两个系列接近 10 例 / 年。在第二个综述（表 8-2），梅奥诊所仍然是领先的中心，超过 30 例 / 年；然而，8 个中心报告的年平均接近 10 例 / 年（1 个接近 30 例 / 年）。

鉴于各个数据显示的特征，笔者发现，PAA 被诊断率逐渐增加，但这是因为刻意增加对于患者无症状 PAA 搜索的结果。目前仍然缺乏相关的大型统计，因此，PAA 的真正流行病学数据仍然未知。也许 PAA 并不是一种真正罕见的疾病，无论如何，它在几个世纪以来一直是外科医生经常需要面对的一类疾病，在此分享 Laskar 等的观点 [49]："为什么外科医生血管手术的早期阶段会集中在腘动脉瘤的诊断和治疗上，因为这些疾病的发病率很高。"

表 8-2　1985 年后收集（或大量收集）的一系列动脉粥样硬化性腘动脉瘤					
作者，年份	研究时间	患者数	动脉瘤	患者 / 年	动脉瘤 / 年
Dawson [67], 1994[a]	1985—1992	27	41	3.4	5.1
Carpenter [68], 1994	1979—1992	33	54	2.4	3.9
Gawenda [69], 1995	1981—1994	39	58	2.9	4.3
Duffy [70], 1998	1987—1997	25	42	1.9	3.2
Taurino [71], 1998	1980—1995	23	28	1.5	1.9
Dijkstra [72], 1998	1984—1996	17	23	1.3	1.8
Locati [73], 1999	1982—1998	63			3,7
Gouny [74], 2000	1992—1997	35	52	7.0	10.4
Irace [75], 2001	1990—1999	45	75	4.5	7.5
Stiegler [76], 2002	1995—2000	46	65	7.7	10.8
Kauffman [77], 2002	1968—2000	112	175	3.4	5.3
Dorigo [78], 2002	1990—2000	89	109	8.1	9.9
Ascher [79], 2003	4 年	25	34	6.2	8.5
Bowrey [80], 2003	1988—2000	46	67	3.5	5.1
Harder [81], 2003	1997—2000	24	36	6.0	9.0
Laxdal [82], 2004	1974—2000	49	70	1.8	2.6
Aulivola [83], 2004	1992—2002	38	63	3.5	5.7
Martelli [84], 2004	1985—2000	38	56	2.4	3.5
Galland [85], 2005	1988—2004	73	116	4.3	6.8
Stone [86], 2005	1995—2004	46	55	4.6	5.5
Pulli [87], 2006	1984—2004	137	159	6.5	7.6
Beseth [88], 2006	1981—2003	35	43	1.5	1.9
Huang [89], 2007[b]	1985—2004	494	651	24.7	32.6
Davies [90], 2007	1988—2006	57	72	3.0	3.8
Curi [91], 2007	2000—2006	43	56	6.1	8.0
Lichtenfels [92], 2008	2000—2004	40	60	8.0	12.0
Dzieuciuchowicz [93], 2009	1995—2005	61	82	5.5	7.4
Zimmermann [94], 2010	2000—2007	46	63	5.6	7.9
Zaraca [95], 2010	1991—2009	35	49	1.8	2.6
Pulli [96], 2012	2005—2010	59	81	9.8	13.5

（续表）

作者，年份	研究时间	患者数	动脉瘤	患者 / 年	动脉瘤 / 年
Kropman[97], 2014	1993—2011	218	368	11.5	19.4
Huang[98], 2014b	2005—2012	217	271	28.9	36.1
Serrano-Hernando[99], 2015	1993—2013	142	211	6.8	10.0
Mazzaccaro[100], 2015	1998—2011	65	94	4.6	6.7
Ronchey[101], 2015	2000—2013	67	101	4.8	7.2
Wagenhauser[102], 2015	1996—2013	30	50	1.7	2.8
Leake[103], 2016	2006—2014	156	247	17.3	27.4
个案类	1981—2005	58	82	2.3	3.3

参考文献 [67][69][70][72][74][77][80]，只讨论动脉粥样硬化性 PAA；个案类仅包括动脉粥样硬化 PAA

参考文献 [73]（2 例 PA 卡压综合征），文献 [83]（1 例马方综合征）包括少量非动脉粥样硬化性 PAA，很容易提取动脉粥样硬化 PAA 的相关数据

参考文献 [89] 包含部分非动脉粥样硬化 PAA；236 个病理结果中：动脉粥样硬化 233 例，肌纤维发育不良 2 例，血栓闭塞性脉管炎 1 例

参考文献 [68][71][75][76][78][79][81][82][84–88][90–103]，未声明所有 PAA 是否均为动脉粥样硬化

参考文献 [71–73][78][86–88][90][91] 和 [95] 只提交修复（手术或血管内）的病例

a. 未包括之前报道的病例 [61]

b. 来自明尼苏达州罗切斯特梅奥诊所

二、发病机制

过去，有几个因素被认为是导致 PAA 形成的原因。Broca[104] 考虑过酗酒和长期使用汞类药物，但他认为创伤和梅毒是这种疾病更常见的原因。创伤可能是急性的，以挫伤的形式出现，但更多的是反复的，在某种程度上，是日常活动所固有的。Home[105] 观察到在马车夫和骑马的人（骑兵士兵）中 PAA 的发病率较高，慢性创伤的原因不仅是重复的剧烈运动，还与刚性皮靴的上缘有关。Delbet[106] 支持创伤性病因学，观察到 PAA 在劳动阶级中更常见，男性的病因可以用男性个体从事更剧烈的体力活动来解释。梅毒被认为是动脉瘤的常见病因，但是否诱发 PAA 还存在一定的疑惑。Broca[104] 观察到，在殖民国家，梅毒是一种弥漫性疾病，但动脉瘤很少见。Delbet[106] 报道了士兵和水手中类似的梅毒发病率，但 PAA 在士兵中更为常见；与此相反，Erichsen[107] 观察

到海员中 PAA 的发病率特别高。

在第二次世界大战之前不久，Wells 等[108] 指出，动脉粥样硬化往往是动脉瘤壁唯一可证明存在的疾病，创伤或紧张可能导致扩张，引起症状。Linton[8] 报道了 1908—1947 年在波士顿的麻省总医院观察到的 42 例 PAA 患者：其中 35 例是由动脉粥样硬化引起（即使其中 4 例患有梅毒）；此外，他强调，在 1938 年收集的 25 个动脉瘤中，梅毒从未被认为是病因。事实上动脉粥样硬化病变在动脉瘤所导致的管腔狭窄[20] 中也能被观察到，但是动脉粥样硬化本身并不能解释动脉瘤性疾病在腘动脉的易发性。

腘动脉的特殊解剖情况被认为与此部位动脉瘤的形成有关。1957 年，[35]Lord 在文中写道："腘动脉的适应性很强，当大腿完全弯曲时，它可以从一条直线变为 45° 角。这种变化对于年轻的、健康的、有弹性的血管来说无害，但是对于

动脉壁中存在粥样斑块和钙沉积的动脉来说，这种变化就不那么容易耐受了。毫无疑问，在这条特殊的血管中，频繁的弯曲是动脉瘤发展的一个因素。"

Boyd 等[109] 和 Lindbom[110] 已经强调了膝关节反复屈伸引起血管损伤的重要性。

另一个有吸引力的理论提出 PAA 可能是因为狭窄后动脉扩张。这一假设的临床支持依赖于在腘动脉栓塞患者中观察到的并不罕见的狭窄后动脉瘤。这一现象在临床和实验中都得到了广泛的证实。锁骨下动脉动脉瘤由于胸廓出口解剖变异在 19 世纪就已被发现[111]；1916 年，Halsted 和 Reid[112] 发现在部分闭塞血管近端产生了限制性动脉扩张。1954 年，Holman[113] 在实验室对狭窄后扩张现象进行了深入研究（图 8-2），得出结论："首先，通过狭窄段喷射出的大量高速流体撞击狭窄远端移动较慢的流体，导致高动能转化为高势能或侧压力。然后，在急流的横向偏转甚至是流动方向的完全逆转中，产生高低压交变的涡流，这种涡流对弹性壁的长时间反复冲击能够引起结构疲劳和血管壁的膨胀，最终不可避免地导致狭窄后扩张的现象。"

随后 Simkins 和 Stehbens[114] 研究了狭窄动脉瘤的管壁振动。

动脉管腔有几个区域变窄，可导致狭窄后的腘动脉在不同水平上的扩张（除了解剖学上的变异导致腘动脉卡压）。内收肌间隙可能是最广为人知的部位。在该部位，由于血管壁收缩扩张，持续的微创伤可能导致动脉粥样硬化病变[115]，导致血管解剖和功能上的狭窄。早在 1946 年，Lilly[116] 就已经强调了 Hunter 管远端动脉粥样硬化导致动脉狭窄的概念；Friesen 等[36] 认为，位于内收肌裂孔远端的 PAA 很可能是起源于狭窄后。他们认为整个内收肌管，股浅动脉被内收肌的反复作用压在股骨上，可能是一个功能狭窄区。

1949 年 Boyd 等[109] 描述了腓肠肌深筋膜处形成的纤维隧道，腘动脉通过腘窝的疏松结缔组

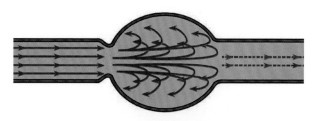

▲ 图 8-2　狭窄后引起的扩张
扩张段内非正流血流，增加了侧壁和逆行偏转引起的压力；（经许可引自 Holman[113]）

织进入该隧道。腓肠肌表面的筋膜覆盖形成一个明确的压迫带，附着于膝关节囊，并穿过腘动脉后方，宽 0.25～0.50 英寸。

1961 年，Gedge 等[117] 强调了膝关节处弓状韧带（图 8-3）的起源对于远端腘动脉瘤形成的重要性，腓骨的韧带从头部向上越过腘肌的外侧肌肉，穿越膝关节韧带。这种纤维结构穿过腘动脉的前面，当腿完全伸展时变得特别尖锐和突出。

当狭窄位于动脉的分叉处时，它可能起着更为特殊的作用。Guvendik 等[18] 观察到腹主动脉和腘动脉瘤发生在分叉上方，如果动脉粥样硬化导致一侧或双侧肢体变窄，这将大大增强来自分叉处的压力反射，垂直波与反射波相遇时会产生相当大的波动。

PAA 的特征之一是经常与其他部位的动脉瘤相关，这导致观察到"动脉粥样硬化引起的腘动脉瘤仅仅是一种广泛进展性疾病的局部表现"。Friesen 等[36] 在 1962 年做出的这一正式评估，被 Bouhoutsos 和 Martin[33] 在 1974 年强调为一个基本概念。Towne 等[44] 观察到 PAA 患者有动脉瘤变性的固有倾向。Dawson 等[61] 对 50 例 PAA 患者进行了 15 年的随访：16 例（32%）新发 23 个动脉瘤（6 个胸腹动脉瘤，11 个股动脉瘤，6 个对侧腘窝动脉瘤）。Cole 等[59] 断言腘动脉瘤的存在表明在对侧肢体或其他部位存在另一个动脉瘤的可能性很高。

在过去的几十年里，基础科学的非凡进步产生了一系列临床医生和科学家之间的合作研

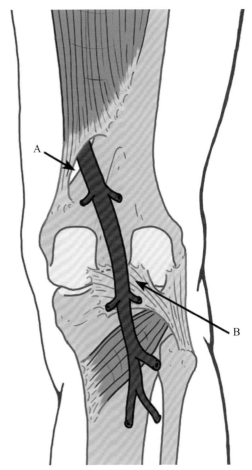

▲ 图 8-3 腘动脉（PA）两个狭窄位置的示意

A. 内收肌间隙（PA 近端扩张）；B. 弓状韧带（PA 远端扩张）

经许可引自 Gedge et al[117]

究，旨在确定动脉瘤的起源，特别是那些更频繁的动脉瘤，如腹主动脉和腘动脉瘤。研究仍在进行中，可能到最后，动脉粥样硬化的作用将被重新定义。Lindeman 等[118] 在 2008 年认为腹主动脉瘤（AAA）是一种普遍的炎症性疾病，其特征是促炎转录因子的表达和激活增强，伴随 IL-6 和 IL-8 的高表达和下游细胞反应的夸大（与动脉粥样硬化不同）。

先驱论文出现在 1980—1990 年的文献中，Busuttil 等[119] 和 Menashi 等[120] 观察到 AAA 细胞壁的弹性蛋白酶和胶原酶活性增加；其他作者[121-123] 强调了遗传因素的重要性，考虑到男性的参与占多数，尤其是 PAA。Ward[124] 的假设是全身异常。MacSweeney 等[4] 研究了 232 例 AAA

患者，其中 24 例同时患有 PAA。患有 PAA 的患者在载脂蛋白 β 和 Ⅲ 型胶原的基因分型方面并没有明显的区分特征。在 128 例 AAA 患者和 PAA 患者之间，纤维蛋白 –1 基因分型有显著差异。Sandgren 等[125] 进行了一项重要的研究，目的是确定 AAA 患者的外周动脉是否存在扩张，假设 AAA 不仅是一种局部性血管疾病，还与远端动脉的力学特性改变和扩张有关[126]，并与小动脉阻力改变有关[127]。研究小组由 183 例等待 AAA 修复的患者组成。175 例受试者（151 名男性）测量股总动脉，109 例受试者（95 名男性）测量腘动脉。动脉瘤性疾病见于 8 条股总动脉和 4 条腘动脉。排除这 12 例患者，在检查的动脉中未发现扩张。从 PAA 开始，几位作者假设的广泛性扩张的条件被 Widmer 等证实[128]：在 1996—2000 年，对 33 例行 PAA 修复的患者进行了肾下腹主动脉、髂总动脉、股总动脉和对侧腘动脉的超声测量，分别发现：①扩张：45.5%、51.5%、81.2% 和 21.2%。② 动 脉 瘤：34.2%、34.8%、10.6% 和 45.5%。

此外，多发动脉瘤患者的肱动脉和髂外动脉直径也明显增大。

Jacobs 等[129-131] 强调 PAA 血管壁中凋亡的重要性，强调炎症的作用；他们观察到大量的细胞，主要是 T 细胞，表达促进死亡的分子。血管平滑肌细胞的丢失和弹性层的破坏是 PAA 和其他周围动脉瘤管壁结构紊乱的更明显标识。

Abdul-Hussien 等[132] 证实，在 AAA 和 PAA 中：核因子 -κB 和活化蛋白 1 促炎转录因子显著激活；细胞水平上 IL-6、IL-8 高表达；巨噬细胞、中性粒细胞和辅助性 T 细胞大量浸润；基质金属蛋白酶（MMP）8 和 9 表达增加。根据他们的发现，AAA 和 PAA 之间的遗传和流行病学联系表明了一个共同的起源。2004 年，Debasso 等[133] 研究了健康受试者中腘动脉管壁的力学性能，提出腘动脉可能表现为 AAA；他们观察到，随着年龄的增长，以下改变，尤其在男性受试者中明显：直径增加，硬度增加，内膜–中膜厚度增加，膨胀性降低。所有这些发现表明病变累及弹力纤维层，而非肌层，其意味着动脉的易扩张和动脉瘤形成。

最近，来自 Utrecht 的 Hurks 等[134] 发表了一项对 38 例 PAA（36 例患者）和 198 例 AAA 的详细研究。他们发现，弹性蛋白破坏和平滑肌细胞减少也有类似的管壁降解；然而，炎症的焦点是 PAA 的内膜和 AAA 的外膜。胆固醇核心的存在在 PAA 中更为明显，而铁沉积在 PAA 中更为常见，提示先前的壁内出血可能归因于创伤。两种类型的动脉瘤中 MMP-9 水平相似，而 PAA 中 MMP-2、TNF-α、TNF-β 和 γ 干扰素水平较高。结论：与 PAA 相比，AAA 的病理生理机制与动脉粥样硬化关系更密切。

罗马大学外科一系 Sapienza[135] 正在进行的一项研究将注意力集中在切除的 PAA 壁中金属蛋白酶 MMP-2 和 MMP-9 的水平及其特异性抑制剂（TIMP-1 和 TIMP-2），采用反转录 – 聚合酶链反应（RT-PCR）和免疫组织化学等方式。迄今为止，标本被分为三类：① 11 个孤立性动脉粥样硬化动脉瘤；② 8 个动脉粥样硬化动脉瘤与 AAA 相关；③ 6 个栓塞后动脉瘤。

2 组中 MMP 水平显著升高，TIMP 水平显著降低。MMP 和 TIMP 基因表达在 1 组和 3 组之间无差异。免疫组织化学证实 RT-PCR 结果。这些初步结果表明，单一 PAA 和包埋后 PAA 可能有相同的起源，不同于引发多个动脉瘤形成的起源。目前，旨在阐明 PAA 和动脉瘤起源的研究普遍活跃，但我们仍处于这一研究的黎明阶段。

最后，不能忘记的是，胚胎发生期间动脉融合的部位可能存在某种结构缺陷，这可能会导致动脉瘤形成[136]，这在某些 PAA 病例中是已被证实[137]。

参考文献

[1] Johnston KW, Rutherford RB, Tilson D, Shah DM, Hollier L, Stanley JC. Suggested standards for reporting on arterial aneurysms. J Vasc Surg. 1991;13:444-50.

[2] Davis RP, Neiman HL, Yao JST, Bergan JJ. Ultrasound scan in diagnosis of peripheral aneurysms. Arch Surg. 1977; 112: 55-8.

[3] Szilagyi DE, Schwartz RL, Reddy JD. Popliteal arterial aneurysms. Their natural history and management. Arch Surg. 1981;116:724-8.

[4] MacSweeney STR, Skidmore C, Turner RJ, Sian M, Brown L, Henney AM, Greenhalgh RM, Powell JT. Unravelling the familial tendency to aneurysmal disease: popliteal aneurysms, hypertension and fibrillin genotype. Eur J Vasc Surg. 1996;12:162-6.

[5] Dawson I, Sie RB, van Bockel JH. Atherosclerotic popliteal aneurysm. Br J Surg. 1997;84:293-9.

[6] Adami JC, Nicholls RC. Principles of pathology, vol. 2. Philadelphia: Lea & Febiger; 1909. p. 200.

[7] Kaufmann E. Pathology, vol. 1. Philadelphia: P. Blackington's Sons & Co.; 1929. p. 32.

[8] Linton RR. The arteriosclerotic popliteal aneurysm. a report of fourteen patients treated by a preliminary lumbar sympathetic ganglionectomy and aneurysmectomy. Surgery. 1949;25:41-58.

[9] Julian OC, Dye WS, Javid H, Grove WG. The use of vessel grafts in the treatment of popliteal aneurysms. Surgery. 1955;38:970-80.

[10] Hunter JA, Julian OC, Javid H, Dye WS. Arteriosclerotic aneurysms of the popliteal artery. J Cardiovasc Surg. 1962;2:404-13.

[11] Downing R, Ashton F, Grimley RP, Slaney G. Problems in diagnosis of popliteal aneurysms. J R Soc Med. 1985;78:440-4.

[12] Theis FV. Popliteal aneurysms as a cause of peripheral circulatory disease: with special study of oscillomographs as an aid to diagnosis. Surgery. 1937;2:327-42.

[13] Crawford ES, DeBakey ME. Surgical considerations of peripheral arterial aneurysms. Arch Surg. 1959;78:226-38.

[14] Flamand JP, Goldstein M, Belenger J, van der Stricht J. Les anévrismes artériels périphériques. Acta Chir Belg. 1971;70:463-71.

[15] Bacciu PP, Chiroini S, Noya G, Marongiu G, Gherli T, Cossu ML, Guazzaroni M, Dettori G. L'aneurisma dell'arteria poplitea. Diagnosi e terapia. Minerva Chir. 1988; 43: 1549-54.

[16] Cosford PA, Leng GC, Thomas J. Screening for abdominal aortic aneurysm. Cochrane Database Syst Rev. 2007;2:CD002945.

[17] Trickett JP, Scott RA, Tilney HS. Screening and management of asymptomatic popliteal aneurysms. J Med Screen. 2002;9:92-3.

[18] Guvendik L, Bloor K, Charlesworth D. Popliteal aneurysm: sinister harbinger of sudden catastrophe. Br J Surg.

1980;67:294-6.

[19] Shortell CK, De Weese JA, Ouriel K, Green RM. Popliteal artery aneurysms: a 25-year surgical experience. J Vasc Surg. 1991;14:771-9.

[20] Farina C, Cavallaro A, Schultz RD, Feldhaus RJ, di Marzo L. Popliteal aneurysms. Surg Gynec Obstet. 1989;169:7-13.

[21] Hirsch JH, Thiele BL, Carter SS, Colacurcio C. Aortic and lower extremity arterial aneurysms. J Clin Ultrasound. 1981;9:29-31.

[22] Batt M, Scotti L, Gagliardi JM, Cassar JP, Porcher G, Le Bas P. Les anévrysmes poplités. Notre expérience à propos de 119 cas. J Chir. 1985;132:319-25.

[23] Buxton B, Morris P, Johnson N, Royle J. The management of popliteal aneurysms. Med J Aust. 1975;2:82-5.

[24] Diwan A, Sarkar R, Stanley JC, Zelenock JB, Wakefield TW. Incidence of femoral and popliteal artery aneurysms in patients with abdominal aortic aneurysms. J Vasc Surg. 2000;31:863-9.

[25] Morris-Stiff G, Haynes M, Ogunbiyi S, Townsend E, Shetty S, Winter RK, Lewis MH. Is assessment of popliteal artery diameter in patients undergoing screening for abdominal aortic aneurysms a worthwhile procedure. Eur J Vasc Endovasc Surg. 2005;30:71-4.

[26] Magee R, Quigley F, McCann M, Buttner P, Golledge J. Growth and risk factors for expansion of dilated popliteal arteries. Eur J Vasc Endovasc Surg. 2010;39:606-11.

[27] Abelleyra J, Oglietti J, Solian J, Muzzio S. Resultados del tratamiento quirurgico de los aneurismas arteriales periféricos. Pren Méd Argent. 1976;63:286-90.

[28] Hands LJ, Collin J. Infrainguinal aneurysms: outcome for patient and limb. Br J Surg. 1991;78:996-8.

[29] Agrifoglio G, Papacharalambus D. Gli aneurismi arteriosi periferici. Minerva Cardioangiol. 1976;24:342-51.

[30] Whitehouse WM, Wakefield TW, Graham LM, Kazmers A, Zelenock GB, Dent TL, Lindenauer SM, Stanley JC. Limb threatening potential of arteriosclerotic popliteal artery aneurysms. Surgery. 1983;93:694-9.

[31] Gifford RW Jr, Hines EA Jr, Janes JM. An analysis and follow-up of 100 popliteal aneurysms. Surgery. 1953;33:284-93.

[32] Wychulis AR, Spittell JA, Wallace RB. Popliteal aneurysms. Surgery. 1970;68:942-52.

[33] Bouhoutsos J, Martin P. Popliteal aneurysms: a review of 116 cases. Br J Surg. 1974;61:469-75.

[34] Janes JM, Ivins JC. A method of dealing with arteriosclerotic popliteal aneurysms. Surgery. 1951;29:398-406.

[35] Lord JW. Clinical behaviour and operative management of popliteal aneurysms. JAMA. 957;163:1102-6.

[36] Friesen G, Ivins JC, Janes JM. Popliteal aneurysms. Surgery. 1962;51:90-8.

[37] Edmunds LH, Darling RC, Linton RR. Surgical management of popliteal aneurysms. Circulation. 1965;32:517-23.

[38] Baird RJ, Sivasankar R, Hayward R, Wilson DR. Popliteal aneurysms: a review and analysis of 61 cases. Surgery. 1966;59:911-7.

[39] Crichlow RW, Roberts B. Treatment of popliteal aneurysms by restoration of continuity: review of 48 cases. Ann Surg. 1966;163:417-26.

[40] Buda JA, Weber CJ, Mc Allister FF, Vorhees AB Jr. The results of treatment of popliteal aneurysms. A follow-up study of 86 aneurysms. J Cardiovasc Surg. 1974;15:615-9.

[41] Gaylis H. Popliteal arterial aneurysm. A review and analysis of 55 cases. S A Med J. 1974;48:75-81.

[42] Hardy JD, Tompkins WC Jr, Hatten LE, Chavez CM. Aneurysms of the popliteal artery. Surg Gynecol Obstet. 1975;140:401-4.

[43] Evans WE, Turnipseed WD. Popliteal aneurysms. Vasc Surg. 1976;10:86-91.

[44] Towne JB, Thompson JE, Patman DD, Persson AV. Progression of popliteal aneurysmal disease following popliteal aneurysm resection with graft: a twenty year experience. Surgery. 1976;80:426-32.

[45] Tompkins WC, Smith AD, Wren HB, Bransford RM. The atherosclerotic popliteal aneurysm. Report of diagnosis and treatment in twenty six cases. Am J Surg. 1977;134:813-6.

[46] Chitwood WR, Stocks LH, Wolfe WG. Popliteal artery aneurysms: past and present. Arch Surg. 1978;113:1078-82.

[47] Inahara T, Toledo AC. Complications and treatment of popliteal aneurysms. Surgery. 1978;84:775-83.

[48] Vermilion BD, Kimmins SA, Pace WG, Evans WE. A review of one hundred forty seven popliteal aneurysms with long-term follow-up. Surgery. 1981;90:1009-14.

[49] Laskar M, Christides C, Kim M. Anévrismes poplités athéromateux. Angéiologie. 1982;34:113-21.

[50] Reilly MK, Abbott WM, Darling RC. Aggressive surgical management of popliteal artery aneurysms. Am J Surg. 1983;145:498-502.

[51] Takolander RJ, Bergqvist D, Bergentz S-E, Ericsson BF, Sigurjonsson S, Jonsson K. Aneurysms of the popliteal artery. Acta Chir Scand. 1984;150:135-40.

[52] Salo JA, Ala-Kuliju K, Ketonen P, Perhoniemi V, Meurala H, Harjola P-T. Reconstructive surgery of popliteal aneurysms, vol. 15. Vasa; 1986. p. 170-3.

[53] Mellière D, Veit R, Becquemin J-P, Etienne G. Should all spontaneous popliteal aneurysms be operated on? J Cardiovasc Surg. 1986;27:273-7.

[54] Anton GE, Hertzer NR, Beven EG, O'Hara PJ, Krajewski LP. Surgical management of popliteal aneurysms—trends in presentation, treatment and results from 1952 to 1984. J Vasc Surg. 1986;3:125-34.

[55] Raptis S, Ferguson L, Miller JH. The significance of tibial artery disease in the management of popliteal aneurysms. J Cardiovasc Surg. 1986;27:703-8.

[56] Schellack J, Smith RB III, Perdue GD. Nonoperative management of selected popliteal aneurysms. Arch Surg. 1987;122:372-5.

[57] Englund R, Schache D, Magee HR. Atherosclerotic popliteal aneurysms with particular regard to the contralateral side. Aust N Z J Surg. 1987;57:387-90.

[58] Lilly MP, Flinn WR, McCarthy WJIII, Courtney DF, Yao JST, Bergan JJ. The effect of distal arterial anatomy on the success of popliteal aneurysm repair. J Vasc Surg. 1988;7:653-60.

[59] Cole CW, Thijssen AM, Barber GG, McPhail WV, Scoble TK. Popliteal aneurysm: an index of generalized vascular disease. Can J Surg. 1989;32:65-8.

[60] Halliday AV, Taylor PR, Wolfe JH, Mansfield AO. The management of popliteal aneurysms: the importance of early

surgical repair. Ann Roy Coll Surg Engl. 1991;73:253-7.

[61] Dawson I, van Bockel JH, Brand R, Terpstra JL. Popliteal artery aneurysms: long-term follow-up of aneurysmal disease and results of surgical treatment. J Vasc Surg. 1991;13:398-407.

[62] Roggo A, Brunner U, Ottinger LW, Largiader F. The continuing challenge of aneurysms of the popliteal artery. Surg Gynecol Obstet. 1993;177:565-72.

[63] Lowell RC, Gloviczki P, Hallett JW Jr, Naessens JM, Maus TP, Cherry KJ Jr, Bower TC, Pairolero PC. Popliteal aneurysm: the risk of nonoperative management. Ann Vasc Surg. 1994;8:14-23.

[64] Vettorello G, Rocca T, Taddia MC, Occhionorelli S, Santini M, Mari F, Mascoli F, Donini I. Gli aneurismi dell'arteria poplitea. Nostra esperienza a proposito di 37 casi. Minerva Cardioangiol. 1996;44:437-42.

[65] Sarcina A, Bellosta R, Luzzani G, Agrifoglio G. Surgical treatment of popliteal artery aneurysms. A 20 year experience. J Cardiovasc Surg. 1997;38:347-54.

[66] Davidovic LB, Lotina SL, Kostic DM, Cinara IS, Cveltkovic SD, Markovic DM, Vojnovic BR. Popliteal artery aneurysms. World J Surg. 1998;22:812-7.

[67] Dawson I, Sie R, van Baalen JM, van Bockel JH. Asymptomatic popliteal aneurysm: elective operation versus conservative follow-up. Br J Surg. 1994;81:1504-7.

[68] Carpenter JP, Barker CF, Roberts B, Berkowitz HD, Lusk EJ, Perloff LJ. Popliteal artery aneurysms: current management and outcome. J Vasc Surg. 1994;19:65-73.

[69] Gawenda M, Sorgatz S, Müller U, Walter M, Erasmi H. The thrombosed popliteal aneurysm with distal arterial occlusion—successful therapy by interdisciplinary management. Thorac Cardiovasc Surg. 1995;43:112-6.

[70] Duffy ST, Colgan MP, Sultan S, Moore DJ, Shanik GD. Popliteal aneurysms: a 10-year experience. Eur J Vasc Endovasc Surg. 1998;16:218-22.

[71] Taurino M, Calisti A, Grossi R, Maggiore C, Speziale F, Fiorani P. Outcome after early treatment of popliteal artery aneurysms. Intern Angiol. 1998;17:28-31.

[72] Dijkstra B, Fleisch J, Knight D. Management and outcome of popliteal artery aneurysms in a New Zealand Provincial Centre. Aust N Z J Surg. 1998;68:255-7.

[73] Locati P, Socrate AM, Costantini E, Campanati B. Popliteal aneurysms: current management and outcome. Minerva Cardioangiol. 1999;47:145-55.

[74] Gouny P, Bertrand P, Duedal V, Cheynel-Hocquet C, Lancelin C, Escourolle F, Nussaume O, Vayssairat M. Limb salvage and popliteal aneurysms: advantages of preventive surgery. Eur J Vasc Endovasc Surg. 2000;19:496-500.

[75] Irace L, Gattuso R, Faccenna F, Cappello F, Siani B, Stumpo R, Boiceff S, Benedetti-Valentini F. Trattamento chirurgico degli aneurismi poplitei in elezione e in urgenza. Minerva Cardioangiol. 2001;49:251-6.

[76] Stiegler H, Medler G, Baumann G. Prospective study of 36 patients with 46 popliteal aneurysms with non-surgical treatment. Vasa. 2002;31:43-6.

[77] Kauffman P, Puech-Leao P. Surgical treatment of popliteal artery aneurysm: a 32-year experience. J Vasc Bras. 2002;1:5-14.

[78] Dorigo W, Pulli R, Turini F, Pratesi G, Credi G, Alessi Innocenti A, Pratesi C. Acute leg ischemia from thrombosed popliteal artery aneurysms: role of preoperative thrombolysis. Eur J Vasc Endovasc Surg. 2002;23:251-4.

[79] Ascher E, Markevich N, Schutzer RW, Kallakuri S, Jacob T, Hingorani AP. Small popliteal artery aneurysms: are they clinically significant? J Vasc Surg. 2003;37:55-60.

[80] Bowrey DJ, Osman H, Gibbons CP, Blackett RL. Atherosclerotic popliteal aneurysms: management and outcome in forty-six patients. Eur J Vasc Endovasc Surg. 2003;25:79-83.

[81] Harder Y, Notter H, Nussbaumer P, Leiser A, Canova C, Furrer M. Popliteal aneurysm: diagnostic workup and results of surgical treatment. World J Surg. 2003;27:788-92.

[82] Laxdal E, Amundsen SR, Dregelid E, Pedersen G, Aune S. Surgical treatment of popliteal artery aneurysms. Scand J Surg. 2004;93:57-60.

[83] Aulivola B, Hamdan AD, Hile CN, Sheahan MG, Skillman JJ, Campbell DR, Scovell SD, LoGerfo FW, Pomposelli FB Jr. Popliteal artery aneurysms: a comparison of outcomes in elective versus emergent repair. J Vasc Surg. 2004;39:1171-7.

[84] Martelli E, Ippoliti A, Ventoruzzo G, De Vivo G, Ascoli Marchetti A, Pistolese GR. Popliteal artery aneurysms. Factors associated with thromboembolism and graft failure. Intern Angiol. 2004;23:54-65.

[85] Galland RB, Magee TR. Popliteal aneurysms: distortion and size related to symptoms. Eur J Vasc Endovasc Surg. 2005;30:534-8.

[86] Stone PA, Armstrong PA, Bandyk DF, Keeling WB, Flaherty SK, Shames ML, Johnson BL, Back MR. The value of duplex surveillance after open or endovascular popliteal aneurysm repair. J Vasc Surg. 2005;41:936-41.

[87] Pulli R, Dorigo W, Troisi N, Alessi Innocenti A, Pratesi G, Azas L, Pratesi C. Surgical management of popliteal artery aneurysms: which factors affect outcomes? J Vasc Surg. 2006;43:481-7.

[88] Beseth BD, Moore WS. The posterior approach for repair of popliteal artery aneurysms. J Vasc Surg. 2006;43:940-5.

[89] Huang Y, Gloviczki P, Noel AA, Sullivan TM, Kalra M, Gullerud RE, Hoskin TL, Bower TC. Early complications and long-term outcome after open surgical treatment of popliteal artery aneurysms: is exclusion with saphenous vein bypass still the gold standard? J Vasc Surg. 2007;45:706-15.

[90] Davies RSM, Wall M, Simms MH, Vohra RK, Bradbury AW, Adam DJ. Long-term results of surgical repair of popliteal artery aneurysm. Eur J Vasc Endovasc Surg. 2007;34:714-8.

[91] Curi MA, Geraghty PJ, Merino OA, Veeraswamy RK, Rubin BG, Sanchez LA, Choi ET, Sicard GA. Mid-term outcomes of endovascular popliteal artery aneurysm repair. J Vasc Surg. 2007;45:505-10.

[92] Lichtenfels E, Delduque Frankini A, Bonamigo TP, Cardozo MA, Schulte AA. Popliteal artery aneurysm surgery: the role of emergency setting. Vasc Endovasc Surg. 2008;42:159-64.

[93] Dzieuciuchowicz L, Lukaszuk M, Figiel J, Klimczak K, Krasinski Z, Majewski W. Factors influencing the clinical course of popliteal artery aneurysm. Med Sci Monit. 2009;15:CR231-r235.

[94] Zimmermann A, Schoenberger T, Saeckl J, Reeps C,

Wendorff H, Kuehnl A, Eckstein H-H. Eligibility for endovascular technique and results of the surgical approach to popliteal artery aneurysms at a single center. Ann Vasc Surg. 2010;24:342-8.

[95] Zaraca F, Ponzoni A, Stringari C, Ebner JA, Giovannetti R, Ebner H. The posterior approach in the treatment of popliteal artery aneurysm: feasibility and analysis of outcome. Ann Vasc Surg. 2010;24:863-70.

[96] Pulli R, Dorigo W, Fargion A, Pratesi G, Alessi Innocenti A, Angiletta D, Pratesi C. Comparison of early and midterm results of open and endovascular treatment of popliteal artery aneurysms. Ann Vasc Surg. 2012;26:809-18.

[97] Kropman RHJ, van Meurs A, Fioole B, van Santvoort HC, van Sambeek M, Moll FL, de Vries J-PPM. Association of sex with long-term outcomes after popliteal artery aneurysm repair. Ann Vasc Surg. 2014;28:338-44.

[98] Huang Y, Gloviczki P, Oderich GS, Duncan AA, Kalra M, Fleming MD, Harmsen WS, Bower TC. Outcomes of endovascular and contemporary open surgical repairs of popliteal artery aneurysm. J Vasc Surg. 2014;60:631-8.

[99] Serrano-Hernando FJ, Martinez López I, Hernández Mateo MM, Rydings MH, Sanchez Hervás L, Rial Horcajo R, Moñuz Ducaju G, Conejero AM. Comparison of popliteal artery aneurysm therapies. J Vasc Surg. 2015;61:655-61.

[100] Mazzaccaro D, Carmo M, Dellatana R, Settembrini AM, Barbetta I, Tassinari L, Roveri S, Settembrini PG. Comparison of posterior and medial approaches for popliteal artery aneurysms. J Vasc Surg. 2015;62:1512-20.

[101] Ronchey S, Pecoraro F, Alberti V, Serrao E, Orrico M, Lachat M, Mangialardi N. Popliteal artery aneurysm repair in the endovascular era. Fourteen-years single center experience. Medicine. 2015;94:e1130.

[102] Wagenhauser MU, Herma KB, Saghan TA, Dueppers P, Schelzig H, Duran M. Long-term results of open repair of popliteal artery aneurysm. Ann Med Surg. 2015;4:58-63.

[103] Leake AE, Avgerinos ED, Chaer RA, Singh MJ, Makaroun MS, Marone LK. Contemporary outcome of open and endovascular popliteal artery aneurysm repair. J Vasc Surg. 2016;63:70-6.

[104] Broca P. Des anévrysmes et de leur traitement. Paris: Labé; 1856. p. 1-48.

[105] Home E. An account of Mr. Hunter's method of performing the operation for the cure of popliteal aneurism. In: Palmer JE, editor. The works of John Hunter. London: Longman & Co; 1837. p. 594-612.

[106] Delbet P, Mocquod T. Affections chirurgicales des artères. In: Le Dentu P, Delbet P, editors. Nouveau traité de médecine clinique et opératoire. Paris: J.B. Ballière & Fils; 1911. p. 167-84.

[107] Erichsen JH. Science and art of surgery. London: Longman, Green & Co.; 1872. p. 14-55.

[108] Wells AH, Coburn CE, Walker MA. Popliteal aneurysm, with report of a case. JAMA. 1936;106:1264-6.

[109] Boyd AM, Ratcliffe AH, Jepson RP, James GWH. Intermittent claudication: a clinical study. J Bone Joint Surg. 1949;31-B:325-55.

[110] Lindbom A. Arteriosclerosis and arterial thrombosis in lower limb: a roentgenological study. Acta Radiol Suppl. 1950;80:1-80.

[111] Poland A. On a case of fusiform and tubular aneurysm of the subclavian artery, and its successful treatment by indirect digital compression. Med Chir Trans. 1869;52:277-307.

[112] Halsted WS, Reid MR. An experimental study of circumscribed dilation of an artery immediately distal to a partially occluding band and its bearing on the dilation of the subclavian artery observed in certain cases of cervical rib. J Exp Med. 1916;24:271-86.

[113] Holman E. On circumscribed dilation of an artery immediately distal to a partially occluding band: poststenotic dilatation. Surgery. 1954;36:3-24.

[114] Simkins TE, Stehbens WE. Vibrations recorded from the adventitial surface of experimental aneurysms and arteriovenous fistulas. Vasc Surg. 1974;8:153-65.

[115] Palma EC. Stenosed arteriopathy of Hunter canal and loop of the adductor magnus. Am J Surg. 1952;83:723-33.

[116] Lilly GD. The management of aneurysms of the lower extremities. Ann Surg. 1946;123:601-6.

[117] Gedge SW, Spittel JA Jr, Ivins JC. Aneurysm of the distal popliteal artery and its relationship to the arcuate popliteal ligament. Circulation. 1961;24:270-3.

[118] Lindeman JH, Abdul-Hussien H, Schaapherder AF, van Bockel JH, van der Thusen JH, Roelen DL, Kleemann R. Enhanced expression and activation of proinflammatory transcription factors distinguish aneurysmal from atherosclerotic aorta: IL-6 and IL-8-dominated inflammatory responses prevail in the human aneurysm. Clin Sci. 2008;114:687-97.

[119] Busuttil RW, Abou-Zamzam AM, Machleder HI. Collagenase activity of the human aorta: a comparison of patients with and without abdominal aortic aneurysms. Arch Surg. 1980;115:1373-8.

[120] Menashi S, Campa JS, Greenhalgh RM, Powell JT. Collagen in abdominal aortic aneurysm: typing, content, and degradation. J Vasc Surg. 1987;5:578-82.

[121] Tilson MD, Seashore MR. Human genetics of the abdominal aortic aneurysm. Surg Gynecol Obstet. 1984;158:129-32.

[122] Joahnsen K, Koepsell T. Familial tendency for abdominal aortic aneurysms. JAMA. 1986;256:1934-6.

[123] Darling RC, Brewster DC, La Muraglia MG, Moncure AC, Cambria RP, Abbott WM. Are familial abdominal aortic aneurysms different? J Vasc Surg. 1989;10:39-43.

[124] Ward AS. Aortic aneurysmal disease. A generalized dilating diathesis. Arch Surg. 1992;127:990-1.

[125] Sandgren T, Sonesson B, Ryden-Ahlgren A, Lanne T. Arterial dimensions in the lower extremities of patients with abdominal aortic aneurysm—no indication of a generalized dilating diathesis. J Vasc Surg. 2001;34:1079-84.

[126] Makita S, Ohira A, Tachieda R, Itoh S, Moriai Y, Niinuma H, Nakamura M, Hiramori K. Dilation and reduced distensibility of carotid artery in patients with abdominal aortic aneurysms. Am Heart J. 2000;140:297-302.

[127] Midttun M, Sejrsen P, Paaske WP. Is non-specific aneurysmal disease of the infrarenal aorta also a peripheral microvascular disease? Eur J Vasc Endovasc Surg. 2000;19:625-9.

[128] Widmer MK, Blatter S, Schmidli J, Baumgartner I, Gagl B, Carrel T, Savolainen H, Diehm N. Generalized dilating diathesis in patients with popliteal artery aneurysms. Vasa. 2008;37:157-63.

[129] Jacob T, Ascher E, Hingorani A, Gunduz Y, Kallakuri S. Initial steps in the unifying theory of the pathogenesis of arterial aneurysms. J Surg Res. 2001;101:37-43.

[130] Jacob T, Hingorani A, Ascher E. Examination of the apoptotic pathway and proteolysis in the pathogenesis of popliteal artery aneurysms. Eur J Vasc Endovasc Surg. 2001;22:77-85.

[131] Jacob T, Schutzer R, Hingorani A, Ascher E. Differential expression of YAMA/CPP-32 by T lymphocytes in popliteal artery aneurysms. J Surg Res. 2003;112:111-6.

[132] Abdul-Hussien H, Hanemaaijer R, Kleemann R, Verhaaren BF, van Bockel JH, Lindeman JH. The pathophysiology of abdominal aortic aneurysm growth: corresponding and discordant inflammatory and proteolytic processes in abdominal aortic and popliteal artery aneurysms. J Vasc Surg. 2010;51:1479-87.

[133] Debasso R, Astrand H, Bjarnegard N, RydénAhlgren A, Sandgren T, Lanne T. The popliteal artery, an unusual muscular artery with wall properties similar to the aorta: implications for susceptibility to aneurysm formation? J Vasc Surg. 2004;39:836-42.

[134] Hurks R, Kropman RHJ, Pennekamp CWA, oefer IE, de Vries J-PPM, Pasterkamp J, Vink A, Moll FL. Popliteal artery aneurysms differ from abdominal aortic aneurysms in cellular topography and inflammatory markers. J Vasc Surg. 2014;60:1514-9.

[135] Mosiello G, Sapienza P, Fuso A, Sterpetti A, Cucina A, Di Gioia C, Coluccia P, di Marzo L. Popliteal artery aneurysm formation: a pathogenetic dilemma. Personal commun.

[136] Norman PE, Powell JS. Site specificity of aneurysmal disease. Circulation. 2010;121:560-8.

[137] Mellière D, Cron J, Lange F, Qvarfordt P, Desgranges J, Becquemin J-P, Cavillon A. Some popliteal aneurysms are congenital. Cardiovasc Surg. 1998;6:42-9.

第9章 动脉扩张症的"问题"
The "Problem" of Arteriomegaly

Antonino Cavallaro 著　张 丽 刘 洋 译

1942—1943 年，Leriche[1, 2] 报道了 2 例骨盆动脉和股总动脉异常延长和扩张的患者，手术前被误诊为动脉瘤。他评价说："动脉在其路径的某一点以规则的方式向远处延伸和扩张，而这种扩张与梭形动脉瘤没有明显的相关性，即使行动脉探查术也没有发现形成这种独特解剖状态的原因。"

他称这种情况为巨型动脉（arteria mega et dolicho）；在 1 例病例中发现其伴随静脉也受累。但未报告显微镜检查结果。

1966 年，Staple 等 [3] 似乎是第一个报道了盆腔和四肢动脉出现了与 Leriche 所描述的相似改变的一系列病例（9 例）。依靠显微镜检查，他们发现动脉硬化性疾病是潜在的诱因。

几年后，伦敦圣托马斯医院的 Lea Thomas[4] 证实了这一病因理论，并发现在儿科患者中也报告了类似的病例[5, 6]。他报道了第一个系列病例（30 例患者，全部为男性，年龄 46—75 岁），并创造了被广泛接受的术语——动脉扩张症。

Callum 等 [7] 和 Carlson 等 [8] 进一步证实了动脉硬化的起源。然而，Randall 等 [9] 观察到其基本的病理损害表现为中膜明显改变，包括弹力纤维的减少和碎裂，并在某些区域完全缺失；未见炎症或黏液沉积；内膜呈反应性纤维化，外膜可见明显的毛细血管扩张。由此，作者得出结论，动脉硬化的改变是叠加的，其基础病变并不是动脉硬化。

随后，来自圣托马斯的研究小组 [10] 认识到动脉扩张症这个术语是描述性的，很难对疾病进行精确的定义，他们认为动脉扩张症是确切存在的疾病（可能发生在 50 岁以上的 6% 人口中），它代表了一种由于年龄增长而导致的血管扩张的病理变化过程，可能与动脉硬化性疾病无关。但是后来，同一研究小组 [11] 提出动脉扩张症可能是动脉硬化性疾病的一种变体，在这种情况下动脉壁的弹性层会优先被破坏。

最近，D'Andrea 等 [12] 在超微结构的基础上研究比较动脉扩张症与动脉硬化性疾病，发现前者弹性成分改变的特异性，提示该血管失调具有遗传性。这与 Lawrence 等 [13] 提出的假设是一致的，他们发现在对 14 例动脉扩张症患者的年龄 >50 岁的一级亲属进行调查时，其相似性疾病的发生率为 36%；这一发生率是 86 例腹主动脉瘤患者的 1.5 倍。

很难明确定义动脉扩张症的性质。尽管一些研究者 [14] 仍然倾向于认为它是动脉硬化性疾病的一种变体，但流行病学的趋势 [15, 16] 将它定义为一种特定的疾病。

动脉扩张症引起的循环改变主要表现为血流减慢，在早期的研究中，血流减慢有时会使远端动脉的血管造影变得困难。缓慢的血流可能导致局部血栓形成和栓塞，即使在没有动脉瘤的情况下也是如此[8]，在血管造影中观察到动脉突然中断或位于动脉中的血栓，却没有明显的扩张过程。Lea Thomas[4]在这些容易发生栓塞的患者身上发现一个事实，他们的临床症状，都是突然发作且持续时间较短。

动脉扩张症更耐人寻味的一个方面是与动脉瘤的关联。Hollier等[17]声明："这个疾病，特别是当与多个层面的弥漫性动脉瘤相关时，代表了一种不同于发生在多个部位的单纯性动脉硬化性动脉瘤的特殊过程。这并不一定意味着特定的动脉瘤形成，但是动脉瘤确实会发生，且通常是相当广泛的。这种发生在动脉扩张症患者身上的弥漫性动脉瘤性疾病应该与多个孤立的动脉硬化性动脉瘤相鉴别，因为一般来说前者范围更广，发病率更高，可能需要不同的外科治疗。"

这些研究者认为，当动脉瘤性疾病累及3个动脉节段及以上时，动脉瘤性疾病是呈弥漫性的；他们在1968—1982年连续接受从肾下腹主动脉向下至腘动脉造影的5771例患者中，发现91例男性患者（年龄36—87岁，平均67.5岁）患有动脉扩张症和弥漫性动脉瘤性疾病，并提出了以下分类。

(1) I型（10/91=11%）：动脉瘤位于主动脉、髂动脉和股总动脉，伴有股浅动脉和腘动脉的动脉扩张症。

(2) II型（7/91=8%）：动脉瘤位于股总动脉、股浅动脉和腘动脉，伴有主动脉和髂动脉的动脉扩张症。

(3) III型（74/91=81%）：动脉瘤位于主髂动脉、股动脉和腘动脉，伴有非特异性动脉瘤的动脉扩张症。

研究者强调，在5771例血管造影中，有300例（5.2%）被发现动脉扩张症，但仅91/300（30.3%）同时伴有弥漫性动脉瘤性疾病；然而，动脉扩张症似乎是一种进行性动脉病变，许多单纯动脉扩张症的患者可能会发展为动脉瘤。Barandiaran等[18]的研究证实了这一点，在随访

6～146个月（平均76个月）的67例动脉扩张症患者中，观察到31例中只有13例保持最初无动脉瘤的状态，伴发动脉瘤的患者从36例（54%）增加到54例（81%）。Hollier等[17]提出的分类方法与临床相关，在第三组患者中有35%的患者被观察到动脉突然闭塞，而在第一组和第二组患者中分别只有10%和7%。

Callum等[10]提出了动脉扩张症本身的分类，此分类与动脉瘤的存在无关，是根据33个尸检结果和106例主动脉患者（都与50岁以上的男性受试者有关）而制订的。

(1) 广泛性动脉扩张症，伴所有血管扩张和迂曲。

(2) 局限性动脉扩张症：部分节段扩张和迂曲，也有部分血管正常或狭窄或闭塞。

(3) 迂曲而不扩张。

(4) 局部扩张而不迂曲。

Dobrin等[19]的实验表明，动脉迂曲与弹性蛋白的失活有关。

部分人坚持后一种分类，Bartolo等[20]回顾了8年来1221例外周动脉造影病例，发现235例（19.2%）有动脉扩张症，分布如下。

(1) 扩张和延长，132（56%）。

(2) 延长，41（17.5%）。

(3) 扩张，26（11.1%）。

(4) 单纯迂曲，36（15.4%）。

在前三组中，66例患者（33.2%）出现了动脉瘤。表9-1，在动脉扩张症的患者中，腘动脉瘤（PAA）（图9-1）的发生率很高。

一种理论上不同于动脉扩张症/动脉瘤的情况被称为动脉瘤样病变（aneurysmosis）[21]，即累及所有或许多主要动脉的广泛性动脉瘤样改变。这个术语存在一定的混淆，它应该表示的是多发性动脉硬化性动脉瘤的一种特殊和极端的情况。Dent等[22]在报告中强调了这一点，他们在1488例累及腹主动脉或其外周分支的动脉瘤患者中鉴定出57例（3.9%）多发性动脉瘤（45例累及主髂动脉及外周动脉，5例累及主髂动脉及内

作者，年份	合并动脉扩张症患者数	合并动脉瘤患者数	动脉瘤的数量	合并 PAA 患者数	PAA 的数量
表 9-1 动脉扩张症患者发生腘动脉瘤（PAA）的情况					
Staple[3], 1966	9	6	13	2	2
aLea Thomas[4], 1971	30	20	42		19
Carlson[8], 1975	7	4	15	3	6
Hollier[17], 1983	300	91	410		80
aChan[11], 1990	65			36	59
D'Andrea[15], 2010	18			10	
Barandiaran[18], 2012	67	36（54）b		14（20）b	

a. 来自伦敦圣托马斯医院
b. 括号中的数字与随访结束时间相关（见正文）

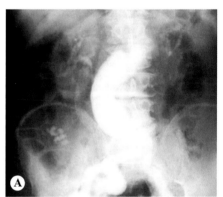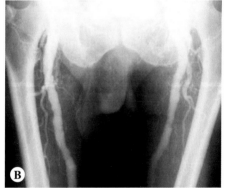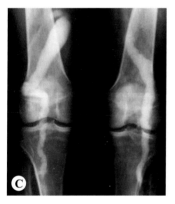

▲ 图 9-1 动脉扩张症病例中出现的腘动脉瘤

脏动脉，7 例累及外周多发性动脉）：在总共 271
例动脉瘤中，46 例（17%）为腘动脉瘤。无论是
在报道还是在广泛讨论中，大家都没有提到动脉
扩张症，只有 Dent 博士声明难以区分弥漫性扩
张症和真正的动脉瘤形成。

正如 Lawrence[23] 指出的，动脉瘤样病变这
一术语并不包括在建议的动脉瘤报告标准中[24]；
但是它在不同的场合被使用，被认为是弥漫性动
脉瘤样疾病的表现。Belardi 和 Lucertini[25] 提出了
以下命名法。

(1) 动脉瘤，局限性动脉扩张。

(2) 动脉扩张症，整个动脉系统广泛扩张，
无动脉瘤。

(3) 动脉瘤样病变，动脉扩张症患者的弥漫
性动脉瘤样疾病。根据这些研究者的说法，动脉
瘤样病变包括了 Hollier 等[17] 描述的三种动脉扩
张症 / 动脉瘤相关性的类型。然而，动脉扩张症
以外发生的弥漫性动脉瘤样病变仍然被排除在
外，并被视为第一类中的一个特殊亚组。

考虑到术语的不同用法可能产生的混淆，我
们尝试将某些 PAA 病例系列中的动脉扩张症和弥
漫性动脉瘤样病变的发病率列成表格（表 9-2）。

表 9–2　动脉硬化性腘动脉瘤（PAA）病例系列中动脉扩张症或弥漫性动脉瘤样病变的发病率			
作者，年份	患者数量	动脉扩张症患者	弥漫性动脉瘤样病变患者
Crichlow[26], 1966	42		4（9%）
Bouhoutsos[27], 1974	102[a]	48[a]（47%）	
Evans[28], 1976	52		8（15%）[b]
Vermilion[29], 1981	87		12（14%）
Laskar[30], 1982	27	12（44%）	
Mellière[31], 1986	50	1（2%）	10（20%）
Schellack[32], 1987	60		29（48%）
Lilly[33], 1988	35	19[c]（54%）	
Lowell[34], 1994	106		45（42%）
Taurino[35], 1998	23		1（4%）
D'Andrea[15], 2010	40	10（25%）	
个案类	58	2（3%）	

参考文献 [29][32][33][35]：没有说明所有动脉瘤是否都是动脉硬化性的

a. 数字指的是动脉瘤，而不是患者；在 54 例扩张性动脉病变的患者组中观察到 48 例动脉瘤

b. 所有 8 名患者都属于双侧腘动脉瘤组（34 例患者），因此弥漫性动脉瘤样病变的发病率为 24%

c. 双侧 PAA 患者 17 例 /24 例（70%），单侧 PAA 患者 2 例 /11 例（18%）

参考文献

[1] Leriche R. Dilatation pathologique des artères en dehors des anéurismes. Vie tissulaire des artères. Presse Méd. 1942;50:641-2.

[2] Leriche R. Dolicho et mégaartère. Dolicho et mégaveine. Presse Méd. 1943;51:354-5.

[3] Staple TW, Friedenberg MJ, Anderson MS, Butcher HR Jr. Arteria magna et dolicho of Leriche. Acta Radiol Diagn. 1966;4:293-305.

[4] Lea Thomas M. Arteriomegaly. Br J Surg. 1971;58:690-4.

[5] Beuren A, Hort W, Kalbfleisch H, Müller H, Stoermer J. Dysplasia of the systemic and pulmonary arterial system with tortuosity and lengthening of the arteries. A new entity diagnosed during life, and leading to coronary death in early childhood. Circulation. 1969;39:109-15.

[6] Ertugrul A. Diffuse tortuosity and lengthening of the arteries. Circulation. 1967;36:400-7.

[7] Callum KG, Gaunt JI, Lea Thomas M, Browse NL. Physiological studies in arteriomegaly. Cardiovasc Res. 1974;8:373-83.

[8] Carlson DH, Gryska P, Seletz J, Armstrong S. Arteriomegaly. Am J Roentgenol. 1975;125:553-8.

[9] Randall PA, Omar MM, Rohner R, Hedgcock M, Brenner J. Arteria magna revisited. Radiology. 1979;132:295-300.

[10] Callum KG, Lea Thomas M, Browse NL. A definition of arteriomegaly and the size of arteries supplying the lower limbs. Br J Surg. 1983;70:524-9.

[11] Chan O, Lea Thomas M. The incidence of popliteal aneurysms in patients with arteriomegaly. Clin Radiol. 1990;41:185-9.

[12] D'Andrea V, Malinovsky L, Cavallotti C, Benedetti-Valentini F, Malinovska V, Bartolo M, Todini AR, Biancari F, Di Matteo FM, De Antoni E. Angiomegaly. J Cardiovasc Surg. 1997;38:447-55.

[13] Lawrence PF, Wallis C, Dobrin PR, Bhirangi K, Gugliuzza N, Galt S, Kraiss L. Peripheral aneurysms and arteriomegaly. Is there a familial pattern? J Vasc Surg. 1998;28:599-605.

[14] Yamamoto N, Unno N, Miysuoka H, Ukiyama T, Saito T, Kaneko H, Nakamura S. Clinical relationship between femoral artery aneurysms and arteriomegaly. Surg Today. 2002;32:970-3.

[15] D'Andrea V, Cantisani V, Catania A, Todini A, Stio F, Di Matteo FM, Di Marco C, Greco R, Di Certo M, Guaitoli E,

De Antoni E. Angiomegaly and arterial aneurysms. Giorn Chir. 2010;31:429-32.

[16] Mingazzini P, Leni D, Vacirca F, Corso R. Arteriomegalia: una malattia rara da non dimenticare. Il Bassini. 2013;34: 38-42.

[17] Hollier LH, Stanson AW, Glowiczki P, Pairolero PC, Joyce JW, Bernatz PE, Cherry KJ. Arteriomegaly: classification and morbid implications of diffuse aneurysmal disease. Surgery. 1983;93: 700-8.

[18] Barandiaran JV, Hall TC, Glaves I, El-Barghouti N, Perry ET. An observational study into the management of arteriomegaly: a call for a revised classification system. Ann R Coll Surg Engl. 2012;94:250-5.

[19] Dobrin PB, Schwartz TH, Baker WH. Mechanisms of arterial and aneurysmal tortuosity. Surgery. 1988;104:568-74.

[20] Bartolo M, Todini AR, Antignani PL, Izzo A. Les artériopathies ectasiantes: un chapitre oublié. J Mal Vasc. 1990;15:109-13.

[21] Smith RF. In discussion on Dent et al. 159.

[22] Dent TL, Lindenauer SM, Ernst CB, Fry WJ. Multiple arteriosclerotic arterial aneurysms. Arch Surg. 1972; 105: 338-44.

[23] Lawrence PF. Reply letter. J Vasc Surg. 1999;30:581-2.

[24] Johnston KW, Rutherford RB, Tilson D, Shah DM, Hollier L, Stanley JC. Suggested standards for reporting on arterial aneurysms. J Vasc Surg. 1991;13:444-50.

[25] Belardi P, Lucertini G. Regarding: peripheral aneurysms and arteriomegaly: is there a familial pattern? (letter). J Vasc Surg. 1999;30:581.

[26] Crichlow RW, Roberts B. Treatment of popliteal aneurysms by restoration of continuity: review of 48 cases. Ann Surg. 1966;163:417-26.

[27] Bouhoutsos J, Martin P. Popliteal aneurysms: a review of 116 cases. Br J Surg. 1974;61:469-75.

[28] Evans WE, Turnipseed WD. Popliteal aneurysms. Vasc Surg. 1976;10:86-91.

[29] Vermilion BD, Kimmins SA, Pace WG, Evans WE. A review of one hundred forty seven popliteal aneurysms with long-term follow-up. Surgery. 1981;90:1009-14.

[30] Laskar M, Christides C, Kim M. Anévrismes poplités athéromateux. Angéiologie. 1982;34:113-21.

[31] Mellière D, Veit R, Becquemin J-P, Etienne G. Should all spontaneous popliteal aneurysms be operated on? J Cardiovasc Surg. 1986;27:273-7.

[32] Schellack J, Smith RB III, Perdue GD. Nonoperative management of selected popliteal aneurysms. Arch Surg. 1987;122:372-5.

[33] Lilly MP, Flinn WR, McCarthy WJ III, Courtney DF, Yao JST, Bergan JJ. The effect of distal arterial anatomy on the success of popliteal aneurysm repair. J Vasc Surg. 1988;7:653-60.

[34] Lowell RC, Gloviczki P, Hallett JW Jr, Naessens JM, Maus TP, Cherry KJ Jr, Bower TC, Pairolero PC. Popliteal aneurysm: the risk of nonoperative management. Ann Vasc Surg. 1994;8:14-23.

[35] Taurino M, Calisti A, Grossi R, Maggiore C, Speziale F, Fiorani P. Outcome after early treatment of popliteal artery aneurysms. Intern Angiol. 1998;17:28-31.

第10章 动脉粥样硬化性腘动脉瘤患者概述

Outline of Patients with Atherosclerotic Popliteal Aneurysm

Antonino Cavallaro 著　潘俊兵　刘 洋 译

一、人口统计学资料

见表 10-1。Broca[71] 认为除累及胸主动脉的动脉瘤外，其他动脉瘤的发病率在 40—45 岁以后降低，这一观点已提出了很长一段时间；对于外周动脉瘤，他观察到男女患病比例为 8∶1。他对 110 例动脉瘤治疗的回顾分析，发现患者年龄为 14—64 岁，平均 34 岁。

腘动脉瘤（popliteal artery aneurysms，PAA）常发生于成人和老年人，大多数患者在 70 岁以下，60 岁以上患者的百分比高达 73%[9]、77%[50] 和 81%[8]。在 Gaylis[11] 的报道中，只有 2 例患者年龄在 40 岁以下。Evans 等 [13] 观察到双侧动脉瘤患者的年龄比单侧动脉瘤患者的年龄大：在前者中，26/34（76.5%）的患者年龄超过 60 岁，而在后者中，10/18（55.6%）的患者年龄超过 60 岁。

Gifford 等 [72] 在 1954 年报道了一例动脉粥样硬化性 PAA 的 35 岁男性病例，这名患者被认为是最年轻的动脉粥样硬化性 PAA 患者。在几年后，Greenstone 等 [4] 在他们的系列研究报告中报道了 1 例 32 岁患者的病例。

女性很少受到影响，在不同的系列研究报告中，女性患者所占的百分比分别为 0%[4, 9, 13, 18, 30, 32, 33, 43, 44, 56, 58, 67, 73]、10%[62]、12.3%[45] 和 19.3%[39]。总的来说，女性约占所有动脉粥样硬化性 PAA 患者的 4%。这种女性患病数量较少的原因尚不清楚，目前考虑为与性别有关的遗传因素作用。

Towne 等 [14] 观察到，女性患者比男性患者年龄大：在他们的系列研究报告中，75 例男性患者中有 32% 的年龄超过 70 岁，而 5 例女性患者的年龄都超过 75 岁。Reilly 等 [23] 报道中的 10 例女性患者都超过 80 岁。Kropman 等 [66] 最近也证实了这一有趣但无法解释的事实，他们观察到 185 例男性患者的平均年龄为 66 岁，明显低于 17 例女性患者的平均年龄（71 岁）。

二、相关疾病和风险因素

大多数 PAA 患者通常也患有多种相关疾病，因为他们年龄较大，且动脉瘤的发生常起始于普通的动脉粥样硬化。

48%（1358/2810）的患者患有心脏病（主要是冠状动脉疾病），极值从 19%～25%[9, 27, 41, 45, 50, 55] 到 60%[6, 8, 15, 56, 70]（个人报告）。Ramesh 等 [34] 观察到患有心血管疾病的受试者中血栓形成的 PAA 发生率较高。

高血压是更常见的相关疾病，影响了 53% 的患者（1583/2980），从 <30%[15, 16, 18, 34, 74] 到 >70%[44, 62, 64, 69]（个人报告）。表 10-2 中 27/52 的系列研究报告有 50% 以上的发病率。

脑血管疾病的发病率为 12%（246/2112），从 <5%[12, 19, 63] 到 >20%[15, 32, 41]。

表 10-1　动脉粥样硬化性腘动脉瘤（PAA）患者的年龄和性别分布

作者，年份	患者人数	男　性	女　性	年龄（岁）（平均值）
Linton [1], 1949	14	13	1(7.1%)	49—79 (65)
Janes [2], 1951	42	41	1(2.4%)	48—88 (65.5)
Lord [3], 1957	10			47—73 (61.5)
Greenstone [4], 1961	9	9	0	32—75 (57.5)
Friesen [5], 1962	64	62	2 (3.2%)	21—83 (60)
Hunter [6], 1962	27	26	1 (3.8%)	38—77 (60)
Edmunds [7], 1965	82	81	1 (1.3%)	
Baird [8], 1966	36	33	3 (8.4%)	41—93 (68)
Crichlow [9], 1966	42	42	0	42—86
Wychulis [10], 1970	152	148	4 (2.7%)	27—93
Gaylis [11], 1974	38	37	1 (2.7%)	
Buxton [12], 1975	23	21	2 (8.7%)	42—85 (66)
Evans [13], 1976	52	52	0	42—86
Towne [14], 1976	80	75	5 (6.3%)	39—93
Tompkins [15], 1977	18	17	1 (5.6%)	57—101 (72)
Chitwood [16], 1978	26	25	1 (3.9%)	
Inahara [17], 1978	30	28	2 (6.7%)	49—81 (66)
Guvendik [18], 1980	20	20	0	(66.7)
Vermilion [19], 1981	87	84	3 (3.5%)	42—90 (60)
Jackaman [20], 1982	14	13	1 (7.2%)	
Laskar [21], 1982	27	26	1 (3.8%)	52—86 (71)
Whitehouse [22], 1983	61	59	2 (3.3%)	41—76 (67)
Reilly [23], 1982	159	149	10 (6.3%)	40—96 (70)
Takolander [24], 1984	13	12	1 (7.7%)	40—77 (65)
Mellière [25], 1986	50	46	4 (8%)	
Anton [26], 1986	110	108	2 (1.9%)	35—82 (62)
Raptis [27], 1986	36			50—90 (66)
Englund [28], 1987	75	75	0	(66.3)
Schellack [29], 1987	60	59	1 (1.7%)	21—86 (66)
Lilly [30], 1988	35	35	0	34—82 (65)

（续表）

作者，年份	患者人数	男 性	女 性	年龄（岁）（平均值）
Cole [31], 1989	38	37	1 (2.7%)	
Farina [32], 1989	33	33	0	(65)
Shortell [33], 1991	39	39	0	48—82 (63)
Ramesh [34], 1993	31	30	1 (3.3%)	52—83 (67.7)
Dawson [35], 1994	77	77	0	49—84 (65)
Lowell [36], 1994	106	103	3 (2.9%)	50—90 (70.5)
Carpenter [37], 1995	33	32	1 (3.1%)	41—85 (64)
Gawenda [38], 1995	39	37	2 (5.2%)	43—84 (66.6)
Vettorello [39], 1996	26	21	5 (19.3%)	(65.8)
Sarcina [40], 1997	58	55	3 (5.2%)	42—85 (64)
Taurino [41], 1998	23	22	1 (4.4%)	39—81 (66)
Duffy [42], 1998	24	23	1 (4.2%)	42—82 (63.5)
Dijkstra [43], 1998	17	17	0	64—83 (73)
Borowicz [44], 1998	16	16	0	46—75 (63)
Gouny [45], 2000	35	30	5 (14.3%)	43—88 (71)
Rosenthal [46], 2000	22	22	0	46—81 (61)
Irace [47], 2001	45	41	4 (8.9%)	
Dorigo [48], 2002	89	85	4 (4.5%)	28—91 (66)
Galland [49], 2002	58	56	2 (3.5)	46—86 (68)
Kauffman [50], 2002	112	106	6 (5.4%)	39—93
Ascher [51], 2003	25	24	1 (4%)	41—89 (74)
Bowrey [52], 2003	46	45	1 (2.2%)	43—94 (73)
Mahmood [53], 2003	41	38	3 (7.3%)	(68)
Harder [54], 2003	24	22	2 (8.4%)	(67)
Martelli [55], 2004	38	35	3 (8.9%)	(68)
Aulivola [56], 2004	38	38	0	18—87 (67.1)
Laxdal [57], 2004	49	46	3 (6.2%)	33—88（69）
Stone [58], 2005	46	46	0	42—92 (72)
Pulli [59], 2006	137	130	7 (5.2%)	28—91 (68)
Huang [60], 2007	289	281	8 (2.8%)	17—88 (70)

（续表）

作者，年份	患者人数	男 性	女 性	年龄（岁）（平均值）
Davies[61]，2007	48	45	3 (6.3%)	46—88 (69)
Lichtenfels[62]，2008	40	36	4 (10%)	40—87 (71.3)
Dzieuciuchowicz[63]，2009	61	57	4 (6.6%)	38—84 (57)
Zimmermann[64]，2010	46	44	2 (4.4%)	31—95 (71.5)
Zaraca[65]，2010	35	34	1 (2.9%)	43—86 (67)
Kropman[66]，2014	202	185	17 (8.5%)	(67)
Serrano-Hernando[67]，2015	142	142	0	(69.3)
Mazzaccaro[68]，2015	65	64	1 (1.6%)	(67.6)
Ronchey[69]，2015	67	55	12 (18%)	(69)
Leake[70]，2016	156	150	6 (3.8%)	(71.4)
个案类	58	58	0	52—88 (64)

参考文献 [1, 2, 4, 6, 8, 9, 12–17, 20–22, 24, 27, 28, 34, 36, 38, 42, 43, 45, 50, 52] 中仅包括动脉粥样硬化性 PAA
参考文献 [11, 15, 18, 25]，并非所有的 PAA 都是动脉粥样硬化性的；但易于提取与动脉粥样硬化性 PAA 患者相关的数据
参考文献 [5, 7, 10, 22, 56]，包括了一些非动脉粥样硬化性 PAA 患者，人数分别为 4、2、2、3 和 1
参考文献 [60]，包括了一些非动脉粥样硬化性 PAA
参考文献 [19, 23, 26, 29–31, 33, 37, 39–41, 44, 47, 48, 51, 54, 55, 57–59, 61–70] 未说明是否所有 PAA 都是动脉粥样硬化性的

糖尿病在某些系列研究报告中相当罕见（5% 或更少）[7, 11, 40, 41, 58]；然而，其在其他研究报告中的发病率为 20% 或以上 [10, 30, 44, 46, 51, 56, 58, 62, 69, 70]，总发病率为 15%（426/2901）。

在 12 个系列报告（952 名患者）中，慢性阻塞性肺疾病（COPD）的发病率为 16%。

Gaylis[11] 观察到他的大部分患者都吸烟。在 1831 例患者（28 个系列报道）中，有 1153（63%）为吸烟者。

三、并发对侧及腘外动脉瘤

表 10-3 中，PAA 患者发生对侧 PAA 和其他主动脉瘤的概率较高。

Gifford 等 [77] 在 1953 年强调了详细的初始评估和长期随访的重要性："长期而详细的随访加上更仔细的腘外动脉瘤检查……无疑会发现更多动脉瘤患者"。

在他研究报告的 69 例 PPA 患者（有 64 个动脉粥样硬化性动脉瘤患者）之中，有 4/8 例 AAA 患者和 3/9 例股动脉瘤患者最初未患病，但于随访期间发病。Towne 等 [14] 报道，在随访期间（23 个月至 11 年），共 5/39 例对侧 PAA 被诊断。随访期间新发病的对侧动脉瘤由其他作者证实：Downing 等 [79]（3/22）、Sarcina 等 [40]（2/11）、Kauffman 等 [50]（6/63）和 Mahmood 等 [53]（1/19）。

Dawson 等 [35] 在 5 年的随访中观察到了新发的动脉瘤如下：对侧腘动脉瘤 6 例（最初为 21 例）；股动脉瘤 11 例（最初 19 例）；胸腹主动脉 6 条（最初为 0）。他们计算了术后初次新发动脉瘤的发病率，1 年时为 6%，10 年时为 49%；特别是在 10 年时，双侧 PAA 患者的概率为 100%，单侧 PAA 患者的概率为 30%；发生新动脉瘤的其他相关危险因素是年龄＞65 岁和高血压。

从表 10-3 中可以看出，对侧 PAA 的发病率

表 10-2　动脉粥样硬化性腘动脉瘤（PAA）患者的相关疾病和危险因素

作者，年份	患者数量	Heart	Hypert.	CVD	Diabet.	COPD	Tobac.	None
Hunter [6], 1962	27	20 (74%)						
Edmunds [7], 1965	82	35 (43%)	48 (59%)	11 (13%)	4 (5%)			19 (23%)
Baird [8], 1966	36	24 (67%)	11 (31%)	8 (22%)	3 (8%)			
Crichlow [9], 1966	42	8 (19%)	20 (48%)	3 (7%)	4 (9%)			
Wychulis [10], 1970	152	67 (44%)	102 (67%)	28 (18%)	52 (34%)		94 (62%)	11 (7%)
Bouhoutsos [75], 1974	71	26 (37%)	31 (44%)	7 (10%)	1 (1%)	20 (28%)		
Gaylis [11], 1974	38	21 (55%)	14 (37%)	2 (5%)	2 (5%)		Most	7 (18%)
Buxton [12], 1975	23	11 (48%)	10 (44%)	1 (4%)				
Towne [14], 1976	80	25 (31%)	40 (50%)	10 (12%)	12 (15%)			
Tompkins [15], 1977	18	11 (61%)	5 (28%)	4 (22%)	2 (11%)	4 (22%)		1 (6%)
Chitwood [16], 1978	26	10 (38%)	7 (27%)	2 (8%)				
Inahara [17], 1978	30	8 (27%)	10 (33%)	2 (7%)				
Guvendik [18], 1980	21	7 (33%)	6 (29%)	2 (9%)				
Vermilion [19], 1981	87	43 (49%)	33 (38%)	3 (3%)	15 (17%)			32 (37%)
Laskar [21], 1982	27		8 (30%)		5 (19%)		26 (96%)	
Whitehouse [22], 1983	61	20 (33%)	23 (38%)	3 (5%)	8 (13%)		31 (51%)	
Reilly [23], 1982	159	52 (33%)	62 (39%)	23 (14%)	17 (11%)			
Takolander [24], 1984	13	5 (38%)	4 (31%)					
Anton [26], 1986	110	47 (43%)	65 (59%)	11 (10%)	19 (17%)			
Raptis [27], 1986	36	9 (25%)	23 (64%)	6 (17%)	2 (6%)			
Salo [74], 1986	21	8 (38%)	3 (14%)		2 (9%)			
Schellack [29], 1987	60	31 (52%)	37 (62%)	8 (13%)			40 (67%)	
Lilly [30], 1988	35		21 (60%)		7 (20%)		15 (43%)	
Cole [31], 1989	38	14 (37%)			6 (16%)			
Farina [32], 1989	33	14 (42%)	17 (52%)	8 (24%)	5 (15%)	14 (42%)	27 (82%)	5 (15%)
Shortell [33], 1991	39		20 (51%)		5 (13%)			
Ramesh [34], 1993	31	9 (29%)	4 (13%)	6 (19%)				
Lowell [36], 1994	106	49 (46%)	55 (52%)	20 (19%)	17 (16%)		78 (74%)	
Carpenter [37], 1995	33	5 (15%)	16 (48%)		3 (9%)			

（续表）

作者，年份	患者数量	Heart	Hypert.	CVD	Diabet.	COPD	Tobac.	None
Sarcina [40], 1997	58		21 (36%)		3 (5%)		22 (38%)	
Taurino [41], 1998	23	5 (22%)	15 (65%)	5 (22%)	4 (17%)	4 (17%)	20 (87%)	
Duffy [42], 1998	24	12 (50%)	9 (37%)		2 (8%)	5 (21%)	22 (92%)	
Borowicz [44], 1998	16		13 (81%)		9 (56%)		16 (100%)	
Locati [76], 1999	48		27 (56%)		3 (6%)		23 (48%)	
Gouny [45], 2000	35	8 (23%)	19 (54%)		5 (14%)		28 (80%)	
Rosenthal [46], 2000	22	8 (36%)	12 (55%)		9 (41%)		14 (64%)	
Kauffman [50], 2002	112	28 (25%)	57 (51%)	12 (11%)	15 (13%)			
Ascher [51], 2003	25	9 (36%)	13 (52%)		5 (20%)		5 (20%)	
Harder [54], 2003	24		13 (54%)		2 (8%)		18 (75%)	
Martelli [55], 2004	38	8 (21%)	25 (66%)	3 (8%)	5 (13%)	13 (34%)	19 (50%)	
Aulivola [56], 2004	38	28 (74%)	24 (63%)	4 (11%)	8 (21%)	6 (16%)	32 (84%)	
Laxdal [57], 2004	49	22 (45%)	17 (35%)	4 (8%)	2 (4%)		22 (45%)	
Stone [58], 2005	46		18 (39%)		12 (26%)			
Pulli [59], 2006	137	30 (22%)	71 (52%)		9 (7%)	62 (45%)	101 (74%)	
Huang [60], 2007	289	128a (44%)	192 (66%)		46 (16%)	41 (14%)	81 (28%)	
Lichtenfels [62], 2008	40	22 (55%)	36 (90%)	4 (10%)	9 (22%)		35 (87%)	
Dzieuciuchowicz [63], 2009	61	23 (38%)	34 (56%)	1 (2%)	7 (11%)		51 (84%)	
Zimmermann [64], 2010	46		33 (72%)		8 (17%)		36 (78%)	
Kropman [66], 2014	202	67 (33%)	99 (49%)	29 (14%)	26 (13%)		81 (40%)	
Ronchey [69], 2015	67	28 (42%)	63 (94%)		20 (30%)	12 (18%)	39 (58%)	
Leake [70], 2016	156	98 (63%)	75 (48%)		37 (24%)	24 (15%)	61 (39%)	
个案类	58	39 (67%)	42 (72%)	6 (10%)	6 (10%)	12 (21%)	57 (98%)	0

Heart. 主要是冠状动脉疾病和充血性心力衰竭；CVD. 脑血管疾病，包括脑卒中；COPD. 慢性阻塞性肺疾病
参考文献 [6, 8, 9, 12, 14–17, 21, 22, 24, 27, 34, 36, 42, 45, 46, 50, 74] 中仅包括动脉粥样硬化性 PAA
参考文献 [32, 56, 75]，包括非动脉粥样硬化性 PAA；但易于提取与动脉粥样硬化性 PAA 患者相关的数据
参考文献 [7]（2/82）、[10]（2/152）、[11]（5/43）、[18]（1/21）、[76]（2/48）和 [60] 中有一些非动脉粥样硬化性 PAA 患者
参考文献 [19, 23, 26, 29–31, 33, 37, 40, 41, 44, 51, 54, 55, 57–59, 62–64, 66, 69, 70] 未说明是否所有 PAA 都是动脉粥样硬化性的
a. 一般无心血管疾病

作者，年份	患者数量	双侧 PAA 患者	腘外动脉瘤患者	AAA	IA	FA	Oth.
Janes [2], 1951	42	21 (50%)			1	2	1
Gifford [77], 1953	64	31 (48%)	17 (27%)	8 (12%)	4	9	3
Lord [3], 1957	10	3 (30%)					
Greenstone [4], 1961	9	3 (33%)					
Hunter [6], 1962	27	15 (56%)		6 (22%)			
Friesen [5], 1962	60	36 (60%)	15 (25%)				
Edmunds [7], 1965	82	26 (32%)	12 (15%)				
Baird [8], 1966	36	15 (42%)	8 (22%)	6 (17%)	7	4	2
Crichlow [9], 1966	42	18 (43%)	6 (14%)	6 (14%)		4	
Wychulis [10], 1970	152	89 (59%)	69 (45%)	53 (35%)	37	44	5
Bouhoutsos [75], 1974	71	31 (44%)		23 (32%)	9	29	
Gaylis [11], 1974	38	11 (29%)	9 (26%)	5 (13%)		4	
Buxton [12], 1975	23	11 (48%)		5 (22%)		6	2
Evans [13], 1976	52	34 (65%)		25 (48%)			
Towne [14], 1976	80	39 (49%)	25 (31%)	15a (19%)		14	1
Tompkins [15], 1977	18	8 (44%)	6 (33%)	5 (28%)	3	3	1
Chitwood [16], 1978	26	9 (35%)	11 (42%)	8 (30%)	1	2	
Inahara [17], 1978	30	14 (47%)		11 (37%)	3	5	
Guvendik [18], 1980	21	7 (33%)		6 (29%)			
Vermilion [19], 1981	87	60 (69%)	47 (54%)	35 (40%)	22	30	2
Szilagyi [78], 1981	61	25 (41%)		28 (46%)		27	
Jackaman [20], 1982	14	13 (93%)	5 (36%)	3 (21%)	2	3	
Laskar [21], 1982	27	5 (18%)	6 (22%)	1 (4%)	3	1	2
Whitehouse [22], 1983	61	27 (44%)		38 (62%)	22	23	2
Reilly [23], 1983	159	85 (53%)		34 (21%)	13	23	
Takolander [24], 1984	13	5 (38%)	6 (46%)	5 (38%)	4	2	
Downing [79], 1985	40	22 (55%)	16 (40%)	8 (20%)		13	
Mellière [25], 1986	50	23 (46%)	28 (56%)	16 (32%)	17	21	1

表 10-3　动脉粥样硬化性 PAA 的相关动脉瘤

（续表）

作者，年份	患者数量	双侧 PAA 患者	腘外动脉瘤患者	AAA	IA	FA	Oth.
Anton[26], 1986	110	50 (45%)	43 (39%)	35 (32%)		9	
Raptis[27], 1986	36	25 (69%)		17 (47%)	2	10	
Schellack[29], 1987	60	35 (58%)	41 (68%)	32 (53%)	48	37	3
Englund[28], 1987	75	28 (37%)	36 (48%)	21 (28%)	3	12	
Lilly[30], 1988	35	24 (68%)		8 (23%)	5	5	
Cole[31], 1989	38	21 (55%)		12 (32%)	9		
Farina[32], 1989	33	14 (42%)	19 (57%)	12 (36%)	17	21	
Shortell[33], 1991	39	12 (31%)		20 (51%)	9	7	
Dawson[35], 1991	50	27 (54%)		18 (36%)		30	6
Ramesh[34], 1993	31	12 (39%)		12 (39%)		2	
Lowell[36], 1994	106	55 (52%)	82 (77%)	54 (51%)	34	29	6
Carpenter[37], 1995	33	21 (64%)	20 (61%)	19 (58%)			
Gawenda[38], 1995	39	19 (49%)	17 (43%)	16 (41%)	4		2
Sarcina[40], 1997	58	9 (15%)		7 (12%)		2	
Taurino[41], 1998	23	5 (22%)	12 (52%)	12 (52%)			
Duffy[42], 1998	24	16 (67%)		4 (58%)	9	7	
Dijkstra[43], 1998	17	6 (35%)		7 (41%)			
Borowicz[44], 1998	16	10 (62%)	14 (87%)	10 (62%)	6	13	
Locati[76], 1999	48	17 (35%)		16 (33%)		7	
Gouny[45], 2000	35	17 (49%)		9 (26%)			
Galland[49], 2002	58	34 (59%)		25 (43%)		2	
Kauffman[50], 2002	112	63 (56%)		31 (28%)			
Stiegler[80], 2002	46	19 (41%)	17 (37%)				
Ascher[51], 2003	25	9 (36%)		9 (36%)	1	4	1
Bowrey[52], 2003	46	21 (46%)	30 (65%)	15[a] (41%)	1	10	
Mahmood[53], 2003	41	19 (46%)		11[b] (27%)		7	
Harder[54], 2003	24	12 (50%)		7 (29%)	4	2	
Martelli[55], 2004	38	18 (47%)	14 (37%)	12[c] (32%)	2		

（续表）

作者, 年份	患者数量	双侧PAA患者	腘外动脉瘤患者	AAA	IA	FA	Oth.
Aulivola[56], 2004	38	25 (66%)		16 (39%)			
Laxdal[57], 2004	49	24 (49%)		25 (51%)	9	4	4
Stone[58], 2005	46	9 (20%)		23 (50%)	5	6	2
Pulli[59], 2006	137	22 (16%)	47 (34%)	42a (31%)		3	2
Huang[60], 2007	289	156 (53%)	192 (66%)	157 (54%)	168	110	29
Lichtenfels[62], 2008	40	20 (50%)	24 (60%)	10 (25%)	6	5	2
Dzieuciuchowicz[63], 2009	61	21 (34%)	24 (39%)	11 (18%)	8	9	
Zimmermann[64], 2010	46	17 (37%)		11 (30%)			1
Zaraca[65], 2010	35	14 (40%)		9 (26%)			
Kropman[66], 2014	202	150 (74%)		112 (55%)			
Serrano Hernando[67], 2015	142	69 (49%)		49 (34%)			
Mazzaccaro[68], 2015	65	29 (45%)	30 (46%)	18 (28%)	4	9	1
Leake[70], 2016	67	34 (51%)		28 (42%)			
个案类	58	24 (41%)	22 (38%)	18 (31%)	1	2	1

AAA. 腹主动脉瘤；IA. 髂动脉瘤；FA. 股动脉瘤

IA 和 FA 的数量通常指动脉瘤数量，而不是患者人数

• Crichlow[9]：4 名患者，双侧 FA
• Janes[2]：1 例双侧 IA，2 例双侧 FA
• Jackaman[20]：1 例单侧 IA，1 例双侧 IA，3 例双侧 FA
• Laskar[21]：2 例为单侧 IA，1 例为双侧 IA，1 例为单侧 FA
• Whitehouse[22]：单侧 IA 患者 8 例，双侧 IA 患者 14 例，单侧 FA 患者 7 例，双侧 FA 患者 16 例
• Englund[28]
• Ascher[51]：1 例双侧 IA，4 例单侧 FA
• Downing[79]：5 例单侧 FA，4 例双侧 FA
• 个人报告：1 例双侧 IA，2 例双侧 FA

参考文献 [2, 4, 6, 8, 9, 12–17, 21, 22, 24, 27, 28, 34–36, 38, 42, 43, 45, 49, 50, 52] 中仅包括动脉粥样硬化性 PAA

参考文献 [7]（2/82）、[10]（2/152）、[18]（1/21）、[56]（1/64）、[76]（2/48）和 [79]（1/40）中有一些非动脉粥样硬化性 PAA 患者；参考文献 [60] 包括一些非动脉粥样硬化性 PAA

参考文献 [19, 23, 26, 29–31, 33, 37, 40, 41, 44, 51, 53–55, 57–59, 62–68, 70] 未说明是否所有 PAA 都是动脉粥样硬化性的

a. 主髂动脉瘤

b. 主动脉或髂动脉瘤

c. 1/12 主髂动脉瘤

为 15%～93%（平均 49%），而腘动脉以外动脉瘤发生率为 14%～87%（平均 42%），AAA 发生率为 4%～62%（平均 31%）。

早在 1951 年，Janes 和 Ivins[2] 就观察到 3 例双侧 PAA 患者患有腘动脉以外动脉瘤。其他作者进一步证实了双侧 PAA 与腘动脉以外动脉瘤之间的特殊联系（表 10-4）。

Galland 和 Magee[49] 于 2002 年重新评估了 PAA 血栓形成与其他动脉瘤之间的相互关系，证实了 1993 年最初报道的结果[34]：39 例血栓形

作者，年份	Extra A		AAA		IA		FA	
	M	B	M	B	M	B	M	B
Baird[8], 1966	3/21 (14%)	5/15 (33%)						
Evans[13], 1976			4/18 (22%)	21/34 (62%)				
Vermilion[19], 1981	6/27 (22%)	41/60 (68%)	6/27 (22%)	35/60 (58%)	3/27 (11%)	19/60 (32%)	4/27 (15%)	26/60 (43%)
Whitehouse[22], 1983			19/34 (56%)	19/27 (70%)	8/34 (24%)	14/27 (52%)	12/34 (35%)	11/27 (41%)
Downing[79], 1985	4/18 (22%)	12/22 (55%)						
Schellack[29], 1987			8/25 (32%)	24/35 (69%)				
Cole[31], 1989			5/17 (24%)	8/21 (38%)				
Carpenter[37], 1995			6/12 50%	13/21 62%				
Duffy[42], 1998			4/8 (50%)	10/16 (62%)				
Huang[60], 2007	58/123 (47%)	123/156 (79%)	56/123 (42%)	101/156 (65%)				

表 10-4　单侧或双侧腘动脉瘤（PAA）患者并发腘外动脉瘤的情况

Extra A. 腘动脉以外动脉瘤；AAA. 腹主动脉瘤；IA. 髂动脉瘤；FA. 股动脉瘤
参考文献 [8, 13, 22, 40] 中仅包括动脉粥样硬化性 PAA
参考文献[79] 中包括 1 例（1/40）种非动脉粥样硬化性 PAA；参考文献[60] 中包括部分非动脉粥样硬化性 PAA
参考文献 [19, 29, 31, 37] 未说明是否所有 PAA 都是动脉粥样硬化性的

成的 PAA 患者出现 28 例（72%）对侧动脉瘤和 19 例（49%）腹主动脉瘤；11 例 PAA 未栓塞患者出现 6 例（32%）对侧和 6 例（32%）腹主动脉瘤。

综上所述，PAA 在许多情况下是弥漫性和进行性动脉瘤疾病的标志，具有终身监测的指征。此外，在随访期间观察到的孤立、非复杂的 PAA 可能代表一种不同且侵袭性较小的动脉疾病。

参考文献

[1] Linton RR. The arteriosclerotic popliteal aneurysm: a report of fourteen patients treated by a preliminary lumbar sympathetic ganglionectomy and aneurysmectomy. Surgery. 1949;25:41-58.

[2] Janes JM, Ivins JC. A method of dealing with arteriosclerotic popliteal aneurysms. Surgery. 1951;29:398-406.

[3] Lord JW. Clinical behaviour and operative management of popliteal aneurysms. JAMA. 1957;163:1102-6.

[4] Greenstone SM, Massell TB, Heringman EC. Arteriosclerotic popliteal aneurysms. Diagnosis and management. Circulation. 1961;24:23-8.

[5] Friesen G, Ivins JC, Janes JM. Popliteal aneurysms. Surgery. 1962;51:90-8.

[6] Hunter JA, Julian OC, Javid H, Dye WS. Arteriosclerotic aneurysms of the popliteal artery. J Cardiovasc Surg. 1962;2:404-13.

[7] Edmunds LH, Darling RC, Linton RR. Surgical management of popliteal aneurysms. Circulation. 1965;32:517-23.

[8] Baird RJ, Sivasankar R, Hayward R, Wilson DR. Popliteal aneurysms: a review and analysis of 61 cases. Surgery. 1966;59:911-7.

[9] Crichlow RW, Roberts B. Treatment of popliteal aneurysms by restoration of continuity: review of 48 cases. Ann Surg. 1966;163:417-26.

[10] Wychulis AR, Spittell JA, Wallace RB. Popliteal aneurysms. Surgery. 1970;68:942-52.

[11] Gaylis H. Popliteal arterial aneurysm. A review and analysis of 55 cases. S A Med J. 1974;48:75-81.

[12] Buxton B, Morris P, Johnson N, Royle J. The management of popliteal aneurysms. Med J Aust. 1975;2:82-5.

[13] Evans WE, Turnipseed WD. Popliteal aneurysms. Vasc Surg. 1976;10:86-91.

[14] Towne JB, Thompson JE, Patman DD, Persson AV. Progression of popliteal aneurysmal disease following popliteal aneurysm resection with graft: a twenty year experience. Surgery. 1976;80:426-32.

[15] Tompkins WC, Smith AD, Wren HB, Bransford RM. The atherosclerotic popliteal aneurysm. Report of diagnosis and treatment in twenty six cases. Am J Surg. 1977;134:813-6.

[16] Chitwood WR, Stocks LH, Wolfe WG. Popliteal artery aneurysms: past and present. Arch Surg. 1978;113:1078-82.

[17] Inahara T, Toledo AC. Complications and treatment of popliteal aneurysms. Surgery. 1978;84:775-83.

[18] Guvendik L, Bloor K, Charlesworth D. Popliteal aneurysm: sinister harbinger of sudden catastrophe. Br J Surg. 1980;67:294-6.

[19] Vermilion BD, Kimmins SA, Pace WG, Evans WE. A review of one hundred forty seven popliteal aneurysms with long-term follow-up. Surgery. 1981;90:1009-14.

[20] Jackaman FR, Lemberger RJ, Makin GS, Hopkinson BR. Popliteal artery aneurysms. Ann Roy Coll Surg Engl. 1982;64:331-3.

[21] Laskar M, Christides C, Kim M. Anévrismes poplités athéromateux. Angéiologie. 1982;34:113-21.

[22] Whitehouse WM, Wakefield TW, Graham LM, Kazmers A, Zelenock GB, Dent TL, Lindenauer SM, Stanley JC. Limb threatening potential of arteriosclerotic popliteal artery aneurysms. Surgery. 1983;93:694-9.

[23] Reilly MK, Abbott WM, Darling RC. Aggressive surgical management of popliteal artery aneurysms. Am J Surg. 1983;145:498-502.

[24] Takolander RJ, Bergqvist D, Bergentz S-E, Ericsson BF, Sigurjonsson S, Jonsson K. Aneurysms of the popliteal artery. Acta Chir Scand. 1984;150:135-40.

[25] Mellière D, Veit R, Becquemin J-P, Etienne G. Should all spontaneous popliteal aneurysms be operated on? J Cardiovasc Surg. 1986;27:273-7.

[26] Anton GE, Hertzer NR, Beven EG, O'Hara PJ, Krajewski LP. Surgical management of popliteal aneurysms—trends in presentation, treatment and results from 1952 to 1984. J Vasc Surg. 1986;3:125-34.

[27] Raptis S, Ferguson L, Miller JH. The significance of tibial artery disease in the management of popliteal aneurysms. J Cardiovasc Surg. 1986;27:703-8.

[28] Englund R, Schache D, Magee HR. Atherosclerotic popliteal aneurysms with particular regard to the contralateral side. Aust N Z J Surg. 1987;57:387-90.

[29] Schellack J, Smith RB III, Perdue GD. Nonoperative management of selected popliteal aneurysms. Arch Surg. 1987;122:372-5.

[30] Lilly MP, Flinn WR, McCarthy WJIII, Courtney DF, Yao JST, Bergan JJ. The effect of distal arterial anatomy on the success of popliteal aneurysm repair. J Vasc Surg. 1988;7:653-60.

[31] Cole CW, Thijssen AM, Barber GG, McPhall WV, Scobie TK. Popliteal aneurysm: an index of generalized vascular disease. Can J Surg. 1989;32:65-8.

[32] Farina C, Cavallaro A, Schultz RD, Feldhaus RJ, di Marzo L. Popliteal aneurysms. Surg Gynec Obstet. 1989;169:7-13.

[33] Shortell CK, De Weese JA, Ouriel K, Green RM. Popliteal artery aneurysms: a 25-year surgical experience. J Vasc Surg. 1991;14:771-9.

[34] Ramesh S, Michaels JA, Galland RB. Popliteal aneurysm: morphology and management. Br J Surg. 1993;80:1521-3.

[35] Dawson I, van Bockel JH, Brand R, Terpstra JL. Popliteal artery aneurysms: long-term follow-up of aneurysmal disease and results of surgical treatment. J Vasc Surg. 1991; 13:398-407.

[36] Lowell RC, Gloviczki P, Hallett JW Jr, Naessens JM, Maus TP, Cherry KJ Jr, Bower TC, Pairolero PC. Popliteal aneurysm: the risk of nonoperative management. Ann Vasc Surg. 1994;8:14-23.

[37] Carpenter JP, Barker CF, Roberts B, Berkowitz HD, Lusk EJ, Perloff LJ. Popliteal artery aneurysms: current management and outcome. J Vasc Surg. 1994;19:65-73.

[38] Gawenda M, Sorgatz S, Müller U, Walter M, Erasmi H. The thrombosed popliteal aneurysm with distal arterial occlusion—successful therapy by interdisciplinary management. Thorac Cardiovasc Surg. 1995;43:112-6.

[39] Vettorello G, Rocca T, Taddia MC, Occhionorelli S, Santini M, Mari F, Mascoli F, Donini I. Gli aneurismi dell'arteria poplitea. Nostra esperienza a proposito di 37 casi. Minerva Cardioangiol. 1996;44:437-42.

[40] Sarcina A, Bellosta R, Luzzani G, Agrifoglio G. Surgical treatment of popliteal artery aneurysms. A 20 year experience. J Cardiovasc Surg. 1997;38:347-54.

[41] Taurino M, Calisti A, Grossi R, Maggiore C, Speziale F, Fiorani P. Outcome after early treatment of popliteal artery aneurysms. Intern Angiol. 1998;17:28-31.

[42] Duffy ST, Colgan MP, Sultan S, Moore DJ, Shanik GD. Popliteal aneurysms: a 10-year experience. Eur J Vasc Endovasc Surg. 1998;16:218-22.

[43] Dijkstra B, Fleisch J, Knight D. Management and outcome of popliteal artery aneurysms in a New Zealand Provincial Centre. Aust N Z J Surg. 1998;68:255-7.

[44] Borowicz MR, Robison JG, Elliott BM, Brothers TE, Robinson CK. Occlusive disease associated with popliteal aneurysms: impact on long term graft patency. J Cardiovasc Surg. 1998;39:137-40.

[45] Gouny P, Bertrand P, Duedal V, Cheynel-Hocquet C, Lancelin C, Escourolle F, Nussaume O, Vayssairat M. Limb salvage and popliteal aneurysms: advantages of preventive surgery. Eur J Vasc Endovasc Surg. 2000;19:496-500.

[46] Rosenthal D, Matsuura JH, Clark MD, Kirby LB, Knoepp LF. Popliteal artery aneurysms: is endovascular reconstruction durable? J Endovasc Ther. 2000;7:394-8.

[47] Irace L, Gattuso R, Faccenna F, Cappello F, Siani B, Stumpo R, Boiceff S, Benedetti-Valentini F. Trattamento chirurgico degli aneurismi poplitei in elezione e in urgenza. Minerva Cardioangiol. 2001;49:251-6.

[48] Dorigo W, Pulli R, Turini F, Pratesi G, Credi G, Alessi Innocenti A, Pratesi C. Acute leg ischemia from thrombosed popliteal artery aneurysms: role of preoperative thrombolysis. Eur J Vasc Endovasc Surg. 2002;23:251-4.

[49] Galland RB, Magee TR. Management of popliteal aneurysm. Br J Surg. 2002;89:1382-5.

[50] Kauffman P, Puech-Leao P. Surgical treatment of popliteal artery aneurysm: a 32-year experience. J Vasc Bras. 2002; 1:5-14.

[51] Ascher E, Markevich N, Schutzer RW, Kallakuri S, Jacob T, Hingorani AP. Small popliteal artery aneurysms: are they clinically significant? J Vasc Surg. 2003;37:55-60.

[52] Bowrey DJ, Osman H, Gibbons CP, Blackett RL. Atherosclerotic popliteal aneurysms: management and outcome in forty-six patients. Eur J Vasc Endovasc Surg. 2003; 25:79-83.

[53] Mahmood A, Salaman R, Sintler M, Smith SRG, Simms MH, Vohra RK. Surgery of popliteal artery aneurysms: a 12-year experience. J Vasc Surg. 2003;37:586-93.

[54] Harder Y, Notter H, Nussbaumer P, Leiser A, Canova C, Furrer M. Popliteal aneurysm: diagnostic workup and results of surgical treatment. World J Surg. 2003;27:788-92.

[55] Martelli E, Ippoliti A, Ventoruzzo G, De Vivo G, Ascoli Marchetti A, Pistolese GR. Popliteal artery aneurysms. Factors associated with thromboembolism and graft failure. Intern Angiol. 2004;23:54-65.

[56] Aulivola B, Hamdan AD, Hile CN, Sheahan MG, Skillman JJ, Campbell DR, Scovell SD, LoGerfo FW, Pomposelli FB Jr. Popliteal artery aneurysms: a comparison of outcomes in elective versus emergent repair. J Vasc Surg. 2004;39:1171-7.

[57] Laxdal E, Amundsen SR, Dregelid E, Pedersen G, Aune S. Surgical treatment of popliteal artery aneurysms. Scand J Surg. 2004;93:57-60.

[58] Stone PA, Armstrong PA, Bandyk DF, Keeling WB, Flaherty SK, Shames ML, Johnson BL, Back MR. The value of duplex surveillance after open or endovascular popliteal aneurysm repair. J Vasc Surg. 2005;41:936-41.

[59] Pulli R, Dorigo W, Troisi N, Alessi Innocenti A, Pratesi G, Azas L, Pratesi C. Surgical management of popliteal artery aneurysms: which factors affect outcomes? J Vasc Surg. 2006;43:481-7.

[60] Huang Y, Gloviczki P, Noel AA, Sullivan TM, Kalra M, Gullerud RE, Hoskin TL, Bower TC. Early complications and long-term outcome after open surgical treatment of popliteal artery aneurysms: is exclusion with saphenous vein bypass still the gold standard? J Vasc Surg. 2007;45:706-15.

[61] Davies RSM, Wall M, Simms MH, Vohra RK, Bradbury AW, Adam DJ. Long-term results of surgical repair of popliteal artery aneurysm. Eur J Vasc Endovasc Surg. 2007;34:714-8.

[62] Lichtenfels E, Delduque Frankini A, Bonamigo TP, Cardozo MA, Schulte AA. Popliteal artery aneurysm surgery: the role of emergency setting. Vasc Endovasc Surg. 2008;42:159-64.

[63] Dzieuciuchowicz L, Lukaszuk M, Figiel J, Klimczak K, Krasinski Z, Majewski W. Factors influencing the clinical course of popliteal artery aneurysm. Med Sci Monit. 2009;15:CR231-5.

[64] Zimmermann A, Schoenberger T, Saeckl J, Reeps C, Wendorff H, Kuehnl A, Eckstein H-H. Eligibility for endovascular technique and results of the surgical approach to popliteal artery aneurysms at a single center. Ann Vasc Surg. 2010;24:342-8.

[65] Zaraca F, Ponzoni A, Stringari C, Ebner JA, Giovannetti R, Ebner H. The posterior approach in the treatment of popliteal artery aneurysm: feasibility and analysis of outcome. Ann Vasc Surg. 2010;24:863-70.

[66] Kropman RHJ, van Meurs A, Fioole B, van Santvoort HC, van Sambeek M, Moll FL, de Vries J-PPM. Association of sex with long-term outcomes after popliteal artery aneurysm repair. Ann Vasc Surg. 2014;28:338-44.

[67] Serrano-Hernando FJ, Martinez López I, Hernández Mateo MM, Rydings MH, Sanchez Hervás L, Rial Horcajo R, Moñuz Ducaju G, Conejero AM. Comparison of popliteal artery aneurysm therapies. J Vasc Surg. 2015;61:655-61.

[68] Mazzaccaro D, Carmo M, Dellatana R, Settembrini AM, Barbetta I, Tassinari L, Roveri S, Settembrini PG. Comparison of posterior and medial approaches for popliteal artery aneurysms. J Vasc Surg. 2015;62:1512-20.

[69] Ronchey S, Pecoraro F, Alberti V, Serrao E, Orrico M, Lachat M, Mangialardi N. Popliteal artery aneurysm repair in the endovascular era. Fourteen-years single center experience. Medicine. 2015;94:e1130.

[70] Leake AE, Avgerinos ED, Chaer RA, Singh MJ, Makaroun MS, Marone LK. Contemporary outcome of open and endovascular popliteal artery aneurysm repair. J Vasc Surg. 2016;63:70-6.

[71] Broca P. Des anévrysmes et de leur traitement. Labé, Paris; 1856. p. 1-48 and 898-913.

[72] Gifford RW Jr, Parkin TW, Janes JM. Atherosclerotic popliteal aneurysm in a man thirty-five years old. Report of a case. Circulation. 1954;9:363-6.

[73] Dawson I, Sie R, van Baalen JM, van Bockel JH. Asymptomatic popliteal aneurysm: elective operation versus conservative follow-up. Br J Surg. 1994;81:1504-7.

[74] Salo JA, Ala-Kuliju K, Ketonen P, Perhoniemi V, Meurala H, Harjola P-T. Reconstructive surgery of popliteal aneurysms. Vasa. 1986;15:170-3.

[75] Bouhoutsos J, Martin P. Popliteal aneurysms: a review of 116 cases. Br J Surg. 1974;61:469-75.

[76] Locati P, Socrate AM, Costantini E, Campanati B. Popliteal aneurysms: current management and outcome. Minerva Cardioangiol. 1999;47:145-55.

[77] Gifford RW Jr, Hines EA Jr, Janes JM. An analysis and follow-up of 100 popliteal aneurysms. Surgery. 1953; 33: 284-93.

[78] Szilagyi DE, Schwartz RL, Reddy JD. Popliteal arterial aneurysms. Their natural history and management. Arch Surg. 1981;116:724-8.

[79] Downing R, Ashton F, Grimley RP, Slaney G. Problems in diagnosis of popliteal aneurysms. J Roy Soc Med. 1985;78:440-4.

[80] Stiegler H, Medler G, Baumann G. Prospective study of 36 patients with 46 popliteal aneurysms with nonsurgical treatment. Vasa. 2002;31:43-6.

第 11 章　临床表现

Clinical Presentation

Antonino Cavallaro　著　　王伟明　刘　洋　译

1936 年，Wells 等[1] 描述了由于动脉瘤瘤体的存在而引起的症状：膝关节运动受影响、静脉回流障碍、邻近的腘神经受压导致麻木，以及不同程度和位置的疼痛。他们还强调了破裂所引起的并发症："韧带的逐渐延伸和吸收，以及骨骼的侵蚀可能会继续进行，直至动脉瘤从外部破裂进入到软组织或膝关节。不管在任何情况下，这种并发症都是持续而严重的威胁。"

Gifford 等[2] 试图区别非血栓性动脉瘤以外的动脉粥样硬化性闭塞引起的症状，但他们在这种情况下观察到的 17 例慢性缺血中，腿 / 足部动脉循环受损可能是动脉瘤瘤体内血栓栓塞的结果。同样，Linton[3] 已经认识到，在大多数腘动脉瘤（popliteal artery aneurysms，PAA）中，有证据显示存在闭塞性动脉疾病；然而，尽管他研究中的所有动脉瘤都是通畅和有搏动的，但仍有 3/14 肢体的远端动脉搏动是不能触及的；他强调，所有病例的病理检查"都显示了由部分组织和新鲜血栓组成的层状血凝块……松散地附着，如果……脱落，将会导致动脉瘤远端动脉栓塞的发生……"。

Gifford 等[2] 的报道值得特别提及，因为它是第一个基于大量数据，以及记录就诊时和随访期间（平均 50 个月；最长 318 个月）严重并发症相关发生率的文献：在 100 个动脉瘤（95 个动脉粥样硬化）中，49 个在就诊时属于复杂病例；血栓形成 20 例；栓塞 14 例；坏疽 10 例；静脉压迫 19 例；神经压迫 10 例和破裂 12 例。在随访期间，10/49 的复杂动脉瘤出现了进一步的并发症，13 例由最初的不复杂型演变为复杂型。

由于描述症状的方法各不相同，而且单个动脉瘤可能产生不止一种相关临床症状，笔者也试图将临床表现制成表格，但发现很难做到准确。然而，从表 11-1 和表 11-2 的咨询中可以推断出大多数的临床表现。

尝试分析 PAA 的临床表现，主要是确定其与并发症相关的不良事件的成因，我们应该始终记住 Wells 等[1] 在 80 多年前所说的话："腘动脉瘤与其他动脉瘤的不同之处在于，它们……随时可能会发生不可预知、突发的并发症。"在同一时期，Blakemore[63] 也指出随时存在血栓形成、破裂、坏疽的可能性。这些经过数十年经验充分证实的观点，引起了医生的注意，并确定了将外科治疗（目前是血管腔内治疗）作为患者的治疗标准。

一、动脉瘤的大小和形态：与症状 / 并发症有关系吗

按照 Szilagyi 等[19] 的建议将 PAA 直径≥2cm 的患者被视为常规介入治疗的入选标准。然而，同一位作者正式表示"这种疾病在自然的病程中，两种主要的不良事件（突发血栓形成或栓塞发生）

作者，年份	患者数量	动脉瘤数量	无症状	慢性缺血		急性缺血	肿物相关症状
				间歇性跛行	静息痛/坏疽		
(1) Linton[3], 1949	14	15	3	4		1	11
(2) Gifford[2], 1953	69	100	35	17		41	
(3) Lord[4], 1957	10	13					4
(4) Greenstone[5], 1961	9	12	3	1		5	3
(5) Hunter[6], 1962	27	42	12	16*	13*		11*
(6) Friesen[7], 1962	64	73	1				36
(7) Edmunds[8], 1965	82	98	23	36	5	23	22
(8) Baird[9], 1966	36	51	12	22	4		32
(9) Crichlow[10], 1966	42	60	17	14		14	21
(10) Wychulis[11], 1970	152	233	94		28	23	62
(11) Buxton[12], 1975	23	34	12	5	11		1
(12) Evans[13], 1976	52	86	25	42	19		
(13) Towne[14], 1976	80	119	17*	14*		33*	11*
(14) Tompkins[15], 1977	18	26	7	4	15		
(15) Chitwood[16], 1978	26	35		9		12	
(16) Inahara[17], 1978	30	40	17	9		10	5
(17) Guvendik[18], 1980	21	28	7	6	13		2
(18) Szilagyi[19], 1981	62	87	37	30	8		
(19) Vermilion[20], 1981	87	147	49	66	54		23
(20) Laskar[21], 1982	27	32	4	4		7	7
(21) Jackaman[22], 1982	14	27	13		8	5	1
(22) Whitehouse[23], 1983	61	88	39	12	25		11
(23) Reilly[24], 1983	159	244	112	42		79	11
(24) Graham[25], 1983	33	52	16	9	9	11	7
(25) Takolander[26], 1984	13	18	4	2	3	7	2
(26) Downing[27], 1985	40	62	17	19	10	3	15
(27) Mellière[28], 1986	52	77	41	4	14	16	5
(28) Anton[29], 1986	110	160	77	65	18		

表 11-1   62 个有关动脉粥样硬化性腘动脉瘤的系列研究：临床表现（症状和体征）

（续表）

作者，年份	患者数量	动脉瘤数量	无症状	慢性缺血		急性缺血	肿物相关症状
				间歇性跛行	静息痛/坏疽		
(29) Raptis[30], 1986	36	61	7*	6*	3*	21*	
(30) Schellack[31], 1987	60	95	44	13	28		10
(31) Englund[32], 1987	75	110	14				23
(32) Lilly[33], 1988	35	59	26**	7**		15**	1**
(33) Cole[34], 1989	38	59	25				
(34) Farina[35], 1989	36	50	13	15	19	2	11
(35) Shortell[36], 1991	39	51	15	2	11	19	4
(36) Dawson[37], 1991	50	71	29	26		11	12
(37) Ramesh[38], 1993	31	43	18			19	1
(38) Roggo[39], 1993	167	252	61	76	103		10
(39) Carpenter[40], 1994	33	54	21	5		24	6
(40) Gawenda[41], 1995	39	58	27				3
(41) Taurino[42], 1998	23	28	3	8	3	13	3
(42) Duffy[43], 1998	24	40	17	6	5	3	11
(43) Locati[44], 1999	48	65	27	5	9	17	7
(44) Gouny[45], 2000	35	52	20	15	4	10	3
(45) Irace[46], 2001	45	75	18*	6*	9*	6*	6*
(46) Kauffman[47], 2002	112	142	40			72	30
(47) Dorigo[48], 2002	89	109	58		24	24	3
(48) Bowrey[49], 2003	46	67	30	16	2	19	1
(49) Mahmood[50], 2003	45	52	29		5	14	4
(50) Ascher[51], 2003	25	34	14	8	6	6	
(51) Laxdal[52], 2004	49	57	17	6	28		6
(52) Aulivola[53], 2004	39	51	15	8	8	13	7
(53) Martelli[54], 2004	38	42	12	5		11	5
(54) Pulli[55], 2006	137	159	67	51	6	30	5
(55) Huang[56], 2007	289	358	144	90	50	74	36
(56) Kropman[57], 2007	66	110	57	15	12	13	14

（续表）

作者，年份	患者数量	动脉瘤数量	无症状	慢性缺血		急性缺血	肿物相关症状
				间歇性跛行	静息痛/坏疽		
(57) Lichtenfels[58], 2008	40	60	28	5	9	16	3
(58) Dzieuciuchowicz[59], 2009	61	82	18	21	10	23	10
(59) Mazzaccaro[60], 2015	65	77	18	3		17	4
(60) Wagenhauser[61], 2015	30	42	16	14	10		2
(61) Leake[62], 2016	156	186	77	28	43	34	4
(62) 个案类	58	82	48	22	11	1	0

(2) 在 64/69 例患者中有 95/100 例动脉粥样硬化

(5, 13, 29, 45) 数字 * 指的是患者，而不是病灶

(6) 在 60/64 例患者中有 69/73 例动脉粥样硬化

(7) 在 80/82 例患者中有 96/98 例动脉粥样硬化性动脉瘤

(10) 在 150/252 例患者中 231/233 例动脉瘤是动脉粥样硬化

(17) 在 20/21 例患者中有 27/28 例动脉粥样硬化动脉瘤

(18) 在 81/82 例患者中有 86/87 例动脉粥样硬化性动脉瘤

(27) 在 50/52 例患者中有 75/77 例动脉粥样硬化

(32) 数字 ** 指的是 48 个手术肢体

(34) 在 33/36 例患者中有 47/50 例动脉粥样硬化动脉瘤：3 个来自陷迫综合征的动脉瘤有症状

(38) 在 162/167 例患者中有 247/252 例动脉粥样硬化

(43) 在 46/48 例患者中有 63/65 例动脉粥样硬化动脉瘤

(52) 该系列包括 1 个来自马方综合征的动脉瘤和 2 个真菌性动脉瘤（不属于破裂的动脉瘤）

(19, 23, 28, 30, 32, 33, 39, 44, 45, 47, 49–51, 53, 54, 56–61) 是否均为动脉粥样硬化没有说明

(55) 动脉粥样硬化镜检 232/236 例（共 358 例）

一些作者排除了对侧动脉瘤，因此，在表中，动脉瘤的数量低于有效观察到的动脉瘤数量：例如，(16)，40(44)；(51)，57(70)；(53)，42(56)；(59)，77(94)；(61)，186(247)；因此，诊断时无症状动脉瘤的数量高于报告的数量，前提是排除的动脉瘤可能很小且不复杂

的可能性，可能并不主要取决于动脉瘤的大小"。

几位作者 [8, 23, 64, 65] 强调了动脉瘤的大小与栓塞或血栓形成无关的观念。Friesen 等 [7] 没有发现将动脉瘤大小与并发症之间可能性相关的数据，其他研究者也证实直径小的动脉瘤和直径大的一样容易出现并发症。Bouhoutsos 和 Martin[66] 声称"小动脉瘤对肢体的威胁与大动脉瘤一样大"。Barker[67] 也多次表示，当经常进行长段股腘动脉内膜切除术时，长段的股动脉闭塞的原因是一个小的（直径<2cm）梭形腘动脉瘤合并血栓形成。

1978 年，Inahara 和 Toledo[17] 的报道极大地影响了血管外科医生。他们观察到急性血栓形成在较小的动脉瘤中更为常见：在 10 例急性缺血中，9 例是由血栓形成引起的，而动脉瘤的平均直径为 1.8cm（从未超过 2.5cm）。

Ascher 等 [51] 观察到，较小的动脉瘤（10/14=81%）发生缺血症状比较大的动脉瘤（8/20=40%）更常见。他们还观察到，动脉瘤直径≤ 2cm 和> 2cm 的完全血栓形成的发生率相似；而附壁血栓

的发生也是如此：直径≤ 2cm，9/14（64%）和
＞2cm，14/20（70%）。

然而，一些作者并不认同这些观点。来自英
国联合血管研究小组 Varga 等[68]（19 位外科医生）
回顾了 137 例 200 个 PAA 的患者，发现 58 个有
附壁血栓的动脉瘤平均直径为 29mm，而 23 个没
有附壁血栓的动脉瘤平均直径为 21.5mm。在来
自波兰的一系列研究中[59]，较大的动脉瘤比小的
动脉瘤更容易出现症状和缺血症状；然而，这种
差异并没有达到统计学意义。有或没有肢体缺血
危险的病例在直径上没有任何差异。

大多数的经验都支持较小的动脉瘤无风险的
观点。到目前为止，将动脉瘤直径 2cm 作为患者
选择手术 / 血管腔内治疗的分界线是经验性的，
依赖于传统的观点而不是科学 / 统计学基础，即
使一些外科医生[69]声称从未见过一个血栓形成
的 PAA 直径＜4cm。

英国皇家伯克希尔医院的血管外科医生对这
个问题提出了全新的、独到的见解[38, 70-72]。1993
年，Ramesh 等[38] 对 36 例 PAA 进行了详细的评
估，其中 15 个有血栓形成，通过动脉内溶栓清
除血栓后，不仅可明确动脉瘤的直径，还可以了
解病变的性质。他们引入了"扭曲"这一标准，
这是由于腘动脉（PA）的动脉瘤在扩张的同时也
会拉长，并且其近心端和远心端相对固定，这可
能会引起动脉瘤的成角和变形。这份初步报告的
结果显示动脉瘤内或动脉瘤上 / 外的变形与血栓
形成显著相关。动脉瘤的大小与血栓形成之间的
关系虽然不明显，但也很重要：血栓形成的动脉
瘤的平均直径为 3cm（1.2～4.2），而非血栓形成
的动脉瘤的平均直径为 2cm（1.0～3.7）。狭窄（动
脉瘤内部或动脉瘤上 / 外）、囊状或梭形动脉瘤、
单发或多发动脉瘤均与血栓形成无相关性。因
此，在皇家伯克郡医院，从 1993 年 1 月起，在
没有扭曲的情况下，PA 治疗的标准线从 2cm 上
升到 3cm。另一个研究[71]也进一步证实了这一
趋势：在 50 个月的随访中，直径≤ 3cm 的无症
状动脉瘤没有发生血栓形成，然而有 7 名动脉瘤

较大的患者，观察到 3 名患者发生了血栓。这些
令人印象深刻的数据来自于少量的患者。若干年
后[70]，动脉扭曲的重要性进一步得到证实：相
比无症状者来说，动脉瘤更大和更扭曲的患者发
生肢体急性缺血或急性血栓形成的风险更高，但
只有扭曲具有统计学意义。然而，在血栓形成的
动脉瘤中，扭曲对有无发生急性缺血是没有统计
学意义的。动脉瘤的大小对肢体急性缺血及跛行
的发生是有统计学意义的（在这种情况下，扭曲
是无统计学意义的）。当动脉瘤直径＞3cm 且扭
曲角度＞45° 时，被认为是血栓形成的最大风险。
同一小组研究了无症状的 PAA 每年的增大情
况[72]，发现动脉瘤直径＜2cm 的增长了 1.5mm，
2～3cm 的增长了 3mm，而直径＞3cm 的增长了
3.7mm。在此基础上，并将 3cm 作为选择性修复
的标准线，同时他们建议如果无症状的动脉瘤大
小≤ 2.4cm，应每年使用多普勒进行随访；如果
更大，则每 6 个月随访一次。

据笔者所知，皇家伯克希尔医院的推荐仍在
观察中，考虑到突发和严重并发症的风险，他们
仍然选择将 2cm 大小和附壁血栓形成的存在作为
PAA 选择性修复的参考点。

通常认为大的动脉瘤可能引起局部症状和
压迫综合征。Whitehouse 等[23] 观察到，无症状
的病变直径明显比引起局部疼痛的病变直径更小
[（2.7±1.9）cm vs.（7±5.4）cm]。根据 Szilagyi
等[19] 的研究显示直径＞5cm 的动脉瘤可能引起
静脉和神经的损伤。同样在这种看似应该不会存
在争议的建议，也有其他不同的声音。Galland
和 Magee[70] 提出，他们令人惊讶的发现，有一些
非常大的动脉瘤并没有引起压迫症状。

二、其他可能与症状或并发症发生有关的患者特征

动脉瘤远端动脉血管的状况似乎与患者当前
的临床状况相关，即无症状或有症状。

Edmunds 等[8] 观察到，在间歇性跛行的 36
例患者中，虽然动脉瘤仍有搏动，但通常足部

表 11-2	61 个有关动脉粥样硬化性腘动脉瘤的系列研究：临床表现（并发症）						
作者，年份	患者数量	动脉瘤数量	血栓形成	栓 塞	静脉受压	神经受压	破 裂
(1) Linton[3], 1949	14	15	1				2
(2) Gifford[2], 1953	69	100	20	14	19	10	12
(3) Lord[4], 1957	10	13	3	3	2	2	2
(4) Greenstone[5], 1961	9	12	6		1		0
(5) Hunter[6], 1962	27	42	11	3			3
(6) Friesen[7], 1962	64	73	20	28	13	12	11
(7) Edmunds[8], 1965	82	98	23		5	1	4
(8) Baird[9], 1966	36	51	22	17	6	2	4
(9) Crichlow[10], 1966	42	60	16	19	14	6	3
(10) Wychulis[11], 1970	152	233	65	23	41	15	6
(11) Buxton[12], 1975	23	34	16	5		1	0
(12) Evans[13], 1976	52	86	30	27			4
(13) Towne[14], 1976	80	119		5*	2*		2*
(14) Tompkins[15], 1977	18	26	16	3	0	0	0
(15) Chitwood[16], 1978	26	35		7	5	1	0
(16) Inahara[17], 1978	20	40	17			3	1
(17) Guvendik[18], 1980	21	28	9				2
(18) Szilagyi[19], 1981	62	87	7	3			
(19) Vermilion[20], 1981	87	147	66	34	11	12	4
(20) Laskar[21], 1982	27	32	11				5
(21) Jackaman[22], 1982	12	27	6	8			1
(22) Whitehouse[23], 1983	61	88	21	5	0		0
(23) Reilly[24], 1983	159	244	89	32			
(24) Graham[25], 1983	33	52	15	4			2
(25) Takolander[26], 1984	13	18	7	3			0
(26) Downing[27], 1985	40	62	9			6	4
(27) Mellière[28], 1986	52	77	23	8	2		3
(28) Anton[29], 1986	110	160		70			1
(29) Raptis[30], 1986	36	61	27				
(30) Schellack[31], 1987	60	95					2
(31) Englund[32], 1987	75	103	36	8			4
(32) Lilly[33], 1988	36	59	16**	6**			1**
(33) Cole[34], 1989	38	59	31	3			
(34) Shortell[36], 1991	39	51	28	4	1		
(35) Dawson[37], 1991	50	71		37		6	3
(36) Ramesh[38], 1993	31	43	22	2			

（续表）

作者，年份	患者数量	动脉瘤数量	血栓形成	栓塞	静脉受压	神经受压	破裂
(37) Roggo[39], 1993	167	252	115	58			6
(38) Carpenter[40], 1994	33	54	33	4			
(39) Gawenda[41], 1995	39	58		28	1		2
(40) Taurino[42], 1998	23	28	13	3	8	1	
(41) Duffy[43], 1998	24	40			1	1	1
(42) Locati[44], 1999	48	65			6		1
(43) Gouny[45], 2000	35	52	19	3	2		1
(44) Irace[46], 2001	45	75		5	4		2
(45) Kauffman[47], 2002	112	142	42	30	25	5	
(46) Dorigo[48], 2002	89	109	24				3
(47) Bowrey[49], 2003	46	67	15	3			1
(48) Mahmood[50], 2003	45	52	14			2	2
(49) Ascher[51], 2003	25	34	7				
(50) Laxdal[52], 2004	41	57					4
(51) Aulivola[53], 2004	39	51	11	3	6	1	
(52) Martelli[54], 2004	38	42	10	8		3	2
(53) Pulli[55], 2006	137	159	34	2			5
(54) Huang[56], 2007	289	358	95	28	20		0
(55) Kropman[57], 2007	66	110	12				1
(56) Lichtenfels[58], 2008	40	60	16	4			1
(57) Dzieuciuchowicz[59], 2009	61	82	47				
(58) Mazzaccaro[60], 2014	65	77	17	3	3	1	
(59) Wagenhauser[61], 2015	30	42	14	11			
(60) Leake[62], 2016	156	186	50				4
(61) 个案类	58	82	29	5	0	0	0

(2) 随访期间，10 个动脉瘤发生更严重并发症，13 个，最初不复杂，后来变得复杂：随访期间并发症为血栓 / 栓塞，11 个；坏疽，14；静脉压迫，5；神经压迫，2；破裂，4；总体而言，62/100 的动脉瘤（其中 95 例为动脉粥样硬化）经历了一种或多种严重的并发症
(3) 在 3 个血栓形成中，2 个是急性的，1 个定义为隐匿性的
(6) 所有 20 个血栓都是急性的
(7) 在 4 个破裂的动脉瘤中，3 个是动脉粥样硬化
(9) 在 3 次破裂中，1 次是医源性的，在反复尝试对疑似腘部肿瘤进行活检后
(10) 233 例中，106 例无并发症，111 例出现动脉瘤并发症；在其他 16 例中，并发症归因于弥漫性动脉粥样硬化疾病，而不是动脉瘤；由于整个系列包括一个真菌性动脉瘤和一个解剖动脉瘤，因此不清楚是否所有 6 个破裂的动脉瘤都是动脉粥样硬化
(13) 数字是指患者，而不是四肢 *
(20) 血栓形成：7 个急性和 4 个亚急性
(24) 随访期间观察到 3 处进一步的血栓形成；破裂影响同一患者的双侧动脉瘤
(32) 数字是指 48 个手术肢体 **
(34) 在 28 个血栓形成中，19 个是急性的
(35) 在 37 例血栓栓塞中，11 例是急性的
(36) 在 22 个血栓形成中，19 个是急性的

的 2 支血管或者至少 1 支血管均没有动脉搏动。Szilagyi 等 [19] 提出，有些血流障碍的影像和临床症状表现相对恒定，一旦出现血流障碍，其表现常与股腘动脉闭塞性疾病症状相似。

Shortell 等 [36] 研究比较了有 2~3 支动脉流出道和只有 0~1 支动脉流出道的患者急诊手术发生率的情况，结果显示，两者的急诊手术发生率分别为 12/30（40%）和 6/11（54%），差异无统计学意义（P＞0.05）。Lilly 等 [33] 也进行了类似的研究，得到了显著性差异的结果，研究表明，急诊手术发生率与胫动脉闭塞的数量密切相关：胫动脉完全闭塞者占 5/8（62%），仅有 1 条血管通畅者占 12/18（66%），而有 2~3 条血管通畅者占 5/22（23%）。

在考虑血管流出道的通畅性与肢体出现症状的相关性问题时，不同研究中心给出了不同的经验：Farina 等 [35] 观察到，在 31 例肢体中，仅在有 3 支血管流出道肢体的患者中未出现缺血症状，在有缺血症状的肢体中有 17 条（55%）患肢只有 0~1 条血管流出道。Lilly 等 [33] 发现了胫动脉血管通畅率与缺血症状的显著性差异：有 0~1 支血管流出道者 12/14 条（86%）肢体出现了严重缺血（静息痛/坏死），而有 2~3 条血管流出道者仅有 2/20 条（10%）肢体出现了严重缺血（静息痛/坏死）。Ascher 等 [51] 观察到有症状的患肢其通畅的血管数量明显减少：14 例无症状肢体中有 10 条（71%）尚有 2~3 条流出道，在 20 条有症状肢体中没有一条肢体同时具有 3 条流出道，其余 19 条（95%）肢体中仅有 0~1 条流出道。Pulli 等 [55] 报道，肢体少于 2 条血管流出道者在 67 例无症状肢体中有 9 例（13%），而在 62 例有症状肢体中有 41 例（44%）。

Lowell 等 [73] 研究发现，对直径＞2cm 的动脉瘤（12 个有症状，24 个无症状），症状的出现与血管流出道不畅显著相关，附壁血栓的存在也是如此。

Dawson 等 [74] 计算了随访 3 年足部血管脉搏正常的肢体与足部缺失 1 条或 2 条血管脉搏的肢体并发症发生的风险，风险发生率分别为 26% 和 86%（差异有统计学意义）。

一般来说，腘下血管病变是并发症发生的重要因素，尽管这个观点还有争议 [75]。

另一个不同的问题是，当这种疾病出现时，对其性质的定义。早在 1953 年，Gifford 等 [2] 就提出，鉴于 17 条合并有明显动脉瘤及其远端动脉干损伤的肢体，受慢性缺血的影响，很难确定其成因是动脉硬化闭塞性疾病还是栓塞的后果。在类似的临床条件下，Wychulis 等 [11] 将 12/46（28%）肢体的远端循环障碍归因于动脉硬化闭塞症，同时观察到在这些肢体中，没有出现营养状况的改变，而在 10/33 因血栓栓塞事件引起缺血的肢体中却存在营养状况的改变。

Dawson 等 [74] 未发现症状与年龄、高血压、糖尿病、吸烟、冠心病和口服抗凝药的使用有任何关系。Dzieuciuchowicz 等 [59] 也得出了相同的结论，即症状的发生与并发症的非显著危险因素及肥胖和腘动脉外动脉瘤没有关系；他们观察到高胆固醇血症具有一定的保护作用：在 58 例高胆固醇血症患者中，有 26 例（45%）出现血管闭塞，19 例（33%）出现肢体缺血；而在 28 例无高胆固醇血症的患者中，有 20 例（71%）肢体出现了血栓，17 例（61%）肢体出现了严重缺血。

Dawson 等 [74] 观察到既往手术对合并腹主动脉瘤的负面影响：在接受此手术的 12 名患者中，有 6 例发展为动脉瘤血栓形成（3 例发生在术后 24h 内），3 例发展为慢性血栓栓塞，1 例发展为局部压迫症状。接受腹主动脉瘤治疗的患者并发症风险发生率为 83%，其他患者的并发症风险发生率为 40%。

三、无症状动脉瘤

一般而言，无症状的 PAA 患者是在因有症状的对侧动脉瘤或腹主动脉瘤而接受临床和（或）仪器检查的过程中发现的。根据 Gifford 等 [2] 的研究，在 35 个无症状动脉瘤中，只有 3 个（9%）是患者知道的，而在 34/65（53%）有症状的病例中，患者知道自己的疾病。

在 1985 年之前大量收集的 2555 例病例（31 个研究系列）中（当多普勒彩超广泛使用时；见表 8-1 和表 8-2），884（35%）例病例是无症状的，并且仅在 6 项研究系列中（19%）[11, 17, 23, 24, 28, 29] 他们的发生率为 40% 或更多。在 1985 年以后收集或大量收集的研究系列中，无症状病变的发生率 >39%（765/1930），在 13 个系列中（59%）（[41, 43, 44, 48–51, 55, 62]，个案类），则为 40% 或更多。

许多无症状的动脉瘤被发现是完全血栓形成；在这种情况下，无症状的动脉瘤可能更常见 [66]，尤其是在患有动脉硬化闭塞性疾病的老年患者中，因为身体活动要求低、侧支循环良好或对侧肢体症状较重。这种自愈的形式在几个研究系列中都有报道。有 4%～38% 的无症状肢体被诊断为血栓性动脉瘤 [9, 29, 65]；Bouhoutsos 和 Martin[66] 报道了 8 例病例，其中 3 例与腹主动脉瘤有关，5 例与对侧缺血症状有关。

由于膝下动脉床的减少，无症状肢体合并通畅的动脉瘤、偶发远端闭塞或者无症状栓塞事件 [35, 40, 74] 会成为急性血栓形成和缺血的特殊风险，应被视为有症状者进行考虑和管理 [76]。

作为主要的争议点之一是如何管理无症状的动脉瘤，因此了解这些病变的自然进程就显得很重要（表 11-3）。通过这张表，你会惊奇地发现不同中心所报道的数据是如此的不同。当然，患者和动脉瘤在不同的报道中可能有很大的不同，同时随访时间也很短。除此之外，非手术治疗的原因可能也不同，从医疗禁忌证到患者拒绝，从更紧急的健康问题的发生（如腹主动脉瘤或对侧肢体的严重症状）到外科医生的个人倾向。然而，这些惊人的差异，加上一些研究中并发症的发生率非常低，在一定程度上证明了这句口号 [79]："没有症状的肢体只会因动脉手术而变得更糟。"

最后的感觉是，无症状 PAA 的转归确实很难预测，但是我们应该始终牢记为这类患者指定最佳的管理方案。

四、慢性缺血和急性缺血

41%（1406/3440）的肢体 PAA 临床表现为慢性缺血。22%（809/3730）观察到有间歇性跛行，从 4%～8%[28, 58, 80] 到 41%～49%[9, 13, 29, 81]。静息痛/坏死占 18%（592/3362），极其严重的为 4%～8%[8, 9, 45, 60] 和 41%～49%[39, 40, 52]；在后一组中，笔者也随机纳入了有蓝趾综合征的肢体，因为远端的栓塞事件可能导致趾端的坏疽。Bouhoutsos 和 Martin[66] 描述了 18 例趾端坏疽伴可触及足背动脉的搏动。

29%（736/2530）的患者出现急性缺血症状，从 1%～10%（[11, 27, 43]，个案类）到 37%～51%[5, 42, 47, 80]。

急性缺血可能会发现其他未被预料到的血栓形成 PAA。Dardik 和 Dardik[82] 报道了 2 例最初被误诊为股动脉栓塞的病例；Jackaman 等 [22] 也描述了一个类似的病例。尤其是动脉内溶栓的出现增加了这种可能性的发生。Hamelink 和 Elliott[83] 报道，在 3/34（9%）的急性肢体缺血病例中，通过动脉内溶栓治疗可发现潜在的病理是血栓形成的 PAA。Lancashire 等 [84] 用这种技术发现了 5 例 PAA，而其中只有 1 例是通过触诊怀疑有病变。在 Bowyer 等 [85] 报告的 2/9 例血栓性 PAA 并发症中，只有在溶栓后才有可能做出正确诊断。

Mahmood 等 [51] 在他们的一系列 PAA 研究中，观察了 17 例急性缺血患者，他们接受了溶栓治疗，但往往更需要紧急手术（13/17）：缺血的原因是血栓形成（4 例，23%）、血栓形成 + 栓塞（12 例，70%）和仅 1 例是单纯栓塞。急性缺血往往先于慢性缺血 [64]，通常是血栓形成的结果 [22]。然而，Whitehouse 等 [23] 在 8 例坏疽病例中，发现更多的原因是栓塞（5/8）。

大量急性缺血可能是动脉瘤破裂的结果：Gaylis[64] 报道了 2 例，Roggo 等 [39] 报道了 6 例。Inahara 和 Toledo[17] 在他们广为流传的论文中报道，在 12 例急性肢体缺血中，11 例的原因是血栓形成，1 例是动脉瘤破裂。

根据病因和侧支循环的状态，急性缺血可能

作者，年份	动脉瘤	随访月份（平均值）	复杂的	非复杂的	死亡病例数
(1) Wychulis[11], 1970	87	12～96(3.7)	27（31%）	33	31
(2) Buxton[12], 1975	9	12	2（22%）	7	
(3) Anton[29], 1976	15	1～261(66)	4（27%）	11	
(4) Englund[32], 1987	14		7（50%）	7	
(5) Farina[35], 1989	14	3～119	5（36%）	9	
(6) Hands[77], 1991	16		0	8	7
(7) Roggo[39], 1993	45	12～192(50)	15（33%）		
(8) Dawson[74], 1994	42		25（60%）	17	
(9) Lowell[73], 1994	64	4.5～30	12（19%）	52	
(10) Schellack[31], 1997	26		2（8%）	24	
(11) Stiegler[78], 2002	19		0	17	2
(12) Mahmood[50], 2007	7		5（71%）	2	
(13) Vrijenhoek[65], 2013	42		1（2%）	41	

表 11-3　未经治疗的 PAA 的转归，在诊断时无症状

(1) 在 31 例中，4 例在死亡前出现了并发症，其中 1 例在手术后死于并发症；实际上，60 例（69%）在死亡或随访结束时仍未出现并发症

(3) 在 4 例并发症中，有 2 例患者接受了截肢手术

(4) 在 7 例并发症中，有 2 例患者接受了截肢手术

(6) 其中 1 例患者失访；7 例患者在无症状期间死亡；实际上，15/16（94%）在死亡或随访结束时仍然没有出现症状

(7) 所有患者在随访期间都有缺血症状，并且全部接受了手术治疗

(8) 并发症：平均随访 18 个月，最长 65 个月；没有并发症的患者随访 4～96 个月（平均 39 个月）

(9) 在 12 条并发症的肢体中，有 3 例患者接受了截肢手术

(11) 在诊断时，所有动脉瘤的直径均小于 2cm；2 例无症状患者中的 2 人死亡；19 个动脉瘤中没有一个发生并发症

(12) 在诊断时，所有动脉瘤的直径均 <2cm，且没有一个包含壁内血栓；此外，因为动脉瘤增大，2 个病例仍然无症状接受了手术治疗

(13) 在保持无症状的 41 个动脉瘤中，有 9 个变大，其中 4 个接受了手术治疗

呈现出不同的临床表现。Aulivola 等[53]观察了 12 例病例：50% 的病例有急性发作的静息痛，至少在一个脚趾血管上可记录到多普勒信号；2 例病例有轻微的感觉缺失；4 例病例（33%）有严重的缺血，伴有广泛的感觉缺失；3 例病例远端完全没有观察到多普勒信号。

不同的临床表现显然决定了治疗的紧迫性和类型。

五、PAA 影响四肢远端循环

Linton[3] 报道了 14 例病例（15 个动脉瘤），观察到他们中的大多数表现出闭塞性动脉疾病的证据。Bouhoutsos 和 Martin[66] 研究了 102 个动脉硬化性 PAA，指出 48 个（47%）表现出弥漫性动脉硬化疾病（他们把这些病例定义为受狭窄性疾病影响，而其他病例则定义为扩张性疾病）。

Englund 等 [32] 在调查 75 例间歇性跛行患者时，发现 10 例（13%）有 PAA。

1937 年，Theis[86] 推测动脉瘤扩张的存在本身就足以引起远端循环的改变。

Julian 等 [87] 认为动脉瘤在某种意义上代表了动脉阻塞，因此可能会引起侧支循环的开放。他们认为远端血流的受损可能来自于动脉瘤动脉伸长后导致腘窝流出道血管的扭结（图 11–1）。

相反，Greenstone 等 [5] 指出动脉硬化性动脉瘤的发展通常不会像动脉硬化性闭塞症那样产生明显的侧支循环。

远端动脉受累到底是由动脉粥样硬化闭塞性疾病还是由动脉瘤内血栓栓塞引起的，已经争论了很长一段时间而且将会一直存在争议。但是有证据显示两种病因都可能发挥了一定的作用，并且两者相结合可能会对同一肢体产生影响。这种

争论不仅仅是推测性的，因为栓塞理论将为早期选择性治疗小动脉瘤 / 无症状动脉瘤提供重要的支持，治疗的目的是预防远端动脉网的进行性恶化，这意味着动脉瘤血栓形成和最终治疗失败的风险。

Gifford 等 [2] 认为闭塞性动脉疾病是导致动脉瘤的相同病理事件的一种表现，因为它们中的大多数都起源于动脉硬化。然而，在 17 个有慢性缺血的肢体中，他们无法确定远端动脉的受累是归因于动脉硬化还是栓塞。

Edmunds 等 [8] 确定 7/82（9%）患者有动脉硬化闭塞性疾病。此外，他们在 36 例间歇性跛行病例中观察到，存活的肢体中发生过一次或多次急性栓塞事件。

Wychulis 等 [11] 观察到 16/111（14%）例复杂的 PAA 病例合并有全身动脉硬化性疾病导致的

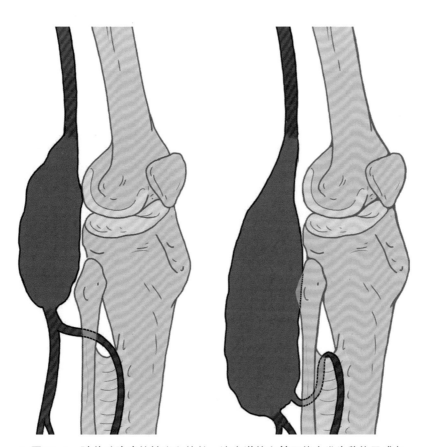

▲ 图 11–1 随着动脉瘤的扩张和伸长，流出道的血管可能会发生移位及成角；这对于胫前动脉来说可能更加明显，它与骨间膜的上缘发生严重的扭曲
引自 Julian et al[87]，经许可调整

慢性缺血。

Baird 等 [9] 尝试明确 17 个肢体远端动脉闭塞（伴有通畅的动脉瘤）的病因，他们觉得动脉硬化性闭塞和栓塞都可以考虑，但是如果远端缺血的迹象是由动脉硬化引起的，通常不会急性发作。Evans 等 [88] 也做了同样的观察：在 39 个有慢性缺血症状和体征的肢体中，12 个（31%）从没有症状或症状很轻的情况下突然恶化；在这种情况下，几乎可以肯定是栓塞引起的。

Raptis 等 [30] 认为，胫动脉的闭塞更可能是由于动脉硬化而不是栓塞，他们的依据主要是根据 6 个截肢肢体的病理结果和胫动脉的发现，而没有证据显示管腔内有血凝块的形成。

相反，根据 Dawson 等 [74] 的研究显示无症状的慢性血栓栓塞而不是动脉硬化是导致 PAA 晚期脚部疾病的原因。

六、血栓形成

血栓形成是 PAA 的并发症，从 7%～18% 的病例 [3, 6] 到 55% 或更多 [11, 15, 30, 36, 40]。回顾各种经验，3750 例 PAA 中 32% 出现了完全的血栓形成。

先前的报道已经证实了突发性血栓形成的风险。Lilly[89] 描述了 2 例 PAA（患者和家庭医生都知道，他们没有重视膝关节后方的搏动性肿块）在一次非常规的身体活动后（一个是长时间的下蹲，另一个是长时间的过伸）出现血栓形成。

Keynes 和 Morel[90] 在 1943 年提出，完全的血栓形成可能起源于膝关节活动时动脉瘤附壁血栓的脱落，并伴有腘动脉流出道的栓塞。

几年前，Wells 等 [1] 曾描述过层状血栓常常部分充填扩张的管腔，并且很少显示出任何纤维组织的证据。此外，他们强调了侧支循环的重要性，在完全血栓形成的情况下，侧支循环可以保证肢体的存活，是动脉瘤自愈的罕见案例。他们报道了 1 例 PAA 血栓形成后的坏疽病例（可能存在 4 年之久）：在截肢标本中，胫血管正常且通畅；但是，动脉瘤血栓已经累及膝动脉，因此，没有侧支循环可利用。

Shumacker 和 Wayson[91] 深入的研究了外周动脉瘤的自发性血栓形成，其观察到瘤腔内血栓形成在小瘤颈的大动脉瘤中持续存在，而在与大瘤颈的小动脉瘤中则是偶发的。他们观察到，完全的血管内血栓形成可能受到全身和局部因素的影响；值得注意的是，他们注意到前者降低了心脏的作用（体现了经典的 Valsalva 理论），而后者提升了动脉瘤瘤腔内的动脉压力。他们的报道指出，在 10/122（8%）个外周动脉瘤中出现了明显的临床自愈情况，在其中的 8 例中，瘤体的体积逐渐缩小直至消失。

这种自愈的病例也有零星报道。Galland 和 Magee[71] 报道了 39 例血栓形成的 PAA，其中 2 例（5%）无症状，4 例（10%）有间歇性跛行，其余均为急性缺血或慢性重度缺血。Wychulis 等 [11] 观察到 52 条有血栓形成的 PAA 肢体，其中无症状的有 2 例（4%）；间歇性跛行的有 17（33%）例；严重慢性缺血 24（46%）例；坏疽 9（17%）例。

Baird 等 [9] 发出警示指出："完全血栓形成是一种可怕的并发症，而治愈动脉瘤可能会导致截肢。"

根据 Bouhoutsos 和 Martin[66]，动脉瘤血栓在扩张性疾病患者中特别危险（他们的经验是 54/102，53%），这些患者没有弥漫性的动脉硬化病变所引发的侧支循环开放。他们还指出，血栓形成是 PAA 最常见的并发症。

Vermilion 等 [20] 报道，他们观察到有 45%（66/147）的动脉瘤中是有血栓形成。Roggo 等 [39] 在 179 例缺血性并发症中记录了有 115 例血栓形成（64%）。

急性肢体缺血约有 69% 的病例伴有血栓形成 [21, 58, 71]，28% 的病例伴有坏疽 [5, 11, 12]。Baird 等 [9] 观察到在 14 个即将发生坏疽的肢体中，9 个（66%）隐藏有血栓性动脉瘤；相反，Whitehouse 等 [23] 报道，在 8 个坏疽的肢体中，3 个有血栓性动脉瘤，5 个的原因是栓塞。回顾文献，超过 40% 的动脉瘤血栓形成病例最终导致截肢（表 11-4）。根据 Baird 等 [9] 的研究，血栓形成后截肢

作者，年份	四肢有血栓、动脉瘤	截 肢
Gifford [2], 1953	24	8 (33%)
Edmunds [8], 1965	23	18 (78%)
Baird [9], 1966	22	11 (50%)
Evans [13], 1976	30	10 (33%)
Reilly [24], 1983	66	23 (35%)
Mellière [28], 1986	23	12 (52%)
Raptis [30], 1986	27	8 (30%)

表 11-4 血栓形成性腘动脉瘤（PAA）进行截肢

比栓塞后更常见（分别为 50% 和 29%）。Evans 等[88]也观察到了类似的截肢发生率（33% 和 20%）。

亚急性或慢性血栓通常不会引起威胁肢体的缺血。当急性血栓影响到具有良好侧支循环的肢体时，也可能发生同样的情况：在这些情况下，急性缺血可能不存在或只是短暂的。肢体很少没有症状，会出现慢性缺血的症状和体征，表现为间歇性跛行[12, 21, 71]或静息痛 / 坏死[9, 11, 13]。

血栓形成的特定危险因素是附壁血栓[73]、扭曲[38]和不良流出道[13、21、30、74]。Galland 和 Magee[70]认为，双侧 PAA 患者血栓形成的风险增加：根据他们的经验，血栓影响了 69%（31/45）的双侧病变病例；在 24 个无血栓的病例中，12 个（50%）是双侧。

七、栓塞

栓塞作为一种临床表现，发生率为 1%～5%[6, 34, 49, 55, 60] 至 21%～26%[20, 39, 47, 61]，是继血栓形成之后 PAA 的第二个主要并发症。

Dawson[76]强调栓塞事件可能产生不同的临床表现，这取决于栓子的大小和位置、远端动脉网的情况及有效的侧支循环。大的栓子通常会产生急性缺血，但小的栓子可能不会引起特殊表现；然而，如果反复出现，它们可能会损害远端动脉，如果停留在远端的血管中，可能会引起蓝趾综合征。

总之，栓子事件可引起急性缺血、不同程度的慢性缺血和蓝趾综合征。

几位作者报道了由于栓塞引起的远端肢体短暂性缺血病史的病例。Edmunds 等[8]报道了36 名患者最后发生了间歇性跛行；Crichlow 和Roberts[10]观察到 19 名类似患者。在 Reilly 等[24]报道的 32 例栓塞中，13 例（41%）出现急性缺血，19 例出现慢性缺血。

栓塞事件导致的坏疽可能是轻微的，仅涉及脚趾，也可能是广泛的，会导致截肢。Bouhoutsos 和 Martin[66]报道了 18 条肢体有趾端坏疽和可触及踝关节处的动脉搏动。在 Wychulis等[11]报道的 14 个病例中，9 例出现皮肤坏死，1 例出现静息痛，4 例（29%）出现坏疽。根据Lilly 等[33]的经验，在有 6 例栓塞证据的肢体中，1 例有坏疽，3 例有缺血性静息痛，2 例有间歇性跛行。Gifford 等[2]观察到，在 20 个截肢的肢体中，有 7 个病例的坏疽肯定来自于栓塞，而另外 4 个坏疽的病例栓塞的可能性很大。

根据 Friesen 等[7]的说法，反复的栓塞事件（脚趾或足疼痛和发绀若干天）会引起周围动脉的闭塞，减少远端动脉床，最终导致重建手术的失败。在 8 个截肢的肢体中（没有尝试进行任何方式的重建），至少有 3 个（37%）在栓塞事件后肢体坏疽。

Evans 等[88]报道了 15 例栓塞病例，发生了点状皮下出血或肌间动脉闭塞，但缺乏进展的膝下动脉硬化性疾病。他们强调了在大块栓子栓塞导致腘动脉流出道完全闭塞的情况下重建胫血管至末端的重要性。

蓝趾综合征是小栓子引起的典型表现；它的发生应始终引起人们对其他未知的 PAA 存在的怀疑。Inahara 和 Toledo[17] 描述了一名患有这种综合征的案例：患者在首次出现后仅 3 年就被明确诊断为 PAA。

八、静脉受累

据报道，PAA 压迫引起的静脉受累发生率差异很大，为 0%[15, 23] 至 23%～37%[10, 11, 42]。笔者计算出 1399 例 PAA 的发病率为 11%。

Walsh 等[92] 在回顾邻近动脉瘤累及静脉的病例时，发现 14 例患者中，其中 9 例受 PAA 影响；临床表现为 8 例小腿疼痛（其中 1 例还伴有踝关节肿胀）；3 例有深静脉血栓，6 例腘静脉单纯受压。2/3 的患者诊断正确，5/6 的患者进行了适当的治疗（动脉瘤修复 + 抗凝），效果良好。两例误诊病例分别于术后 3 个月和 6 个月时动脉瘤形成血栓，并最终截肢。

静脉综合征是原本未被发现的动脉瘤的最初表现并非罕见[19, 93-96]。静脉造影可能会发现静脉血栓形成[8, 97]，但往往只是压迫静脉[95, 96, 98]。

Bergan 和 Trippel[97] 报道了 3 例 PAA 严重累及深静脉的病例；其中 1 例由于未能及时诊断，导致出现了类似股青肿的表现，尽管通过切除和重建成功治疗了动脉瘤，但还是不得不进行截肢。他们还强调在深静脉受累的情况下保留隐静脉的重要性。Bernhard[99] 报道了另一例截肢病例：由于大量血栓形成的 PAA 压迫了腘静脉及其属支，导致了无法控制的败血症的发生。

在 Crichlow 和 Roberts[10] 报道的系列研究中，在 21 例与腘窝肿块相关的肢体症状中，6 例有静脉曲张，4 例有远端水肿，3 例有复发性静脉炎（其中一个有肺栓塞）。

Szilagyi 等[19] 提出，直径＞5cm 的动脉瘤可能对静脉和神经造成损害。Kotval 等[96] 对这一问题进行了详细的超声研究，得出结论：①直径＜2cm 的动脉瘤从未引起静脉压迫；②直径为 2～3cm 的动脉瘤只有在膝关节伸展时才会压迫静脉；③直径＞4cm 的动脉瘤会对静脉造成永久性压迫，有很大的血栓形成风险。

Haaverstad 等[100] 指出，所有直径＞2cm 的动脉瘤都会压迫静脉；然而，大多数患者的静脉引流正常（由空气容积描记图确定）。

腘静脉受累似乎不仅与动脉瘤的大小有关，而且还与动脉瘤周围的炎症反应有关，这可以从静脉和动脉瘤之间经常观察到的致密粘连组织所证实[1, 95]；当然这可能不仅是 2 条血管之间长期创伤性损伤的结果，也可能是血液渗漏的结果[5]。在 Goncu 等[98] 报道的案例中，静脉与一个大的（80mm×110mm）动脉瘤粘连紧密，神经也受累，在成功治疗动脉瘤 10 个月后足下垂仍然存在。Mahmood 等[50] 报道的 1 例静脉压迫病例中也存在足下垂。Rossi 等[101] 描述了一个极端的静脉受累案例：腘静脉被一个巨大的（85mm）PAA 拉伸和撕裂导致破裂；临床表现类似于动脉瘤破裂。

九、神经受累

神经受累是 PAA 的少见并发症。它在 18 个系列中被提及，发生率为 7%（80/1109）。在其他 6 个系列中，发生率与静脉受累一起报告为 9%（41/458）。文献报道这种并发症的发生率为 0.1%[2, 8, 15] 至 10%～13%[11, 27]。Lord[4] 在 2/13 例（15%）中观察到腘神经受压症状。

神经损伤可能表现为疼痛、麻木、腿部无力或足下垂。这种损伤是仅来自压缩和拉伸还是来自神经血管闭塞，这是有争议的[107]。它可能与动脉瘤血栓形成[33] 或动脉瘤体积迅速增大有关[103]。通常情况下，即使在成功治疗动脉瘤后，足下垂也不会消退。极少数情况下，足下垂也可能源于骨筋膜室综合征，这可能是由血栓形成引起的急性症状[104]或由反复栓塞引起的慢性疲劳性症状[105]。

十、局部疼痛

当与破裂[87]或感染无关时，局部疼痛是动脉瘤快速增大的征兆[3, 17]。Gifford 等[2]描述了一例因 PAA 急性增大而引起的局部剧痛，需要紧急治疗：在此之前，动脉瘤并不复杂，也不为人所知。

十一、破裂

动脉粥样硬化性 PAA 的破裂（不包括并发感染的病例）是一个罕见的事件。回顾 44 个系列研究，笔者发现其发生率为 3.1%（111/3542）。这种并发症在某些研究中不存在[5, 12, 15, 16, 24, 56]，而在其他研究中却相当常见，达到 8%～15%[2, 7, 27]。

Sie 等[106]（来自荷兰莱顿）全面深入的研究了这个问题：回顾 1953—1994 年报道的 29 个系列研究中，他们发现发生率为 2.5%，但他们在个案类研究中报告的发生率为 4.8%（6/124）。在 6 个破裂的动脉瘤中，其中 5 个是以这种并发症为首发表现；1 个最初无症状的动脉瘤在诊断后 2 个月破裂。所有病例都存在对侧动脉瘤。在 20 世纪 60 年代初之前，破裂的发生更为常见，可能是因为对 PAA 及其并发症的认知较少，以及成像技术有限，使得 PAA 的管径达到更大。

极少数情况下，PAA 破裂会导致低血容量性休克，并且通常会局限于在腘窝内，从而形成血肿或假性动脉瘤；在后一种情况下，患者的病史可能很长（Tschen 等[107]报道的病例为 2 年）。

破裂可能是肢体存活的不祥之兆，威胁肢体的缺血是一种相对常见的表现，因为侧支循环和静脉回流可能会被不断扩大的动脉瘤所破坏。在先前报道中，截肢率高达 50%～100%[14, 64]。

图 11-2 系统地概述了破裂的不同临床表现。一些破裂病例可能被定义为医源性：Galland 和 Magee[70]提到了对侧动脉瘤急性血栓形成抗凝期

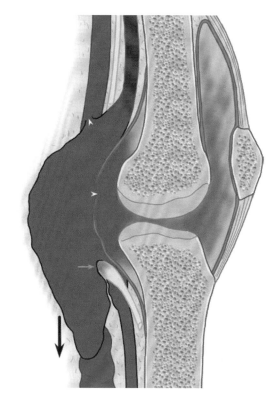

▲ 图 11-2　PAA 破裂的可能后果示意
箭指示破裂进入静脉或滑膜，引起动静脉瘘或关节积血；小箭：压迫和损伤神经（黄色）；大箭：静脉受压（静脉高压、血栓形成）；动脉瘤远端的动脉可能被压迫或形成血栓，这与侧支的压迫损伤一起可能产生缺血，由于静脉回流障碍而变得更加危险；左侧：血肿可能在皮下扩大，产生出血（罕见）或瘀斑（常见）
引自 Sie et al[106]，经许可修改

间破裂的病例（该病例曾是 Pittathankal 等[108]报道的对象）。在 Crichlow 和 Roberts[10]描述的三个破裂案例中，一个是尝试对腘窝肿块进行活检的结果。

笔者能够找到 60 例 PAA 破裂的详细（或几乎详细）描述（表 11-5 和表 11-6）：保肢率似乎很高，但许多报告存在随访定义不明确的情况（如随访时间过短）。

2000 年[120]，血管内治疗也进入了治疗这种并发症的阶段：9/26 例（35%），早期结果可以说是令人满意的，该技术在 1 例动静脉瘘治疗中也取得了成功[133]；9 名患者的平均年龄为 78 岁；2 名患者分别为 88 岁[132]和 83 岁[136]，死于呼吸衰竭和肺部脓毒症；1 名 96 岁的患者手术成功[137]。

作者, 年份	患者(性别, 年龄)	临床表现	治疗和结果
表 11–5　破裂的动脉粥样硬化性腘动脉瘤的治疗及结果			
(1) McHugh[109], 1951	男性，81 岁	疼痛性肿胀的腿，有水疱	股骨切断术
(2) "…"	"…"	疼痛性肿胀的腿	股骨切断术
(3) Julian[87], 1955	女性，39 岁	急性局部疼痛	切除 + 自体静脉移植：严重跛行
(4) "…"	"…"	急性局部疼痛	切除 + 自体静脉移植：5 个月后身体良好
(5) "…"	女性，73 岁	疼痛和肿胀	切除 + 自体静脉移植：2 个月后身体良好
(6) Gage[110], 1957	男性，56 岁	肿胀性疼痛的腘部肿块，感染症状	腰交感神经阻滞 + 开窗 + 瘤体排除 + 前脚截肢：8 年后身体良好
(7) Seror[111], 1957	男性，40 岁	疼痛和肢体功能逐渐受损	非闭塞性血管瘤修补术：3 个月后身体良好
(8) Silverman[112], 1957	男性，64 岁	疼痛、水肿、发绀	切除：身体良好，但在 5 周后因心脏衰竭去世
(9) Friesen[7], 1962	男性，79 岁	疼痛、肿胀、急性发作跛行	腰交感神经阻滞 + 切除：坏疽，截肢
(10) "…"	男性，74 岁		腰椎交感神经切断 + 切除：胫前间室综合征，截肢
(11) Enjalbert[113], 1966	男性，66 岁	疼痛，肢体沉重（破裂进入腘静脉）	内膜修补和腰交感神经切断手术
（12）Downing[27], 1985			隐静脉移植：良好
(13) "…"			隐静脉移植：良好
(14) "…"			Hunter 结扎术：缺血性肢体
(15) "…"			Hunter 结扎术：截肢
(16) Barroy[114], 1986	男性，78 岁	下肢肿痛	切除 + 端端吻合：良好
(17) Reed[115], 1991	男性，78 岁	轻度腿部水肿，发绀（破裂进入腘静脉）	排除 + 自体静脉旁路移植：良好
(18) Bilotta[116], 1991	男性，52 岁	（血栓形成的动脉瘤）	排除和再灌注
(19) Roggo[117], 1993	72 岁		自体静脉移植：慢性缺血；随访 9 年
(20) "…"	66 岁		涤纶移植；5 年后形成血栓；新的静脉旁路移植；继续 7 年良好
(21) "…"	64 岁		Dardik 移植物：最初顺利，后出现跛行；随访 7 年
(22) "…"	90 岁		PTFE 移植物：成功，存活 30 个月
(23) "…"	70 岁		自体静脉移植物：成功，存活 21 个月
(24) "…"	92 岁		PTFE 移植物：成功，存活 3 个月
(25) Manouguian[118], 1996	男性，63 岁	大量血肿	部分切除 + 聚四氟乙烯移植：成功，存活 2 年

（续表）

作者，年份	患者（性别，年龄）	临床表现	治疗和结果
(26) Gawenda[41], 1997	男性，64 岁	疼痛、血肿	排除 + 假体移植物：成功，存活 45 个月
(27) "…"	男性，62 岁	疼痛、下肢肿胀	排除 + 自体静脉移植：成功，存活 37 个月
(28) Sie[106], 1997	男性，62 岁	急性疼痛	自体静脉旁路移植：成功，存活 25 个月，死于心肌梗死
(29) "…"	男性，72 岁	腿肿，关节内出血	自体静脉旁路移植：顺利，存活 77 个月
(30) "…"	男性，71 岁	脚底翻移，急性疼痛	涤纶旁路移植：成功，但腓总神经麻痹，因心肌梗死在手术后 3 个月去世
(31) "…"	男性，71 岁	急性疼痛	涤纶旁路移植：成功，但在手术后 1 个月因心肌梗死去世
(32) "…"	男性，78 岁	急性跛行和静息疼痛	涤纶旁路移植：轻微跛行，因心肌梗死在手术后 30 个月去世
(33) "…"	男性，75 岁	腿痛、红肿	自体静脉旁路移植：成功，但在手术后 40 个月因肺炎去世
(34) Illig[119], 1998	男性，91 岁	脚踝肿胀、瘀斑	切除 + 间位静脉移植 + 筋膜切开术：成功，存活 1 年
(35) Ihlberg[120], 2000	男性，56 岁	疼痛、肢体肿胀	支架植入术：成功，存活 5 个月
(36) Juhl[121], 2001	男性，56 岁	远端大腿肿块	排除反搏 + 原位股 – 腘旁路移植：成功，存活 1 年
(37) Canbaz[122], 2002	男性，74 岁	疼痛的肿块	动脉瘤和假性动脉瘤切除 + 聚四氟乙烯移植：成功，存活 16 个月
(38) Pittathankal[108], 2003	男性，74 岁	肿胀、瘀血	排除 + 自体静脉旁路移植：成功
(39) Soffiatti[123], 2005	男性，75 岁	疼痛性肿胀	排除 + 聚四氟乙烯移植：成功
(40) Chervenkoff[124], 2005	男性，75 岁	搏动性肿块	排除 + 插入聚四氟乙烯移植：成功
(41) Barbato[125], 2006	男性，75 岁	疼痛、肿胀	内动脉瘤修补 + 间位静脉移植：成功，存活 3 个月
(42) Parmer[126], 2006	男性，83 岁	凹陷的肢体水肿、远端大腿肿块（血栓性动脉瘤）	暴露和减压术：成功
(43) Sanjay[127], 2007	男性，78 岁	肿胀、肺栓塞	排除、开放和填塞、聚四氟乙烯移植：成功，存活 6 周
(44) Ponton[128], 2009	女性，88 岁	水肿、反复的红斑病	支架植入术：成功，存活 15 个月
(45) Rits[129], 2009	男性，86 岁	疼痛、血肿	2 个 Viabahn 支架植入术：成功，存活 1 年
(46) Meka[130], 2010	男性，61 岁	下肢水肿	支架植入术；抽吸未凝固血液：成功（？），存活 1 年
(47) Smith[131], 2010	男性，75 岁	肿胀疼痛的腿（远侧腘动脉闭塞）	用 Amplatz 封堵器阻塞动脉瘤颈部：成功，存活 6 个月

（续表）

作者, 年份	患者（性别, 年龄）	临床表现	治疗和结果
(48) Izquierdo[132], 2010	男性，88 岁	肿胀的肢体	2 个 Viabahn 支架植入术 + 动脉内溶栓：成功，但术后死亡（呼吸衰竭）
(49) Pratesi[133], 2010	男性，66 岁	疼痛、肢体肿胀（动－静脉瘤）	2 个 Viabahn 支架植入术：成功，存活 3 个月
(50) Agrafiotis[134], 2012	女性，46 岁	疼痛、肿胀	伪动脉瘤清除 + 切除 + 间位静脉移植：成功，存活 3 个月
(51) Tschen[107], 2013	男性，84 岁	双侧大腿肿块	清除 2 个旧血肿和假包膜；未处理巨大血栓性动脉瘤：成功
(52) Coksun[135], 2014	男性，43 岁	疼痛、腘部肿胀、寒冷的脚	自体静脉补片移植 + 远端剥脱：成功，存活 52 个月
(53) "..."	男性，66 岁	疼痛、腘部肿胀、红斑	自体静脉补片移植：成功，存活 31 个月
(54) "..."	男性，60 岁	疼痛、腘部肿胀	自体静脉补片移植：成功，存活 27 个月
(55) "..."	男性，43 岁	疼痛、腘部肿胀、寒冷的脚	自体静脉补片移植 + 远端剥脱：成功，存活 26 个月
(56) "..."	男性，66 岁	疼痛、腘部肿胀、寒冷的脚	自体静脉补片移植 + 远端栓塞切除术：成功，存活 2 个月
(57) "..."	男性，47 岁	疼痛、腘部肿胀、红斑	自体静脉补片移植：成功，存活 28 个月
(58) "..."	男性，63 岁	疼痛、腘部肿胀、红斑	自体静脉补片移植：成功，存活 60 个月
(59) Ono Moraes[136], 2015	女性，83 岁	疼痛、肿胀	2 个 Viabahn 支架植入术：成功，但术后死于肺部感染
(60) Brown[137], 2016	男性，96 岁	肿胀、瘀血	支架植入术（Viabahn 支架植入术）：成功，存活 15 周

(1) 和 (2) 同一患者：第二个对侧动脉瘤在第一次手术后 2 周破裂；患者死亡；尸检发现右股动脉瘤破裂

(3) 和 (4) 同一患者：第二个动脉瘤在第一个动脉瘤破裂后 24h 破裂；伴随严重跛行的一侧，远端吻合点被定义为"非常困难"

腰交感神经切断术未能缓解慢性症状

(6) 梅毒前瞻反应高度阳性的患者，残留瘤内充满了"典型的梅毒斑块"；病理学支持该诊断尚不足

(8) 描述了一种诊断性 X 光征象：钙化血管轮廓中断和钙斑分散

(10) 下肢前区坏疽的原因是在动脉瘤切除过程中涉及远端腘动脉和胫前动脉的第一段

(28) –(33) 动脉瘤被排除或切除

(30) 和 (31) 同一患者：左侧动脉瘤在右侧动脉瘤破裂后 2 个月破裂

(35) α–1– 抗胰蛋白酶严重缺乏的患者出现严重呼吸困难：通过小腿下动脉夹层血管中反流的方式，使用 Hemobahn 支架（W.L. Gore，美国亚利桑那州弗拉格斯塔夫）；这似乎是第一次成功进行的内膜分离手术，用于治疗破裂的腘动脉瘤

(44) 支架采用覆盖式 Zenith 支架（Cook，美国印第安纳州布鲁明顿），随访时还记录到分支端内漏

(46) 成功使用了四个 Viabahn（W.L. Gore，美国亚利桑那州弗拉格斯塔夫）支架，接着进行两个传统的凝血血块清除和组织清创手术；一年后，由于腘窝反复感染，取出支架，进行冷冻保存的血管移植手术

(47) Ampletz 封堵器（AGA Med Ltd.，英国伯明翰）由一根压缩的硝酸钛线网制成，可通过导管输送；释放后，它恢复到原来的形状，封闭目标血管

病例编号	发病症状开始到诊断/治疗的时间	股或腘部肿物		远端脉搏是否存在	初始诊断是否正确
		有脉搏	无脉搏		
1	3周			否	是
2	即时	有		是	是
3	3周	有		是	是
4	<1天	有		是	是
5	10天	有		是	否
6	1月		有	否	是
7	3月	有		否	是
8	1月			否	否
9	3月	有			是
11	1月	有		否	是
16	5天	有		是	否
17	2天	有		是	否
18	3月		有	是	否
25			有	否	
26	即时		有		是
27	1周			是	是
28	急性				
29	1月				
30	急性				
31	急性				
32	急性				
33	急性				
34				是	否
35	10h		有	否	是
36	2月		有		
37	2月	有		是	否
38	急性	有		是	是
39		有		否	
40		有		否	是

表 11-6 破裂的动脉粥样硬化性腘动脉瘤：详细情况见表 11-5 中的病例

（续表）

病例编号	发病症状开始到诊断/治疗的时间	股或腘部肿物		远端脉搏是否存在	初始诊断是否正确
		有脉搏	无脉搏		
41	5 天		有	否	
43	6 周				否
46	1 周	有			
47	几周	有		否	
48	急性	有		否	是
49	2 天	有		是	
50	2 月		有	是	否
51	2 年		有	否	
52				否	
55				否	
56				否	
59	15 天	有			否
60	1 天	有		否	否

初始诊断不正确的病例

5、16、17、34、37、43 和 60：主要为静脉问题，包括深静脉血栓形成或血栓性静脉炎

8：股蓝肿（phlegmasia cerulea dolens）

18：肉瘤

50：肌腱问题，出血性贝克（Baker）囊肿，肉瘤

52～58：发病症状开始与诊断之间的延迟为 2～30 天（平均 12 天）

59：红斑性链球菌性丹毒

在病例 34 中，水肿如此显著以至于无法检查腘窝部位

十二、感染

PAA 感染是一种罕见的并发症，然而，它对肢体和生命构成重大威胁，因为它通常发生在体弱和老年人。多种病原体可能导致这种并发症，其中金黄色葡萄球菌和沙门菌占主导地位。事实上，肠炎沙门菌被越来越多地报道为造成动脉瘤和动脉粥样硬化内膜感染的病原体[138]。

笔者收集到 17 例被感染的 PAA（表 11-7）：报告显示，动脉瘤在感染事件之前就已经存在；当然，有一些动脉瘤也可能是感染性的，而不是被感染（如案例 3 和 16）（也见真菌性动脉瘤，第 29 章）。

临床表现通常为（82%）发热患者，大多数病例年龄在 70 岁或以上（最小的 58 岁，最大的 91 岁），一半病例有明显的全身症状，主诉为严重的局部疼痛（70%）和腿部肿胀（65%）。大约 2/3 的病例中观察到腘窝压痛的搏动性肿块。从病例 3 开始，仪器诊断依赖于多普勒超声扫描，随后通常是计算机体层成像（CT）或磁共振成像（MRI）。在 3 个案例中，成像发现了气体影。约 50% 的病例进行了传统或数字动脉造影。病例 14 进行了正电子发射体层成像 - 计算机体层成

作者，年份	患者（性别、年龄）	初始事件	血培养	标本培养	治疗和结果
(1) Perdue[139], 1967	男性，74 岁	尿路感染		奇异变形杆菌	大腿截肢
(2) "..."	男性，70 岁	尿路感染		大肠埃希菌	瘤体缝合术：1 年后良好
(3) Wilson[140], 1995	男性，88 岁	腹痛，呕吐	阴性	沙门菌（D 组）	切除 + 静脉移植：围术期死亡
(4) Baty[141], 1998	男性，91 岁	激光治疗肠系膜黏液瘤	肺炎链球菌	阴性	排除 + 减压 + 股 – 腘自体静脉旁路搭桥：1 年后良好
(5) Hopton[142], 1998	女性，87 岁	肠胃炎		沙门菌（肠炎型）	排斥 + 减压 + 非解剖学分流股 – 胫前动脉：20 个月良好
(6) Alonso B[143], 2001	男性，70 岁	腹泻，发热		沙门菌（肠炎型）	切除 + 自体静脉旁路搭桥：3 个月良好
(7) Witijes[144], 2003	男性，70 岁	膀胱癌BCG治疗			血栓形成的动脉瘤，抗结核治疗：41 个月良好
(8) Ysa[145], 2007	男性，73 岁	腹泻	大肠埃希菌	阴性	排除 + 非解剖学股 – 腘自体静脉旁路搭桥：7 个月良好
(9) Dickinson[146], 2007	男性，72 岁	肺炎	肺炎链球菌	阴性	切除 + 股 – 腘静脉移植：6 个月良好
(10) Papavassiliou[147], 2008	男性，72 岁	肺炎	阴性	单嗜性嗜酸性粒细胞增多症	血栓形成的动脉瘤；结扎 + 次全切除：18 个月良好
(11) Schimmer[148], 2009	男性，86 岁	败血症	金黄色葡萄球菌		放置支架：6 个月良好
(12) Jammal[149], 2011	男性，58 岁		沙门菌 Bredeney 型	沙门菌 Bredeney 型	切除 +（最终）股 – 腘自体静脉旁路搭桥：患者 3 年良好
(13) Bani-hani[150], 2012	男性，85 岁	败血症	金黄色葡萄球菌	金黄色葡萄球菌 +G 组链球菌	放置支架：2 年良好
(14) Fisk[151], 2012	男性，62 岁	植入起搏器	金黄色葡萄球菌		未治疗
(15) MoyPetersen[152], 2014	男性，66 岁	冠状动脉旁路移植		金黄色葡萄球菌	排除 + 减压 + 静脉移植：1 年良好

表 11–7 动脉粥样硬化性腘动脉瘤感染病例

131

（续表）

作者，年份	患者（性别、年龄）	初始事件	血培养	标本培养	治疗和结果
(16) Melendez[153]，2015	男性，85 岁	败血症	肠道弯曲菌	肠道弯曲菌	切除 + 自体静脉旁路搭桥：良好
(17) Cervantes G[154]，2015	男性，60 岁	腹泻	沙门菌属	沙门菌属	切除 + 自体静脉旁路搭桥：围术期死于心肌梗死

(1) 入院时肢体不能救治；4 个月后死于脑出血

(3) 入院时贫血严重：因为是耶和华见证人宗教团而拒绝输血

(7) 临床上未发现动脉瘤，但 MRI 检查揭示出具有特异性的肝结节性肝炎诊断的详尽调查

(9) 同侧患有感染的股动脉瘤；标本培养结果为阴性，但肺炎链球菌 PCR 检测为阳性

(11) 明显的首例成功进行血管内（Viabahn，W.L. Gore，Flagstaff，AZ，USA）治疗感染和破裂的 PAA

(12) 有指导意义的案例：端对端重建术后 3 天发生裂开；切除血管边缘并加入抗生素泡沫移植物；5 天后，为防止进一步并发症，拆除移植物并进行自体静脉股 – 腘旁路移植

(13) 2 个月内需要进行两次手术引流治疗感染的血肿，之后进行支架移植

(14) PET-TC 检查：右侧腹股沟部动脉瘤、右侧股动脉瘤，左侧腘动脉瘤的摄取率增加；有腹主动脉瘤；接受 4 个月的抗生素治疗后，PET-TC 检查提示感染已经得到控制；进行主动脉支架移植；6 个月后发生周围支架周围炎、败血症和死亡

像（PET/CT），病例 7 和 9 进行了标记白细胞的成像。病例 3 和 5 诊断出合并有腘静脉血栓形成。1998 年，来自 Gröningen 的 Smits 等[155] 描述了 1 例在手术中才被诊断出来脓毒性血栓性动脉瘤。除了病例 7 和 14（未手术）和病例 15 外，所有病例都观察到破裂，包括症状比较明显的。手术治疗根据个别病例的特殊性和外科医生的偏好而有所不同。值得关注的是最近采取的手术策略（案例 15 和 16）：患者在俯卧位条件下，通过内侧入路进行静脉旁路重建手术，然后通过后入路直接切除动脉瘤。

非常有趣的是支架移植手术的结果（病例 11 和 13），不仅早期效果令人满意，而且第 2 个病例的 2 年随访结果也很好。考虑到这些患者的高风险较高，即使需要进行相关的小手术（脓肿 / 血肿的引流）或 Ⅱ 期的手术重建，血管腔内治疗的选择仍可能成为首选。在这些患者中，考虑到移植物感染的情况，感染疾病相关专家在治疗和监测方面的作用是至关重要的。

参考文献

[1] Wells AH, Coburn CE, Walker MA. Popliteal aneurysm, with report of a case. JAMA. 1936;106:1264-6.

[2] Gifford RW Jr, Hines EA Jr, Janes JM. An analysis and follow-up of 100 popliteal aneurysms. Surgery. 1953;33:284-93.

[3] Linton RR. The arteriosclerotic popliteal aneurysm: a report of fourteen patients treated by a preliminary lumbar sympathetic ganglionectomy and aneurysmectomy. Surgery. 1949;25:41-58.

[4] Lord JW. Clinical behaviour and operative management of popliteal aneurysms. JAMA. 1957;163:1102-6.

[5] Greenstone SM, Massell TB, Heringman EC. Arteriosclerotic popliteal aneurysms. Diagnosis and management. Circulation. 1961;24:23-8.

[6] Hunter JA, Julian OC, Javid H, Dye WS. Arteriosclerotic aneurysms of the popliteal artery. J Cardiovasc Surg (Torino). 1962;2:404-13.

[7] Friesen G, Ivins JC, Janes JM. Popliteal aneurysms. Surgery. 1962;51:90-8.

[8] Edmunds LH, Darling RC, Linton RR. Surgical management of popliteal aneurysms. Circulation. 1965;32:517-23.

[9] Baird RJ, Sivasankar R, Hayward R, Wilson DR. Popliteal aneurysms: a review and analysis of 61 cases. Surgery. 1966;59:911-7.

[10] Crichlow RW, Roberts B. Treatment of popliteal aneurysms by restoration of continuity: review of 48 cases. Ann Surg. 1966;163:417-26.

[11] Wychulis AR, Spittell JA, Wallace RB. Popliteal aneurysms. Surgery. 1970;68:942-52.

[12] Buxton B, Morris P, Johnson N, Royle J. The management of popliteal aneurysms. Med J Aust. 1975;2:82-5.

[13] Evans WE, Turnipseed WD. Popliteal aneurysms. Vasc Surg. 1976;10:86-91.

[14] Towne JB, Thompson JE, Patman DD, Persson AV. Progression of popliteal aneurysmal disease following popliteal aneurysm resection with graft: a twenty year experience. Surgery. 1976;80:426-32.

[15] Tompkins WC, Smith AD, Wren HB, Bransford RM. The atherosclerotic popliteal aneurysm. Report of diagnosis and treatment in twenty six cases. Am J Surg. 1977;134:813-6.

[16] Chitwood WR, Stocks LH, Wolfe WG. Popliteal artery aneurysms: past and present. Arch Surg. 1978;113:1078-82.

[17] Inahara T, Toledo AC. Complications and treatment of popliteal aneurysms. Surgery. 1978;84:775-83.

[18] Guvendik L, Bloor K, Charlesworth D. Popliteal aneurysm: sinister harbinger of sudden catastrophe. Br J Surg. 1980;67:294-6.

[19] Szilagyi DE, Schwartz RL, Reddy JD. Popliteal arterial aneurysms. Their natural history and management. Arch Surg. 1981;116:724-8.

[20] Vermilion BD, Kimmins SA, Pace WG, Evans WE. A review of one hundred forty-seven popliteal aneurysms with long-term follow-up. Surgery. 1981;90(6):1009-14.

[21] Laskar M, Christides C, Kim M. Anévrismes poplités athéromateux. Angeiologie. 1982;34:113-21.

[22] Jackaman FR, Lemberger RJ, Makin GS, Hopkinson BR. Popliteal artery aneurysms. Ann R Coll Surg Engl. 1982;64:331-3.

[23] Whitehouse WM, Wakefield TW, Graham LM, Kazmers A, Zelenock GB, Dent TL, Lindenauer SM, Stanley JC. Limb threatening potential of arteriosclerotic popliteal artery aneurysms. Surgery. 1983;93:694-9.

[24] Reilly MK, Abbott WM, Darling RC. Aggressive surgical management of popliteal artery aneurysms. Am J Surg. 1983;145:498-502.

[25] Graham AR, Lord RSA, Bellemore M, Tracy GD. Popliteal aneurysms. Aust N Z J Surg. 1983;53:99-103.

[26] Takolander RJ, Bergqvist D, Bergentz S-E, Ericsson BF, Sigurjonsson S, Jonsson K. Aneurysms of the popliteal artery. Acta Chir Scand. 1984;150:135-40.

[27] Downing R, Ashton F, Grimley RP, Slaney G. Problems in diagnosis of popliteal aneurysms. J R Soc Med. 1985;78:440-4.

[28] Mellière D, Veit R, Becquemin J-P, Etienne G. Should all spontaneous popliteal aneurysms be operated on? J Cardiovasc Surg (Torino). 1986;27:273-7.

[29] Anton GE, Hertzer NR, Beven EG, O'Hara PJ, Krajewski LP. Surgical management of popliteal aneurysms—trends in presentation, treatment and results from 1952 to 1984. J Vasc Surg. 1986;3:125-34.

[30] Raptis S, Ferguson L, Miller JH. The significance of tibial artery disease in the management of popliteal aneurysms. J Cardiovasc Surg (Torino). 1986;27:703-8.

[31] Schellack J, Smith RB III, Perdue GD. Nonoperative management of selected popliteal aneurysms. Arch Surg. 1987;122:372-5.

[32] Englund R, Schache D, Magee HR. Atherosclerotic popliteal aneurysms with particular regard to the contralateral side. Aust N Z J Surg. 1987;57:387-90.

[33] Lilly MP, Flinn WR, McCarthy WJIII, Courtney DF, Yao JST, Bergan JJ. The effect of distal arterial anatomy on the success of popliteal aneurysm repair. J Vasc Surg. 1988;7:653-60.

[34] Cole CW, Thijssen AM, Barber GG, McPhall WV, Scobie TK. Popliteal aneurysm: an index of generalized vascular disease. Can J Surg. 1989;32:65-8.

[35] Farina C, Cavallaro A, Schultz RD, Feldhaus RJ, di Marzo L. Popliteal aneurysms. Surg Gynecol Obstet. 1989;169:7-13.

[36] Shortell CK, De Weese JA, Ouriel K, Green RM. Popliteal artery aneurysms: a 25-year surgical experience. J Vasc Surg. 1991;14:771-9.

[37] Dawson I, van Bockel JH, Brand R, Terpstra JL. Popliteal artery aneurysms: long-term follow-up of aneurysmal disease and results of surgical treatment. J Vasc Surg. 1991;13:398-407.

[38] Ramesh S, Michaels JA, Galland RB. Popliteal aneurysm: morphology and management. Br J Surg. 1993;80:1521-3.

[39] Roggo A, Brunner U, Ottinger LW, Largiader F. The continuing challenge of aneurysms of the popliteal artery. Surg Gynecol Obstet. 1993;177:565-72.

[40] Carpenter JP, Barker CF, Roberts B, Berkowitz HD, Lusk EJ, Perloff LJ. Popliteal artery aneurysms: current management and outcome. J Vasc Surg. 1994;19:65-73.

[41] Gawenda M, Sorgatz S, Müller U, Walter M, Erasmi H. The thrombosed popliteal aneurysm with distal arterial occlusion - Successful therapy by interdis- ciplinary management. Thorac Cardiovasc Surg. 1995;43:112-6.

[42] Taurino M, Calisti A, Grossi R, Maggiore C, Speziale F, Fiorani P. Outcome after early treatment of popliteal artery aneurysms. Int Angiol. 1998;17:28-31.

[43] Duffy ST, Colgan MP, Sultan S, Moore DJ, Shanik GD. Popliteal aneurysms: a 10-year experience. Eur J Vasc Endovasc Surg. 1998;16:218-22.

[44] Locati P, Socrate AM, Costantini E, Campanati B. Popliteal aneurysms: current management and outcome. Minerva Cardioangiol. 1999;47:145-55.

[45] Gouny P, Bertrand P, Duedal V, Cheynel-Hocquet C, Lancelin C, Escourolle F, Nussaume O, Vayssairat M. Limb salvage and popliteal aneurysms: advantages of preventive surgery. Eur J Vasc Endovasc Surg. 2000;19:496-500.

[46] Irace L, Gattuso R, Faccenna F, Cappello F, Siani B, Stumpo R, Boiceff S, Benedetti-Valentini F. Trattamento chirurgico degli aneurismi poplitei in elezione e in urgenza. Minerva Cardioangiol. 2001;49:251-6.

[47] Kauffman P, Puech-Leao P. Surgical treatment of popliteal

artery aneurysm: a 32-year experience. J Vasc Bras. 2002;1:5-14.

[48] Dorigo W, Pulli R, Turini F, Pratesi G, Credi G, Alessi IA, Pratesi C. Acute leg ischemia from thrombosed popliteal artery aneurysms: role of preoperative thrombolysis. Eur J Vasc Endovasc Surg. 2002;23:251-4.

[49] Bowrey DJ, Osman H, Gibbons CP, Blackett RL. Atherosclerotic popliteal aneurysms: management and outcome in forty-six patients. Eur J Vasc Endovasc Surg. 2003;25:79-83.

[50] Mahmood A, Salaman R, Sintler M, Smith SRG, Simms MH, Vohra RK. Surgery of popliteal artery aneurysms: a 12-year experience. J Vasc Surg. 2003;37:586-93.

[51] Ascher E, Markevich N, Schutzer RW, Kallakuri S, Jacob T, Hingorani AP. Small popliteal artery aneurysms: are they clinically significant? J Vasc Surg. 2003;37:55-60.

[52] Laxdal E, Amundsen SR, Dregelid E, Pedersen G, Aune S. Surgical treatment of popliteal artery aneurysms. Scand J Surg. 2004;93:57-60.

[53] Aulivola B, Hamdan AD, Hile CN, Sheahan MG, Skillman JJ, Campbell DR, Scovell SD, LoGerfo FW, Pomposelli FB Jr. Popliteal artery aneurysms: a comparison of outcomes in elective versus emergent repair. J Vasc Surg. 2004;39:1171-7.

[54] Martelli E, Ippoliti A, Ventoruzzo G, De Vivo G, Ascoli MA, Pistolese GR. Popliteal artery aneurysms. Factors associated with thromboembolism and graft failure. Int Angiol. 2004;23:54-65.

[55] Pulli R, Dorigo W, Troisi N, Alessi IA, Pratesi G, Azas L, Pratesi C. Surgical management of popliteal artery aneurysms: which factors affect outcomes? J Vasc Surg. 2006;43:481-7.

[56] Huang Y, Gloviczki P, Noel AA, Sullivan TM, Kalra M, Gullerud RE, Hoskin TL, Bower TC. Early complications and long-term outcome after open surgical treatment of popliteal artery aneurysms: is exclusion with saphenous vein bypass still the gold standard? J Vasc Surg. 2007;45:706-15.

[57] Kropman RHJ, De Vries J-PPM, Moll FL. Surgical and endovascular treatment of atherosclerotic popliteal artery aneurysms. J Cardiovasc Surg (Torino). 2007;48:281-8.

[58] Lichtenfels E, Delduque FA, Bonamigo TP, Cardozo MA, Schulte AA. Popliteal artery aneurysm surgery: the role of emergency setting. Vasc Endovascular Surg. 2008;42:159-64.

[59] Dzieuciuchowicz L, Lukaszuk M, Figiel J, Klimczak K, Krasinski Z, Majewski W. Factors influencing the clinical course of popliteal artery aneurysm. Med Sci Monit. 2009;15:CR231-5.

[60] Mazzaccaro D, Carmo M, Dellatana R, Settembrini AM, Barbetta I, Tassinari L, Roveri S, Settembrini PG. Comparison of posterior and medial approaches for popliteal artery aneurysms. J Vasc Surg. 2015;62:1512-20.

[61] Wagenhauser MU, Herma KB, Saghan TA, Dueppers P, Schelzig H, Duran M. Long-term results of open repair of popliteal artery aneurysm. Ann Med Surg. 2015;4:58-63.

[62] Leake AE, Avgerinos ED, Chaer RA, Singh MJ, Makaroun MS, Marone LK. Contemporary outcome of open and endovascular popliteal artery aneurysm repair. J Vasc Surg. 2016;63:70-6.

[63] Blakemore AH. Treatment of aneurysm by amputation. Surg Clin N Am. 1938;18:409-14.

[64] Gaylis H. Popliteal arterial aneurysm. A review and analysis of 55 cases. S A Med J. 1974;48:75-81.

[65] Vrijenhoek JEP, Mackaay AJC, Moll FL. Small popliteal artery aneurysms: important clinical consequences and contralateral survey in daily vascular surgery practice. Ann Vasc Surg. 2013;27:454-8.

[66] Bouhoutsos J, Martin P. Popliteal aneurysms: a review of 116 cases. Br J Surg. 1974;61:469-75.

[67] Barker WF. Discussion on Shortell et al. J Vasc Surg. 1991;14:777-8.

[68] Varga ZA, Locke-Edmunds JC, Baird RN, The Joint Vascular Research Group. A multicenter study of popliteal aneurysms. J Vasc Surg. 1994;30:171-7.

[69] Rivers S. Discussion on Shortell et al. J Vasc Surg. 1991;14:777.

[70] Galland RB, Magee TR. Popliteal aneurysms: distortion and size related to symptoms. Eur J Vasc Endovasc Surg. 2005;30:534-8.

[71] Galland RB, Magee TR. Management of popliteal aneurysm. Br J Surg. 2002;89:1382-5.

[72] Pittathankal AA, Dattani R, Magee TR, Galland RB. Expansion rates of asymptomatic popliteal artery aneurysms. Eur J Vasc Endovasc Surg. 2004;27:382-4.

[73] Lowell RC, Gloviczki P, Hallett JW Jr, Naessens JM, Maus TP, Cherry KJ Jr, Bower TC, Pairolero PC. Popliteal aneurysm: the risk of nonoperative management. Ann Vasc Surg. 1994;8:14-23.

[74] Dawson I, Sie R, van Baalen JM, van Bockel JH. Asymptomatic popliteal aneurysm: elective operation versus conservative follow-up. Br J Surg. 1994;81:1504-7.

[75] Borowicz MR, Robison JG, Elliott BM, Brothers TE, Robinson CK. Occlusive disease associated with popliteal aneurysms: impact on long term graft patency. J Cardiovasc Surg (Torino). 1998;39:137-40.

[76] Dawson I. Management of popliteal aneurysm. Br J Surg. 2003;90:249-50.

[77] Hands LJ, Collin J. Infrainguinal aneurysms: outcome for patient and limb. Br J Surg. 1991;78:996-8.

[78] Stiegler H, Medler G, Baumann G. Prospective study of 36 patients with 46 popliteal aneurysms with nonsurgical treatment. Vasa. 2002;31:43-6.

[79] Hands L, Collin J, Morris PJ. A warning from 12 years of popliteal aneurysm treatment. Br J Surg. 1989;76:416.

[80] Crawford ES, DeBakey ME. Surgical considerations of peripheral arterial aneurysms. Arch Surg. 1959;78:226-38.

[81] Buda JA, Weber CJ, Mc Allister FF, Vorhees AB Jr. The results of treatment of popliteal aneurysms. A follow-up study of 86 aneurysms. J Cardiovasc Surg (Torino). 1974;15:615-9.

[82] Dardik H, Dardik I. Popliteal aneurysm thrombosis simulating femoral embolic occlusion. Am Surg. 1974;40:593-06.

[83] Hamelink JK, Elliott BM. Localized intraarterial streptokinase therapy. Am J Surg. 1986;152:252-6.

[84] Lancashire MJR, Torrie EPH, Galland RB. Popliteal aneurysms identified by intra-arterial streptokinase: a changing pattern of presentation. Br J Surg. 1990;77:1388-

90.

[85] Bowyer RC, Cawthorn SJ, Walker JW, Giddings AEB. Conservative management of asymptomatic popliteal aneurysm. Br J Surg. 1990;77:1132-5.

[86] Theis FV. Popliteal aneurysms as a cause of peripheral circulatory disease: with special study of oscillomographs as an aid to diagnosis. Surgery. 1937;2:327-42.

[87] Julian OC, Dye WS, Javid H, Grove WG. The use of vessel grafts in the treatment of popliteal aneurysms. Surgery. 1955;38:970-80.

[88] Evans WE, Conley JE, Bernhard V. Popliteal aneurysms. Surgery. 1971;70:762-7.

[89] Lilly GD. The management of aneurysms of the lower extremities. Ann Surg. 1946;123:601-6.

[90] Keynes GL, Morel MP. Popliteal aneurysms. With report of a case. Br J Surg. 1943;31:155-7.

[91] Shumacker HB Jr, Wayson EE. Spontaneous cure of aneurysms and arteriovenous fistulas, with some notes on intrasaccular thrombosis. Am J Surg. 1950;79:532-44.

[92] Walsh JJ, Williams LR, Driscoll JL, Lee JF. Vein compression by arterial aneurysms. J Vasc Surg. 1988;8:465-9.

[93] Giustra PE, Root JA, Mason SE, Killoran PJ. Popliteal vein thrombosis secondary to popliteal artery aneurysm. Am J Roentgenol. 1978;130:25-7.

[94] Brenot R, Bernard A, Sicard C, Weiller M, David M. Anévrismes poplités révélés par des manifestation veineuses. Lyon Chir. 1983;79:128-9.

[95] Mingoli A, Farina C, Feldhaus RJ, Schultz RD. Popliteal aneurysm presenting as thrombophlebitis of the lower extremity: a case report. J Vasc Surg. 1991;25:732-7.

[96] Kotval PS, Shah PM, Babu SC, Charalel J, Reiter B. Popliteal vein compression due to popliteal artery aneurysm: effects of aneurysm size. J Ultrasound Med. 1995;14:805-11.

[97] Bergan JJ, Trippel OH. Management of giant popliteal aneurysm. Arch Surg. 1963;86:146-53.

[98] Goncu T, Tiryakioglu O, Sezen M, Yavuz S. Giant popliteal aneurysm with deep vein thrombosis, foot drop and arteriomegaly. BMJ Case Rep. 2009;2009:bcr 11.2008.1243.

[99] Bernhard VM Discussion on Towne et al. 44

[100] Haaverstad R, Fougner R, Myhre HO. Venous hemodynamics and the occurrence of leg oedema in patients with popliteal aneurysm. Eur J Vasc Endovasc Surg. 1995;9:204-10.

[101] Rossi FH, Veith FJ, Lipsitz EC, Izukawa NM, Oliveira LA, Silva DG. Giant femoropopliteal artery aneurysm and vein rupture. Vascular. 2004;12:263-5.

[102] Beaudry Y, Stewart JD, Errett L. Distal sciatic nerve compression by a popliteal artery aneurysm. Can J Neurol Sci. 1989;16:352-3.

[103] Selvam A, Shetty K, James NV, Shah RR, Shankar K, Locker AP. Giant popliteal aneurysm presenting with foot drop. J Vasc Surg. 2006;44:882-3.

[104] Dellanna M, Torsello G, Graupe F, Mackrodt H-G, Stock W. Das akute Compartmentsyndrom des Unterschenkels—Komplikation eines Aneurysma der A. poplitea. Zentralbl Chir. 1997;122:193-6.

[105] Knight JL, Au K, Whitley MA. Popliteal aneurysm presenting as chronic exertional comparment syndrome. Orthopedics. 1997;20:166-9.

[106] Sie RB, Dawson I, van Baalen JM, Schultze Kool LJ, van Bockel JH. Ruptured popliteal aneurysms. An insidious complication. J Vasc Surg. 1997;13:432-8.

[107] Tschen JA, Samakar K, Patel ST, Abou-Zamzam A Jr. Asymptomatic ruptured giant popliteal aneurysm. J Vasc Surg. 2013;58:1090.

[108] Pittathankal AA, Richards T, Galland RB. Anticoagulation of a thrombosed popliteal artery aneurysm complicated by rupture of a contralateral aneurysm. Eur J Vasc Endovasc Surg. 2003;5:28-9.

[109] McHugh JV. Spontaneous rupture of bilateral popliteal aneurysms. Ann Surg. 1951;133:131-4.

[110] Gage M. Inflamed arterial popliteal aneurysm simulating acute abscess. Ann Surg. 1957;145:893-7.

[111] Seror A. Rupture à bas bruit d'un anévrisme poplité spontané. Endoanévrismorraphie oblitérante. Afr F Chir. 1957;15:93-7.

[112] Silverman JJ, Hurwitt ES. Subcutaneous rupture of a popliteal aneurysm, with a diagnostic roentgen sign. Arch Intern Med. 1957;100:314-8.

[113] Enjalbert A, Gedeon A, Mathe J, Gouzi J-L. Fistule artério-veineuse spontanée au cours de l'évolution d'un anévrisme artériel poplité. Mém Acad Chir. 1966;92:357-8.

[114] Barroy JP, Barthel J, Locufier JL, Bosschaerts T, Goldstein M. Atherosclerotic popliteal aneurysm. Report of one ruptured popliteal aneurysm. Survey and analysis of the literature. J Cardiovasc Surg (Torino). 1986;27:42-5.

[115] Reed MK, Smith BM. Popliteal aneurysm with spontaneous arteriovenous fistula. J Cardiovasc Surg (Torino). 1991;32:482-4.

[116] Bilotta W, Walker H, McDonald DJ, Sundaram M. Case report 651. Thrombosed, leaking popliteal aneurysm. Skeletal Radiol. 1991;20:71-2.

[117] Roggo A, Hoffmann R, Duff C, Brunner U, Largiader F. Wie oft rupturiert das Aneurysma der Arteria poplitea? Helv Chir Acta. 1993;60:145-6.

[118] Manouguian S. Akute Ruptur eines Aneurysmas der Arteria poplitea: Fallbericht. Zentralbl Chir. 1996;121:405-7.

[119] Illig KA, Eagleton MJ, Shortell CK, Ouriel K, DeWeese JA, Green RM. Ruptured popliteal artery aneurysm. J Vasc Surg. 1998;27:783-7.

[120] Ihlberg LHM, Roth WD, Alback NA, Kantonen IK, Lepantalo M. Successful percutaneous endovascular treatment of ruptured popliteal artery aneurysm. J Vasc Surg. 2000;31:794-7.

[121] Juhl CM, Sandemann J. Rumperet popliteaaneurisme. Ugeskr Laeger. 2001;163:4879-80.

[122] Canbaz S, Ege T, Sunar H, Saygin C, Duran E. Bilateral popliteal aneurysm with rupture and pseudoaneurysm formation on the left. Eur J Vasc Endovasc Surg. 2002;3:36-8.

[123] Soffiatti Mesquita Oliveira R, Aliperti Ferreira D, Alvez Terra J Jr, de Mara Lenza R, de Assis Filho AC, Nunes W. Rupture of a popliteal artery aneurysm: case report and review of the literature for the past 50 years. J Vasc Bras. 2005;4:105-10.

[124] Chervenkoff V, Govedarsky V, Maximov D, Daskalov A, Stoinova V. Rupture of a giant popliteal artery aneurysm, associated with type III aortic dissection: a case report. Eur J Vasc Endovasc Surg. 2005;9:101-3.

[125] Barbato HA, Tavars CM, Volpini CA, Gomes Petisco AC, Rossi FH, Dagli MF, Vasconcelos Oliveira LA, Izukawa NM. Aneurisma da artéria poplitea com rotura e formaçao de pseudo-aneurisma. J Vasc Bras. 2006;5:148-50.

[126] Parmer SS, Skelly CL, Carpenter JP. Ruptured popliteal aneurysm. A case report. Vasc Endovascular Surg. 2006;40:71-4.

[127] Sanjay P, Lewis H. Deep vein thrombosis and pulmonary embolus associated with a ruptured popliteal aneurysm—a cautionary note. World J Emerg Surg. 2007;2:34.

[128] Ponton A, Garcia I, Amaiz E, Bernal JM, Bustamante M, Gonzales-Tutor A, Revuelta JM. Endovascular repair of a ruptured giant popliteal aneurysm. Ann Vasc Surg. 2009;23:412e1-4.

[129] Rits Y, Erben A, Ricotta JJ II. Endovascular repair of a ruptured giant popliteal artery aneurysm. Perspect Vasc Surg Endovasc Ther. 2009;21:190-4.

[130] Meka M, Wixon CL, Mondy SJ, BuskenC. Endovascular xclusion of a ruptured popliteal aneurysm. Am Surg. 2010;76:338-9.

[131] Smith RJP, Gajendragadkar PR, Winterbottom AP, Cooper DG, Hayes PD, Boyle JR. Endovascular occlusion of a ruptured popliteal artery aneurysm. Vasc Endovascular Surg. 2010;44:298-301.

[132] Izquierdo Lamoca LM, Blanch AM, Leiva HL. Endovascular therapy for a ruptured popliteal aneurysm. Cath Cardiovasc Intervent. 2010;75:427-9.

[133] Pratesi G, Marek J, Fargion A, Pulli R, Dorigo W, Pratesi C. Endovascular repair of a ruptured popliteal artery aneurysm associated with popliteal arteriovenous fistula. Eur J Vasc Endovasc Surg. 2010;40:645-8.

[134] Agrafiotis AC, Horn D, Segers B, Lemaitre J, Bosschaerts T. Ruptured aneurysm of the popliteal artery. Is the diagnosis still difficult. Minerva Chir. 2012;67:355-60.

[135] Coskun I, Demirturk OS, Turnel HA, Andic C, Gulcan O. Positive clinical outcome of the saphenous vein interposition technique for ruptured popliteal artery aneurysm. Surg Today. 2014;44:1674-7.

[136] Ono MA, Yoshikazu NR, Franchini RF, Viotto EF, Bogdan CR. Relato de caso: aneurisma roto de artéria poplitea. J Vasc Bras. 2015;14:189-92.

[137] Brown SL, Lewis M, Morrow DR. Endovascular repair of ruptured popliteal artery aneurysms: a case report and review of the literarure. Eur J Vasc Endovasc Surg Short Rep. 2016;32:24-8.

[138] Fernandez-Guerrero ML, Aguado JM, Arribas A, Lumbreras C, de Gorgolas M. The spectrum of cardiovascular infections due to Salmonella enteric. A review of clinical features and factors determining outcome. Medicine. 2004;83;123-38

[139] Perdue GD Jr. Mycotic aneurysms associated with urinary tract infections. Am J Surg. 1967;113:710-2.

[140] Wilson P, Fulford P, Smith JV, Dodd P, Walker MG. Ruptured infected popliteal artery aneurysm. Ann Vasc Surg. 1995;9:497-9.

[141] Baty V, Hein B, Selton-Suty C, Schumacher H, Peiffert B, Danchin N, Cherrier F. Anévrysme mycotique poplité révélateur d'une endocardite à Campylobcter fetus. Presse Méd. 1998;27:357-8.

[142] Hopton BP, Scott DJA. Ruptured popliteal aneurysm infected with Salmonella enteritidis: an unusual cause of leg swelling. Eur J Vasc Endovasc Surg. 1998;15:272-4.

[143] Alonso-Bartolomé P, Alonso VH, Aurrecoechea E, Acha O, Blanco R, Martinez-Taboada VM, Rodriguez-Valverde V. Mycotic (infected) aneurysm of the popliteal artery and arthritis following Salmonella bacteremia. Clin Exp Rheumatol. 2001;19:325-8.

[144] Witjes JA, Vriesema JLJ, Brinkman K, Bootsma G, Barentsz JO. Mycotic aneurysm of the popliteal artery as a complication of intravesical BCG therapy for superficial bladder cancer. Case report end literature review. Urol Int. 2003;71:430-2.

[145] Ysa A, Bustabad MR, Arruabarrena A, Perez E, Lopez-Vidaur I, Garcia-Alonso JA. Rupture of an infected popliteal aneurysm. Case report and review of the literature. Eur J Vasc Endovasc Surg. 2007;14:39-44.

[146] Dickinson KJ, Parry DJ, Sandoe JA, Gough MJ. Multiple peripheral pneumococcal aneurysms without aortic involvement: a unique case confirmed with the novel use of a molecular diagnostic technique. J Vasc Surg. 2007;45:1253-5.

[147] Papavassiliou VG, Xanthopoulos DK, Argitis VP, Loupou CE, Dervisis CL, Vorou RM, Arvanitis DP. Infected ruptured popliteal artery aneurysm by Listeria monocytogenes. A case report and review of the literature. J Cardiovasc Surg (Torino). 2008;49:245-8.

[148] Schimmer W, Somjen GM. Endovascular repair of a ruptured, mycotic popliteal aneurysm. Aust N Z J Surg. 2009;79:560-1.

[149] Jammal MH, Guidon J, Chiche L, Tselikas L, Tiev K-P, Tolédano C, Josselin-Mahr L, Gain M, Cabane J, Kettaneh A. Salmonella bredeney: une cause rare d'anévrysme mycotique. Rev Méd Interne. 2011;32:e12-4.

[150] Bani-Hani MG, Elnahas L, Plant GR, Ward A, Moawad M. Endovascular management of ruptured infected popliteal artery aneurysm. J Vasc Surg. 2012;55:532-4.

[151] Fisk M, Peck LF, Miyagi K, Steward MJ, Lee SF, Macrae MB, Morris-Jones S, Zumia AI, Marks J. Mycotic aneurysms: a case report, clinical review and novel imaging strategy. Q J Med. 2012;105:181-8.

[152] Moy Petersen JC, Hernandez-Lahoz OI, Couto MD, Vidal Insua JJ, Garcia CR. Surgical management of an infected popliteal artery aneurysm. Vasc Spec Int. 2014;30:94-7.

[153] Melendez BA, Hollis HW Jr, Rehrong TF. Mycotic popliteal aneurysm rupture secondary to Campylobacter fetus. Ann Vasc Surg. 2015;29:122. e9-e11.

[154] Cervantes GV, Simão da Silva E, De Luccia N. A rare presentation of ruptured infected popliteal artery aneurysm with massive local emphysema. Vasc Med. 2015;20:491-2.

[155] Smits TM, van den Dungen JJAM, Schraffordts KH, Mooyaart EL, Hoekstra HJ. Een zwelling distal in het bovenbeen. Ned Tijdschr Geneeskd. 1998;142:1697-701.

第五篇　腘动脉瘤的诊断
Popliteal Aneurysms: Diagnosis

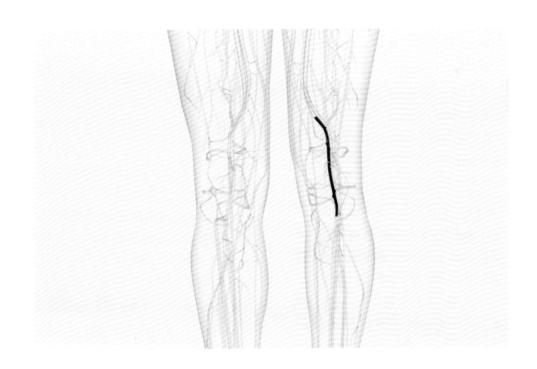

第 12 章　诊断步骤

Diagnostic Procedures

Alessandro Cannavale　Mariangela Santoni　Marianna Gazzetti　Fabrizio Fanelli　Antonino Cavallaro　著

罗未聃　崔驰　译

一、初步诊断

在超声诊断引入临床实践之前，腘动脉瘤（popliteal artery aneurysms，PAA）的主要诊断方式是临床诊断[1, 2]。然而，自 1937 年以来，Theis[3] 劝告当动脉瘤瘤体较小时，诊断可能会很困难，因为间歇性跛行或足冷的症状可能会掩盖腘窝间隙的异常体征。Wychulis 等[4] 认为在临床常规检查中，这种诊断情况很常见，并且对于血栓性动脉瘤，后者通常表现为硬而无搏动但是通常有一定移动性的肿块。Agrifoglio 等[5] 也证实了动脉瘤有横向被动活动的能力，并指出在未闭的动脉瘤中存在收缩期杂音，在近端压迫时基本不变，而在远端压迫时增强。无论怎样，仅靠体检，一些动脉瘤被遗漏的风险是很明显的，尤其是较小的，无症状或无搏动的腘动脉瘤。

对于小动脉瘤和（或）无症状动脉瘤的问题，特别是那些对侧有症状的动脉瘤的问题被低估时，临床初步诊断的可靠性似乎相当高：81%～98%[6-8]。Guvendik 等[9] 报道了 28 例患者均被临床诊断（其中 32% 是无搏动性动脉瘤）。在 Alpert 等[10] 的经验中，约 38/43 例（88%）有腘窝肿块，28/38（74%）无搏动。然而，许多动脉瘤是在截肢、截肢标本或死后检查中才发现[6, 11-15]。此外，PAA 的诊断常常是在肢体缺血的手术中才被证实的[11, 16-18]，术前却没有任何症状；在 Inahara 和 Toledo[14] 的病例中，有 5/40（12.5%）是这种情况。在紧急治疗急性肢体缺血的病例中，这种术中的意外发现尤其突出[10, 15, 19, 20]。Bouhoutsos 和 Martin[12]，在他们的经典论文中报道 116 例 PAA（其中 102 例为动脉粥样硬化），其中 19 个（16.4%）在肢体缺血的股腘动脉重建中被发现，2 例在 Gritti-Stokes 截肢术中被发现（1.7%），12 例（10.4%）通过缺血性症状而行主动脉造影被发现。

对于较大的动脉瘤，触诊是可靠的：根据 Inahara 和 Toledo[14] 报道，大多数触诊诊断的动脉瘤直径 >3.0cm；此外，这些研究者还发现，区分较粗大的正常腘动脉和动脉瘤可能有些困难。

在超声引入临床实践后不久，Collins 等[13] 观察到约 50% 的 PAA 在临床上未被检测到。在最近的一系列研究中证实仅基于临床检查的诊断可能不太可靠[21, 22]。根据 Ascher 等[23] 的研究，仅有 15/34（44%）的小动脉瘤在触诊时被怀疑，如果无症状，只有 5/14（36%）。

然而，如果体检本身对 PAA 的初步诊断并不完全可靠，那么也可以明显看出，漏诊、误诊和诊断能力差的问题一般主要取决于文化背景。在 1985 年，Downing 等[20] 报道了 62 个动脉瘤，其中 58 例（93.5%）无论有无搏动，在触诊时均可发现；早期诊断被漏掉的有几种情形：由全科医生转诊的 26/35 例（74%），由其他医院转诊的 6/17 例（35%）。误诊导致 7 名患者的治疗严重延误，导致 6 例截肢和 1 例慢性缺血。

目前，超声检查无疑是可靠的初步诊断方法。然而，在多数情况下，超声检查能初步确定诊断或至少是可疑诊断，这些情况使有机会或提示需要进行下一步检查，这个意义上，笔者认可主张 PAA 实质上是临床诊断的观点[24-26]。这种评估不仅建立在对患者下肢进行体格检查的能力上，而且主要是建立在意识和高度怀疑的基础上，后者也来自于细致且耗时的既往病史中[12, 20, 27, 28]。除检查或触诊发现明显肿块、有无搏动外，既往史和体格检查的主要依据如下。

(1) 动脉瘤家族史。

(2) 其他部位现存的或已修复的动脉瘤，包括对侧。

(3) 急性缺血发作，逐渐改善。

(4) 急性严重缺血伴明显的对侧腘动脉搏动或对侧截肢。

(5) 足部局部缺血性皮肤病变。

(6) 缝匠肌末端下或腘窝间隙明显搏动。

(7) 慢性缺血并伴有强的股动脉搏动和缺失的腘动脉搏动。

(8) 非糖尿病患者无足部动脉搏动，有腘窝搏动。

腘动脉瘤合并严重下肢缺血的诊断是十分困难而有趣的。在这种情况下，动脉内溶栓的出现和大规模应用开辟了新的方向。1990 年，两家英国医院（皇家伯克郡和皇家萨里郡）报道了 2 例仅在溶栓后发现的 PAA。在前一个报道[29]中，有 5 例 PAA 合并急性缺血的患者，由于是按照急性事件处理，只有 1 例患者被准确确诊并预先处理。在后一个报道[30]中，8 例 PAA 合并血栓栓塞并发症的患者，只有 2 例在溶栓后才确诊。因此确定了 PAA 被识别的一种新的方式[26]，在急性并发症中，动脉内溶栓将增加之前未知的 PAA

数量[31]（图 12-1）。

二、成像技术

（一）普通 X 线

在过去，它代表了可视化 PAA[32] 存在的可能性。Gifford 等[6] 报道，X 线确诊了 100 例 PAA 患者中的 28 例；在另外一种情况中，动脉瘤未在临床上引起怀疑。Wychulis 等[4] 对 169 例 PAA 的 X 线平片研究发现，以腘窝肿物或钙化的形式发现了 138（82%）例 PAA。这种传统的检查对于 PAA 的研究已经过时了；然而，在膝关节 X 线尤其是在侧位投影中，无论腘动脉是否有瘤样变，偶尔可以观察到腘动脉钙化血管壁。

（二）静电射线透照术

这种技术过去曾被使用过，它包括在镀有硒的平板上记录 X 线生成的图像。使用静脉造影剂可以得到血管图像[33]。CT 和 MR 的出现已经使其成为过时的技术[34]。

（三）动脉造影术

自近代开始在 PAA 的治疗中，动脉造影得到了广泛的应用。然而，很明显，在早期的经验中，它对动脉瘤的存在、大小和形态的诊断价值相对有限。Janes 和 Ivins[32] 观察到，在动脉造影时，动脉瘤的大小往往小于预想中的基于搏动性肿块的直径基础上的大小。根据 Edmunds 等[2] 的报道，动脉造影在检测 PAA 方面是非常不准确的；在明显的动脉瘤中，频繁出现的管壁同心圆血栓可能导致管腔未扩张的证据，使图像的解释变得困难和棘手，从而导致对动脉瘤的低估[35]。Szilagyi 等[36] 强调了仔细检查腔内不规则和成角的重要性。在 McGowan 等[37] 的经验中，在 2/11 的病例中，动脉造影未能证明任何扩张；动脉造影漏诊可能多达 1/3[16, 20]。然而，腔内血栓也未必是同心的，动脉造影可清楚地显示血栓突入到扩张的管腔（图 12-2）。

当然，更具有欺骗性的是，股浅动脉闭塞会让动脉造影对动脉瘤血栓形成的诊断价值更加复杂[4]。

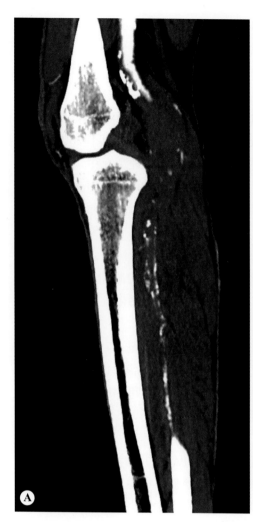

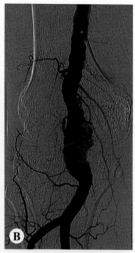

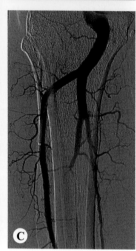

◀ 图 12-1　患者表现为急性肢体缺血，腘窝未扪及肿块，股动脉搏动良好，远端脉搏缺失

A. 血管 CT 显示腘动脉血栓形成，无径流；B 和 C. 溶栓后 PAA 的证据和可接受的径流（然而，在本例中，已经在第一次检查时，提示明显的钙化）（由 P. Sapienza, MD 提供）

　　尽管只在一些经验中有令人满意的诊断结果，但血管造影还是被常规用作获得流入道、侧支和流出道可靠信息的唯一途径[1, 2, 11, 24, 38, 39]。Raptis 等[40] 将动脉造影定义为计划手术治疗的最重要检查，而 Halliday 等[25] 也评估了这一观点，他们对所有病例都进行动脉造影。自 1985 年开始改用数字减影血管造影（DSA）。Irace 等[21] 推荐，诊断检查应双重扫描，即同时采用 CT（或MR）和动脉造影术（仅在破裂的动脉瘤的动脉造影术）。根据 Harder 等[41] 的报道，DSA 是超声检查阳性后唯一必要的检查。实际上，在 CT血管成像和 MR 血管成像普及之前，人们普遍认同需要进行血管造影来规划外科手术，通常从选择手术方式开始，特别是确定远端吻合点的位置，即腘动脉下段或膝下动脉[27, 42]（图 12-3 和图 12-4）。实际上，详细的下肢血管情况评估对手术指征和手术计划至关重要。还在 2008 年，Paraskevas 等[43] 认为研究流出道，血管造影和CT 血管成像同样可靠。

　　然而，在动脉瘤血栓形成，特别是急性血栓形成的情况下，完全可能被动脉造影获得的关于胫骨动脉的信息所欺骗性。造影缺乏可视性可能是血流非常缓慢的结果，但在真正闭塞的情况下，可以通过血栓切除或溶栓充分清除血栓。不应悲观地看待动脉造影中胫骨动脉的显影失败。正如 Baird 等[44] 在 1966 年强调的那样，因为腘动脉动脉瘤以外的胫骨动脉闭塞很可能是由于栓塞而不是动脉粥样硬化狭窄。一些作者[15] 宁愿忽略术前动脉造影，而通过腘动脉行台上造影（这种选择意味着内侧通路）。

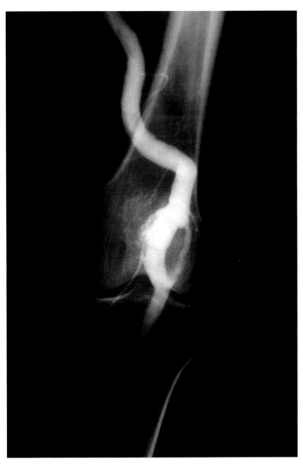

▲ 图 12-2 有血栓进入腔内的 PAA

目前的趋势是使用 DSA 进行血管内处理，并依靠 CT 血管造影，特别是在血栓 / 栓塞引起的急性缺血情况下更是如此。

（四）超声

超声回波信号的显示有三种模式，即 A 模式、TM 模式和 B 模式。

A（振幅）模式根据其振幅给出了回声的线性表示。

TM（时间运动）模式可以生动地描述运动的解剖结构。例如，它在心脏瓣膜动态研究中得到应用。

B（亮度）模式是临床上应用最广泛的一种模式，它代表的是一种数字图像，其中发送回声的接口更加强烈，将呈现白色，而那些不产生信号的接口将呈现黑色，并有一个中间的灰度[45]。超声扫描可以沿着血管的长度和直径进

行。动脉瘤的特点是腔内无回声，而与壁相对应的片状高回声[46]。

基于多普勒效应，血管的超声检查允许根据两种方式研究血流特性：连续波多普勒和脉冲波多普勒[47]。连续波多普勒不允许信号的选择性检测，取决于其深度，因为超声探头检测来自超声波束总部内的任何血管的信号；然而，它在没有明显的血管重叠的浅表血管的研究中有非常广泛的扩散。而用于连续波多普勒的探针由两个压电晶体组成（一个用于超声波束发射，另一个用于接收），脉冲多普勒探针包含一个可以用于将超声波传递替换为接收的晶体，从而允许，在用层析评估对哪些血管进行研究之后，以获得不受深度问题影响的多普勒信号。

脉冲波多普勒可以根据三种不同的模式[48]应用。在回波多普勒捕捉中，在超声波的引导下，沿着由放置在待研究血管内的滑块表示的一条线进行实时采样，从而可以获得描述血流趋势的曲线。彩色多普勒和功率多普勒用比色尺度表示血流：采样不是选定的体积，而是感兴趣的区域。在彩色多普勒的背景下，按照惯例，红色代表流进的血液信号，而蓝色代表流走的血液信号。功率多普勒允许测量随着时间的推移血流的强度和流量变化：结果是血流的单色表示，这不能作为对流速的评估，但很适合缓慢血流和曲折的解剖区的研究。

在 20 世纪 70 年代后期[49]，在华盛顿大学，Strandness 成功地将 B 模型成像系统与多普勒流量检测器相结合，产生了双工扫描设备的原型。双重扫描可以确定 PAA 的存在和形态，将其与假性动脉瘤和其他腘窝肿块区分，以及腔内血栓的可能存在；动脉瘤内血流的类型（如果有的话）；以及流入道、径流和侧支的特征。

自 20 世纪 70 年代中期以来，B 超开始在 PAA 的诊断中占据主导地位。第一例病例（或者可能是第一）是由 Sarti 等[50]描述的，他们也使用 A 模式来检测脉搏；然而，只有在动脉造影时，他们才能确定动脉与肿块的交流。很快，几

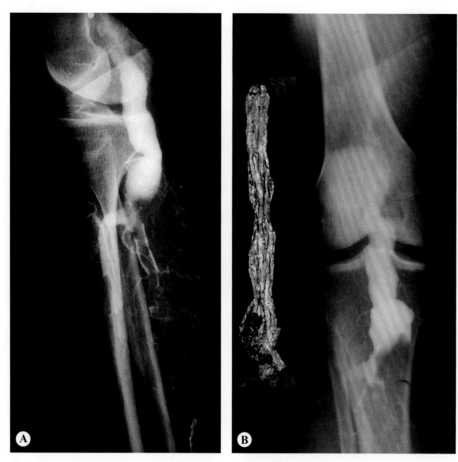

▲ 图 12-3　1978 年做手术（慢性缺血突然恶化）的患者

显示病变和动脉瘤样腘动脉累及胫骨近端动脉的动脉造影；延长内侧入路成功切除了胫骨血管的血栓栓子，切除了病变动脉段，并在股浅动脉和胫腓干之间置入了静脉。A. 横向投影；B. 正位投影和手术标本

篇报道出现在文献中，证实了超声技术[51]在诊断 PAA 方面的优势，即使在临床检查中没有出现或者不明显[13]，以及在动脉造影[52]中没有得到重视。检测腔内血栓的可能性（被认为是外科治疗的确切指征）和确定动脉瘤尺寸的可靠性都是非常重要的。与动脉造影相比，超声波优越的诊断能力是很肯定的[36, 37, 53]。自 20 世纪 70 年代后半期以来，诊断超声波已成为一种常规程序[54, 55]（图 12-5）。

双功彩超扫描的可用性和进行双功动脉造影的可能性进一步强调了超声波的诊断作用（图 12-6）。

在一个 30 例 PAA（24 例患者）的系列研究中，Beseth 等[56]发现在大多数情况下，术前评估仅依赖于超声检查。Ascher 等[23]使用 B 型成像检测腔内血栓，然后进行双相动脉造影；同样在急性动脉瘤血栓形成的情况下，可能无法通过动脉造影显示的流出血管，可通过超声进行研究。使用这种技术，10/201 例急性危险的肢体缺血被确认为 PAA 导致的急性血栓形成[57]。

目前，第二代超声造影剂的使用可能会提高超声在血管外科的潜在诊断价值[58]。

（五）计算机体层成像

CT 允许对 X 线无法充分评估的人体区域和结构进行分析探索，但要付出让患者高剂量的暴露和有限的对比度分辨率的代价。

通过静脉注射水溶性碘造影剂，可以研究动脉和静脉结构，使用诸如小剂量测试和团注追踪等技术来规划螺旋 CT 采集，从而获得检查部位

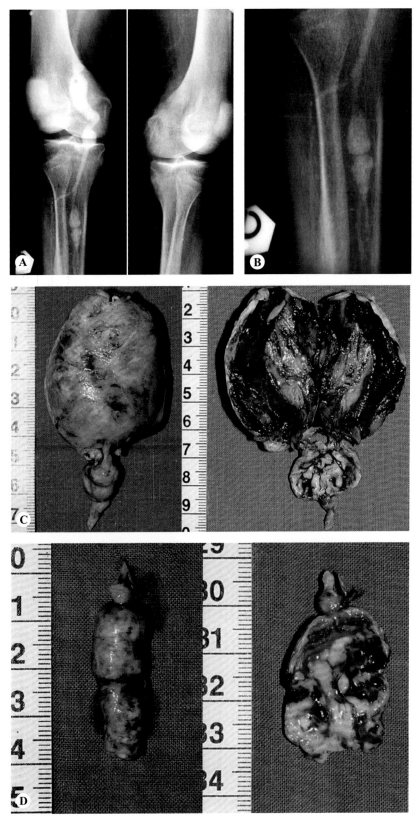

▲ 图 12-4 患者于 1980 年接受手术

腘动脉与胫腓干并存动脉瘤性病变的罕见病例。A. 动脉造影术；B. 远端动脉瘤细节；
C. 腘动脉瘤手术标本；D. 腘下动脉瘤的手术标本

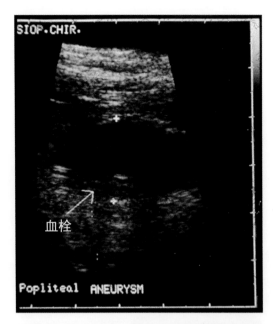

▲ 图 12-5　1978 年，笔者对 PAA 及其腔内血栓的首次 B 型记录

的便利增强图像和结构。目前的机器允许在碘造影剂的使用和随后的多平面和三维重建过程中进行大容量采集，获得类似血管造影的图像［例如，在从骨骼结构中移除信号后，应用最大强度投影（MIP）算法］。

无论是在急性和慢性动脉瘤的情况下，CT在其诊断中发挥着极其重要的作用[59]。早期的指标旨在明确 PAA 的形态和解剖的相互关系（图12-7），鉴于对侧和（或）腘外动脉瘤的频繁关联，为了研究从腹主动脉向下的整个下肢动脉系统，很快进行了改良。

下肢 CT 血管造影可以在所有现有的多排 CT扫描仪上进行，并有专门的成像方案用于下肢血流评估[60]；该成像程序能进行动脉瘤的鉴别，清楚地与动脉扩张区分，动脉瘤特征的详尽的描

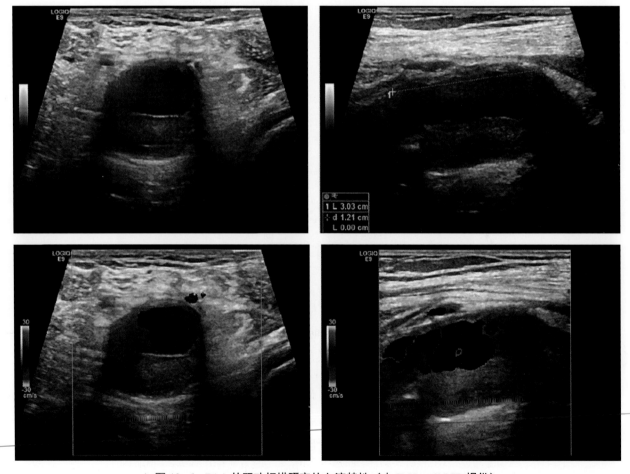

▲ 图 12-6　PAA 的双功扫描研究的血流特性（由 F. Napoli MD 提供）

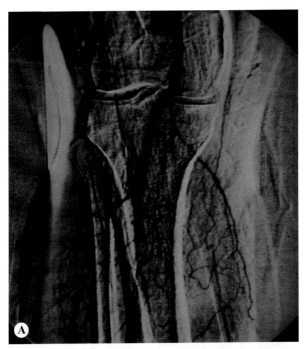

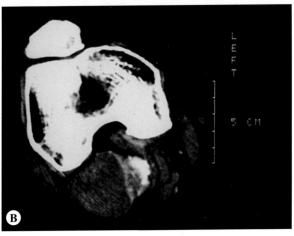

▲ 图 12-7　1996 年研究的患者
A. 对比动脉造影术；B. CT 成像

述：位置、长度、横径（纵向地评价主要血管）、钙化，尤其是血栓并存的情况。关于最终腔内血栓的详细信息：同心或偏心的，最大厚度、边缘外观，以及可能出现的可判断血栓近期形成的高密度影像[61]。Lilly 等[62]认为 CT 比超声在准确描述腔内血栓特征方面具有优势。

多篇报道强调了多层 CT 血管造影在 PAA 诊断中的重要性[63-65]。三维和多平面重建在规划手术或血管内治疗时特别有用，可以显示动脉瘤在矢状面和冠状面扩展的程度、与相邻结构的关系，以及流入和流出道的特征。自 20 世纪 90 年代初以来，人们就提出了将 CT 血管造影作为继超声检查之后的二线检查和重要检查的地位[66]，并在近几年得到确立[67]（图 12-8）。

梅奥诊所的 Huang 等[68]在 2007 年断言，三维 CT 扫描已成为最重要的术前影像学研究，在肾功能不全的情况下可切换到 MR 血管造影。对于偶然发现的无症状 PAA，尤其是年轻患者，也可首选 MR 血管造影术，以节省放射治疗剂量。

（六）磁共振

磁共振在腔内血栓的研究中尤其有用[69]（图 12-9）：在 T_1 序列中，较低的信号与更快速的层流有关，中间信号与对应于组织样的血栓，而中膜 – 外膜表现为一个较低强度信号周围的环；在 T_2 序列则有非常奇特的现象：信号强度很高的圆形区域，对应于散在区域低强度信号的血凝块（高铁血红蛋白）。

Holden 等[70]认为超声检查后仍是初步诊断和评估的主要依据，之后磁共振血管造影是术前评估的最佳技术。在对比前的轴向序列可以准确评估大小范围；然后，MR 血管造影能确定血液流入，及后面的狭窄病变及胫骨动脉的开放情况。

外周 MR 血管造影使用钆造影剂；最近，有学者建议使用钆磷维塞三钠（Gadofosveset Trisodium）来提高空间分辨率[71]。然而，也有一些序列可以在不使用造影剂的情况下获得血管造影图像[72-74]。

MR 血管造影比 CT 血管造影需要更长的采集时间，更依赖于操作者；但是，后续的处理重建更加自动化和快速。外周 MR 血管造影图像通常会减去背景结构，只突出增强的血管，从而消除相邻结构（如骨骼）产生的可能出现的问题[73]。

除了不需要电离辐射外，MR 血管造影相对于 CT 血管造影的优势在于对急性和慢性血栓的准确描述和在不涉及血管壁钙化的情况下对血管流出道的研究能力；在 CT 血管造影中，钙化斑块可能引起弥漫性条纹伪影从而限制管腔评

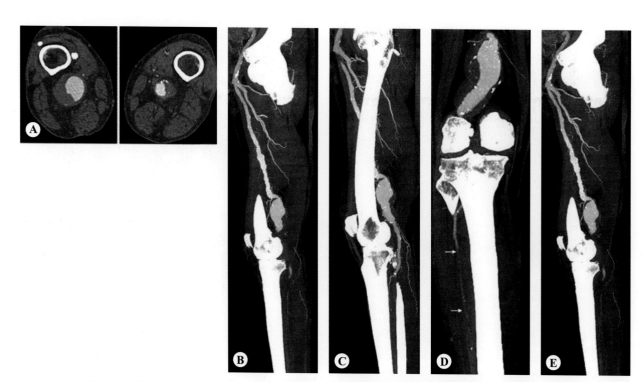

▲ 图 12-8 目前可用的 CT 血管造影成像，70 岁的男性，既往有胸主动脉夹层和腹主动脉瘤血管内修复史，由于他的右小腿和足间歇性休息疼痛，被推荐进行支架移植的随访和下肢血管系统的评估

A. 胸腹主动脉 CT 血管造影延伸至下肢，显示双侧梭状 PAA；B,C. 矢状 MIP（最大强度投影）显示右侧 PA 的流入和流出；D. 可能由于 PAA 远端栓塞而导致弥漫性低密度疾病（箭）的胫骨前动脉冠状 MIP 重建；E. 冠状 MIP 重建显示腓动脉弥漫病变；胫骨后动脉闭塞

估[70]。然而，由于静脉叠加强化，可能限制对胫骨血管的评估。

最新的方案是使用一种混合技术，其中一部分钆被稀释，并用来获得胫骨和足部血管的四维获取。时间分辨率 MR 血管造影[75] 提供了形态和时间两方面的优点，当血流进入腘动脉和腘下血管时，可以实时显示血流。

（七）鉴别诊断

腘窝出现非搏动性包块时[5]，鉴别诊断可能会遇到困难。实际上，在临床检查中，特别是在缺乏既往史的情况下，血栓性 PAA 可能与一些良性和恶性病理组织相混淆[76, 77]。

Crichlow 和 Roberts[38] 强调了区分血栓性 PAA 与肿瘤和 Baker 囊肿的问题，同样还有破裂 PAA 的脓肿样表现的区分，正如 Gage[78] 所报道的。但是在破裂的情况下，误诊并不罕见（见第 11 章）。

最初被误诊为贝克囊肿的病例有很多报道[37]。

贝克囊肿可能与腘动脉受压致血流受阻相关[79]，但静脉受压更常见：Langsfeld 等[80] 在 3072 例深静脉血栓（DVT）可疑病例中，发现其中 3.1% 的人有贝克囊肿血栓（92% 的患者没有任何 DVT 迹象）。1956 年，Taber 和 Lawrence[81] 报道一个腘窝肿块的病例，该病例在完成针吸活检但并未确诊的情况下进行了外科探查，术中证实为 PAA 病变，术中不恰当的缝合导致远端严重缺血；患者和其患肢在转移到大学医院后通过旁路移植（动脉同种移植）获救。随后，有几例 PAA 最初被误诊为贝克囊肿，并接受了有创性诊断或手术探查的病例被报道[2, 82]。虽然数月较小，但对这种并不罕见的初诊断误诊的质疑是强烈的。直到 2009 年，Hashimoto 等[83] 报道了一例误诊的贝克囊肿并进行了穿刺的腘动脉瘤：随后的出血通过延长压迫得到控制，随后进行了正确的 PAA 治疗。Solheim 和 Wilhelmsen[84] 根据他们的经验，

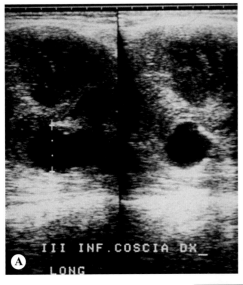
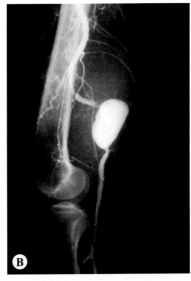
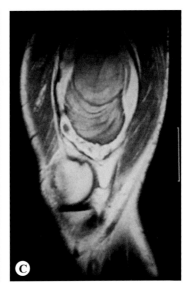
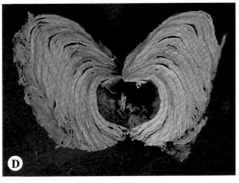

▲ 图 12-9 1987 年研究的大型 PAA 病例

A. 回波描记术；B. 动脉造影术；C. MR 成像；D. 手术标本，切开：巨大的同心圆血栓，洋葱状外观

断言贝克囊肿和 PAA 之间的混淆是非常普遍的，值得持续关注。鉴于超声在腘窝间隙的早期研究经验[85]，贝克囊肿的诊断应该是相当容易的。然而，约 20% 的贝克囊肿可能是复杂的[86]，有多个分叶、分隔并且延伸到小腿，在这种情况下，MRI 可能是非常有用的。

更困难和有趣的可能是软组织肿瘤的鉴别诊断。Ross 等[69] 描述了一个根据 X 线片和 MRI 最初诊断为肉瘤的巨大腘窝肿块的病例；切开活检显示肿块的血管性质，动脉造影证实了 PAA 的诊断。在 Davidovic 等[87] 报道的病例，肌肉肿瘤的初步诊断导致了手术探查；结果患者由于 PAA 破裂和感染被转移行血管治疗。同样在 Funahashi 等[88] 的病例报告中，根据超声、血管造影和 MRI 确定为肿瘤的肿块，只有在手术才能正确诊

断为 PAA。Bigatel 等[89] 报道了 2 例 PAA 的疑似病例（其中 1 例在切除和旁路手术后 6 年），细针穿刺术（FNA）显示肿块为肉瘤性质。类似的，Cristaudo 等[90] 在切除和旁路手术 18 个月后提出了扩大 PAA 的初步诊断。针吸穿刺术可以诊断原发性血管肉瘤（然而在本例中，患者已经受到转移扩散的影响）。Cherchi 和 Camparini[91] 报道了 1 例 PAA 切除和旁路手术 4 年后发的腘动脉血管肉瘤。相反，Lee 等[92] 报道了 1 例压迫股腘动脉旁的异质性肿块，根据针吸穿刺抽吸物中发现的梭形细胞，怀疑是肉瘤，而正确的诊断是扩大的 PAA：之前（12 年）通过切除和旁路手术治疗的 PAA 的既往史被遗漏。

很明显，细致的既往史和仔细的影像学检查往往能得出正确的诊断；然而，有时候，这可能

真的很难。Smits 等[93] 报道了 4 例 MRI 无法做出结论性诊断的腘窝肿块，可能只能通过外科探查鉴定；这些病例分别为脂肪肉瘤、化脓性肌炎、假性动脉瘤和脓性血栓性 PAA。

PAA（之前排除）和血管肉瘤并存是一个例外[94]。

需要在显微镜下才能确诊的情况很少[95]，PAA 可能存在所谓的 Masson 假性血管肉瘤或血管内乳头状内皮增生[96]，这通常被认为是一种罕见的反应性血栓组织[97]。

参考文献

[1] Hunter JA, Jiulian CO, Javid H, Dye WS. Arteriosclerotic aneurysms of the popliteal artery. J Cardiovasc Surg (Torino). 1961;2:404-13.

[2] Edmunds LH, Darling RC, Linton RR. Surgical management of popliteal aneurysms. Circulation. 1965;32:517-23.

[3] Theis FV. Popliteal aneurysms as a cause of peripheral circulatory disease: with special study of oscillomographs as an aid to diagnosis. Surgery. 1937;2:327-42.

[4] Wychulis AR, Spittell JA, Wallace RB. Popliteal aneurysms. Surgery. 1970;68:942-52.

[5] Agrifoglio G, Papacharalambus D. Gli aneurismi arteriosi periferici. Minerva Cardioangiol. 1976;24:342-51.

[6] Gifford RW Jr, Hines EA Jr, Jones JM. An analysis and follow-up study of 100 popliteal aneurysms. Surgery. 1953;33:284-93.

[7] Hardy JD, Tompkins WC Jr, Hatten LE, Chavez CM. Aneurysms of the popliteal artery. Surg Gynecol Obstet. 1975;140:401-4.

[8] Towne JB, Thompson JE, Patman DD, Persson AV. Progression of popliteal aneurysmal disease following popliteal aneurysm resection with graft: a twenty year experience. Surgery. 1976;80:426-32.

[9] Guvendik L, Bloor K, Charlesworth D. Popliteal aneurysm: sinister harbinger of sudden catastrophe. Br J Surg. 1980;67:294-6.

[10] Alpert J, Brener BJ, Brief DK, Parikh S, Parsonnet V. Popliteal aneurysms. Am Surg. 1977;43:579-82.

[11] Gaylis H. Popliteal arterial aneurysms. A review and analysis of 55 cases. S A Med J. 1974;48:75-81.

[12] Bouhoutsos J, Martin P. Popliteal aneurysms: a review of 116 cases. Br J Surg. 1974;61:469-75.

[13] Collins GJ Jr, Rich NM, Phillips J, Hobson RWII, Andersen CA. Ultrasound diagnosis of popliteal arterial aneurysms. Am Surg. 1976;42:853-8.

[14] Inahara T, Toledo AC. Complications and treatment of popliteal aneurysms. Surgery. 1978;84:775-83.

[15] Jackaman FR, Lemberger RJ, Martin GS, Hopkinson BR. Popliteal artery aneurysm. Ann R Coll Surg Engl. 1982;64:331-3.

[16] Batt M, Scotti L, Gagliardi JM, Riberi A, Cassar IP, Porcher G, Le Das P. Les anevrysmes poplités. Notre expérience à propos de 19 cas. J Chir. 1985;132:319-25.

[17] Palumbo N, Cevolani M, Faggioli GL, Tedesco A, Leone M. Trombolisi intra-arteriosa preoperatoria negli aneurismi poplitei complicati da trombosi acuta. Risultati a lungo termine. G Ital Chir Vasc. 1999;6:187-97.

[18] Dzieuchuchowicz L, Lubaszuk M, Figiel J, Klimczak K, Krasinski Z, Majewski W. Factors influencing the clinical course of popliteal artery aneurysms. Med Sci Monit. 2009;15:CR231-5.

[19] Dardik H, Dardik I. Popliteal aneurysm thrombosis simulating femoral embolic occlusion. Am Surg. 1974;40:593-6.

[20] Downing R, Grimley RP, Ashton F, Slaney G. Problems in diagnosis of popliteal aneurysms. J R Soc Med. 1985;78:440-4.

[21] Irace L, Gattuso R, Faccenna F, Cappello F, Siani A, Stumpo R, Boiceff S, Benedetti-Valentini F. Elective and emergency surgical treatment of popliteal aneurysms. Minerva Cardioangiol. 2001;49:251-6.

[22] Lowell RC, Gloviczki P, Hallett JW Jr, Naessens JM, Maus TP, Cherry KJ Jr, Bower TC, Pairolero PC. Popliteal aneurysm: the risk of nonoperative management. Ann Vasc Surg. 1994;8:14-23.

[23] Ascher E, Markevich N, Schutzer RW, Kallakuri S, Jacob T, Hingorany AP. Small popliteal artery aneurysms: are they clinically significant? J Vasc Surg. 2003;37:755-60.

[24] Vermilion BD, Kimmins SA, Pace WG, Evans WE. A review of one hundred forty seven popliteal aneurysms with long-term follow-up. Surgery. 1981;90:1009-14.

[25] Halliday AV, Taylor PR, Wolfe JH, Mansfield AO. The management of popliteal aneurysms: the importance of early surgical repair. Ann R Coll Surg Engl. 1991;73:253-7.

[26] Quraishy MS, Giddings AEB. Treatment of asymptomatic popliteal aneurysms. Protection at a price. Br J Surg. 1992;79:731-2.

[27] Dawson I, Sie RB, van Bockel JH. Atherosclerotic popliteal aneurysm. Br J Surg. 1997;84:293-9.

[28] Marty B, Wicky S, Ris H, Mueller X, Fischer A, Hayoz D, von Segesser LK. Success of thrombolysis as a predictor of outcome in acute thrombosis of popliteal neurysm. J Vasc Surg. 2002;35:487-93.

[29] Lancashire MJR, Torrie EPH, Galland RB. Popliteal aneurysms identified by intra-arterial streptokinase: a changing pattern of presentation. Br J Surg. 1990;77:1388-90.

[30] Bowyer RC, Cawthorn SJ, Walker JW, Giddings AEB. Conservative management of asymptomatic popliteal aneurysm. Br J Surg. 1990;77:1132-5.

[31] Garramone RR Jr, Gallagher JJ Jr, Drezner AD. Intra-

arterial thrombolytic therapy in the initial management of thrombosed popliteal artery aneurysms. Ann Vasc Surg. 1994;8:363-6.

[32] Janes JM, Ivins JC. A method of dealing with arteriosclerotic popliteal aneurysms. Surgery. 1951;29:398-406.

[33] James P, Baddeley H, Boag JW, Johns HE, Stacey AG. Xero-radiography: its use in peripheral contrast medium angiography. Clin Radiol. 1973;24:67-71.

[34] Paulus DD. Xeroradiography—an in-depth review. CRC Crit Rev Diagn Imaging. 1980;12:309-84.

[35] Whitehouse WM, Wakefield TW, Graham LM, Kazmers A, Zelenock GB, Dent TL, Lindenauer SM, Stanley JC. Limb threatening potential of arteriosclerotic popliteal artery aneurysms. Surgery. 1983;93:694-9.

[36] Szilagyi DE, Schwartz RL, Reddy DJ. Popliteal arterial aneurysms: their natural history and management. Arch Surg. 1981;116:724-8.

[37] McGowan GW, Saif MF, O'Neil G, Fitzsimmons P, Bouchier-Hayes D. Ultrasound examination in the diagnosis of popliteal artery aneurysms. Br J Surg. 1985;71:528-9.

[38] Crichlow RW, Roberts B. Treatment of popliteal aneurysms by restoration of continuity: review of 48 cases. Ann Surg. 1966;163:417-26.

[39] Chitwood WR, Stocks LH, Wolfe WG. Popliteal artery aneurysms: past and present. Arch Surg. 978;113:1078-82.

[40] Raptis S, Ferguson L, Miller JH. The significance of tibial artery disease in the management of popliteal aneurysms. J Cardiovasc Surg (Torino). 1986;27:703-8.

[41] Harder Y, Notter H, Nussbaumer P, Leiser A, Canova C. Popliteal aneurysms: diagnostic workup and results of surgical treatment. World J Surg. 2003;27:788-92.

[42] Fry WJ. Discusssion in Towne et al. ref. 8.

[43] Paraskevas N, Castier Y, Fukui S, Soury P, Thabut G, Leseche G, Laurian C. Superficial femoral artery autograft reconstruction in the treatment of popliteal artery aneurysm: long-term outcome. J Vasc Surg. 2008;48:311-6.

[44] Baird RJ, Sivasankar R, Hayward R, Wilson DR. Popliteal aneurysms: a review and analysis of 61 cases. Surgery. 1966;59:911-7.

[45] Silver TM, Washburn RL, Stanley JC, Gross WS. Gray scale ultrasound evaluation of popliteal artery aneurysms. Am J Roentgenol. 1977;129:1003-6.

[46] Enriquez JL, Wu TS. An introduction to ultrasound equipment and knobology. Crit Care Clin. 2014;30:25-45.

[47] Merritt CR. Doppler US: the basics. Radiograhics. 1991;11:109-19.

[48] Taylor KJ, Holland S. Doppler US. Part I. Basic principles, instrumentation, and pitfalls. Radiology. 1990;174:297-307.

[49] Zierler RE. D. Eugene Strandness, Jr, MD. J Vasc Surg. 2002;35:835-6.

[50] Sarti DA, Louie JS, Lindstrom RR, Nies K, London J. Ultrasound diagnosis of a popliteal artery aneurysm. Radiology. 1976;121:707-8.

[51] Scott WW Jr, Scott PP, Sanders RC. B-scan ultrasound in the diagnosis of popliteal aneurysms. Surgery. 1977;81:436-41.

[52] Davis RP, Neiman HL, Yao JST, Bergan JJ. Ultrasound scan in diagnosis of peripheral aneurysms. Arch Surg. 1977;112:55-8.

[53] Takolander RJ, Bergqvist D, Bergentz S-E, Ericsson BF, Sigurjonsson S, Jonsson K. Aneurysms of the popliteal artery. Acta Chir Scand. 1984;150:135-40.

[54] Anton GE, Hertzer NR, Beven EG, O'Hara PJ, Krajewski LP. Surgical management of popliteal aneurysms: trends in presentation, treatment and results from 1952 to 1984. J Vasc Surg. 1986;3:125-34.

[55] Dawson I, van Bockel JH, Brand R, Terpstra JL. Popliteal artery aneurysms: long-term follow-up of aneurysmal disease and results of surgical treatment. J Vasc Surg. 1991;13:398-407.

[56] Beseth BD. The posterior approach for repair of popliteal artery aneurysms. J Vasc Surg. 2006;43:940-5.

[57] Kallakuri S, Ascher E, Hingorani A, Markevitch N, Schutzer R, Hou A, Nahata S, Jacob T, Yorkowich W. Impact of duplex arteriography in the evaluation of acute lower limb ischemia from thrombosed popliteal aneurysms. Vasc Endovascular Surg. 2006;40:23-5.

[58] Bredhal K, Mestre XM, Vila Coll R, Ghulam QM, Sillesen H, Eiberg J. Contrast-enhanced ultrasound in vascular surgery: review and update. Ann Vasc Surg. 2017;45:287-93.

[59] Wright LB, Matchett WJ, Cruz CP, James CA, Culp WC, Edit JF, McCowan TC. Popliteal artery disease: diagnosis and treatment. Radiographics. 2004;24:467-79.

[60] Cook TS. Computed tomography angiography of the lower extremities. Radiol Clin N Am. 2015;54:115-30.

[61] Jarraya M, Simmons S, Farber A, Tevtelbovm O, Naggara N, Guermazi A. Uncommon diseases of the popliteal artery: a pictorial review. Insights Imaging. 2016;7:679-88.

[62] Lilly MP, Flinn WR, McCarthy WJIII, Courtney DF, Yao JST, Bergan JJ. The effect of distal arterial anatomy on the success of popliteal aneurysm repair. J Vasc Surg. 1988;7:653-60.

[63] Beregi JP, Djabbari M, Desmoucelle F, Willoteaux S, Wattine L, Louvegny S. Popliteal vascular disease: evaluation with spiral CT angiography. Radiology. 1997;203:477-83.

[64] Piccoli G, Gasparini D, Smania S, Sponza M, Marzio A, Vit A, Bazzocchi M. Multislice CT angiography in the assessment of peripheral aneurysms. Radiol Med. 2003;106:504-11.

[65] Deglise S, Qanadli SD, Rizzo E, Ducrey N, Doenz F, Haller C, Denys A, Corpataux J-M. Long-term follow-up of surgically excluded popliteal artery aneurysms with multislice CT-angiography and Doppler ultrasound. Eur Radiol. 2006;16:1323-30.

[66] Roggo A, Brunner U, Ottinger LW, Largiader F. The continuing challenge of aneurysms of the popliteal artery. Surg Gynecol Obstet. 1993;177:565-72.

[67] Mezzetto L, Scirgine L, Pacca R, Puppili G, Perandini S, Veraldi GF. Treatment of popliteal artery aneurysms by means of cryopreserved homograft. Ann Vasc Surg. 2015;29:1090-6.

[68] Huang Y, Gloviczki P, Noel AA, Sullivan TM, Kaira M, Gullerud RE, Hoskin TL, Bower TC. Early complications and long term outcome after open surgical treatment of popliteal artery aneurysms: is exclusion with saphenous vein bypass still the gold standard? J Vasc Surg. 2007;45:706-15.

[69] Ross GJ, Ross LV, Hartz WH, Fairman RM. Case report

723. Skeletal Radiol. 1992;21:190-3.

[70] Holden A, Merrilees M, Mitchell N, Hill A. Magnetic resonance imaging of popliteal artery pathologies. Eur J Radiol. 2008;67:159-68.

[71] Galizia MS, Ward E, Rodriguez H, Collins J, Carr J. Improved characterization of popliteal aneurysms using gadofosveset-enhanced equilibrium phase magnetic resonance angiography. J Vasc Surg. 2013;57:837-41.

[72] Velazquez OC, Baum RA, Carpenter JP. Magnetic resonance angiography of lower-extremity arterial disease. Surg Clin N Am. 1998;78:519-37.

[73] Jens S, Koelemay MJ, Reekers JA, Bipat S. Diagnostic performance of computed tomography and contrast-enhanced magnetic resonance angiography in patients with critical limb ischaemia and intermittent claudication: systematic review and meta-analysis. Eur Radiol. 2013;23:3104-14.

[74] Altaha MA, Jaskolka JD, Tan K, Rick M, Schmitt P, Menezes RJ, Wintersperger BJ. Non-contrast-enhanced MR angiography in critical limb ischemia: performance of quiescent-interval single-shot (QISS) and TSE-based subtraction techniques. Eur Radiol. 2017;27:1218-26.

[75] Hadizadeh DR, Marx C, Gieseke J, Schild HH, Willinek WA. High temporal and high spatial resolution MR-angiography (4D-MRA). RoFo. 2014;186:847-59.

[76] Beals RK, Lee TG, Knochel JQ, Henderson S. Ultrasound as a diagnostic aid in the evaluation of popliteal swelling. Clin Orthop Relat Res. 1980;149:220-3.

[77] Scully RE, Mark EJ, McNeely BU, Osteen RT, Rosenberg AE. Case records of the Massachusetts General Hospital—Case 49-1991: a 46-year-old man with a mass in the popliteal fossa. N Engl J Med. 1991;325:1635-43.

[78] Gage M. Inflamed arterial popliteal aneurysm simulating acute abscess. Ann Surg. 1957;145:893-7.

[79] Olcott CIV, Mehigan JT. Popliteal artery stenosis caused by a Baker's cyst. J Vasc Surg. 1986;4:403-5.

[80] Langsfeld M, Matteson B, Johnson W, Wascher D, Goodnough J, Weinstein E. Baker's cyst mimicking the symptoms of deep vein thrombosis: diagnosis with venous duplex scanning. J Vasc Surg. 1997;25:658-62.

[81] Taber RE, Lawrence MS. Resection and arterial replacement in the treatment of popliteal aneurysms. Surgery. 1956;39:1003-12.

[82] Galland RB, Magee TR. Management of popliteal aneurysms. Br J Surg. 2002;89:1382-5.

[83] Hashimoto W, Yamada T, Matsumaru I. Popliteal artery aneurysms and popliteal phymas. Ann Thorac Cardiovasc Surg. 2009;15:64-7.

[84] Solheim K, Wilhelmsen T. Popliteal aneurysms. Scand J Thorac Cardiovasc Surg. 1972;11:255-8.

[85] McDonald DG, Leopold GR. Ultrasound B-scanning in the differentiation of Baker's cyst and thrombophlebitis. Br J Radiol. 1972;45:729-32.

[86] Janzen DL, Peterfy CG, Forbes JR, Tirman PFJ, Genant HK. Cystic lesions around the knee joint: MR imaging findings. Am J Radiol. 1994;163:155-61.

[87] Davidovic LB, Lotina SL, Kostic DM, Cinara IS, Cveltkovic SD, Markovic DM, Vojnovic BR. Popliteal artery aneurysms. World J Surg. 1998;22:812-7.

[88] Funahashi S, Furuyama T, Hamatsu T, Inoue H, Tomisaki S, Iso Y. A case of an aneurysm of the popliteal artery differentiated with difficulty from a soft tissue tumor of the lower limb. J Jap Surg Ass. 2003;54:2054-7.

[89] Bigatel DA, Franklin DP, Meschter SC, Elmore JR, Youkey JR. Popliteal sarcomas masquerading as popliteal aneurysms. Case reports. Vasc Endovascular Surg. 1998;32:627-32.

[90] Cristaudo A, Steffen C. Not just a popliteal aneurysm: a case of metastatic epithelioid angiosarcoma. Eur J Vasc Endovasc Surg. 2012;23:e50-2.

[91] Cherchi M, Camparini S. Late presentation of popliteal angiosarcoma after previously treated popliteal artery aneurysm. Eur J Vasc Endovasc Surg. 2017;54:463.

[92] Lee C, Deitch JS, Gwertzman GA, D'Ayala M, McGagh DA, Gosh B, Zenilman M. Enlargement of previously ligated popliteal aneurysm causing venous bypass graft occlusion. Ann Vasc Surg. 2005;19:909-12.

[93] Smits TM, van den Dungen JJAM, Schraffordts KH, Mooyaart EL, Hoekstra HJ. Een zwelling distal in her bovenbeen. Ned Tijdschr Geneeskd. 1998;142:1697-701.

[94] Di Saverio G, Magne JL, Farah I, Pasquier BE. Angiosarcoma associated with aneurysm of the popliteal artery. Eur J Surg. 1995;161:53-5.

[95] MacMahon GG, Mikhail HM, Molyneux J, Thomas DV, Hicks RCJ. Masson's pseudoangiosarcoma in a popliteal aneurysm: tumor or thrombus? Cause or ffect? Ann Vasc Surg. 2010;24:257e1-3.

[96] Masson M. Hemangioendothelioma végétante intravasculaire. Bull Soc Anat. 1923;93:517-23.

[97] Del Rio E, Aguilar A, Sanchez YE. Intravascular papillary endothelial hyperplasia: a reorganizing thrombus. Int J Dermatol. 1992;31:713-4.

第六篇　动脉硬化性腘动脉瘤的外科治疗

Atherosclerotic Popliteal Aneurysms: Surgical Treatment

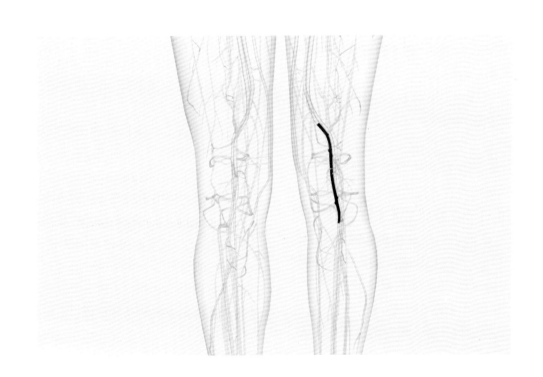

第13章 手术指征、手术方法和策略
Operative Indication, Surgical Approach, and Tactics

Antonino Cavallaro **著** 余 皓 孙晓磊 **译**

一、手术指征

在 20 世纪下半叶初，需外科手术治疗的有症状或并发症的腘动脉瘤及无症状患者的处理都面临两难困境，这里引用一些相关报道。

• Linton[1] 回顾了 1929—1947 年在麻省总医院观察到 22 例腘动脉瘤（15 位患者），11 例就诊时经历了大截肢，6 例在等待接受治疗。

• 梅奥诊所的 Janes 和 Ivins[2]，强调了并发症发生前手术治疗的重要性，强调栓塞事件引起的远端血管闭塞的可能性。

• Gifford 等[3] 随访（平均 46 个月）45 例早期无并发症的腘动脉瘤病例：13 例（29%）出现并发症，5 例截肢。

• Wychulis 等[4] 发表了对 57 例未接受手术的有症状的腘动脉瘤患者进行的细致、长期随访的结果：19 例（33.3%）症状显著加重。他们对无症状、无并发症的小腘动脉瘤患者随访 87 年，发现 25 例（31%）出现症状或并发症（其中 5 例接受手术，术后死亡 1 例，3 例截肢）。

在第 11 章，笔者试图筛选一些保守治疗的无症状腘动脉瘤进行分析，发现结果相互矛盾，难以预测最终并发症。

总的说，对直径 2cm 及以上的伴有或不伴有附壁血栓的腘动脉瘤应进行手术治疗。这种观点，主要是根据瘤体大小进行界定。最早追溯到

Szilagyi 等[5]，建议对发现的不足 2cm 的腘动脉瘤进行观察，然而这个标准是武断的，并没有科学依据。

Edmunds 等[6] 总结并提出外科手术的目的：在于挽救肢体，解决缺血或压迫症状，防止更多的并发症发生。与此相关的预防性手术，成为无休止的争论焦点。正如所有类型的预防性手术一样，Eastcott[7] 观察到自然进展的中、小腘动脉瘤是无明显损害的。面对无症状的腘动脉瘤时，建议保守治疗，但考虑到发生严重并发症的风险总是不可预测的，最好是在无症状阶段进行手术治疗。

一些作者[8-10] 支持处理无症状腘动脉瘤的观点，依据是对于任何的无症状病变的手术，在其低风险的手术中观察到手术获益高于并发症风险。在自然进展中出现严重的并发症时，手术同样也是合理的[11]。只有在发生了血栓栓塞的并发症个案中，手术取得较差的效果[12]，甚至是截肢。一般情况下，无并发症的案例治疗是不考虑截肢的[13, 14]。然而，血管外科医生知道，即使是简单且技术成熟的动脉重建，也可能最终以灾难性结局收场，正如无症状髂动脉瘤的治疗中也有报道截肢事件[15]。手术治疗方案并非没有并发症[6, 16-18]。

偏颇方式的评估[19]，动脉手术只能使无症状的肢体情况变得更严重，不仅明确否定了预防手

术的价值，而且其广泛应用在一定程度上削弱了预防性手术的价值[20]；到目前为止，无论是从医学还是经济的角度来看，都没有足够的科学证据支持广泛的预防性手术。这与 Dawson 等[12] 的评价形成对比：临床选择无症状的胭动脉瘤进行外科手术是不可靠的，虽然建议对所有种类无症状的胭动脉瘤进行重建手术。该作者[10] 还观察到，治疗有症状的胭动脉瘤时，其死亡率和发病率接近于择期手术，这样的情况下后续方案才是合理的。

最近，Cousins 等[21] 尝试定义无症状的胭动脉瘤相关的危险因素。他们随访了至少 1 年的 65 位患者共 87 例胭动脉瘤：初始直径平均值为 16.9mm，研究期间，最初有 26 例有附壁血栓，24 例进展为附壁血栓（平均随访 3.12 年）；手术治疗 25 个病灶，均达到一般手术标准（8 个病灶出现症状，17 个病灶直径 > 25mm）。他们的观察结论是瘤体增长速度是不可预测的，加速增长的危险因素是初始直径和血栓形成。

大的胭动脉瘤也可以没有并发症。Ginzburg 等[22] 报道了 1 例 80 岁患者，胭动脉瘤为 4cm × 3cm，伴有腔内血栓，主诉为轻度间歇性跛行，4 年来保持稳定的瘤体大小和症状。但是不能只凭 1 例便做出结论。

针对目前的情况，通常有 2 个标准来确定手术适应证，但没有一个是绝对的。

• 大小。瘤体直径 20mm 被视为界线。然而（见第 11 章），较小的动脉瘤也可能导致严重的并发症。考虑到预防性手术效果良好，这个临界值降低到了 17mm[9]。Stone 等[23] 把临界值设为 17.5mm，总之，基本标准是直径为邻近正常动脉直径的两倍。英国皇家伯克郡医院[24] 建议将临界值直径设为 30mm，因为在随访 5 个胭动脉瘤直径 < 20mm 时没有观察到并发症，在 20～30mm 的 7 个病变中，只有 1 个出现了局部压迫症状。

• 血栓。这被认为是完全的血栓形成和远端栓塞的危险因素。在 Ascher 等[25] 的经验中发现，附壁血栓可能是大量（占 64%）无症状小动脉瘤的特征。附壁血栓的存在被一致认为是手术的指征[15, 23, 26]。然而，没有附壁血栓并不能保证不发生栓塞，因为湍流本身可能会产生微栓子。Huang 等[27] 建议手术指征中包括既往存在血栓的病史。

在选择手术治疗还是保守观察时，可能还有其他相关因素。

• 增长迅速[15]。

• 动脉血栓形成。无症状或轻微肢体症状的动脉瘤栓塞不应该手术治疗[28-31]。Gifford 等[3] 称完全血栓形成的动脉瘤，无论如何都不应该手术切除，因为通常需要经胫骨旁路搭桥转流[32]。轻度跛行可能是一种可以接受的情况[25]。

• 流量。这可能是一个关键且重要的问题[33]。反复栓塞导致的流量差，可能是手术适应证；然而，非常差的流量将影响动脉重建的成功[15]，并成为预防性手术的缺点。

• 移植物材料。如果没有自体静脉，预防性手术的适应证的最佳条件将受到限制[33]。

• 预期寿命。第二的高风险因素。在评估预防性手术的风险 - 收益平衡时，短预期寿命是一个重要的考虑因素。显而易见的是许多无症状的患者在并发症发生之前就会死亡。Quraishi 和 Giddings[20] 报道，相对于对照人群，胭动脉瘤患者的预期寿命降低：从最初诊断开始，超过 50% 的患者在 5 年内死亡，只有 35% 的患者 10 年存活率（在多发性动脉瘤的情况下只有 16%）。在笔者看来，只有明显的低预期寿命才是手术的禁忌证，急性并发症和紧急手术的风险超过了几年存活的价值。

试图得出结论：严重的共症和非常短的预期寿命建议选择观察[5, 11, 15, 33, 34]。同样，预防性手术在缺乏令人满意的流出道和合适的通路的情况下可能是危险的[35]。考虑这些因素应该会减少偏激的抉择。

• 考虑到无症状小动脉瘤的低并发症发生率，最好的选择是密切随访[20]，而当发生急性血栓事件可以进行溶栓治疗时[36]。

• 相反的，Roggo 等[37]，对无症状和偶然发现的动脉瘤进行了观察，20 世纪 70 年代初以来，所有无症状的动脉瘤都进行了手术治疗。

笔者以 Hertzer 的话作为结束语[38]：回到 Hunter 的问题，我们可以说，早期结扎术后的肢体抢救可能比过晚的旁路移植术后更有预见性。要点就是"不要等待太久"。

表 13-1 概述了一些手术患者的手术指征调查。

二、手术方法和策略

在管理动脉瘤中，主要根据手术需要和外科医生的偏好选择内侧入路和后侧入路。外侧入路[69, 70]已被提出并用于暴露腘动脉：这可能在某些特殊情况下非常有用，比如其他更常见的入路是禁忌或不可能时，但尚未成为常规入路。

最初，后侧入路手术是占主要地位；然而，在 1939 年 Flemming[71]采用内侧入路，即切口延伸至膝关节以外。1946 年，Shumacker[72]根据病变本身的定位，对腘动脉动脉瘤和动静脉瘘进行了不同的后切口治疗（图 13-1），他提醒不要在腘窝皱褶处进行垂直切口，这通常会导致严重的瘢痕、瘢痕瘤甚至挛缩。

然而，Linton[1]在 1949 年报道了 13 例经腘窝垂直切口行腘动脉瘤手术（切除 + 束交感神经切除）：在所有病例中，仔细闭合腘筋膜和皮肤，愈合良好。Janes 和 Ivins[2]遵循 Linton 的入路，指出 Elkin[73]所描述的腘动脉瘤累及股浅动脉时（在当时还没有胫动脉起始段移植的做法）及同时进行腰椎交感神经切开术时，内侧入路更可取。

Lord[74]对于位于腘动脉中 / 下部的动脉瘤采用俯卧后入路，对于位于腘动脉高位的病变建议采用仰卧内侧入路。他还描述了气动止血带的最佳管理[75]。之后，一侧的 Z 形切口获得了青睐；患者的俯卧位常变为俯卧 - 侧卧位（图 13-2）。

内侧入路逐渐被接受，可能是源于股腘动脉移植术在闭塞性疾病的成功应用[79]，同时避免后路剥离所遇到的风险（主要是神经损伤）。1964

年，Gryska 等[80]展示了将内侧入路延伸至整个腘动脉的方法（图 13-3）。

PAA 的治疗进一步简化，从切除闭塞转变为隔绝和旁路移植：动脉瘤近端和远端简单的结扎，之间可以通过血栓形成以治愈，而旁路移植可以保证远端灌注。1969 年由 Edwards[81]推广（图 13-4）。

Edwards 认为，这种简化的技术维持了远端动脉床的正常灌注，避免了动脉瘤剥离的风险，避免了栓塞和破裂的风险。他报道了 6 例（1 例双侧）手术 2 年，无并发症；这项技术的主要核心之一是，在两个结扎点之间，分离出的动脉瘤将会形成血栓，最终几乎可以消除。

也许，这个想法并不是完全原创的。1959 年，Crawford 等[82]进行了简单的股腘动脉旁路移植术来缓解远端缺血，留下一个形成血栓的动脉瘤。奇怪的是，在他们讲述的之后的讨论中，Freeman[83]报道了一个类似的案例，他观察到将动脉瘤留在解剖位置上是危险的，而 DeBakey[84]回答说，只要存在血液流过动脉瘤，就存在并发症的风险，比如破裂。即使动脉瘤血栓形成，也有坏死和感染的可能。1970 年，在讨论来自梅奥诊所[4]的一篇论文时，Wylie[85]报道说，在过去的 10 年里，他成功地治疗了几例导管旁路移植手术，没有任何剥离，保留了动脉瘤；结扎腘动脉并将其从远端分离至最近端。Baird[86]认为，Wylie 所演示的方法在他所在的多伦多研究所已经是一种常规方法。

无论如何，隔绝和旁路移植技术被称为 Edwards 技术，它得到了迅速和广泛的应用。几位习惯于后侧入路的外科医生[87, 88]转向了内侧入路，放弃了早期的切除策略，转而选择隔绝，而避免动脉瘤夹层的风险，且对大隐静脉更易处理使这项新技术更具吸引力。Towne 等[89]报道了 71 例修复的腘动脉瘤，宣布已从早期经腘窝间隙后切口转向内侧入路，包括两个有限的切口（小腿、大腿）。Szilagyi 等[5]放弃了旧的（切除）方法，转而采用新的方法，通过内侧入路，类似于

表 13-1　概述了一些手术患者的手术指征调查；数据种类繁多，然而，显而易见的是大部分经手术治疗的腘动脉瘤均无症状					
作者，年份	腘动脉瘤例数	无症状	有症状	择期手术	急诊手术
Greenstone[28], 1961	9	1（11%）	8（89%）		
Friesen[39], 1962	73	1（1%）	72（99%）		
Edmunds[6], 1965	98	23（23%）	75（77%）		
Wychulis[4], 1970	81	11（14%）	70（86%）		
Evans[40], 1971	50	14（28%）	36（72%）		
Szilagyi[5], 1981	50	9（18%）	41（82%）		
Reilly[18], 1983	190	72（38%）	118（62%）		
Takolander[41], 1984	18	4（22%）	14（78%）	11（61%）	7（39%）
Mellière[33], 1986	53	29（55%）	24（45%）		
Anton[42], 1986	123	55（45%）	68（55%）		
Schellack[11], 1987	66	20（30%）	46（70%）		
Lilly[43], 1988	48	26（54%）	22（46%）	26（54%）	22（46%）
Shortell[9], 1991	54	15（28%）	39（72%）	35（65%）	19（35%）
Dawson[12], 1991	57	8（14%）	49（86%）		
Roggo[37], 1993	252	63（25%）	189（75%）		
Lowell[15], 1994	88	34（39%）	54（61%）	75（85%）	13（15%）
Sarcina[30], 1997	64	44（69%）	20（31%）	52（81%）	12（19%）
Dijkstra[44], 1998	23	4（17%）	19（83%）	12（52%）	11（48%）
Duffy[8], 1998	30	8（27%）	22（73%）	23（77%）	7（23%）
Borowicz[45], 1998	20	10（50%）	10（50%）	20（100%）	
Taurino[46], 1998	28	3（11%）	25（89%）	19（68%）	9（32%）
Locati[47], 1999	65	27（41%）	38（59%）	47（72%）	18（28%）
Reix[48], 2000	18	8（44%）	10（56%）	14（78%）	4（22%）
Bowrey[13], 2003	49	23（47%）	26（53%）	32（65%）	17（35%）
Mahmood[49], 2003	52	24（46%）	28（54%）	39（75%）	13（25%）
Harder[50], 2003	28	3（11%）	25（89%）		
Aulivola[51], 2004	51	15（29%）	36（71%）	37（72%）	14（28%）

（续表）

作者，年份	腘动脉瘤例数	无症状	有症状	择期手术	急诊手术
Martelli[52]，2004	42	12（29%）	30（71%）	36（86%）	6（14%）
Blanco[53]，2004	70	33（47%）	37（53%）	52（74%）	18（26%）
Laxdal[54]，2004	57	17（30%）	40（70%）		
Bourriez[35]，2005	100	85（85%）	15（15%）	100（100%）	
Huang[27]，2007	358	144（40%）	214（60%）		
Ravn[55]，2007	681			488（72%）	193（28%）
Paraskevas[31]，2008	37	26（70%）	11（30%）	34（92%）	3（8%）
Lichtenfels[56]，2008	50	18（36%）	32（64%）	34（68%）	16（32%）
Johnson[57]，2008	583			527（90%）	56（10%）
Lemonnier[58]，2009	29	14（48%）	15（52%）	28（97%）	1（3%）
Zimmermann[59]，2010	56	39（70%）	17（30%）	39（70%）	17（30%）
Zaraca[60]，2010	49	29（59%）	20（41%）	39（80%）	10（20%）
Bracale[61]，2011	26	11（42%）	15（58%）		
Pulli[62]，2013	178	63（35%）	115（65%）		
Stone[63]，2013	64	28（44%）	36（56%）	44（69%）	20（31%）
Dorweiler[64]，2014	206	117（57%）	89（43%）	161（78%）	45（22%）
Mezzetto[65]，2015	54	30（55%）	24（45%）	46（85%）	8（15%）
Wagenhauser[66]，2015	42	16（38%）	26（62%）	42（100%）	
Mazzaccaro[67]，2015	77	35（45%）	42（55%）	70（91%）	7（9%）
Leake[68]，2016	110	24（22%）	86（78%）	63（57%）	47（53%）
个案类	82	48（58%）	34（42%）	81（98%）	1（2%）

无症状 / 症状是指手术治疗时，而不是最初的表现

大部分腘动脉瘤为动脉粥样硬化；正如参考文献 [4] 提及，从 233 个样本中选出 231 个动脉粥样化；参考文献 [5]，动脉粥样硬化系 86/87；参考文献 [6]，动脉粥样硬化系 96/98；参考文献 [27]，236 次检测中有 232 次检测有组织学检查；参考文献 [37]，动脉粥样硬化系 247/252；参考文献 [39]，动脉粥样硬化系 69/73；参考文献 [47]，动脉粥样硬化系 63/65；如果全部为动脉粥样硬化系则没有说明，如参考文献 [9, 11, 18, 30, 42, 43, 45, 46, 51, 52, 56, 58-68]

大截肢病例发生在特定的情况下；排除参考文献 [6, 27, 31, 58, 66, 和 67] 和参考文献 [5, 48-50, 52-54, 60-62, 64, 65 和 68] 中没有提到

参考文献 [42]：仅接受旁路移植术的病例；参考文献 [31, 48 和 50]：仅行自体股浅动脉移植治疗；参考文献 [65]：只有冷冻同种异体移植治疗的病例；参考文献 [64]：包括 6 个重做操作

参考文献 [55]：来自瑞典血管登记处

参考文献 [57]：来自 127 个美国退伍军人医疗中心

参考文献 [62]：来自 7 家意大利医院

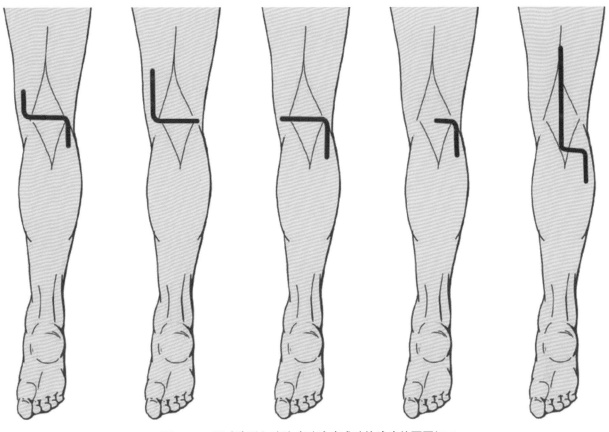

▲ 图 13-1 腘动脉后入路治疗动脉瘤或动静脉瘘的不同切口

引自 Shumacker[72]

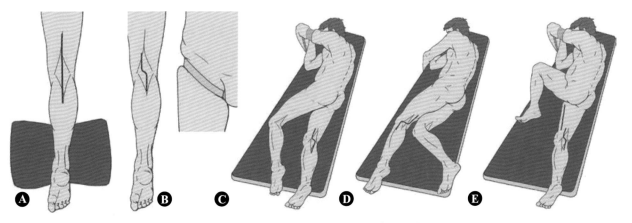

▲ 图 13-2 患者不同体位的腘动脉后入路

A. 俯卧位（Linton[1]），不带止血带；B. 俯卧位，大腿止血带（Lord[74, 75]）；Lord 使用的垂直和 Z 形切口；C. Julian 的体位[76]；D. 根据 Taber 和 Lawrence[77]，允许同时进行腰交感神经切除术；E. Moro 等[78] 在巨大动脉瘤的情况下，采用了改良的 Sims 体位，以便于到达股浅动脉和大隐静脉

通常用于闭塞性疾病的股动脉移植，然而，归功于对股浅动脉远端的控制，以及有必要仔细识别动脉瘤与正常的近端和远端动脉之间的连接处，这种方法得到了更广泛的推广。事实上，他们强调了正确位置结扎的重要性，以便在每个结扎和动脉瘤之间不留下侧支。研究之后的文献，这一

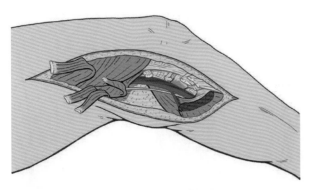

▲ 图 13-3　腘动脉的内侧入路的最后一个构想

缝匠肌、股薄肌、半腱肌和半膜肌的肌腱被分开；这幅图并不能说明一般情况的骨收缩情况，以及在他们近端缝合达到最终的重建；腓肠肌的内侧头已被离断（这种操作可能是不必要的，因为通常可以简单地将肌肉向下和向上分离，以充分暴露动脉）；内收肌腱已被离断（图中未显示）（引自 Gryska et al[80]，经许可修改）

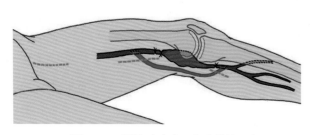

▲ 图 13-4　隔绝动脉瘤及旁路移植手术

只需 2 个短切口，动脉瘤就不会受到干扰；近端切口可以在大口径的部分摘取足够的大隐区（经 Edwards[81] 许可转载）

根本目标并没有实现，因为在任何情况下，动脉瘤形成的侧支都未受影响。

在某种程度上，隔绝和旁路移植技术成为了标准技术。常规情况下经常省略切除动脉瘤，除非动脉瘤非常大[37] 或术前影像发现由动脉瘤引起的大的侧支[15]。

然而，一些作者仍然认为动脉瘤切除术是腘动脉瘤修复的一个基本步骤，并且尽可能选择后侧入路手术[90, 91]。Ouriel[92] 证明了通过后入路重建胫动脉的可行性；比目鱼肌近端的垂直分离允许充分进入胫后动脉和腓动脉；骨间膜的分离允许暴露胫前动脉近端 3cm 的距离。Teebken 等[93] 指出约 50% 的腘动脉瘤可以通过后侧入路手术治疗，对于涉及股浅动脉或胫动脉重建的病例，应选择内侧入路手术。Sarcina 等[30] 首选后侧入路手术治疗切除小动脉瘤。

试图在文献中，比较两种方法的结果。然而，除了比较与手术操作有关的早期并发症的发生，实际上是比较切除方法与隔绝和旁路移植方法。在笔者看来，这不是一个正确的比较，因为前者可能对两种类型都适用。

Kropman 等[94] 比较了 33 例后路手术和相匹配的 33 例内侧入路手术：前者采用动脉瘤开放、血管结扎侧支和移植物植入治疗，后者采用隔绝和旁路移植术。每组 30 例肢体采用自体静脉，3 只肢体采用人工血管。他们观察到动脉瘤切除后有较好的早期通畅，长期的原发性和继发性通畅无差异。他们的结论是考虑到隔绝后动脉瘤生长的风险，从长远来看，后侧入路手术是首选。

Bisdas 等[95] 比较了 29 例后侧入路和 29 例内侧入路，在这项研究中，后侧入路意味着植入移植物，内侧入路意味着隔绝和旁路移植；然而，该研究的患者并不匹配。即使后路手术在保肢和移植物通畅率方面有更好的效果，但缺乏统计学差异。

Zaraca 等[60] 支持后侧入路，他们强调后侧入路应该被认为是金标准，除了累及内收肌管以上的动脉瘤（但是，根据他们的经验，在急性缺血的情况下，内侧入路似乎是首选）。Mazzaccaro 等[67] 研究发现 36 例内侧入路治疗和 43 例后侧入路治疗的结果没有显著差异：后侧入路治疗住院时间较短，但有 2 例腓神经永久性损伤。

2016 年，Phair 等[96] 发表了后侧入路与内侧入路的 Meta 分析，即切除和植入移植物与隔绝和旁路移植的对比。这项研究源于 7 个已发表的研究，比较 1089 个内侧入路修复和 336 个后侧入路修复。两组在急性病例数、溶栓使用和移植物材料类型等几个参数上并不完全匹配。术后并发症（主要集中于神经损伤）、早期 I 期通畅率和早期肢体丧失率在两组之间没有显著差异。后路手术有较好的远期疗效（I 期通畅率、II 期通畅率、肢体保留率、再手术率），但无统计学意义。毕竟，这项研究并不是结论性的，但显而易见的是通过后侧入路动脉瘤被永久性地切除了。

就笔者个人而言，他们在所有病例中都进行了动脉瘤切除术，但有 1 例患者因年龄大，身体状况不稳定，接受了内侧入路的隔绝和旁路移植手术。笔者在 65/82 例（79%）病例中采用后侧入路。在实践中，只要患者能够耐受俯卧位就可以选择后侧入路，除非预计进行胫动脉的重建。值得注意的是，他们的病例中只有 1 例通过内侧入路治疗的病例出现需要紧急治疗的肢体急性缺血。尽管他们缺乏经验，但笔者认为紧急情况可以通过内侧入路更好地处理，笔者很幸运地避免了静脉和神经损伤。

表 13-2 概述了不同系列的后侧入路和内侧入路的情况。在 3533 例修复手术中，2873 例（81.3%）通过内侧入路；在 1808 例通过内侧入路进行的修复中，1612 例（89.1%）包括隔绝和旁路移植，只有 10.9% 的患者进行了直接切除动脉瘤的手术。通过后侧入路，动脉瘤几乎都可以被切除；然而，在 39/660 例（5.9%）中，该过程被描述为旁路移植 [16, 52, 55, 109]，很难理解为什么要用这种方法进行旁路手术，除非有特殊的困难，否则建议采用创伤较小的方法，如 Yamamoto 等 [120] 报道的。

值得一提的是，Brancherequ 等 [121] 提出了一种独特的内侧入路方法。由胫骨内侧肌和骨膜补片组成的整体移位术（图 13-5）：这项技术成功地应用于 16 例（2 例用于修复腘动脉瘤）。

表 13-2　不同系列的后侧入路和内侧入路的情况概述						
作者，年份	时间范围（年）	修复病例数	内侧入路			后侧入路
			合　计	隔　绝	切　除	
Linton[1], 1949	1942—1947	13				13
Janes[2], 1951	1940—1950	15				15
Hunter[97], 1962		27				27
Crichlow[16], 1966	1953 以来	48				48
Alemany[98], 1972		34	34			
Bouhoutsos[99], 1974	1958—1972	56	56	50	6	
Buxton[100], 1975	1963—1974	17	17		17	
Hardy[101], 1975	18 年	16	16		16	
Szilagyi[5], 1981	1964—1979	50	21	21		29
Batt[26], 1985	1968—1984	78	75	51	24	3
Englund[102], 1987	1968—1985	79	54	54		25
Schellack[11], 1987	1965—1985	62	60			2
Lilly[43], 1988	1978—1987	48	48	48		
Lim[103], 1989	1975—1987	17	12	12		5
Farina[104], 1989	1972—1988	44	29			15

（续表）

作者, 年份	时间范围（年）	修复病例数	内侧入路			后侧入路
			合 计	隔 绝	切 除	
Dawson[12], 1991	1958—1985	42[a]	42	42		
Shortell[9], 1991	1964—1990	51	51	51		
Ramesh[105], 1993	5 年	31	31	31		
Lowell[15], 1994	1980—1985	83	83			
Carpenter[106], 1994	1979—1992	45	34	32	2	11
Sarcina[30], 1997	1974—1994	61	32			29
Davidovic[107], 1998	36 年	56	36	6	30	20
Taurino[46], 1998	1980—1995	25	25	25		
Duffy[8], 1998	1987—1997	30	30	29	1	
Dijkstra[44], 1998	1984—1996	21	21	21		
Borowicz[45], 1998	8 年	20	18	18		2
Locati[47], 1999	1982—1998	63	60			3
Palumbo[108], 1999	1986—1997	75	63	46	17	12
Gouny[109], 2000	1992—1997	41	39	39		2
Irace[110], 2001	1990—1999	49	40	40		9
Dorigo[111], 2002	1990—2000	24[b]	13			11
Mahmood[49], 2003	1988—2000	50	30	30		20
Bowrey[13], 2003	1988—2000	47	47	47		
Harder[50], 2003	1997—2001	28	26	26		2[c]
Jones[112], 2003	1991—2001	41	41	41		
Ebaugh[113], 2003	1986—1991	57	57	57		
Mehta[114], 2004	1995—2001	54	54	54		
Martelli[52], 2004	1995—2000	42	38	38		4
Aulivola[53], 2004	1992—2002	51	49	46	3	2[d]
Laxdal[54], 2004	1974—2000	55	55	55		
Alsac[115], 2005		5	5		5	
Bourriez[35], 2005	1980—1998	100	很多	全部		?
Stone[23], 2005	1995—2004	48	44	44		4
Pulli[116], 2006	1984—2004	156	97	73	24	59

（续表）

作者，年份	时间范围（年）	修复病例数	内侧入路			后侧入路
			合 计	隔 绝	切 除	
Beseth[91], 2006	1981—2003	43	13	13		30
Ravn[55], 2007e	1987—2002	681	621			60
Huang[27], 2007	1985—2004	358	很多	是	是	几乎无
Antonello[117], 2007	1999—2006	23	23		23	
Zaraca[60], 2010	1991—2009	49	11	11		38
Bracale[61], 2011	2000—2010	26	12			14
Pulli[118], 2012	2005—2010	43	39	27	12	4
Stone[63], 2013	2001—2010	63	49	49		14
Dorweiler[64], 2014	1998—2010	201	201	201		
Wagenhauser[16], 2015	1996—2013	42	42			
Serrano-Hernando[119], 2015	1993—2013	139	139	139		
Leake[68], 2016	2004—2014	109	89	20		
Mazzaccaro[67], 2015	1998—2011	77	34	34		43
个案类	1981—2005	82	17	1	16	65

包括少量非动脉粥样硬化腘动脉瘤

a. 另外两例通过切除和端对端吻合进行手术；手术入路未明确

b. 在 24 例中，有 12 例动脉瘤被切除或打开；然而，没有具体说明其中有多少是通过中间途径接近的，可能只有一个

c. 这两例因怀疑有真菌感染，均采用后路手术

d.1 例行内侧及后侧入路手术

e. 来自瑞典血管登记处

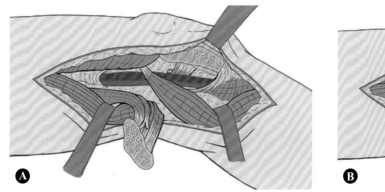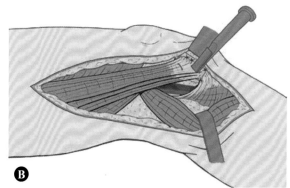

▲ 图 13-5 内侧入路进入腘动脉，确保肌肉完整

A. 半膜肌的反射肌和复发肌已被分开；整个肌腱团块连同骨膜从胫骨分离；B. 缝合和缝线重建；通过切口下缘的经皮固定缝线（图中未显示）有助于将骨膜和肌腱附着在一起（引自 Branchereau et al[121]，经许可修改）

参考文献

[1] Linton RR. The arteriosclerotic popliteal aneurysm: a report of fourteen patients treated by preliminary lumbar sympathetic ganglionectomy and aneurysmectomy. urgery. 1949;26:41-58.

[2] Janes JM, Ivins JC. A method of dealing with arteriosclerotic popliteal aneurysms. Surgery. 1951;29:398-406.

[3] Gifford RW Jr, Hines EA Jr, Jones JM. An analysis and follow-up study of one hundred popliteal aneurysms. Surgery. 1953;33:284-93.

[4] Wychulis AR, Spittell JA Jr, Wallace RB. Popliteal aneurysms. Surgery. 1970;68:942-52.

[5] Szilagyi DE, Schwartz RL, Reddy DJ. Popliteal artery aneurysms. Their natural history and management. Arch Surg. 1981;116:724-8.

[6] Edmunds LH Jr, Darling RC, Linton RR. Surgical management of popliteal aneurysms. Circulation. 1965; 32: 517-23.

[7] Eastcott HHG. Discussion on Vermilion B.D. et al., 1981 ref. 29.

[8] Duffy ST, Colgan MP, Sultan S, Moore DJ, Shanik GD. Popliteal aneurysms: a 10-year experience. Eur J Vasc Endovasc Surg. 1998;16:218-22.

[9] Shortell CK, DeWeese JA, Ouriel K, Green RM. Popliteal artery aneurysms: a 25-year surgical experience. J Vasc Surg. 1991;14:771-9.

[10] Dawson I, Sie R, van Baalen JM, van Bockel JH. Asymptomatic popliteal aneurysms: elective operation versus conservative follow-up. Br J Surg. 1994;81:1504-7.

[11] Schellack J, Smith RB III, Perdue GD. Nonoperative management of selected popliteal aneurysms. Arch Surg. 1987;122:372-5.

[12] Dawson I, van Bockel JH, Brand R, Terpstra JL. Popliteal artery aneurysms. Long-term follow-up of aneurysmal disease and results of surgical treatment. J Vasc Surg. 1991;13:398-407.

[13] Bowrey DJ, Osman H, Gibbons CP, Blackett RL. Atherosclerotic popliteal aneurysms: management and outcome in forty-six patients. Eur J Vasc Endovasc Surg. 2003;25:79-81.

[14] Vermilion BD. Discussion on Anton et al. 1986 ref. 42.

[15] Lowell RC, Gloviczki P, Hallett JW Jr, Naessens JM, Maus TP, Cherry KJ Jr, Bower TC, Pairolero PC. Popliteal aneurysms: the risk of nonoperative management. Ann Vasc Surg. 1994;8:14-23.

[16] Crichlow RW, Roberts B. Treatment of popliteal aneurysms by restoration of continuity: review of 48 cases. Ann Surg. 1966;163:417-26.

[17] Guvendik L, Bloor K, Charlesworth D. Popliteal aneurysm: sinister harbinger of sudden catastrophe. Br J Surg. 1980;67:294-6.

[18] Reilly MK, Abbott WM, Darling RC. Aggressive surgical management of popliteal artery aneurysms. Am J Surg. 1983;145:498-502.

[19] Hands L, Collin J, Morris PJ. A warning from 12 years of popliteal aneurysm treatment. Br J Surg.1989;76:416.

[20] Quraishi MS, Giddings AEB. Treatment of asymptomatic popliteal aneurysms. Protection at a price. Br J Surg. 1992;79:731-2.

[21] Cousins RS, Dexter DJ, Ahanchi SS, Cain BC, Powell OM, Ongstad SB, Parikh NM, Panneton JM. Determining patient risk factors associated with accelerated growth of popliteal artery aneurysms. J Vasc Surg. 2018;67:838-47.

[22] Ginzburg E, Cheanvechai V, Parra-Davila E. Conservative management of popliteal aneurysms: is there a role for selective observation? Vasc Endovascular Surg. 2000;34:679-83.

[23] Stone PA, Armstrong PA, Bandyk DF, Keeling WB, Flaherty SK, Shames ML, Johnson BL, Back MR. The value of duplex surveillance after open and endovascular popliteal aneurysm repair. J Vasc Surg. 2005;41:936-41.

[24] Galland RB, Magee TR. Management of popliteal aneurysms. Br J Surg. 2002;89:1382-5.

[25] Ascher E, Markevich N, Schutzer RW, Kallakuri S, Jacob T, Hingorani AP. Small popliteal artery aneurysms: are they clinically signifiant? J Vasc Surg. 2003;37:755-60.

[26] Batt M, Scotti L, Gagliardi JM, Riberi A, Cassar JP, Porcher G, Le Bas P. Les anévrysmes poplités. Notre expérience à propos de 199 cas. J Chir. 1985;122:319-25.

[27] Huang Y, Gloviczki P, Noel AA, Sullivan TM, Kalra M, Gullerud RE, Hoskin TL, Bower TC. Early complications and long-term outcome after open surgical treatment of popliteal artery aneurysms: is exclusion with saphenous vein bypass still the gold standard? J Vasc Surg. 2007;45:706-15.

[28] Greenstone SM, Massell TB, Heringman EC. Arteriosclerotic popliteal aneurysms. Diagnosis and management. Circulation. 1961;24:23-8.

[29] Vermilion BD, Kimmins SA, Pace WG, Evans WE. A review of one hundred forty-seven popliteal aneurysms with long-term follow-up. Surgery. 1981;90:1009-14.

[30] Sarcina A, Bellosta R, Luzzani G, Agrifoglio G. Surgical treatment of popliteal artery aneurysms. A 20 year experience. J Cardiovasc Surg (Torino). 1997;38:347-54.

[31] Paraskevas N, Castier Y, Fukui S, Soury P, Thabut G, Leseche G, Laurian C. Superficial femoral artery autograft reconstruction in the treatment of popliteal artery aneurysm: long-term outcome. J Vasc Surg. 2008;48:311-6.

[32] Silane M. Discussion on Shortell et al. 1991, ref. 9.

[33] Mèlliere D, Veit R, Becquemin J-P, Etienne G. Should all spontaneous popliteal aneurysms be operated on? J Cardiovasc Surg (Torino). 1986;27:273-7.

[34] Dawson I, Sie RB, van Bockel JH. Atherosclerotic popliteal aneurysm. Br J Surg. 1997;84:293-9.

[35] Bourriez A, Mellière D, Desgranges P, D'Audiffret A, Allaire E, Becquemin JP. Elective popliteal aneurysms: does venous availability have an impact on indication? J Cardiovasc Surg (Torino). 2005;46:171-5.

[36] Bowyer RC, Cawthorn SJ, Walker JW, Giddings AEB. Conservative management of asymptomatic popliteal aneurysms. Br J Surg. 1990;77:1132-5.

[37] Roggo A, Brunner U, Ottinger LW, Largiader F. The

continuing challenge of aneurysms of the popliteal artery. Surg Gynecol Obstet. 1993;177:565-72.

[38] Hertzer NR. Discussion on Anton et al. 1986, ref. 42.

[39] Friesen G, Ivins JC, Janes JM. Popliteal aneurysms. Surgery. 1962;51:90-8.

[40] Evans WE, Conley JE, Bernhard V. Popliteal aneurysms. Surgery. 1971;70:762-7.

[41] Takolander RJ, Bergqvist D, Bergentz S-E, Ericsson BF, Sigurjonsson S, Jonsson K. Aneurysms of the popliteal artery. Acta Chr Scand. 1984;150:135-40.

[42] Anton GE, Hertzer NR, Beven EG, O'Hara PJ, Krajewski LP. Surgical management of popliteal aneurysms. Trends in presentation, treatment and results from 1952 to 1984. J Vasc Surg. 1986;3:125-34.

[43] Lilly MP, Flinn WR, McCarthy WJIII, Courtney DF, Yao JST, Bergan JJ. The effect of distal arterial anatomy on the success of popliteal aneurysm repair. J Vasc Surg. 1988;7:653-60.

[44] Dijkstra B, Fleischl J, Knight D. Management and outcome of popliteal artery aneurysms in a New Zealand provincial centre. Aust N Z J Surg. 1998;68:255-7.

[45] Borowicz MR, Robison JG, Elliott BM, Brothers TE, Robinson CK. Occlusive disease associated with popliteal aneurysms: impact on long term graft patency. J Cardiovasc Surg (Torino). 1998;39:137-40.

[46] Taurino M, Calisti A, Grossi R, Maggiore C, Speziale F, Fiorani P. Outcome of early treatment of popliteal artery aneurysms. Int Angiol. 1998;17:28-33.

[47] Locati P, Socrate AM, Costantini E, Campanati . Popliteal aneurysms: current management and outcome. Minerva Cardioangiol. 1999;47:145-55.

[48] Reix T, Rudelli-Szychta P, Mery B, Sevestre-Pietri MA, Pietri J. Treatment of popliteal artery aneurysms using a superficial femoral artery autograft. Ann Vasc Surg. 2000;14:594-601.

[49] Mahmood A, Salaman R, Sintler M, Smith SRG, Simms MH, Vohra RK. Surgery of popliteal artery aneurysms: a 12-year experience. J Vasc Surg. 2003;37:586-93.

[50] Harder Y, Notter H, Nussbaumer P, Leiser A, Canova C, Furrer M. Popliteal aneurysm: diagnstic workup and results of surgical treatment. World J Surg. 2003;27:788-92.

[51] Aulivola B, Hamdan AD, Hile CN, Sheahan MG, Skillman JJ, Campbell DR, Scovell SD, LoGerfo FW, Pomposelli FB. Popliteal artery aneurysms: a comparison of outcomes in elective versus emergent repair. J Vasc Surg. 2004;39:1171-7.

[52] Martelli E, Ippoliti A, Ventoruzzo G, De Vivo G, Ascoli MA, Pistolese GR. Popliteal artery aneurysms. Factors associated with thromboembolism and graft failure. Int Angiol. 2004;23:54-65.

[53] Blanco E, Serrano-Hernando FJ, Monux G, Vega M, Martin A, Rial R, Reina T, Sanchez-Hervas L. Operative repair of popliteal aneurysms: effect of factors related to the bypass procedure on outcome. Ann Vasc Surg. 2004;18:86-92.

[54] Laxdal E, Amundsen SR, Dregelid E, Pedersen G, Aune S. Surgical treatment of popliteal artery aneurysms. Scand J Surg. 2004;93:57-60.

[55] Ravn H, Bergqvist D, Bjorck M, The Swedish Vascular Registry. Nationwide study of the outcome of popliteal

artery aneurysms treated surgically. Br J Surg. 2007;94:970-7.

[56] Lichtenfels E, Delduque FA, Bonamigo TP, Cardozo MA, Schulte AA. Popliteal artery aneurysm surgery: he role of emergency setting. Vasc Endvasc Surg. 2008;42:159-64.

[57] Johnson ONIII, Sliddell MB, Macsata RA, Faler BJ, Amdur RL, Sidawy AN. Outcomes of surgical management for popliteal artery aneurysms: an analysis of 583 cases. J Vasc Surg. 2008;48:845-51.

[58] Lemonnier T, Feugier P, Ricco J-B, de Ravignan D, Chevalier J-M. Treatment of popliteal aneurysms by femoral artery transposition: long-term evaluation. Ann Vasc Surg. 2009;23:753-7.

[59] Zimmermann A, Schoenberger T, Saeckl J, Reeps C, Wendorff H, Kuehnl A, Eckstein H-H. Eligibility for endovascular technique and results of the surgical pproach to popliteal artery aneurysms at a single center. Ann Vasc Surg. 2010;24:342-8.

[60] Zaraca F, Ponzoni A, Stringari C, Ebner JA, Giovannetti R, Ebner H. The posterior approach in the treatment of popliteal artery aneurysm: feasibility and analysis of outcome. Ann Vasc Surg. 2010;24:863-70.

[61] Bracale UM, Corte G, Di Gregorio A, Pecoraro F, Machì P, Rusignuolo F, Bajardi G. Surgical repair of popliteal artery aneurysms remains a safe treatment option in the endovascular era: a 10-year single-center study. Ann Ital Chir. 2011;82:443-8.

[62] Pulli R, Dorigo W, Castelli P, Dorrucci V, Ferilli F, De Blasis G, Monaca V, Vecchiati E, Benincasa A, Pratesi C. A multicentric experience with open surgical repair and endovascular exclusion of popliteal artery aneurysms. Eur J Vasc Endovasc Surg. 2013;45:357-63.

[63] Stone PA, Jagannath P, Thompson SN, Campbell JE, Mousa AY, Knackstedt K, Hass SM, AbuRahma AF. Evolving treatment of popliteal artery aneurysms. J Vasc Surg. 2013;57:1306-10.

[64] Dorweiler B, Gemeschu A, Doemland M, Neufang A, Espinola-Klein C, Vahl C-F. Durability of open popliteal artery aneurysm repair. J Vasc Surg. 2014;60:951-7.

[65] Mezzetto L, Scorsone L, Pacca R, Puppini G, Perandini S, Veraldi GF. Treatment of popliteal artery aneurysms by means of cryopreserved homograft. Ann Vasc Surg. 2015;29:1090-6.

[66] Wagenhauser MU, Herma KB, Sagban TA, Dueppers P, Schelzig H, Duran M. Long-term results of open repair of popliteal artery aneurysm. Ann Med Surg. 2015;4:58-63.

[67] Mazzaccaro D, Carmo M, Dellalana R, Settembrini AM, Barbetta I, Tassinari I, Roveri S, Settembrini PG. Comparison of posterior and medial approaches for popliteal artery aneurysms. J Vasc Surg. 2015;62:1512-20.

[68] Leake AE, Avgerinos ED, Chaer RA, Singh MJ, Makaroun MS, Marone LK. Contemporary outcomes of open and endovascular popliteal artery aneurysm repair. J Vasc Surg. 2016;63:70-6.

[69] Veith FJ, Ascher E, Gupta SK, Wengerter KR. Lateral approach to the popliteal artery. J Vasc Surg. 1987;6:119-23.

[70] Padberg FT Jr. Lateral approach to the popliteal artery. Ann Vasc Surg. 1988;2:397-401.

[71] Flemming C. Aneurysms of both popliteal arteries. Lancet.

1939;1:322-3.

[72] Shumacker HB Jr. Incisions in surgery for aneurysms. Ann Surg. 1946;124:586-98.

[73] Elkin DC. Treatment of aneurysms and arteriovenous fistulas. Bull N Y Acad Med. 1946;22:81-7.

[74] Lord JW Jr. Clinical behavior and operative management of popliteal aneurysms. JAMA. 1957;163:1102-6.

[75] Lord JW Jr. Method of Rudolph Matas for obliterative endoaneurysmorrhaphy for aneurysms of the popliteal arteries. Surg Gynecol Obstet. 1980;151:663-4.

[76] Julian OC, Dye WS, Javid H, Grove WJ. The use of vessel grafts in the treatment of popliteal aneurysms. Surgery. 1955;38:970-80.

[77] Taber RE, Lawrence MS. Resection and arterial replacement in the treatment of popliteal aneurysms. Surgery. 1956;39:1003-12.

[78] Moro H, Sugawara M, Takahashi Y, Ohzeki H, Hayashi J, Eguchi S. Surgery for giant popliteal artery aneurysm with a modified Sims' position. J Vasc Surg. 1998;27:371-3.

[79] Szilagyi DE, Whitcomb JG, Smith RF. Anteromedial approach to the popliteal artery for femoropopliteal arterial grafting. Arch Surg. 1959;78:647-51.

[80] Gryska PF, Darling RC, Linton RR. Exposure of the entire popliteal artery through a medial approach. Surg Gynecol Obstet. 1964;118:845-6.

[81] Edwards WS. Exclusion and saphenous vein bypass of popliteal aneurysms. Surg Gynecol Obstet. 1969;128:829-30.

[82] Crawford ES, DeBakey ME, Cooley DA. Surgical considerations of peripheral arterial aneurysms. Arch Surg. 1959;78:226-38.

[83] Freeman NE. Discussion on Crawford et al., 1959, ref. 82.

[84] DeBakey ME. Discussion on Crawford et al., 1959, ref. 82.

[85] Wylie EJ. Discussion on Wychulis et al., 1970, ref. 4.

[86] Baird RJ. Discussion on Wychulis et al., 1970, ref. 4.

[87] Buda JA, Weber CJ, McAllister FF, Voorhees AB Jr. The results of treatment of popliteal artery aneurysms. A follow-up study of 86 aneurysms. J Cardiovasc Surg (Torino). 1974;15:615-9.

[88] Gaylis H. Popliteal arterial aneurysms. A review and analysis of 55 cases. S A Med J. 1974;48:75-81.

[89] Towne JB, Thompson JE, Patman DD, Persson JE. Progression of popliteal aneurysmal disease following popliteal aneurysm resection with graft: a twenty year experience. Surgery. 1976;80:426-32.

[90] Babatasi G, Rossi A, Massetti M, Kapadia N, Maiza D, Khayat A, Evrard C. Intéret de la voie postérieure dans la cure chirurgicale des anévrysmes poplités. J Chir. 1993;130:433-6.

[91] Beseth BD, Moore WS. The posterior approach for repair of popliteal artery aneurysms. J Vasc Surg. 2006;43:940-5.

[92] Ouriel K. The posterior approach to popliteal-crural bypass. J Vasc Surg. 1994;19:74-80.

[93] Teebken OE, Pichlmayer MA, Haverich A. Graft patency is not the only clinical predictor of success after exclusion and bypass of popliteal artery aneurysms (letter). J Vasc Surg. 2003;38:1141.

[94] Kropman RHJ, van Santvoort HC, Teijink J, van de Pavoordt HDWM, Belgers HJ, Moll FL, de Vries JPPM. The medial versus the posterior approach in the repair of popliteal artery aneurysms: a multicenter case-matched study. J Vasc Surg. 2007;46:24-30.

[95] Bisdas T, Paraskevas KI, Pichlmaier M, Wilhelmi M, Haverich A, Teebken OE. Dorsal (posterior) versus medial approach for the surgical repair of popliteal artery aneurysms. Angiology. 2010;61:248-52.

[96] Phair A, Hajibandeh S, Hajibandeh S, Kelleher D, Ibrahim R, Antoniou GA. Meta-analysis of posterior versus medial approach for popliteal artery aneurysm repair. J Vasc Surg. 2016;64:1141-50.

[97] Hunter JA, Julian OC, Javid H, Dye S. Arteriosclerotic aneurysms of the popliteal artery. J Cardiovasc Surg (Torino). 1962;2:404-13.

[98] Alemany JA. Problemas de diagnostico y tratamiento de los aneurismas de la arteria poplitea. Angiologia. 1972;24:9-14.

[99] Bouhoutsos J, Martin P. Popliteal aneurysms: a review of 116 cases. Br J Surg. 1974;61:469-75.

[100] Buxton B, Morris P, Johnson N, Royle J. The management of popliteal aneurysms. Med J Aust. 1975;2:82-5.

[101] Hardy JD, Tompkins WC Jr, Hatten LE, Chavez CM. Aneurysms of the popliteal artery. Surg Gynecol Obstet. 1975;140:401-4.

[102] Englund R, Schache D, Magee HR. Atherosclerotic popliteal aneurysms with particular regard to the contralateral side. Aust N Z J Surg. 1987;57:387-90.

[103] Lim RA, Scott SA, McKittrick JE. Surgical approach to the treatment of popliteal aneurysms. Ann Vasc Surg. 1989;3:1-4.

[104] Farina C, Cavallaro A, Schulz RD, Feldhaus RJ, di Marzo L. Popliteal aneurysms. Surg Gynecol Obstet. 1989;169:7-13.

[105] Ramesh S, Michaels JA, Galland RB. Popliteal neurysm: morphology and management. Br J Surg. 1993;80:1531-3.

[106] Carpenter JP, Barker CF, Roberts B, Berkowitz HD, Lusk EJ, Perloff LJ. Popliteal artery aneurysms: current management and outcome. J Vasc Surg. 1994;19:65-73.

[107] Davidovic LB, Lotina SI, Kostic DM, Cinara IS, Cvetkovic D, Markovic DM, Vojnovic BR. Popliteal artery aneurysms. World J Surg. 1998;22:812-7.

[108] Palumbo N, Cevolani M, Faggioli GL, Tedesco A, Leone M. Trombolisi intra-arteriosa preoperatoria negli aneurismi poplitei complicati da trombosi acuta. Risultati a lungo termine. G Ital Chir Vasc. 1999;6:187-97.

[109] Gouny P, Bertrand P, Duedal V, Cheynel-Hocquet C, Lancelin C, Escurolle F, Nussaume O, Vayssarat M. Limb salvage and popliteal aneurysms: advantages of preventive surgery. Eur J Vasc Endovasc Surg. 2000;19:496-500.

[110] Irace I, Gattuso R, Faccenna P, Cappello F, Siani A, Stumpo R, Boiceff S, Benedetti-Valentini F. Trattamento chirurgico degli aneurismi poplitei in elezione e in urgenza. Indicazioni e risultati. Minerva Cardioangiol. 2001;49:251-6.

[111] Dorigo W, Pulli R, Turini F, Pratesi G, Credi G, Alessi IA, Pratesi C. Acute leg ischaemia from thrombosed popliteal artery aneurysms: role of preoperative thrombolysis. Eur J Vasc Endovasc Surg. 2002;23:251-4.

[112] Jones WT Jr, Hagino RT, Chiou AC, Decaprio JD, Franklin KS, Kashyap VS. Graft patency is not the only

clinical predictor of success after exclusion and bypass for popliteal artery aneurysms. J Vasc Surg. 2003;37:392-8.

[113] Ebaugh JL, Morasch MD, Matsumara JS, Eskandari MK, Meadows WS, Pearce WH. Fate of excluded popliteal artery aneurysms. J Vasc Surg. 2003;37:954-9.

[114] Mehta M, Champagne B, Darling RCIII, Roddy SP, Kreienberg PB, Ozsvath KJ, Paty PSK, Chang BB, Shah DM. Outcome of popliteal artery aneurysms after exclusion and bypass: significance of residual patent branches mimicking type II endoleaks. J Vasc Surg. 2004;40:886-90.

[115] Alsac J-M, Fadel E, Fabre D, Mussot S, Maury J-M, Dartevelle P. Resection of popliteal artery aneurysms with end-to-end anastomosis. Eur J Vasc Endovasc Surg. 2005;10:41-4.

[116] Pulli R, Dorigo W, Troisi N, Alessi IA, Pratesi G, Azas L, Pratesi C. Surgical management of popliteal artery aneurysms: which factors affect outcomes? J Vasc Surg. 2006;43:481-7.

[117] Antonello M, Frigatti P, Battocchio P, Lepidi S, Dall'Antonia A, Deriu GP, Grego F. Endovascular treatment of asymptomatic popliteal aneurysms: 8-year concurrent comparison with open repair. J Cardiovasc Surg (Torino). 2007;48:267-74.

[118] Pulli R, Dorigo W, Fargion A, Pratesi G, Alessi IA, Angiletta D, Pratesi C. Comparison of early and midterm results of open and endovascular treatment of popliteal artery aneurysms. Ann Vasc Surg. 2012;26:809-18.

[119] Serrano Hernando FJ, Martinez LI, Hernändez Mateo MM, Hernando RM, Sänchez HL, Rial HR, Moñuz DG, Martin CA. Comparison of popliteal artery aneurysms therapies. J Vasc Surg. 2015;61:655-61.

[120] Yamamoto H, Yamamoto F, Seki K, Shiroto K, Yamaura G, Motokawa M, Tanaka F, Ishibashi K, Izumoto H. Ligation-and-bypass technique through the posterior approach for bilateral poplitel aneurysms. Ann Vasc Surg. 2010;24:417e1-4.

[121] Branchereau A, N'Dong FO. Extended medial approach to the popliteal artery without muscle division. Ann Vasc Surg. 1989;3:77-80.

第 14 章 大截肢、动脉瘤内缝合术、腰交感神经切除术及止血带的使用

Primary Amputation, Endoaneurysmorrhaphy, Lumbar Sympathectomy, and the Use of Tourniquet

Antonino Cavallaro 著　张 铖　孙晓磊 译

一、大截肢

大截肢率的巨大差异性很可能反映了单个医疗机构的诊疗活动类型。例如，通常笔者他们这些医生这方面的个人经验仅来源于所在执业医疗机构特定科室的急诊手术；在早期，他们参与了数个下肢急性不可逆性缺血、坏疽的截肢术，这些病例中他们并不知道多少是由于腘动脉瘤导致的血栓栓塞并发症。Gaylis[1] 报道的 11 例截肢术中，7 例是由于腘动脉瘤导致血栓形成引起的，而这种情况只有在手术时才被发现。根据 Jackaman 等 [2] 的经验，3/6 复杂性腘动脉瘤导致的截肢在手术前是未知的。

毫无疑问，医生和患者的健康意识增加及现代医疗技术的发展，这些减少了漏诊腘动脉瘤导致的截肢甚至更严重的后果。然而，一些报道只涉及了可行动脉瘤修复术的病例；然而目前更多人怀疑复杂性腘动脉瘤是急性肢体缺血的原因；意外的是，这些报道却没有提到最终发生截肢术的情况。

在 2000 年以后发表的论文中，很少有研究 [3-6] 提到大截肢；同样，在过去的几十年里，有几篇论文将截肢的情况排除在分析范围之外，或者干脆不提（见表 13-1 脚注）：是因为它们从未发生，还是因为不可挽救的肢体截肢转由其他团队处理（就像笔者曾经发生过的那样）？

参照表 14-1，统计结果显示在 2972 例患有腘动脉瘤的患肢中，有 215 例实施了截肢（7.2%）；如果仅考虑其中的 1806 例复杂性或有症状的动脉瘤，截肢实施率明显增加（11.9%）。如果只考虑一些紧急情况导致的截肢，这一比例肯定会更高；然而，在慢性和严重缺血的肢体中，也有必要进行截肢手术。因此，这些统计数据虽然只有方向性引导的，但足以使我们强调早期诊断的必要性、预防性手术的时机性，以及筛查程序的便捷性。

二、动脉瘤内缝合术

Matas 发明血管内缝合方法 [34] 是动脉瘤治疗的里程碑事件。在 1920 年 [35]，他收集报道了共 103 例腘动脉瘤的病例行动脉瘤内缝合术（EA）治疗，仅 6 例（5.2%）出现了坏疽。1925 年，波兰教授 Weglowskl[36] 用分叉动脉进行缝合，很可能是第一次做的镶嵌式移植术。1935 年，Bird[37] 在 I 期行腰交感神经切除术（术前 25 天）后，第一个成功地使用血管内缝合技术治疗腘动脉

作者, 年份	A= 腘动脉瘤患者总数	B= 复杂性或有症状的腘动脉瘤数	大截肢	A 所占百分比（%）	B 所占百分比（%）
Greenstone[7], 1961	12	6	3	20.0	50.0
Friesen[8], 1962	119	101	17	14.3	16.8
Baird[9], 1966	51	43	10	19.6	23.3
Wychulis[10], 1970	233	111	13	5.6	11.7
Gaylis[1], 1974	55	37	11	20.0	29.8
Buxton[11], 1975	34	22	3	8.8	13.6
Hardy[12], 1975	31	16	3	9.7	18.7
Towne[13], 1976	119	63	4	3.4	6.3
Evans[14], 1976	86	61	9	10.4	14.7
Tompkins[15], 1977	26	22	6	23.1	27.2
Vermilion[16], 1981	147	98	14	9.5	14.3
Laskar[17], 1982	32	23	1	3.1	4.3
Reilly[18], 1983	244	132	23	9.4	17.4
Whitehouse[19], 1983	88	48	4	4.5	8.3
Batt[20], 1985	119	82	10	8.4	12.2
Downing[21], 1985	62	45	3	4.8	6.7
Mellière[22], 1986	65	18	5	7.7	28.0
Anton[23], 1986	160	83	1	0.6	1.2
Schellack[24], 1987	95	51	4	4.2	7.8
Englund[25], 1987	103	64	6	5.8	7.9
Cole[26], 1989	59	34	7	11.9	20.6
Shortell[27], 1991	54	39	3	5.5	7.7
Roggo[28], 1993	252	189	23	9.1	12.2
Lowell[29], 1994	159	65	5	3.1	7.7
Sarcina[30], 1997	67	33	3	4.5	9.1
Davidovic[31], 1998	76	61	10	13.1	16.4
Dijkstra[32], 1998	23	19	1	4.3	5.3
Locati[33], 1999	65	38	2	3.1	5.3
Kauffman[3], 2002	142	102	4	2.8	3.9
Lichtenfels[4], 2008	50	36	4	8.0	11.1
Zimmerman[5], 2010	56	17	2	3.6	11.8
Stone[6], 2013	88	47	1	1.1	2.1

表 14–1 腘动脉瘤并发症导致的大截肢

瘤；在此之前的经验中，单纯动脉内缝合治疗会并发坏疽。1946 年，Lilly[38] 通过术前 3 天行化学性乙醇腰交感神经损伤，亦成功地使用血管内缝合技术治疗腘动脉瘤。Gage[39] 认为血管内缝合或近端血管结扎是治疗动脉瘤的有效技术。

即使移植技术推动了外科血管重建手术的蓬勃发展，Matas 的方法仍然在腘动脉瘤的治疗中扮演重要角色。Taber 和 Lawrence[40] 建议只对动脉造影显示流出道令人满意病例进行移植手术。1957 年，Lord[41] 发文称对于有明显远端搏动的高风险的动脉瘤患者，应该首选切除和移植，而对于风险较低或远端脉搏缺失的患者，动脉瘤内缝合应该是首选。Greenstone 等[7] 认为移植的禁忌证还包括缺乏适当的自体移植静脉血管，并重申了动脉瘤内缝合及 Hunterian 结扎的有效性，特别是在联合腰交感神经切除的情况下，并进一步强调了上述观点。

接下来，笔者将试图通过在血管重建术的发展和广泛传播的过程中，对动脉瘤内缝合术的作用有一个认识。（数据来源于部分腘动脉瘤手术病例，排除了截肢术及简单的探查术）。

1951 年——Janes 及 Ivins[42]（15 例）：其中 1 例 EA，效果良好；4 例 EA 前行腰交感神经切除术，3 例愈合良好，1 例截肢。

1957 年——Lord[41]（16 例）：12 例 EA，其中 6 例联合腰交感神经切除术（3 例术前预防性交感神经切除，2 例术中并行切除交感神经，1 例术后补行交感神经切除），仅 1 例截肢（处于即将坏疽的状态）。

1966 年——Baird 等[9]（25 例）：5 例 EA，疗效均满意。

1970 年——Wychulis 等[10]（65 例）：1 例动脉瘤内缝合术联合腰交感神经切除术。

1974 年——Bouhoutsos 和 Martin[43]（74 例）：1 例（为 35 例胫动脉疾病患者中的 1 例）在 3 年的随访中取得了良好的效果。

1980 年——Lord[44] 报道了 35 例 EA（自 1965 年以来不再联合腰交感神经切除术），入院

前只有 2 例因不可逆性组织坏死而截肢。

1983 年——Whitehouse 等[19]（52 例）：2 例 EA。

1983 年——Reilly 等[18]（166 例）：37 例急性动脉瘤并发血栓形成的手术治疗病例中，2 例行腰交感神经切除术，保肢成功但致残障性跛行。

1985 年——Batt 等[20]（89 例）：EA 联合腰交感神经切除术 1 例，疗效满意。

随后，EA 经常与血管重建手术联合，动脉瘤切除被作为首选，而动脉瘤内直接操作被认为是十分重要的。

1994 年——Carpenter 等[45]：45 例行旁路移植术，而 13 例行 EA 治疗的原因是动脉瘤体积过大或静脉受压。

2005 年——Antonello 等[46]：在开放手术和血管腔内植入术之间进行了首次随机实验，并提出 EA 联合移植术是首选技术，而开放切除仅适用于小动脉瘤。

2005 年——Stone 等[47]：48 例行开放手术，4 例行旁路移植术。

2007 年——Ravn 等[48]：681 例来自瑞典血管中心；37 例行旁路移植术。

2007 年——Huang 等[49]：治疗 358 例；大动脉瘤或术前影像学显示膝部动脉较大者 EA 治疗；基本未做腓肠肌内侧切开；大腿使用止血带确保无血的视野；EA 治疗 115 例（切除 15 例）。

2008 年——Lichtenfe 等[4]：旁路移植术 46 例，EA 44 例，切除 2 例。

因此，Matas 的动脉瘤内缝合技术并没有过时；在不切除的情况下进行旁路移植或介入植入时，常规应用侧支血管行内缝合术。EA 也经常用于治疗隔绝术和旁路移植术后增大的腘动脉瘤[24, 50]。比较幸运的是，此手术方式现并未淡出外科医生视野，正如 Lord[44] 在 1980 年道出的担心的那样："这仍然是一种对特定的腘动脉瘤患者具有相当大价值的手术方式。令人难过的是，很少有年轻的外科医生听说过这种手术，真正不

幸的是，它在现代外科的医疗机构中没有一个重要的位置（图 14-1）。"

撰写这篇文章的人永远不会忘记，21 世纪初在南卡梅伦森林的一个小医院里，在一个暴风雨之夜，一名 35 岁的当地人被带到医院时，左膝后面有一个疼痛的搏动性包块；此在过去的 48 小时内迅速扩大，导致膝盖不能伸展。在 3 盏煤油灯（供电障碍）的情况下，用自行车轮胎制作的简易止血带，用木棍拧紧，成功地进行了闭合性动脉瘤内修补术。Matas 的传统手术方法挽救了患者的肢体，甚至还挽救了患者的生命。当

然，这位外科医生在当地人中的声誉也是如此（这个病例，因为其野史的特点，没有收录在意大利个人医生经验规范中，并在本书中被引用）。

三、腰交感神经节切除术

20 世纪 30 年代初，在狗身上进行的一系列实验研究证实了腰交感神经节切除术对四肢侧支循环的影响[51-53]。40 多年后，Terry 等[54] 应用电磁流量计对 20 例股动脉重建术前后的血流行为进行了研究：仅有 1 例股动脉瘤术前、术后流量由 90ml/min 增加到 400ml/min。1934 年，Gage[55]

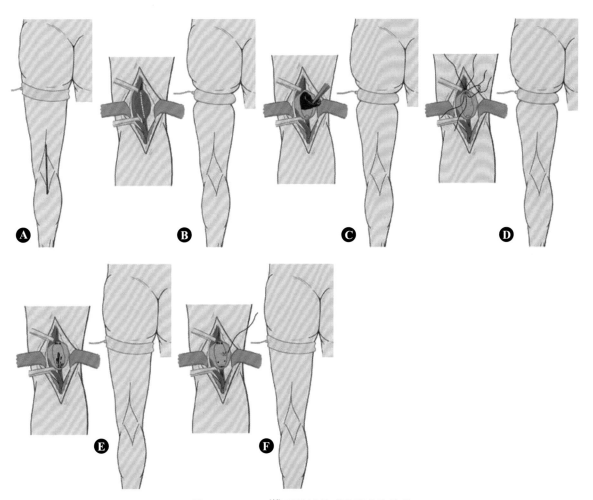

▲ 图 14-1　Lord[44] 所描述的动脉瘤内修补术

A. 在止血带的保护下，通过腘窝菱形的垂直切口直接暴露动脉瘤；B. 分离并保护静脉及神经后切开动脉瘤；C. 清除血栓；D. 近端开口缝合并闭合动脉瘤；E. 适当松止血带，血流反流有助于识别远端开口，该开口将关闭为近端开口；在反流迟缓或无反流的情况下，可尝试用福格蒂导管取栓；F. 从瘤内缝合侧支（在动脉瘤边缘进行小活组织检查后，可将其壁缝合在一起）

经许可修改

在腰交感神经节酒精阻滞后成功地结扎了髂总动脉的真菌性动脉瘤。1940 年，他报道了早期交感神经切除术治疗 15 例以上的动脉瘤（至少 2 例为腘窝瘤）和动静脉瘘，均获成功，无一例导致截肢。1935 年，Bird[37] 显然没有意识到 Gage 的手术（在他的论文中，这被引用为附录），在之前（25 天）腰交感神经节切除术后，成功地完成了腘动脉瘤的动脉瘤内修补。1942 年，Richards 和 Learmonth[56] 在（3 周）腰交感神经节切除术后，再次实施了此手术；其中 1 例（急性动脉瘤并发血栓形成后的缺血）采用单纯酒精封闭治疗，2 例（动脉瘤有搏动性但合并远端栓塞）用酒精阻断神经节后 3 天行闭合性动脉瘤内缝合术，3 例假性动脉瘤合并急性缺血采用腰交感神经节切除术治疗，2 天后结扎断流动、静脉。并取得了良好的治疗效果。

1949 年，Linton[57] 发表了第一个病例连续随访结果：14 例患者腘动脉瘤切除术前 7～11 天接受腰交感神经节切除治疗；1 例患者死亡（冠心病患者抗凝引起的腹膜后出血）；另 13 例患者术后肢体功能恢复良好直到随访结束（随访期限 5 年）或者患者死亡。

Janes 和 Ivins[42] 在沿袭 Linton 的技术的基础上，做了一些修改。在同一时期因动脉瘤做了多例腰交感神经节切除术（动脉瘤内缝合 4 例，切除 9 例）。此外，在另一例仅行切除治疗的病例中，也获得了良好的治疗效果。

Friesen 等 [8] 发表的一系列文章表明，在 56 例动脉瘤切除术中，35 例（62%）做了保肢术，其中 32 例（91%）以腰交感神经节切除与血管重建手术联合进行。在这 34 例可随访病例中，22 例患者术后肢体功能满意（平均随访 57 个月），1 例患者肢体存活但导致跛行，3 例（分别于 3 个月、30 个月、60 个月后）死亡，8 例肢体最终截肢。对阴性结果的细致分析显示，在超过 50% 的病例中，失败可归因于弥漫性动脉粥样硬化或反复栓塞导致的血流通道受损。

Greenstone 等 [7] 报道了 5 例经腰交感神经节切除术单独治疗或联合其他治疗的腘动脉瘤病例；其中 2 例仅行腰交感神经节切除术的病例最终截肢，1 例腰交感神经节切除术后行动脉瘤结扎术，术后恢复良好；腰交感神经节切除术联合腘动脉瘤切除 1 例：4 年随访情况良好；1 例腰交感神经节切除术联合动脉瘤切除并行静脉移植，4 年随访满意正常。

表 14-2 概述了腰交感神经节切除术在一系列手术治疗的腘动脉瘤中的应用；值得一提的是，在 2002 年 Kauffman 等 [3] 的报道之后的长达 32 年的研究中，腰交感神经节切除术在治疗腘动脉瘤方面没有更多的研究提及。

今天，很难判断这项历史悠久的技术的价值，也是因为往往缺乏长期效果的证据支持。十多年后，Gifford 等 [71] 的观点发生了变化，根据 Edmunds 等的结论，评估了腘动脉瘤的绝对手术指征为先行腰交感神经节切除术，然后行动脉瘤切除。世界卫生组织自 1961 年开始停用腰交感神经节切除术：腰交感神经节切除术对症状的清除没有作用；然而，它可能对保肢有益，应该保留此手术给腘动脉瘤急性闭塞后存活的患者。根据这些作者的说法，并没有证明腰交感神经节切除术可以改善跛行；但是，它可能使缺血肢体更容易耐受缺血症状。

Baird 等 [9] 声称，在出现缺血症状和流出道不佳的情况下，腰交感神经节切除术是一种有价值的技术。

Wychulis 等 [10] 发表了行腰交感神经节切除术后结果的详细描述。

10 例单独行腰交感神经节切除术（9 例有症状）：7 例好转，2 例症状无改善，1 例截肢。

6 例腰交感神经节切除术联合动脉瘤切除：好转 4 例，病情恶化 1 例，截肢 1 例。

1 例腰交感神经节切除术联合动脉瘤修补：症状改善。

在病情得到改善的 12 例患肢中，有 7 例被定义为完全有效，平均随访时间为 4.8 年。

Raptis 等 [72] 报道了 4 例腰交感神经节切除术

表 14-2　腰交感神经节切除术在腘动脉动脉瘤治疗中的应用

作者, 年份	接受手术治疗的病例[a]	腰交感神经切除术[b]		
		共 计	单 独	联合其他手术
Linton[57], 1949	14	14		14
Janes[42], 1951	15	13		13
Julian[58], 1955	9	1		1
Lord[41], 1957[c]	16	7		7
Friesen[8], 1962	56	35		35
Hunter[59], 1962	31	8	4	4
Bergan[60], 1963	4	2		2
Edmunds[61], 1965	98	22		
Baird[9], 1966	25	13	5	8
Crichlow[62], 1966	48	12		12[d]
Wychulis[10], 1970	65	17	10	7
Ducloux[63], 1972	12	2		2
Bouhoutsos[43], 1974	74	17	17	
Buda[64], 1974	77	4	4	
Evans[14], 1976	63	1	1	
Towne[13], 1976	84	38	9	29[e]
Alpert[65], 1977	40	5	5	
Chitwood[66], 1978	31	2	1	1
Inahara[67], 1978	40	8		8
Guvendik[68], 1980	20	3	1	2[f]
Vermilion[16], 1981	102	14	5	9
Laskar[17], 1982	31	5	3	2
Whitehouse[19], 1983	52	1		1
Batt[20], 1986	89	37	11	26
Mellière[22], 1986	49	3	3	
Anton[23], 1986	134	33	11	22
Englund[25], 1987	81	2	2[g]	

（续表）

作者，年份	接受手术治疗的病例 [a]	腰交感神经切除术 [b]		
		共 计	单 独	联合其他手术
Dawson[69], 1991	52	8	8	
Sarcina[30], 1997	64	3	3	
Palumbo[70], 1999	75	8		8[h]
Kaufman[3], 2002	140	5	4	1[i]

a. 排除大截肢和探查术

b. 外科手术或药物

c. 在 1980 年的另一篇论文中，Lord[44] 宣布自 1965 年以未再应用腰交感神经切除术

d. 6 例在确诊腘动脉瘤前因缺血性症状接受腰交感神经切除术

e. 在这 21 年研究期间，腰交感神经切除术联合切除和移植（28 例）或端 - 端重建（1 例）仅在头 10 年报道过

f. 腰交感神经切除术联合 Hunterian 结扎

g. 在一组包含 8 例由急性血栓形成导致的急性下肢缺血性疾病中，2 例实施了腰交感神经切除术，6 例实施了大截肢

h. 8 例中 7 例因急性缺血而接受治疗（3 例行急诊手术，4 例溶栓成功）

i. 1 例破裂，接受腰交感神经切除术治疗，效果良好

联合 Hunterian 结扎术：均保肢成功。

另外，在因胫骨疾病接受腰交感神经节切除术治疗的 16 例腘动脉瘤的患者中，Bouhoutsos 和 Martin[43] 登记了 7 例早期截肢和 6 例晚期截肢。

Anton 等[23] 的研究表明，结合 9 例仅接受腰交感神经节切除术治疗的病例及未接受手术治疗的病例提示，从长远来看，手术意义重大。

腰交感神经节切除术应该被认为是治疗腘动脉瘤的过时技术吗？几乎可以肯定的是，即使在血液流出道非常差的情况下，它可能仍然是保肢或溃疡愈合、症状缓解的最后希望。不管怎样，化学交感神经切除术应该比外科手术更可取。Bowyer 等[73]1990 年报道了 2 例闭塞性腘动脉瘤严重缺血的病例，其中 1 例保留了肢体，1 例需要大趾截肢，另 1 例需要前足截肢，前者采用化学腰交感神经节切除术联合慢性抗凝，后者采用聚四氟乙烯（PTFE）植入术。

四、止血带的使用

在过去，止血带经常被用在手术过程中，这些手术过程都涉及治疗腘动脉瘤的方法，如动脉瘤内缝合术[37, 41]，但也用于动脉瘤切除[56]，有时在手术的第一步是结扎术，最后是动脉瘤切开和动脉结扎术时被省略。

然而，Linton[57] 警告说，依赖于止血带的可用性，以下方面应该慎用。

• 股动脉粥样硬化斑块破裂的风险。

• 切断所有动脉流入，有无法识别侧支的风险。

• 释放止血带时出现所谓止血带休克的风险。

Lord[44] 阐述了气动止血带充气 / 放气的最佳管理方法。

目前，一般情况下，使用止血带修复腘动脉瘤不是外科医疗器械的常规组成部分，但它仍可能是一种有用的辅助工具。

1979 年，Scheinin 和 Lindfors[74] 提出了一种通过血管移植修复腘动脉瘤的简化技术，其基础是通过弹性绷带在大腿中段应用气动止血带来初步实现无血手术区（图 14-2）：采用扩大内侧入路直接切除动脉瘤。成功治疗了 4 例，其中 1 例出现急性缺血，还需要行胫前动脉血栓切除术。

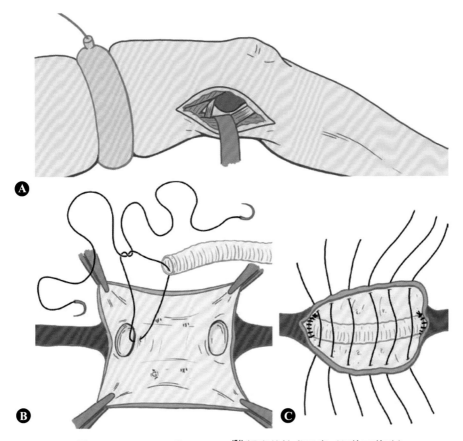

▲ 图 14-2 **Scheinin 和 Lindfors**[74] 提出的技术示意（经许可修改）

A. 扩展内侧入路进入无血区域并显示动脉瘤的中背侧（预防性弹性绷带后气动止血带应用）；B. 清除血栓并最终清除近端 / 远端福格蒂血栓后，进行嵌体移植（之前描述的自体静脉）；C. 最后缝合背侧侧支（图中未显示）后，动脉瘤壁（切除任何多余部分后）缝合移植物（经许可修改）

动脉瘤直径≥3.5cm。

Huang 等 [49] 在旁路移植手术中，在止血带的保护下进行动脉瘤闭塞（在术前成像中可见的大动脉瘤或重要侧支的情况下），以实现在无血领域中更容易地处理血管的方法。

参考文献

[1] Gaylis H. Popliteal arterial aneurysms. A review and analysis of 55 cases. S A Med J. 1974;48:75-81.

[2] Jackaman FR, Lemberger RJ, Makin GS, Hopkinson BR. Popliteal artery aneurysms. Ann R Coll Surg Engl. 1982; 64:331-3.

[3] Kauffman P, Puech-Leão P. Surgical treatment of popliteal artery aneurysm: a 32-year experience. J Vasc Bras. 2002;5: 1-14.

[4] Lichtenfels E, Delduque FA, Bonamigo TP, Cardozo MA, Schulte AA. Popliteal artery aneurysm surgery: the role of emergency setting. Vasc Endovasc Surg. 2008;42:159-64.

[5] Zimmermann A, Schoenberger T, Saeckl J, Reeps C, Wendorff H, Kuehnl A, Eckstein H-H. Eligibility for endovascular technique and results of the surgical approach to popliteal artery aneurysms at a single center. Ann Vasc Surg. 2010;24:342-8.

[6] Stone PA, Jagannath P, Thompson SN, Campbell JE, Mousa AY, Knackstedt K, Hass SM, Abu Rahma AF. Evolving treatment of popliteal artery aneurysms. J Vasc Surg. 2013;57:1306-10.

[7] Greenstone SM, Massell TB, Heringman EC. Arteriosclerotic popliteal aneurysms. Diagnosis and management. Circulation. 1961;24:23-8.

[8] Friesen G, Ivins JC, Janes JM. Popliteal aneurysms. Surgery.

1962;51:90-8.

[9] Baird RJ, Sivasankar R, Hayward R, Wilson DR. Popliteal aneurysm: a review and analysis of 61 cases. Surgery. 1966;59:911-7.

[10] Wychulis AR, Spittell JA Jr, Wallace RB. Popliteal aneurysms. Surgery. 1970;68:942-52.

[11] Buxton B, Morris P, Johnson N, Royle J. The management of popliteal aneurysms. Med J Aust. 1975;2:82-5.

[12] Hardy JD, Tompkins WC Jr, Hatten LE, Chavez CM. Aneurysms of the popliteal artery. Surg Gynecol Obstet. 1975;140:401-4.

[13] Towne JB, Thompson JE, Patman DD, Persson JE. Progression of popliteal aneurysmal disease following popliteal aneurysm resection with graft: a twenty year experience. Surgery. 1976;80:426-32.

[14] Evans WE, Turnipseed WD. Popliteal aneurysms. J Vasc Surg. 1976;10:86-91.

[15] Tompkins WC Jr, Smith AD Jr, Wren HB, Bransford RM. The atherosclerotic popliteal aneurysm. Report of diagnosis and treatment in twenty-six cases. Am J Surg. 1977;134:813-6.

[16] Vermilion BD, Kimmins SA, Pace WG, Evans WE. A review of one hundred forty-seven popliteal aneurysms with long-term follow-up. Surgery. 1981;90:1009-14.

[17] Laskar M, Christides C, Kim M. Anévrismes poplités athéromateux. Angeiologie. 1982;34:113-21.

[18] Reilly MK, Abbott WM, Darling RC. Aggressive surgical management of popliteal artery aneurysms. Am J Surg. 1983;145:498-502.

[19] Whitehouse WM Jr, Wakefield TW, Graham LM, Kazmers A, Zelenock GB, Cronenwett JL, Dent TL, Lindenauer SM, Stanley JC. Limb-threatening potential of arteriosclerotic popliteal artery aneurysms. Surgery. 1983;93:694-9.

[20] Batt M, Scotti L, Gagliardi JM, Riberi A, Cassar JP, Porcher G, Le Bas P. Les anévrysmes poplités. Notre expérience à propos de 199 cas. J Chir. 1985;122:319-25.

[21] Downing R, Grimley RP, Ashton F, Slaney G. Problems in diagnosis of popliteal aneurysms. J R Soc Med. 1985;78:440-4.

[22] Mèlliere D, Veit R, Becquemin J-P, Etienne G. Should all spontaneous popliteal aneurysms be operated on? J Cardiovasc Surg (Torino). 1986;27:273-7.

[23] Anton GE, Hertzer NR, Beven EG, O'Hara PJ, Krajewski LP. Surgical management of popliteal aneurysms—trends in presentation, treatment and results from 1952 to 1984. J Vasc Surg. 1986;3:125-34.

[24] Schellack J, Smith RB III, Perdue GD. Nonoperative management of selected popliteal aneurysms. Arch Surg. 1987;122:372-5.

[25] Englund R, Schache D, Magee HR. Atherosclerotic popliteal aneurysms with particular regard to the contralateral side. Aust N Z J Surg. 1987;57:387-90.

[26] Cole CW, Thijssen AM, Barber GG, McPhall WV, Scobie TK. Popliteal aneurysms: an index of generalized vascular disease. Can J Surg. 1989;32:65-8.

[27] Shortell CK, DeWeese JA, Ouriel K, Green RM. Popliteal artery aneurysms: a 25-year surgical experience. J Vasc Surg. 1991;14:771-9.

[28] Roggo A, Brunner U, Ottinger LW, Largiader F. The continuing challenge of aneurysms of the popliteal artery.

Surg Gynecol Obstet. 1993;177:565-72.

[29] Lowell RC, Gloviczki P, Hallett JW Jr, Naessens JM, Maus TP, Cherry KJ Jr, Bower TC, Pairolero PC. Popliteal aneurysm: the risk of nonoperative management. Ann Vasc Surg. 1994;8:14-23.

[30] Sarcina A, Bellosta R, Luzzani G, Agrifoglio G. Surgical treatment of popliteal artery aneurysms. A 20 year experience. J Cardiovasc Surg (Torino). 1997;38:347-54.

[31] Davidovic LB, Lotina SI, Kostic DM, Cinara IS, Cvetkovic D, Markovic DM, Vojnovic BR. Popliteal artery aneurysms. World J Surg. 1998;22:812-7.

[32] Dijkstra B, Fleischl J, Knight D. Management and outcome of popliteal artery aneurysms in a New Zealand provincial centre. Aust N Z J Surg. 1998;68:255-7.

[33] Locati P, Socrate AM, Costantini E, Campanati B. Popliteal aneurysms: current management and outcome. Minerva Cardioangiol. 1999;47:145-55.

[34] Matas R. An operation for the radical cure of aneurism based on arteriorrhaphy. Ann Surg. 1903;37:161-96.

[35] Matas R. Endo-aneurismorrhaphy. Surg Gynecol Obstet. 1920;30:456-9.

[36] Weglowski R. Uber die Gefässtransplantation. Zentralbl Chir. 1925;52:2241-3.

[37] Bird CE. Sympathectomy as a preliminary to the obliteration of popliteal aneurisms. With a suggestion as to sympathetic block in cases of ligature, suture, or thrombosis of large arteries. Surg Gynecol Obstet. 1935;60:926-9.

[38] Lilly GD. The management of aneurysms of the lower extremities. Ann Surg. 1946;123:601-6.

[39] Gage M. The development of the collateral circulation in peripheral arterial aneurysms by sympathetic block. Surgery. 1940;7:792-5.

[40] Taber RE, Lawrence MS. Resection and arterial replacement in the treatment of popliteal aneurysms. Surgery. 1956;39:1003-12.

[41] Lord JW Jr. Clinical behavior and operative management of popliteal aneurysms. JAMA. 1957;163:1102-6.

[42] Janes JM, Ivins JC. A method of dealing with arteriosclerotic popliteal aneurysms. Surgery. 1951;29:398-406.

[43] Bouhoutsos J, Martin P. Popliteal aneurysms: a review of 116 cases. Br J Surg. 1974;61:469-75.

[44] Lord JW Jr. Method of Rudolph Matas for obliterative endoaneurysmorrhaphy for aneurysms of the popliteal arteries. Surg Gynecol Obstet. 1980;151:663-4.

[45] Carpenter JP, Barker CF, Roberts B, Berkowitz HD, Lusk EJ, Perloff LJ. Popliteal artery aneurysms: current management and outcome. J Vasc Surg. 1994;19:65-73.

[46] Antonello M, Frigatti P, Battocchio P, Lepidi S, Cognolato D, Dall'Antonia A, Stramanà R, Deriu GP, Grego F. Open repair versus endovascular treatment for asymptomatic popliteal artery aneurysm: results of a prospective randomized study. J Vasc Surg. 2005;42:185-93.

[47] Stone PA, Armstrong PA, Bandyk DF, Keeling WB, Flaherty SK, Shames ML, Johnson BL, Back MR. The value of duplex surveillance after open and endovascular popliteal aneurysm repair. J Vasc Surg. 2005;41:936-41.

[48] Ravn H, Wanhainen A, Björck M, The Sweedish Vascular Registry. Surgical technique and long-term results after popliteal artery aneurysm repair: results from 717 legs. J

Vasc Surg. 2007;45:236-43.

[49] Huang Y, Gloviczki P, Noel AA, Sullivan TM, Kalra M, Gullerud RE, Hoskin TL, Bower TC. Early complications and long-term outcome after open surgical treatment of popliteal artery aneurysms: is exclusion with saphenous vein bypass still the gold standard? J Vasc Surg. 2007;45:706-15.

[50] Ebaugh JL, Morasch MD, Matsumara JS, Eskandari K, Meadows WS, Pearce WH. Fate of excluded popliteal artery aneurysms. J Vasc Surg. 2003;37:954-9.

[51] Mulvihill DA, Harvey SC. Studies on collateral circulation. I—Thermic changes after arterial ligation and ganglionectomy. J Clin Invest. 1931;10:423-9.

[52] Harvey SC, Halpert R. Studies on collateral circulation. II—Thermic changes after arterial ligation, section of spinal cord or posterior roots and ganglionectomy. J Clin Invest. 1931;10:431-4.

[53] Theis FW. Effect of sympathetic neurectomy on the collateral arterial circulation of the extremities. Surg Gynecol Obstet. 1933;57:737-44.

[54] Terry HJ, Allan JS, Taylor GW. The effect of adding lumbar sympathectomy to reconstructive arterial surgery in the lower limb. Br J Surg. 1970;57:51-5.

[55] Gage M. Mycotic aneurysm of the common iliac artery. Sympathetic ganglion block as an aid in the development of the collateral circulation in arterial aneurysms of peripheral arteries. Report of a case. Am J Surg. 1934;24:667-710.

[56] Richards RL, Learmonth JR. Lumbar sympathectomy in treatment of popliteal aneurysm. Lancet. 1942;1:383-4.

[57] Linton RR. The arteriosclerotic popliteal aneurysm: a report of fourteen patients treated by a preliminary lumbar sympathetic ganglionectomy and aneurysmectomy. Surgery. 1949;26:41-58.

[58] Julian OC, Dye WS, Javid H, Grove WJ. The use of vessel grafts in the treatment of popliteal aneurysms. Surgery. 1955;38:970-80.

[59] Hunter JA, Julian OC, Javid H, Dye WS. Arteriosclerotic aneurysms of the popliteal artery. J Cardiovasc Surg (Torino). 1962;2:404-13.

[60] Bergan JJ, Trippel OH. Management of giant popliteal aneurysms. Arch Surg. 1963;86:146-53.

[61] Edmunds LH Jr, Darling RC, Linton RR. Surgical management of popliteal aneurysms. Circulation. 1965;32:517-23.

[62] Crichlow RW, Roberts B. Treatment of popliteal aneurysms by restoration of continuity: review of 48 cases. Ann Surg. 1966;163:417-26.

[63] Ducloux G, Soots G, Lerche E, Stankowiak C. Les anévrysmes poplités. Lille Méd. 1972;17:471-6.

[64] Buda JA, Weber CJ, McAllister FF, Voorhees AB Jr. The results of treatment of popliteal artery aneurysms. A follow-up study of 86 aneurysms. J Cardiovasc Surg (Torino). 1974;15:615-9.

[65] Alpert J, Brener BJ, Brief DK, Parikh S, Parsonnet V. Popliteal aneurysms. Am Surg. 1977;43:579-82.

[66] Chitwood WR, Stocks LH, Wolfe WG. Popliteal rtery aneurysms. Arch Surg. 1978;113:1078-82.

[67] Inahara T, Toledo AC. Complications and treatment of popliteal aneurysms. Surgery. 1978;84:775-83.

[68] Guvendik L, Bloor K, Charlesworth D. Popliteal aneurysm: sinister harbinger of sudden catastrophe. Br J Surg. 1980;67:294-6.

[69] Dawson I, van Bockel JH, Brand R, Terpstra JL. Popliteal artery aneurysms. Long-term follow-up of aneurysmal disease and results of surgical treatment. J Vasc Surg. 1991;13:398-407.

[70] Palumbo N, Cevolani M, Faggioli GL, Tedesco A, Leone M. Trombolisi intra-arteriosa preoperatoria negli aneurismi poplitei complicati da trombosi acuta. Risultati a lungo termine. G Ital Chir Vasc. 1999;6:187-97.

[71] Gifford RW Jr, Hines EA Jr, Jones JM. An analysis and follow-up study of one hundred popliteal aneurysms. Surgery. 1953;33:284-93.

[72] Raptis S, Ferguson L, Miller JH. The significance of tibial artery disease in the management of popliteal aneurysms. J Cardiovasc Surg (Torino). 1986;27:703-8.

[73] Bowyer RC, Cawthorn SJ, Walker JW, Giddings AEB. Conservative management of asymptomatic popliteal aneurysms. Br J Surg. 1990;77:1132-5.

[74] Scheinin TM, Lindfors O. Simplified repair of popliteal aneurysms. J Cardiovasc Surg (Torino). 1979;20:189-92.

第 15 章　重建循环治疗
Treatment with Reestablishment of Circulation

Antonino Cavallaro　著　　胥雄飞　孙晓磊　译

尽管目前的诊疗技术在避免肢体坏疽和维持可接受的肢体活性方面确实是成功的，但仅靠侧支循环而避免肢体缺损的手术疗效并不完全令人满意。Julian 等[1] 在 1955 年观察到，"即使可明显避免坏疽……患者的循环系统仍不正常，可能会出现间歇性跛行等症状。"

肝素应用、手术器械和缝合材料的进步，以及具有同源性和人工合成动脉替代物的开发，这些都促进了动脉重建手术的巨大进步。值得称赞的是：外科医生通过临床探索开辟道路，这些首要的特点是创新性和勇敢性。

1940 年，多伦多的 Murray[2] 依靠肝素的有效抗凝作用，切除了一个腘动脉瘤，并采用颈外静脉移植重建了动脉循环（图 15–1）；静脉壁被强行扩张以达到适当的口径，这可能是导致管壁缺损导致假性动脉瘤需二次修复的原因；后期 14 个月的随访结果令人满意。

1945 年，Blakemore 和 Lord[3] 发表了一系列采用非缝合方法修复的动脉病变（图 15–2）的病例。其中 1 例是股腘动脉瘤被切除，缺如的血管被自体静脉移植（对侧股静脉）和双钴铬钼合金管技术桥接。

第一个腘动脉瘤切除和移植修复系列文章发表于 1955—1962 年。Julian 等[1] 报道了 9 例（自体静脉 5 例，同源动脉移植 4 例）：1 例患者死于移植物感染；6 例结果显示疗效良好（随访

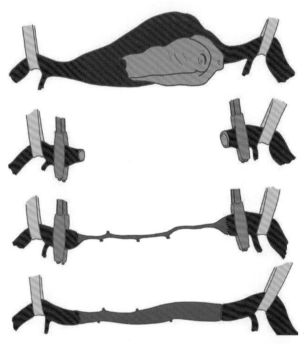

▲ 图 15–1　PAA 修复示意（自体外颈静脉切除置入移植）
引自 Murray[2]

2～24 个月，平均 8.5 个月）；有 2 例的效果较差，但术后的静息痛得到纠正。7 年后，同一团队[4] 更新报道，共有 27 例（自体静脉 3 例，涤纶材料人工血管 16 例，同种异体移植 8 例）：18 例获得了良好的长期（长达 7 年）结果。Taber 和 Lawrence[5] 报道了 3 例（2 位患者）采用同种动脉移植获得满意的治疗。

1957 年，Lord 和 Stone[6] 分析了一系列自体静脉移植的动脉修复病例：包括 3 例动脉硬化的

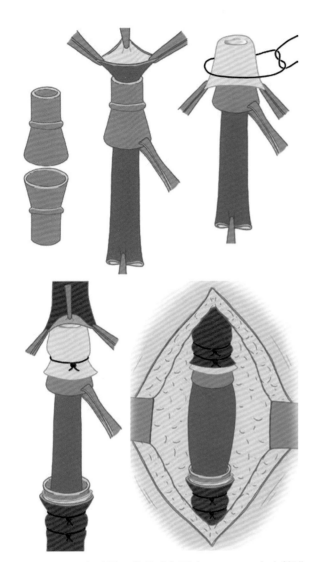

▲ 图 15-2 为采用一段静脉与两个 Vitallium 合金管进行动脉无缝合法的不同步骤
引自 Blakemore 和 Lord[3] 修定

PAA 病例（2 例大隐静脉，1 例股静脉），分别在 17 个月、18 个月和 26 个月都获得成功。

1961 年，Greenstone 等[7] 发表 1 例，采用自体大隐静脉治疗，4 年后仍为通畅。

1962 年，Friesen 等[8]：18 例动脉粥样硬化性 PAA 用同源性移植物（5 例）或人工血管移植物（13 例）治疗（包括或不包括动脉瘤切除）。取得了令人满意的效果；1 例患者 1 年后经动脉造影术证实移植血管通畅。

表 15-1 列出了 1965 年以来的病例，笔者根据这些病例来考虑技术和结果。数据的准确性可能会受到质疑，因为在"旁路"的标题下包括了不同的手术技术，其中唯一不变的是转流；至于动脉瘤，可以简单地绕过、排除、切除、打开，然后继续动脉瘤内修补术。在"插入或镶嵌移植"的标题下，列出了病例是动脉瘤被切除或切开的，后续移植物应尽可能短，即优先选择后入路，但也包括内侧入路。

在 4689 例修复手术中，79% 使用旁路移植技术进行重建。5852 例重建中 69.1% 采用自体静脉作为移植材料。在非自体移植材料中，合成纤维（未特指）占 32.7%，聚四氟乙烯（PTFE）占 33.8%，涤纶（Dacron）占 20.1%，同种异体占 1.3%，HUV 占 1.1%。聚四氟乙烯已成为替代自体静脉的首选移植物。同种移植物在现代血管外科时代的早期被使用，但由于不良的长期效果而被废弃；然而，现代保存技术显然允许它们重新获得一席之地。2015 年，来自维罗纳（意大利）的 Mezzetto 等[77] 发表了一系列报道：2005—2013 年 54 例 PAA（30 例为无症状，8 例在急诊情况下发现）采用冷冻保存的同种异体移植物（动脉 49 条，静脉 5 条）进行修复；随访时间为 1～96 个月（平均 34.8 个月）。30 天内有 4 个移植病例失败，3 个通过血栓清除术挽救，1 个肢体被截肢。5 年后 I 期通畅率为 88.3%，II 期通畅率为 98.1%。有趣的是，长期的影像学研究显示移植物直径增加，但没有动脉瘤样变化。

人脐静脉曾被零星应用。Neufang 等[78] 在 2007 年发表了 211 例使用 HUV 的股腘动脉移植手术，其中 9 例用于 PAA 修复：随访 1～143 个月（平均 44 个月），全部患者没有肢体损失的记录。

近几年来，涤纶移植物在 PAA 修复中看起来几乎已经过时；然而，在笔者的经验中，短段涤纶移植物取得了极好的效果，不逊于 PTFE，仅略逊于自体静脉。

多年来，笔者的策略一直不变：经后侧（首选）或内侧入路，植入移植血管、切除动脉瘤并重建循环。

作者，年份	病例数	转流	插入或连接	自体静脉	非自体静脉
Edmunds[9], 1965[a]	68			34	H21D10N3
Crichlow[10], 1966	47	8	39	21	H12T14
Baird[11], 1966	12			4	H3T5
Wychulis[12], 1970	44	13	31	21	D11T12
Bouhoutsos[13], 1974	56	50	6	46	H4S6
Buda[14], 1974	68	7	61	17	H1D40V10
Gaylis[15], 1974	29	20	9	24	D4S1
Buxton[16], 1975	17			12	D5
Towne[17], 1976	70	70		9	H9D33T16N3
Alpert[18], 1977	28	6	22	24	S4
Chitwood[19], 1978	29		29	24	D2B3
Inahara[20], 1978	38	6	32	31	S7
Szilagyi[21], 1981	50	21	29	30	D20
Vermilion[22], 1981	99	99		50	D38PTFE11
Reilly[23], 1983[a]	154			114	D40
Whitehouse[24], 1983	42			38	S4
Downing[25], 1985	38	31	7	34	PTFE3T1
Anton[26], 1986	123			58	H26D20PTFE19
Raptis[27], 1986	28	28		13	PTFE12D1CO2
Schellack[28], 1987	60	60		32	D14PTFE9HUV5
Lilly[29], 1988	48			37	PTFE9CO2
Farina[30], 1989	45	45		15	D11PTFE19
Dawson[31], 1991	42	42		25	D11HUV2B3T1
Shortell[32], 1991	51	51		49	PTFE2
Halliday[33], 1991	47			27	D12PTFE8
Roggo[34], 1993	229	204	25	149	D34HUV25PTFE21
Varga[35], 1994[b]	133	133		104	D2HUV1PTFE26
Carpenter[36], 1994	45	45		40	PTFE3CO2
Sarcina[37], 1997	61	61		10	D17PTFE34
Davidovic[38], 1998	56	39	17	49	PTFE5B2

表 15-1　腘动脉瘤接受移植手术的系列研究：重建类型和移植类型统计

（续表）

作者，年份	病例数	转 流	插入或连接	自体静脉	非自体静脉
Duffy[39], 1998	30	30		29	PTFE1
Taurino[40], 1998	25			7	PTFE14D4
Borowicz[41], 1998	20	18	2	18	PTFE2
Locati[42], 1999	59	59		26	PTFE29D3HUV1
Palumbo[43], 1999	75	46	29	50	PTFE23HUV2
Irace[44], 2001	49	49		30	PTFE16D1H1°CO1
Kauffman[45], 2002	129	93	36	122	D1PTFE6
Galland[46], 2002	55	55		30	S25
Mahmood[47], 2003	50	30	20	49	CO1
Bowrey[48], 2003	47	47		46	PTFE1
Harder[49], 2003	28	26	2	26	PTFE2
Ascher[50], 2003	29	20	9	23	PTFE5CO1
Blanco[51], 2004	70	70		53	PTFE17
Laxdal[52], 2004	57	57		51	S6
Aulivola[53], 2004	51	51		48	D1PTFE2
Martelli[54], 2004	42	42		19	D1PTFE22
Stone[55], 2005	48	44	4	38	PTFE10
Bourriez[56], 2005	100	100		80	PTFE20
Pulli[57], 2006	152	73	79	34	S118
Huang[58], 2007	358	348	10	259	PTFE94D3CO2
Antonello[59], 2007	27	27		17	PTFE10
Davies[60], 2007	63	45	18	63	
Ravn[61], 2007[d]	673	497[e]	163[e]	536	S137
Lichtenfels[62], 2008	46			39	S5CO2
Zimmermann[63], 2010	54	54		42	S11CO1
Bellosta[64], 2010	53	53		11	PTFE42
Zaraca[65], 2010	49	11	38	39	PTFE10
Bracale[66], 2011	26	12	14	16	10（PTFE 或 D）
Vrijenhoek[67], 2011	65	65		65	
Stone[68], 2013	63	49	14	42	PTFE20D1

（续表）

作者，年份	病例数	转流	插入或连接	自体静脉	非自体静脉
Pulli[69]，2013	178	92	86	66	S112
Huang[70]，2014	107			86	S21
Dorweiler[71]，2014	206	190	16	168	HUV28CO10
Serrano-H[72].，2015	139	139		99	S40
Cervin[73]，2015d	451			395	S56
Mazzaccaro[74]，2015	77	34	43	16	D7PTFE54
Leake[75]，2016	110	90	20	82	S28
Wooster[76]，2016	52	50	2	36	PTFE16
个案类	82	1	81	52	D16PTFE14

包括少数（＜5%）非动脉粥样硬化性动脉瘤

D. 涤纶；T. 聚四氟乙烯；H. 同种异体；B. 牛移植物；V.vynion；N. 尼龙；CO. 复合材料或序贯移植物（假体＋自体静脉）
S. 合成移植物等

a. 引自 MGH，Boston 系列：Reilly 等，1948–63；Reilly 等，1958 年 1 月至 1982 年 6 月

b. 同种静脉

c. 引自 19 名英国外科医生数据

d. 源于瑞典血管注册的数据：Ravn 等，1987—2002；Cervin 等，2008—2012

e. 660 个案例有关的电子数据

在图 15-3 至图 15-5 中，说明了双侧 PAA 的切除和血管移植：图像来自于向受训者演示分别从后入路和内侧入路的主要步骤的视频。该影像是患者授权同意的。在本次出版中，1993 年获得的图像通过计算机制图进行了修订，以增强更重要的细节。

临床病史简介，患者系男性，73 岁，1992 年接受主动脉 – 髂动脉瘤择期修补术，同期诊断为双侧 PAA，几乎无症状，双下肢仅有轻度压迫静脉症状。8 个月后，双侧深静脉血栓形成，用肝素成功治疗，随后口服长期抗凝。血管造影检查证实双侧 PAA 的存在，直径增大；超声检查未发现深静脉阻塞；然而，笔者决定使用人工血管，以保留大隐静脉，因为临床上双侧小隐静脉都是僵硬的绳状静脉，而且手臂静脉不适合动脉移植。2 个动脉瘤均于 1993 年 12 月治疗，治疗间隔 3 周。5 年后左侧人工血管闭塞，肢体仍无

症状；2004 年患者死于急性白血病时，右侧人工血管仍处于开放状态。术后患者继续口服抗凝治疗，静脉功能不全缓慢发展，无任何严重事件发生。

表 15-2 列举了移植物流入和流出的不同类型。根据文献资料，17.7% 的病例使用了"高"流入（流入道采用股总动脉，很少采用主动脉 – 股动脉移植的肢体或股深动脉）：由于股浅动脉粥样硬化的影响，意味着需要长段的旁路移植，而且通常没有排除动脉瘤或仅进行远端结扎。根据笔者的经验，只有一个病例（急诊手术）接受了长时间的旁路移植治疗。55.6% 的病例中股浅动脉（一般为远端）为流入道。在 33.7% 的病例中，移植血管起于腘动脉近端；流入道的选择取决于笔者采用后路、切除和残端间移植趋向性，这发生在 74% 的病例中。考虑到吻合口上方和之外部位复发的可能性，尽可能缩短使用移植物

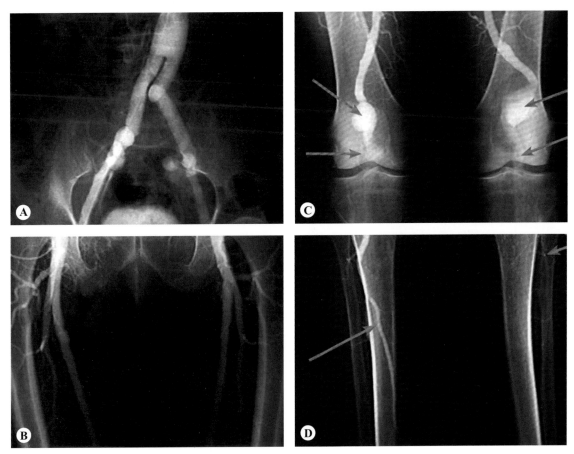

▲ 图 15-3 **A.** 术前血管造影显示主动脉 - 双髂动脉移植血管通畅；**B.** 正常股动脉；**C.** 双侧腘动脉瘤；**D.** 流出道可接受，尽管左侧延迟显影；超声多普勒测压力指数：右 **0.8**，左 **0.7**

是可能有问题的，正如 Towne 等[17] 记录的 6 例和 Bowyer 等[80] 报道的另一例那样。然而，正如 Guvendik 等[81] 所观察到的那样，这一并发症似乎并不重要，应该记住的是手术是针对症状治疗，而不是病因治疗。局部有利因素可能会被手术操作改变（但不确定），但动脉扩张的倾向（如果有的话）肯定不会改变。

在移植物的流出道方面，82.7% 的病例位于腘动脉的远端，17.3% 的病例重建于腘动脉以下的动脉。本组中移植于膝下动脉的共 17 例（20.7%），经后入路 4 例（胫腓干动脉），经内侧入路 13 例，全部采用自体静脉，远端吻合均为端侧吻合。需记住的是在 Evans 等[82]1971 年报道中，他强调了在膝下动脉近端闭塞性情况下，寻找膝下动脉远端动脉通畅的重要性，并报道了

成功的 2 例股动脉 - 胫动脉转流（自体静脉）修复 PAA 的病例。

不同类型的自体静脉已用于 PAA 的修复和移植（表 15-3）。

大隐静脉（无论是翻转的、非翻转的、原位的）是显然首选的自体动脉替代物（90.5%），但是，当没有大隐静脉可用时，可以使用其他静脉；特别是小隐静脉在进行后入路的短移植时看起来就很有吸引力；然而，根据笔者的经验，只有一次在无静脉曲张的情况下，其管径是足够的；在表 15-3 中，有 5.1% 的病例使用大隐静脉。上肢静脉的使用是很有意义的，其在下肢动脉缺血性疾病治疗中具有一席之地。2014 年，Brochado Neto 等[85] 报 道 了（1991—2005 年）120 例使用上臂静脉重建股动脉远端动脉的病例：

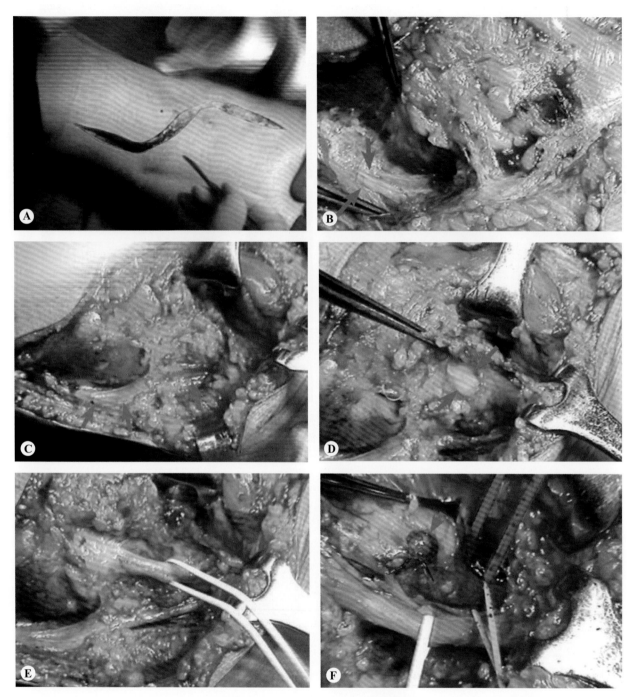

▲ 图 15-4 通过后入路的手术操作顺序

全身麻醉，右下肢，患者俯卧着，脚后跟下有一护垫，患者头位于右侧。A. 做伸展型 S 形切口；B. 在打开阔筋膜和小腿筋膜后，首先要确定的结构是腓总神经（箭），这种入路尤其危险；顺着它逆行可能更容易辨认出胫神经，C. 准备延长腓总神经的（箭）；D. 入路至胫神经（箭）；E. 用血管吊带温和地牵开胫神经，显露静脉，动脉瘤使静脉移位，其几乎在神经的同一平面上；F. 在静脉结扎后，在其动脉瘤上段的动脉在更深的平面上走行，被鉴别和结扎，动脉瘤出现在表面（箭）

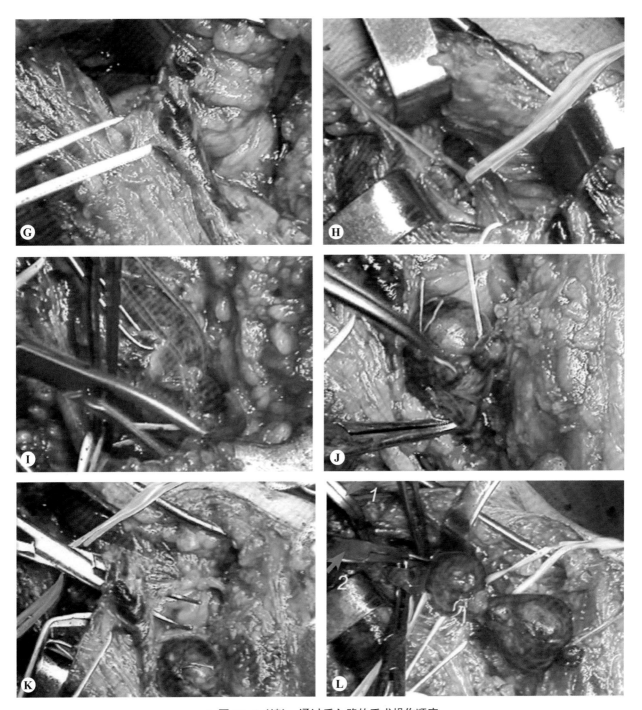

▲ 图 15-4（续） 通过后入路的手术操作顺序

G. 一旦取得近端控制，就开始远端解剖；识别和保护腓肠肌外侧的主要神经，腓肠肌内侧也是如此；H. 用牵引器轻轻分开两块腓肠肌，准备好静脉和腘动脉瘤远段动脉，使用肝素；I. 在夹住远端动脉后，在近端动脉上加一个血管夹；J. 动脉已被切断；远端残端已缝合结扎；轻柔的牵引和钝性分离可以使动脉瘤显露出来；侧支被识别、结扎和切开（箭）；K. 直角钳经腓肠肌外侧神经血管束深部，控制动脉瘤近端的结扎处；通过轻柔的向下牵引和手指从上推，动脉瘤将在手术区域基底部被暴露出来；L. 直角钳表示腘动脉远端的水平（动脉上的控制环已被去除）血管钳（1）在腘动脉上，血管钳（2）在膝下内侧动脉上

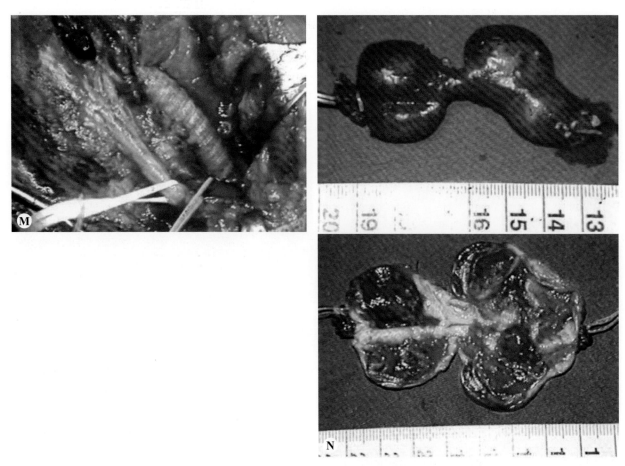

▲ 图 15-4（续） 通过后入路的手术操作顺序

M. 原位植入涤纶人工血管（直径 8mm，支撑环）；N. 手术标本

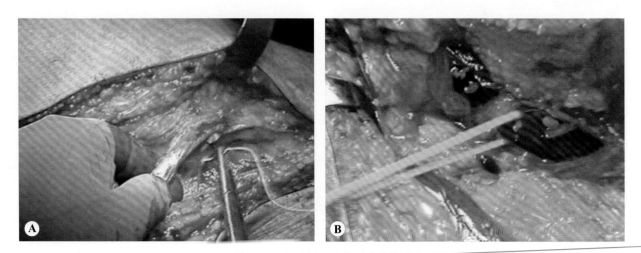

▲ 图 15-5 经内侧入路的手术操作顺序

全身麻醉，患者仰卧，膝关节适度屈曲，四肢伸展；患者头在左侧；做内侧切口，位于大腿的下 1/3 和腿的上 1/3；A. 鹅掌肌腱是单独切开的，残端用不同的缝合丝标记，以便进行准确的重建；这项看似小的操作与肢体的良好功能有关；B.Hunter 管末端为腘动脉近端的周围环状结构；如果需要控制股浅动脉，则后者可被打开

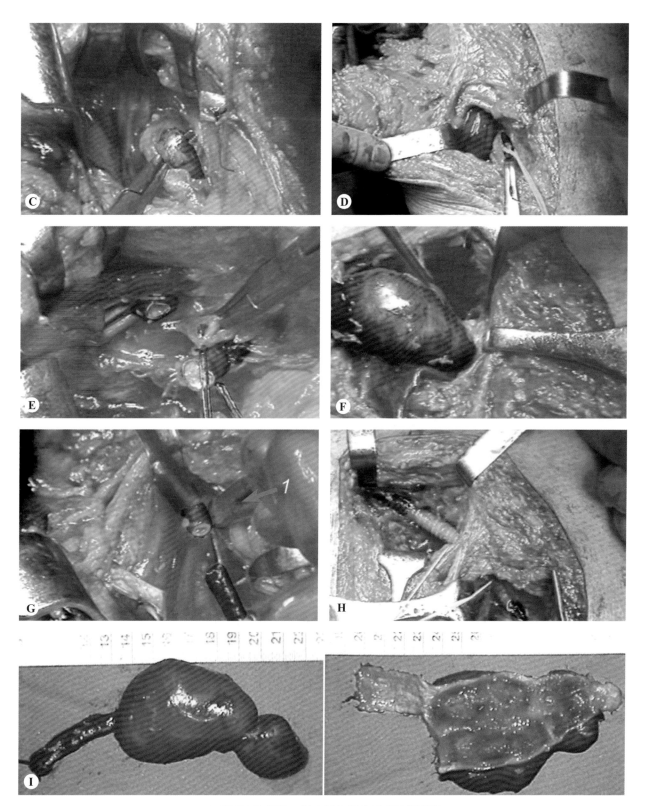

▲ 图 15-5（续） 经内侧入路的手术操作顺序

C. 准备腘动脉远端；D. 注射肝素后，夹闭动脉远端；腓肠肌内侧是未打开的；如果需要更好地控制动脉瘤，可以切开腓肠肌内侧；E. 切断腘动脉近端，并缝合远端残端；轻柔的牵拉下可以逐步识别其侧支，并需结扎、剪除；F. 动脉瘤在手术野的上部被移除和外显；腓肠肌内侧向下回缩；G. 切断腘动脉远端；在膝下外侧动脉使用血管夹（1）；H. 解剖位移植涤纶人工血管（直径 8mm，支撑环）；白色环状人工血管位于腓肠肌内侧；I. 手术标本

表 15-2 肢体血供重建的流入和流出部位

作者, 年份	病例数	流入道			流出道	
		CFA	SFA	AKPA	BKPA	Infrap.A.
Wychulis[12], 1970	44	5	39		43	1
Anton[26], 1986a	116	12	102		108	8
Dawson[31], 1991	42				40	2
Shortell[32], 1991	51	19	32		42	9
Varga[35], 1994	136	22	68	46	108	28
Carpenter[36], 1994	45	10	35		40	5
Sarcina[37], 1997	61		26	35	53	8
Duffy[39], 1998	30	6b	23	1	16	14
Borowicz[41], 1998	20		20		18	2
Palumbo[43], 1999	75	7	45	23	59	16
Gouny[79], 2000	33	8c	25		29c	4
Galland[46], 2002	55	17		38	53	2
Mahmood[47], 2003	30				15	15
Bowrey[48], 2003	47	47			43	4
Blanco[51], 2004	70	49	21	57	13	
Aulivola[53], 2004	51	14	25	12	22	29
Stone[55], 2005	48	7	41		38	10
Pulli[57], 2006	152	84		68	142	10
Antonello[59], 2007	27	4	10	13	20	7
Ravn[61], 2007	673	118	324	231	542	131
Bellosta[64], 2010	53	12	22	19	39	14
Zaraca[65], 2010	49	7	4	38	47	2
Pulli[69], 2013	178	111		67	152	26
Serrano-H[72], 2015	139				119	20
Wooster[76], 2016	52	5	35	12	42	10
个案类	82	1	20	61	65	17

CFA. 股总动脉；SFA. 股浅动脉；AKPA. 膝上腘动脉；BKPA. 膝下腘动脉；Infrap.A. 胫腓干动脉、胫动脉、腓动脉及足部动脉

a. 2 个案例缺少流入道数据

b. 2 例流入道为腹主动脉 – 股动脉移植的肢体

c. 2 例流入道为股深动脉，3 例流出道为跨关节的腘动脉

作者，年份	病例数	GSV	SSV	AV	DV	其 他
表 15-3　用于肢体血供重建的自体静脉						
Edmunds[9]，1965	34	31			3	
Crichlow[10]，1966	21	是	是			
Carpenter[36]，1994	42	32	7	1		2
Mahmood[47]，2003	50	36	12	1		1
Harder[49]，2003	26	24	2			
Ascher[50]，2003	24	22		1		1
Aulivola[53]，2004	48	45		2		1
Huang[58]，2007	257	242	7	6		2
Davies[60]，2007	63	50	12	1		
Kropman[83]，2007	48	36	12			
Zimmerman[63]，2010	43	42				1
Zaraca[65]，2010	39	28	11			
Dorweiler[71]，2014	178	165		3		10
Huang[70]，2014	86	80	3			3
Eslami[84]，2015ᵃ	188	172	3	7		6
Mazzaccaro[74]，2015	16	16				
Leake[75]，2016	82	79		3		
Wooster[76]，2016	36	36				
个案类	52	48	1	3		

GSV. 大隐静脉；SSV. 小隐静脉；AV. 上臂臂静脉；DV. 深静脉（股浅、腘静脉）；其他包括拼接静脉，复合移植
a. 源于血管定性指数数据库，仅无症状

2.5% 的病例使用移植物修复 PAA。成功地使用上肢静脉修复 PAA 方案曾经出现在单个病例报告[86]和短期随访病案报道中；Tal 等[87]报道了 5 例后方入路手术中，优先使用贵要静脉（由第二外科小组准备）。笔者在 3 例患者中使用了头静脉，取得了满意的效果。根据表 15-3 的数据，使用上肢静脉的占 2.1%。深静脉（股/腘）的使用一直是稀少的，Edmunds 等[9]在 3 例中使用，但由于管径长期扩张，故放弃了这种类型的移植

物。Schulman 曾经支持使用深静脉作为动脉移植物，并在 1987 年[88]报道了一系列股腘动脉重建手术，3 年 I 期通畅率为 82%（II 期通畅率为 89%）。

一、早期结果

在考虑移植修复 PAA 的早期结果（表 15-4）时，因为在一些情况下可能是由于技术上的不完善，故笔者决定省略不特定涉及移植物的并发症

作者，年份	患者例数	肢体数	术后死亡率	通畅率（%）	肢体损失数
表 15-4　累计早期结果（<30 天）					
Edmunds[9], 1965	68	68	1	82.3	9[a]
Crichlow[10], 1966		47	0	91.5	3
Wychulis[12], 1970		44	2	93.2	4[b]
Evans[89], 1971		41		85.4	6
Gaylis[15], 1974	29	29		93.1	1
Buxton[16], 1975		17		58.8	4
Towne[17], 1976	62	70	1	85.7	10[b]
Inahara[20], 1978	30	38	1	97.4	0
Vermilion[22], 1981		99		87.9	12
Reilly[23], 1983		154		86.4	17[a]
Anton[26], 1986	110	123	8	89.4	8
Halliday[33], 1991	40	47		100	
Shortell[32], 1991	39	51	2	94.1	3
Varga[35], 1994[c]		136	2	92%	8[b]
Carpenter[36], 1994		45		95	3
Sarcina[37], 1997		61	0	92	3[d]
Davidovic[38], 1998		56	2	94.6	3[d]
Duffy[39], 1998		30	2	96	1
Taurino[40], 1998	23	28	1	100	0
Borowicz[41], 1998	16	20	0	100	0
Irace[44], 2001		49	0	97.9	1
Mahmood[47], 2003		50	3	96%	1
Bowrey[48], 2003		47	1	93.6	3
Harder[49], 2003		28	0	96.4	0
Blanco[51], 2004	58	70	2	95.7	3
Martelli[54], 2004	38	42	2	92.8	0
Stone[55], 2005	46	48	0	100	0
Bourriez[56], 2005[e]		100		99	1

（续表）

作者，年份	患者例数	肢体数	术后死亡率	通畅率（%）	肢体损失数
Pulli[57], 2006[f]	134	156	3		7[a]
Beseth[90], 2006[g]	24	30	0	100	0
Davies[60], 2007	48	63	1		0
Ravn[61], 2007[h]		681		92.4	
Huang[58], 2007	289	358	3	96.4	6
Antonello[59], 2007[i]	23	27	0	100	0
Kropman[83], 2007[j]	66	66	0	100	0
Lichtenfels[62], 2008	40	46	0	95.6	2
Johnson[91], 2008[k]		583	8		6
Zaraca[65], 2010	35	49	1		2
Bracale[66], 2011	26	26	1	96.1	0
Pulli[69], 2013		178	0	98.3	3
Huang[70], 2014	91	107	1	99	0
Dorweiler[71], 2014	154	206	3	96.2	4[l]
Wagenhauser[92], 2015	30	42	0	95.2	2
Serrano-H[72], 2015		139		96.4	5
Cervin[73], 2015[h]		447		96.4	8
Mazzaccaro[74], 2015	65	77	0		0
Leake[75], 2016	96	110	1	98.2	
个案类	58	82	0	97.6	0

术后死亡率显然是指患者；并不总是确定接受 PAA 血供重建修复的患者数量

a. 既往无症状患者的一侧肢体截肢

b. 截肢伴专利移植物 1 例

c. 多中心研究（来自 19 名英国外科医生的数据）

d. 移植物感染 1 例

e. 所有择期病例

f. 术后死亡率和截肢率也均与 3 例内植骨有关

g. 仅后侧入路

h. 来自瑞典血管注册中心

i. 全部无症状

j. 内侧入路与后侧入路的病例配对研究

k. 来自 123 个美国退伍军人事件医疗中心，1994—2005 年

113 例截肢伴通畅的移植物

及再干预的情况；因此，只涉及在 30 天时的通畅性。笔者认为，在最初手术后很短的时间内，区分Ⅰ期和Ⅱ期通畅率在 PAA 修复的处理中可能并不重要，而且可能会令人困惑。

无论是初略一看，还是从更深层次研究，移植物通畅性和保肢率的早期结果看起来都是令人满意的。然而，就后一个问题而言，笔者认为"保肢"一词并不恰当，而且的确被滥用，因为许多接受手术的肢体实际上并没有风险，没有症状或轻微症状；尽管风险是潜在和一直存在的，可能会导致疾病的不可预测的并发症，而且正如保守派学者所说的那样，也可能会导致手术本身的后果。在 PAA 的计划诊疗时应该考虑到：无症状患者发生肢体丧失是罕见的，但对患者和外科医生具有一定的欺骗性。偶尔的失败令人惊讶的和痛苦的煎熬，是每个血管外科医生经历的一部分；笔者认为无论是术前评估还是手术的可操作性，预防性手术应该依靠于十分有经验的外科医生。当然，这并不能保证不会有坏的意外；然而，外科医生的能力和经验是符合古老的箴言

"不要伤害"的根本。

影响早期结果的因素有哪些？

在表 15-5 中，根据术前缺失 / 存在症状列出了早期结果。很明显，一般来说无症状的病例比有症状的病例的结果要好。有症状组里，术后死亡率死亡和截肢数特别的大。然而，因为这两个群体并不相同：第一，因为有症状的群体也包括紧急病例；第二，因为危险因素（年龄、共病等）对手术指征的负面影响肯定会减少，特别是肢体真的有危险或不能反映病情的症状的情况，所以这个别的意义不能在统计学被确定。这又回到了对无症状患者的治疗选择上，正如我们所知，这个问题仍然是开放的和多方面的。笔者个人认为，任何患有 PAA 的患者，如果手术风险不是特别高的话，都应该接受手术；尽管没有症状的肢体偶尔会出现不良结果，但我们还是应该这样做。

与早期结果相关的其他因素。

(1) 移植物材料。Edmunds 等[9] 评论，早期的成功与移植物无关，而是"外科医生的技术和

作者，年份	肢体数		术后死亡率（P.O.M）		通畅率		肢体损失率	
	A	B	A	B	A（%）	B（%）	A	B
Reilly[23], 1983	68	86			97	78	1	16
Anton[26], 1986	55	68			91	88		
Duffy[39], 1998	8	22	0	2	87	95	0	1
Mahmood[47], 2003	29	21	0	3	97	95	0	1
Huang[58], 2007	144	214	0	3	98	99	0	6
Zaraca[65], 2010	29	20	0	1			0	2
Wagenhauser[92], 2015	16	26	0	0	100	92	0	2
Cervin[73], 2015a	235	216			99	94	0	8
个案类	48	34	0	0	100	91.2	0	0

表 15-5 根据术前状态得出的早期结果

P.O.M. 术后死亡率；A. 无症状；B. 有症状

a. 来自瑞典血管注册处，2008—2012 年

经验"；然而，他们使用的所有三种尼龙移植物都有了早期血栓形成；尽管无法量化表达，但外科医生的能力肯定是一个非常重要的因素。Anton 等[26] 自体静脉移植物早期失败率为 1/58（1.7%），非自体静脉移植物早期失败率为 12/65（18.4%），差异有统计学意义（P<0.05），但肢体丧失率为 1.7% vs. 12%，差异不显著。Varga 等[35] 回顾来自 19 名英国外科医生的 133 例病例，发现 6/104（5.8%）的自体静脉移植物和 5/29（17.2%）的其他类型的移植物发生早期失败，导致截肢的比例分别为 2/6 和 4/5。即使自体静脉的优越性是由成千上万的手术操作所支持的事实，不同类型移植物早期结果的差异也应该用批判的眼光来审查。移植物的通畅性几乎总是与材料有关，而不涉及其他参数，如长度。此外，从报道文献中可知，特别是在急诊手术中，使用人工移植物（目前是 PTFE 移植物），目的是为了节省时间以更快地实现血运重建；此外，对手术成功缺

乏信心可能是选择合成移植物的原因，这是没有表现出来的。

（2）流出道的特性。Martali 等[54] 根据径流对前期结果进行分析，径流最优时通畅率为 100%，径流较差时通畅率为 87.5%，但差异不显著。Anton 等[26] 观察到，没有足部脉搏的截肢的比例为 17%，而有足部脉搏的截肢比例仅为 2%。

（3）动脉瘤血栓形成。动脉瘤血栓的存在并不影响早期结果[54]；然而，Buxton 等[93] 观察到只有动脉瘤伴血栓形成的肢体会出现早期坏死和截肢。

在 Pulli 等[57] 记录的 7 例早期截肢中，6 例需要急诊处理（5 例急性缺血，1 例破裂）。在大多数经验中，当比较择期手术和急诊处理后的效果上，早期结果似乎明显不同（表 15-6）。

PAA 紧急治疗效果确实显示出这种疾病处理的严峻性，不仅因为移植物通畅率和保肢率降低，而且因为与移植失败无关的并发症和再干预

表 15-6 根据择期或急诊处理后获得的早期结果

作者，年份	肢体数目		术后死亡率		通畅率		肢体损失数	
	A	B	A	B	A（%）	B（%）	A	B
Shortell[32], 1991	32	19	0	2	100	84	0	3
Varga[35], 1994	80	56	0	2	99	82	0	8ᵃ
Galland[46], 2002	33ᵇ	22	1	0			0	4
Huang[58], 2007	284	74	0	3	98	90	0	6
Lichtenfels[62], 2008	34	12	0	0	100	83	0	2
Zaraca[65], 2010	39	10	0	1			1	1
Pulli[69], 2013	137	41	0	0	99	90	0	3
Huang[70], 2014	93	14	1	0	99	100	0	0
Dorweiler[71], 2014	161	45	2	1	100	98	0	4ᶜ
Cervin[73], 2015	322	129			97	93	3	5

P.O.M. 术后死亡率；A. 非紧急；B. 紧急 / 突发事件

a. 一侧肢体截肢，植骨通畅

b. 包括术前动脉内溶栓治疗的 14 条肢体

c. 3 例移植通畅的截肢

更繁多[70]。

二、动脉内溶栓治疗对急性缺血肢体预后的影响

在 PAA 血栓所致的急性肢体缺血中，继发性血栓形成或栓塞常常会导致膝下血管完全或部分闭塞。1966 年，Baird 等[11]指出，上述情况不应使外科医生气馁，因为"即使流出道看起来严重障碍，通常 Fogarty 导管也能取得令人满意的通道"。Bouhoutsos 和 Martin[13]报道，在 18/67（27%）的 PAA 血栓形成病例中，尝试血运重建意味着需要膝下血管血栓清除，这作为预防措施。

在这种情况下，纤溶技术真的很有可能是一种创伤更小、更具生理性和更可靠的再通急性闭塞的血管的方式。从这个角度来看，血管腔内技术的进步也是必不可少的。1974 年，Dotter 等[94]强调了动脉内溶栓（intraarterial thrombolysis，IAT）相对于全身溶栓的优势。

1984 年，Schwartz 等[95]报道了 IAT 在治疗急性血栓形成的 PAA 中的首次成功应用：IAT 可以显示动脉瘤（和血栓内残留）、清除后的流出道（以前看不到），重建令人满意的肢体循环；第二天，在非紧急情况下，通过动脉瘤切开和小隐静脉移植重建，手术获得成功。IAT 的主要优势是明显的：保肢和非紧急手术。此外，可能更重要的是，与早期和晚期结果相关的优点是：在对细小的、远端的血管中机械除栓无法去除的凝块可能会有效[96]，并且缺血组织的再灌注是缓慢和渐进的，这与血栓切除和（或）转流导致的突然再灌注形成差别[97]。

通过对 IAT 治疗的结果和并发症的分析，以及对大量肢体缺血患者进行利弊评估，确定了适应证和禁忌证。目前使用的 IAT 有两种，即术前（且溶栓可能是唯一治疗）和术中；溶栓剂的输注可以是连续的，也可以是脉冲式的。对于血栓形成的 PAA，术前 IAT 可以将多孔导管尖端放置在动脉瘤血栓内（或尽可能靠近）或超过血栓形成的动脉瘤以外；术中 IAT 是在紧贴于动脉瘤远端结扎处，通过动脉插管将导管引入腘动脉远端进行 IAT。继局部复发黑色素瘤的治疗技术之后，一种复杂但明显有效的方法是隔离肢体热灌注疗法[98]（图 15-6）。

IAT 目前的适应证是 I～IIa 级缺血[101]，即轻度至中度缺血[69]，这意味着一个有活力的或可挽救的肢体，仅存在最轻的和远端的感觉丧失：即肢体能够忍受更多的一段时间的缺血，也是因为 IAT 的结果是不可预测的[102]。伴有感觉和运动缺陷的更严重或更严重缺血的病例是立即手术的对象[93, 103]。

禁忌证由几位作者明确指出[103, 104]，如下。

(1) 急性/持续消化道出血＜10 天。

(2) 脑卒中或短暂性脑缺血发作＜6～8 周。

(3) 神经外科或颅内损伤＜3 个月。

(4) 手术或器官活检＜2 周。

(5) 脑瘤。

(6) 脑动静脉畸形。

(7) 硬膜外导管或穿刺＜3 天。

在此基础上，Plate 等[93]增加了以下几项。

(1) 年龄＞75 岁，根据经验，最致命的事件出现在 75 岁以上人群中。

(2) 慢性心房纤维性颤动，有栓塞导致缺血性卒中风险。

(3) 血尿＜10 天。

其次 Marty 等[97]补充了以下几项。

(1) 腘静脉血栓形成，有肺栓塞的风险（除非之前有腔静脉过滤器）。

(2) 凝血功能障碍。

(3) 怀孕。

(4) 恶性高血压。

(5) 涤纶移植物＜3 个月。

(6) 移植物感染。

Koren-Smith 等[103]最近（2016 年）在 252 名患者的队列中分析了 IAT 的并发症，共进行了 281 例治疗（240 例下肢缺血）。

(1) 轻微出血 28.1%。

(2) 大出血 9.6%。

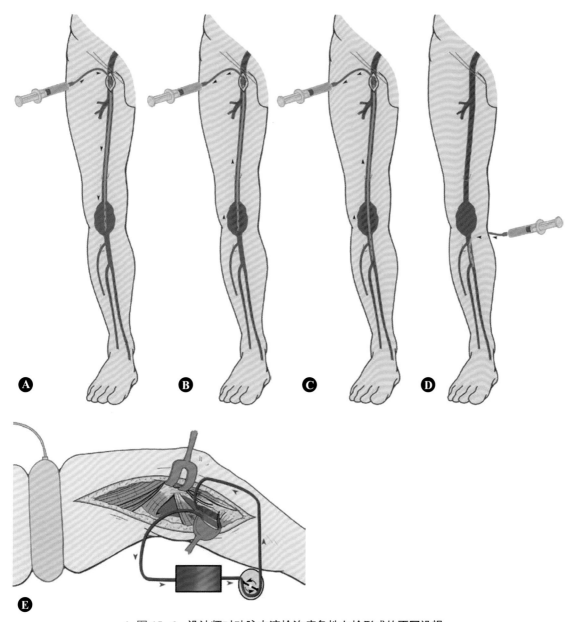

▲ 图 15-6 设计师对动脉内溶栓治疗急性血栓形成的不同设想

A. 术前：多孔导管尖端位于血栓形成的动脉瘤内（随着血栓的溶解，导管尖端将逐渐向前推进）；B. 术前：术前行血栓抽吸术；C. 术前：导管尖端最初放置在血栓形成的动脉瘤之外；D. 术中：通过腘下动脉导入导管，然后结扎动脉瘤远端；在开始溶栓前清除血栓（图中未示出）；E. 用氧合血、乳酸林格液和纤溶剂隔离肢体灌注（引自 May et al[98]、Varga et al[35]、Thompson et al[99] 和 Greenberg et al[100]）

(3) 脑卒中 1.8%。

(4) 急性心肌梗死 2.1%。

(5) 精神错乱 / 谵妄 3.5%。

(6) 顽固性疼痛 8.2%。

(7) 肾衰竭 2.8%。

(8) 骨筋膜室综合征 3.9%。

以前的报道同样强调了不良事件的重要发生。2006 年，Plate 等[93] 在 118 例病例中观察到：大出血 10.2%；心力衰竭 4.2%；脑卒中 3.4%；外周栓塞 15.2%；骨筋膜室综合征 1.7%；死亡 11%。

Hamelink 和 Elliott[105] 于 1986 年回顾的 8 个

早期系列研究（超过 500 例）中，主要并发症的发生率在 4%～44%。

Berni 等[106]（1983 年）报道，在面对不良事件时，处理后获得成功率高达 75%；其他人，Katzen 等[102]（1984）81%；HamelinkandElliott[105]（1986）67%。

1985 年，Sicard 等[107] 报道了 29 例原发性动脉血栓形成的治疗，其中失败的百分比很高（55%），并发症发生率很高：严重出血 16.3%，肺栓塞 9.3%，心肌梗死（致命）6.9%，血栓移位 9.3%。在他的报道之后的讨论中，Tsapogas[108] 提出，也许机械性地消除大的血栓会更好，然后溶栓以消除较小的和更外围的血栓。

1992 年，英国皇家外科医生学会组织了一场辩论，讨论将 IAT 确立为急性下肢缺血的主要治疗方法的可能性。结论是[109]："目前没有足够的证据接受动脉内溶栓应该成为常规管理的一部分。"25 年后，尽管导管制造取得了进展，纤溶药及其管理有所改进，且在不同中心获得了大量经验，但据笔者所知，这一支持证据尚未达成。

然而，伴有血栓形成的 PAA 引起的急性肢体缺血的具体治疗中，情况可能有所不同：流出道血管可能基本上是正常的，因为不是管壁水平的慢性损害；无论是外科手术还是血管腔内治疗，有效的溶栓可能与发掘、确认诊断及计划后续的治疗相关。动脉瘤腔起始处的充满一团血凝块，这在大多数情况下不适于机械性血栓清除术的应用；以及如果不清除受损的流出道，将是任何类型重建失败的前提。

显然，IAT 的适应证和禁忌证在一般经验中是相同的。在紧急情况下的 PAA 修复显示的结果明显低于择期处理获得的结果。

为了解仍存争议的溶栓作用，下面笔者将按时间顺序分析一些已发表的经验（如果没有具体说明，IAT 是术前的），考虑到缺乏同质性和可比性，很难从全部综述中得出总结性的结论。

1990 年 Bowyer 等[80] 的研究成果（英国皇家萨里郡医院）：<72h 急性缺血的 6 例中，1 例死于 Mendelson 综合征，5 例完全成功，这令人巨大鼓舞。建议：在有 IAT 的情况下，不应对无症状的 PAA 进行开放手术，因为在血栓形成的情况下，动脉造影和 IAT 将确保后续移植手术的良好结果。

1991 年 Halliday 等[33]（英国伦敦圣玛丽医院）：2 条急性缺血肢体接受了 IAT，无并发症，2 例均成功。

1993 年 Thompson 等[99]（布里斯托尔皇家医院和其他英国医院）：6 例术中 IAT，其中 2 例在术前 IAT 初始阶段并发急性肢体恶化，促使立即手术。手术策略为：超过动脉瘤外结扎，远端小动脉切开，膝下血管切开取栓加溶栓术，溶栓时，近端与移植物吻合。筋膜切开术 3 例，其中除 1 例残余动脉栓子、ABI 指数不理想外，所有患者均获得成功。

1993 年 Ramesh 等[110]（英国皇家伯克希尔医院）报道：19 例急性肢体缺血患者中，12 例接受 IAT 治疗，结果显示：6 例成功，部分成功 1 例，失败 5 例，其中 3 例大出血，2 例肢体恶化，后者归因于血栓不稳定和远端栓塞。

1993 年 Galland 等[111]（英国皇家伯克希尔医院）根据英国五个中心的经验，回顾了术前 IAT 期间肢体急性恶化的问题。这一重大不良事件合并了 11/710 例（1.5%）的自体动脉血栓和 3/110 例（2.7%）的移植物血栓，尤其与治疗血栓形成的 PAA 有关（6/46，13%）。他们分析了肢体恶化的可能原因，并提出了假说：大量栓塞、骨筋膜室综合征、再灌注综合征、导管堵塞重要分支出口。为了避免这一不利的并发症（19 例患者中，11 例患者截肢，其中 2 例死亡），他们建议将导管尖端放置在血栓形成的动脉瘤之外或行术中 IAT。

1994 年 Varga[35]（来自英国联合血管研究组）报道：62 例急性下肢体缺血患者中，23 例接受了 IAT 治疗（术前 14 例，术中 9 例），成功 16 例（69.6%）。

1994 年 Hoelting 等[96]（德国海德堡大学）

对 IAT+ 转流手术（9 例）和机械取栓 + 转流手术（11 例）进行了详细的比较。在溶栓治疗的情况下，全部没有并发症并且成功（全部成功例，部分成功 3 例）。对照动脉造影显示未溶栓治疗肢体中的有残余血块和 9/11 足部脉搏没有再现；而在所有接受溶栓术治疗的肢体中，至少可以感觉到一处足部脉搏。在单纯手术组，4 个移植物病例中形成血栓，需要再次干预（1 个截肢）。在长期（5 个月至 11 年，平均 5.2 年）中，需要再次干预的移植术失败仅发生在未行溶栓术组的 2 个下肢病例中。

1994 年 Garramone 等[112]（康涅狄格大学，哈特福德，康涅狄格州，美国）报道：IAT 治疗 3 例，均成功，无并发症。

1995 年 Gawenda 等[113]（德国科隆大学）报道：在 14 条急性缺血下肢中，IAT 成功治疗 13 条（92.8%）。9 例接受旁路手术（4 例拒绝手术），长期结果是成功的（随访 1~62 个月，平均 24.1 个月）。

1997 年 Debing 等[114]（比利时布鲁塞尔医院）报道：2 例 IAT 和旁路手术均无问题（分别随访 20 个月和 42 个月）。

1997 年 Dawson 等[115]（荷兰莱顿大学医院）在一篇综述文章中强调注重术前 IAT 并发症的风险，这促使 58%~66% 的病例成功，评估术中 IAT 风险在流出道受损的急性缺血下肢中更为有利。

1998 年 Taurino 等[40]（意大利罗马萨皮恩扎大学）报道：8/9（89%）患者接受 IAT 治疗成功（13 例急性缺血患者中）。

1998 年 Greenberg 等[100]（美国纽约州罗切斯特大学和瑞典马尔默大学医院）报道：IAT 能够在 <12~24h 内再通 5 条急性缺血肢体的 1~2 条腘动脉流出道血管；随后于腘动脉远端（4 例）进行转流手术，4 个进行筋膜切开术，术后长时间（13~34 个月）能保住下肢。然而，2 条下肢有永久性的神经缺陷（两条肢体都有感觉障碍，其中 1 条肢体合并有足下垂）。另一例为隔离肢体灌注治疗，尽管缺血 4 天和移植物反复闭塞，但仍能永久保肢。这是一个令人振奋的结果，并且再一次有学者提出，进一步改进溶栓疗法将"使治疗无症状疾病的必要性淘汰"。

1999 年 Palumbo 等[43]（意大利博洛尼亚大学）发表文献：27/40 肢体急性缺血行 IAT，2 例急性恶化的肢体被成功治疗，增加了灌注流量；致命性颅内出血 1 例，2 例骨筋膜室综合征病例，移植前需要筋膜切开。

2000 年 Steinmetz 等[116]（法国第戎博凯奇医院）报道：IAT 治疗中出现亚急性心肌缺血 15 例；无严重并发症，14 例成功（93%），但随后的两例移植失败，而导致截肢。

2001 年 Irace 等[44]（意大利罗马萨皮恩扎大学）报道：3/6 急性缺血肢体的行 IAT 治疗，全部正常，无并发症。

2002 年 Dorigo 等[117]（意大利佛罗伦萨大学）比较了 38 例急性缺血 I 级或 II a 级患者接受 IAT 和移植（择期手术 14 例）或急诊手术（24 例）治疗的结果。在第二组中，3 例肢体丧失。4 例 IAT 失败，2 例肢体丧失；但这是成功的。急诊手术和择期手术之间的差异不显著。然而，在 10 例成功溶解的病例中，I 期通畅率和保肢率均为 100%。

2002 年 Marty 等[97]（瑞士洛桑大学）的文献中，13 例（缺血 II a 级 12 例，II b 级 1 例）：3 例失败，10 例成功。3 例失败病例中：1 例立即截肢；2 例旁路移植血管分别因血栓形成和横纹肌溶解而失败，导致截肢。结论：IAT 失败的肢体不可避免地会被截肢。对这类患者的识别是 IAT 的主要优势，因为血运重建手术是无用的。

2002 年 Galland 和 Magee[46]（英国伯克希尔皇家医院）："术前溶栓治疗血栓性腘动脉瘤比手术和术中的溶栓治疗并发症多（P<0.05）。"

2003 年 Mahmood 等[47]（英国伯明翰大学医院）报道：7 例急性下肢缺血患者中的 4 例进行 IAT。2 次失败（一次由于远端栓塞），需要立即手术。有趣的是，作者强调了精细的血栓切除术的重要性，在 4/12 的病例中经踝关节水平的通路逆行操作完成血栓切除术。

2003 年 Bowrey 等 [48]（英国诺维尔霍尔医院和莫里斯顿医院）记录：在 9 条急性缺血肢体上成功进行了 IAT。

2004 年 Aulivola 等 [53]（美国马萨诸塞州波士顿贝斯以色列女执事医疗中心）报道：急性缺血肢体 IAT 发生率 4/13；1 例因颈部血肿需要插管而停止治疗。

2004 年 Martelli 等 [54]（意大利罗马 Tor Vergata 大学）报道，急性肢体缺血 11 例中行 IAT 4 例：全部成功，无并发症。

2006 年 Pulli 等 [57]（意大利佛罗伦萨大学）报道：17 例行 IAT 治疗，成功 11 例，无重大并发症。

2007 年 Box 等 [118]（英国皇家伯克希尔医院）发表的报道，这份来自皇家伯克郡医院的最新报道作了一个关于使用术前 IAT 的负面结论：在 15 例病例中，7 例出现严重并发症（出血 4 例，急性肢体恶化 3 例），迫使停止治疗。术前的 IAT 于 1992 年被放弃。

2007 年 Ravn 和 Björck[119]（来自瑞典血管疾病注册处）。在这项瑞典的重要调查中，对 229 名患者的 235 条缺血下肢的治疗结果进行了分析。135 条肢体行了急诊手术（术中 IAT 32 条），100 条肢体进行了术前溶栓治疗，无任何严重并发症。41 条肢体在溶栓结束后＜24h 进行了手术：这些病例虽然不紧急，但被定义为急诊手术。59 例患者进行了真正选择性的择期手术（＞血栓栓塞结束后 24h）。30% 的即刻手术（immediate surgery，IS）病例和 11% 的延期手术（delayed surgery，DS）病例进行了筋膜切开：这种差异具有统计学意义；然而，从研究的数据来看，不可能确定这种差异是由于缺血性的组织状况更差，还是由于 IAT 理论上提供的更渐进的再灌注。这两组并不真正具有可比性，因为在开始时，48% 的 IS 患者存在良好的腘动脉流出，而在 DS 患者中只有 5%。总结得出的数据是：在 IS 组，术中 IAT 的结果没有差异；DS＞24h 的结果较好，其次是 DS＜24h，然后才是 IS。作者的结论是，IAT 带来更好的结果，更多的筋膜切开术可能会减少 IS 治疗病例中肢体丧失。

2007 年 Huang 等 [58]（美国明尼苏达州罗切斯特市梅奥诊所）报道：34/73 急性缺血性肢体接受了治疗（术前、术中或两者兼有）。IAT 患者的 30 天主要通畅率为 94%，而非 IAT 患者为 87%；肢体挽救率分别为 91% 和 92%。结果差异并不显著。然而，单独分析 Ⅱ 级缺血的肢体，差异却更加显著：原发性通畅率为 96% vs. 80%，保肢率 96% vs. 85%。术前 IAT 在 Ⅱ 级缺血肢体中有显著优势，这清楚地体现在 1 年的 Ⅰ 期通畅率：84% vs. 62%。

2010 年 Kropman 等 [120]（荷兰）回顾了 33 项研究（8 项前瞻性研究，25 项回顾性研究），共 895 例急性肢体缺血性病例；其中，313 例（Ⅰ 级或 Ⅱa 级急性肢体缺血）接受了 IAT 治疗（术前 255 例，术中 58 例）。142 例患者未观察到大出血，但 3.5% 出现急性肢体恶化，2.1% 出现足下垂。30 天的结果显示，术前 IAT 减少肢体丧失的效果不明显。在 1 年、3 年和 5 年时，溶栓组的主要通畅率分别为 79%、77% 和 74%，而非溶栓组分别为 71%、54% 和 45%。仅在 1 年时差异显著，对截肢率没有显著影响。结论：转流手术前溶栓的价值仍有待证实。

2015 年 Cervin 等 [73]（来自瑞典血管疾病登注册处，2008—2012 年）报道：118/174 例急性缺血肢体接受溶栓治疗，成功率为 78%。28 例因严重并发症而停止治疗，其中：颅内出血 1 例，大出血 6 例，骨筋膜室综合征 6 例，大量栓塞 1 例，无效 5 例；9 例病例未指明不良事件类型。

2014 年 Huang Y 等 [70]（美国明尼苏达州罗切斯特市梅奥诊所）报道：在 20 个 IAT（在 24 个急性缺血肢体中），严重并发症发生 5 个（20%）。

上述关于 IAT（主要是术前）的结果可能令人不安，但笔者相信，能让人们对 IAT 作为血栓性 PAA 急性缺血治疗中的第一步的价值有了一个全面的看法，其中包含对热情、失望和怀疑的思考。当然，它不是所希望的一开始就是万能灵药；另外，毫无疑问，它可以有效地获得令人满意的腘动脉流出道，从而使随后的最终治疗有成功的机会。为了避免在紧急/紧急情况下进行干预，这还意味着有可能纠正一些并发症的后果，在需要时重塑电解质平衡，为什么不呢？我们具有最好的外科或血管放射治疗团队的专业。然而，并发症是常见的，其中一些往往是致命的（脑卒中、急性心肌梗死）或灾难性的，因为急性肢体恶化的病例必须要在条件比初期更糟的情况下进行紧急干预。结果和并发症很难预测。此外，这是一个复杂的流程，涉及多学科专家，可能在任何医院和任何时候都无法实施。早期和长期的结果因经历不同而不同；虽然前者很容易被总结，但概述后者可能非常困难。笔者试图从一

些报道 [36, 46, 53, 58, 95, 117] 中提取明确数据分析长期的结果，共计 78 例行 IAT（A）和 111 例未行 IAT（B）：A 组 I 期通畅率 1、3、5 年为 84%、76% 和 72%；B 组 I 期通畅率分别为 65%、58% 和 58%。这些差异在统计学上并不显著。显然，在处理动脉瘤和近端移植吻合术的同时，立即进行血栓切除和术中 IAT 手术将是一种有效且不易发生并发症的方法，但报道的病例不能得出明确的结论；至于 PAA 管理的其他方面仍有争论；其次随机试验只是理论上可行。

三、中长期结果

表 15-7 报告了 12 项研究中手术患者的生存情况。其余关于生存的相关数据也可以在其他报告中找到，一般着重关注随访期间的高死亡率的原因，特别是心血管疾病的死亡，这几乎与 PAA 手术无关。Schellack 等 [28] 观察到，在 PAA 患者

表 15-7 PAA 修复：移植手术后的累积存活率（%）						
作者，年份	患者数	平均年龄（岁）	1 年	3 年	5 年	10 年
Anton[26], 1986[a]	102	35—82（62）	97	88	75	50
Lowell[121], 1994	54	[b]	94	89	80	42
Laxdal[52], 2004[a]	49	33—88（69）			57	
Aulivola[51], 2004	39	18—89（67）	98		84	
Huang[58], 2007	289	17—80（70）			75	
Davies[60], 2007	48	40—88（69）	95	92	76	67
Bisdas[122], 2010	50	49—85（59）	96	96	74	
Zimmermann[63], 2010	46	31—95（71）	90	72	54	
Dorweiler[71], 2014	154	40—95（67）	91	74	63	41
Mazzaccaro[74], 2015	65	48—96（78）			92	74
DelTatto[123], 2018	87	48—89（79）	98	98	98	
个案类	58	52—88（64）	97	90	80	71

并不总是可以独立于术后死亡率来考虑晚期死亡率

a. 存活率显著低于正常配对人群

b. 来自 106 名年龄为 50—96 岁（平均 64 岁）的患者

中手术和非手术患者的死亡率相似。Towne 等[17]记录显示，在接受切除和移植的 60 例患者的队列中，33 例（55%）在随访期间（最长 20 年）死亡，其中 2/3 死于心血管疾病。同样在 Inahara 和 Toledo[20] 的经验中，超过 50% 的患者在随访期间死亡（最长 14 年）。根据 Szilagyi 等[21] 的说法术后 16 年内死亡 17 例（34%），其中 10 年内死亡 13 例。Dawsone 等[71] 的报道，在 50 例接受手术的患者中 10 年存活率为 35%，明显低于在匹配人群中观察到的 62%；显著影响死亡率的因素是多发性动脉瘤的发生和冠状动脉疾病。Johnson 等[91] 报道的数据看起来没那么令人激动，然而，对于来自 123 个美国退伍军人管理医疗中心的 583 名患者进行短期随访发现：1 年存活率为 97.6%，2 年存活率 96.2%。在 Martelli 等[54] 的经验：6 年存活率为 82.6%。

考虑避免再次干预或发生重大不良事件是看待生存率的一种特殊方式。Davies 等[60] 报道：在 3、5 和 10 年分别有 73%、65% 和 51% 的患者免于再次干预（而累计存活率分别为 92%、76% 和 51%）。Cervin 等[73] 于 2015 年发布了一份关于中期（1 年）结果的详尽调查，来源于瑞典血管登记处的资料，综合了 473 例患者：A 组急性缺血（急诊治疗）138 例，B 组平均症状 90 例，C 组无症状 245 例。存活率、I 期通畅率、II 期通畅率和肢保肢率分别为

(1) A 组：95.5%、78.8%、86.8%、93.2%。

(2) B 组：94.4%、81.1%、86.5%、91.6%。

(3) C 组：98.8%、89.0%、93.5%、99.1%。

(4) A+B 组（均有症状）：95.2%、79.6%、86.7%、93.5%。

尽管考虑到整个手术过程，后入路比内侧入路有更好的效果，但在任何一组患者中，却没有发现更倾向于内侧入路或后路入路的明显差异。

进一步分析移植物材料对中期结果的影响，发现急性缺血组中使用自体静脉移植与人工静脉移植有显著差异，这种差异是如此显著。当考虑到所有病例时，自体移植物的效果也明显更好。

然而，急性缺血组中的少数的假肢病例（13/119）和缺乏显著差异的选择性病例（除了无症状队列中的 II 期通畅病例）降低了这一发现的意义。然而，总的来说，自体静脉比人工血管表现得更好，肢体丧失率分别为 3.5% 和 9.8%；在无症状组中差异有统计学意义：176 例静脉移植后没有截肢，使用人工血管的有 2/36 截肢。1962 年，Friesen 等[8] 报道了第一个具有长期随访的一致性报道（美国明尼苏达州罗切斯特市梅奥诊所，1950—1960 年）：15/18 例获得随访，其中同种异体移植 4 例，随访 39~53 个月；特氟隆人工血管移植 11 例，随访 12~22 个月。特别是对于后一组，作者强调，没有观察到失败，没有再次干预，也没有肢体丢失。

3 年后，Edmunds 和 Darling[9]（马萨诸塞州波士顿，马萨诸塞州，美国，1948 年）报道了他们 1948—1963 年的经历。

(1) 同源性移植物：12/21 进行 5 年随访；所有移植物都通畅，除了 3 个动脉瘤。

(2) 涤纶移植物：9/10 随访 2~6 年，7 例通畅，1 例因足部溃疡未愈而截肢。

(3) 自体大隐静脉：31 例（2 例仅为补片移植），27 例可随访（12 例随访 3 年以上），仅 1 例失败，无截肢。

作者评论说，在缺血但仍可存活的肢体上获得了良好的结果；24/28（86%）患者完全缓解了缺血症状。

1966 年，Crichlowe Roberts[10]（宾夕法尼亚大学费城分校，美国宾夕法尼亚大学，宾夕法尼亚分校）从 1953 年开始研究肢体中度缺血的成功概率：优 16/24（66.6%），良 5/24（20.8%）；重度缺血：仅 1 例优，2 例良。慢性血栓形成 4/5 例（29%），急性血栓形成 9/11 例（82%），尽管反流较差或非常差。自体静脉移植的优势十分明显：21 例移植静脉均满意，平均随访 3.3 年（最长 11.8 年）；10/12 聚四氟乙烯移植物病例平均随访 4.1 年，5 例（50%）失败；10/12 例同种移植随访平均 8.3 年，3 例（30%）失败。Wychulis 等[12]

报道在 1961—1968 年，梅奥诊所由使用了不同的动脉瘤治疗方式（动脉瘤内缝合、切除、结扎或简单的旁路移植术），根据手术类型和移植物类型对结果进行完全分析。17/21 例自体静脉移植术后随访 2 个月至 5.5 年，平均 1.5 年，无症状 12 条（71%），跛行 5 条（1 例严重）；20/22 例人工血管移植术后随访 1 个月至 9 年（平均 3.5 年）20 条，无症状仅 7 条（35%）。

Bouhoutsos 和 Martin[13]（伦敦哈默史密斯医院和英国切姆斯福德医院；1958—1972 年）根据动脉瘤的术前状态、流出道特点和移植物类型分析了一大系列 PAA 重建动脉血流治疗的长期结果。

（1）血栓性动脉瘤 + 胫动脉疾病：自体静脉 13（随访<6 个月至 15 年）：6 例（46%），7 例失败，7 例截肢；人工移植物 3 例（随访<3 年）：失败 3 例，截肢 3 例。

（2）血栓形成的动脉瘤 + 胫动脉未闭：自体静脉 12 例（随访 1~6/7 年）：通畅 11 例（92%），失败 1 例，截肢 1 例；人工血管 2 例（随访 6 个月和 5 年）：通畅 2 例（100%）。

（3）单纯动脉瘤（包括 2 例）：自体静脉 21 例（随访 1~10/12 年）：19 例（90%），失败 2 例，截肢 2 例；人工血管 1 例，18 个月后失败，截肢。

Buda 等[14]（美国纽约哥伦比亚大学和长老会医院；1951—1972 年）在一系列接受切除 / 移植或切除 / 旁路移植治疗的 50 例患者中，没有观察到任何肢体丢失，平均随访 6 年。

（1）自体静脉 16 例：通畅 14（87%），失败 2 例。

（2）人工移植物 44 例（涤纶 36 例，尼龙 8 例）：通畅 35 例（79%），失败 9 例。

1976 年，Towne 等[17]（美国德克萨斯州达拉斯市贝勒大学医学中心），长达 21 年研究期，首次用寿命表法报道了 PAA 治疗的长期结果。他们的报道很特别，因为它强调了动脉瘤复发的风险：6 例在切除后 6 个月至 10 年后出现，观察 2 例位于移植物近端和远端的双侧，2 例位于移植物远端的单侧。

Vermilion 等[22]（美国俄亥俄州哥伦布市圣安东尼医院）报道了 1960—1980 年一系列 90 例的晚期结果。

（1）自体静脉 45 例（随访 1 个月至 14 年，平均 47 个月）：通畅 35 例（78%），失败 10 例，再干预 6 例，截肢 0 例。

（2）涤纶 34 例（随访 2 个月至 10 年，平均 59.4 个月）：通畅 27 例（79%），失败 7 例，再干预 2 例，截肢 3 例。

（3）PTFE 11 例（平均随访 11 个月）：通畅 4 例（36%），失败 7 例，再干预 3 例，截肢 4 例，所有截肢病例均有症状 / 并发症；29 例无症状病例晚期通畅率为 96%。

Whitehouse 等[24]（密歇根大学医学院，密歇根大学安娜堡，美国密西西比州；1943—1982 年）平均随访 62 个月，40/42 例（自体静脉移植 38/42 例），37 例（92.5%）通畅，3 例失败，2 例截肢。作者强调，即使在无症状的情况下，手术效果都很好，手术入路和策略也应该个体化。

表 15-8 概述了 29 个系列研究中的累计通畅率（在此表中，与以下 8 个系列一样，报道的百分比没有小数点，低于 0.5 的值降一位数，大于 0.6 的值升一位数）。根据 Dorweiler 等[71] 的说法，可以定义 I 期辅助通畅：通畅性从未丢失，但使用预防性干预措施，如补片、血管内操作、保留大部分移植物的部分移植物替换和至少一次连续的吻合口来维持通畅性。Stone 等[55] 的经验也强调：I 期辅助通畅的重要性是细致地双重监测的结果，其观察到：在 48 例开放手术（按移植物材料分类：静脉 38 例，PTFE 10 例）和 7 例血管腔内治疗病例中，通过 18 条肢体的 20 次翻修，I 期通畅率约为 30%，I 期辅助通畅率约为 80%。

数据在不同的工作经历中有所不同，但总的来说，考虑到临床表现和移植物材料的不同，这些结果可能被认为是令人满意的。定义的损失率与 Batt 等[124] 在治疗闭塞性疾病时观察到情况相似，其研究平均随访 40 个月；然而，Reilly 等[23]

作者，年份	例数	12个月			36个月			60个月			120个月		
		A	B	C	A	B	C	A	B	C	A	B	C
1. Towne[17], 1976	28（A）	55			50			42					
	42（B）	75			65			53					
2. Inahara[20], 1978	40	92			83			76			76		
3. Szilagyi[21], 1981	50	94			72								
4. Batt[124], 1985	75	97			78			65					
5. Schellack[28], 1987	62							61	75				
6. Lilly[29], 1988	48	90			78			74					
7. Farina[30], 1989	45							62			62		
8. Shortell[32], 1991	51	90			75			72					
9. Dawson[31], 1991	42	85			85			75			64		
10. Carpenter[36], 1994	45	88			78			71			71		
11. Sarcina[37], 1997	61	95			82			78			75		
12. Duffy[39], 1998	30	85		92	81		85						
13. Borowicz[41], 1998	20							73	100				
14. Locati[42], 1999	5	59						49			29		
15. Mahmood[47], 2003	50	78		92	70		88	69		87			
16. Ascher[50], 2003	29	72											
17. Blanco[51], 2004	70	89		91	82		82	79		79	71		75
18. Laxdal[52], 2004	57							60					
19. Aulivola[53], 2004	51	96		100				85		97			
20. Beseth[90], 2006	30				92[a]	96[a]	96[a]						
21. Huang[58], 2007	354							76		87			
22. Antonello[59], 2007	27	100			94			88					
23. Davies[60], 2007	63							75		95	63		95
24. Zaraca[65], 2010[b]													
后侧入路	38	90	94	97	90	94	97	90	94	97			97
内侧入路	11	100			70	70	78	55	60	78			78
25. Dorweiler[71], 2014	206	91	94	98	90	33	97	88	92	96	77	84	90
26. Mazzaccaro[74], 2015													
后侧入路	43	85	95	89	68	86	98	60	86	98	52	78	82
内侧入路	34	84	87	98	72	80	86	65	73	79	65	72	79
27. Leake[75], 2016	110	89	92	92	79	84	85						
28. DelTatto[123], 2018	103	95	96	99	83	85	97	78	85	93			
29. 个人经验	81	100			100			94			85		88

表 15-8 PAA 修复：移植手术的总体累积通畅率（%）（不包括自体动脉移植）

1. 美国德克萨斯州达拉斯贝勒大学医学中心，研究期 21 年；A. 切除、移植、腰交感神经切除；移植材料：V 3、H 8、Te 5、D 9、N 3；B. 切除移植；移植材料：V 6、D 24、Te 11、H 1
2. 圣文森特医院，波特兰，俄勒冈州，美国；1963—1977 年；移植材料：V 31、P 7；数据还涉及两个动脉瘤内修补术的病例
3. 亨利·福特医院，底特律，密歇根州，美国；1964—1979 年研究病例中，所有的动脉瘤都是动脉粥样硬化，只有一个除外；移植材料：V 30、D 20；累积通畅率的计算可能与其他系列略有不同；间隔 4～5 年，移植血管通畅率为 30/31；对于连续间隔（最长超过 16 年），未观察到失败病例
4. Clinique Chirurgicale, Université de Nice, 法国；1968—1984 年；随访 6～132 个月，平均 40 个月；移植材料：V 46、D 22、HUV 1、PTFE 4、H 2，可用于随访的 63 例：46 例通畅
5. 埃默里大学，亚特兰大，退伍军人管理医疗中心，美国佐治亚州迪凯特；1965—1985 年；移植物材料：V 32，P 28（+2 端对端）；无症状 20 例，有症状 42 例；随访 2～240 个月，平均 63 个月；失败率：静脉 5/22（16%），再介入 1 例，截肢 0 例；人工假体 17/28 例（60%），再次介入 3 例，截肢 3 例（18%）
6. 美国伊利诺伊州芝加哥西北医学院；1978—1987 年；选修案例 26 个，紧急案例 22 个；移植材料：V 39、PTFE 9；晚期失败 10 例，再干预 7 例，截肢 2 例
7. 克雷顿大学，奥马哈，内华达州，美国；1972—1988 年；47/50 例动脉粥样硬化，3 例为动脉粥样硬化嵌顿；手术治疗 45 例：无症状或局部症状 14 例，缺血症状 31 例；移植材料：V 15、PTFE 19、D 11
8. 美国纽约州罗切斯特市大学，罗切斯特医疗中心；1964—1990 年；择期 32 例，紧急 19 例；无症状 15 例，有症状 36 例；移植物材料：V 49、PTFE 2；随访：平均 51.5 个月
9. 荷兰莱顿大学医院；1958—1985 年；都是动脉粥样硬化性动脉瘤；移植材料：V 25、D 11、B 3、HUV 2、Te 1；随访 1 个月至 23 年，平均 5 年
10. 宾夕法尼亚大学，美国宾夕法尼亚州费城；1979—1992 年；移植物材料：V 40、PTFE 3、复合材料 2；随访 1～172 个月，平均 62 个月；晚期失败 11 例，其中 3 例最终截肢
11. 意大利米兰大学；1971—1994 年；无症状 44 例，有症状 17 例；移植材料：V 10、D 17、PTFE 34；随访 8～122 个月，平均 55 个月
12. 圣詹姆斯医院，都柏林，爱尔兰；1987—1997 年；无症状 8 例，有症状 22 例；移植物材料：V 29、PTFE 1；随访 17 天～100 个月，平均 36.5 个月；晚期失败 3 例，重新干预正常 1 例，截肢 0 例
13. 南卡罗来纳医科大学，查尔斯顿，美国；研究期 8 年；无症状 10 例，有症状 10 例；动脉粥样硬化 19 例，栓塞 1 例；移植物材料：V 18、PTFE 2；随访 2～92 个月，平均 36 个月；晚期失败 3 例，重新干预正常 3 例，截肢 0 例
14. Busto Arsizio 医院，意大利；1982—1998 年；移植材料：V 26、环状 PTFE 21、非环状 PTFE 8、D 3、Omniflow 1；59 个接受治疗的动脉瘤是 65 个病变（63 个动脉粥样硬化，2 个夹闭后）的一部分，其中 38 个有症状；随访 2 个月～10 年，平均 6.5 年
15. 英国伯明翰大学医院和塞利橡树医院；1988—2000 年；无症状 24 例，有症状 26 例；移植材料：V 49，1 联合 PTFE+ 静脉；平均随访 26 个月
16. 迈蒙尼德医疗中心，布鲁克林，纽约，美国；研究期 4 年；移植物材料：V 23、PTFE 5、复合材料 1.7/29 远段吻合于胫动脉血管；随访 1～48 个月，平均 13 个月
17. 康普尔坦斯大学医院诊所，马德里，西班牙；研究期 11 年；无症状 33 例，有症状；慢性 19，症状性；急性 18 例；移植材料：V 53、PTFE 17；平均随访 53.2 个月
18. 豪克兰大学医院，卑尔根市，挪威。1974—2000 年；无症状 17 例，有症状 40 例；移植材料：V 51、P 6；平均随访 42 个月
19. 贝丝以色列女执事医疗中心，波士顿，马萨诸塞，美国；1992—2002 年；动脉粥样硬化 50 例，马方综合征 1 例；无症状 15 例，有症状 36 例；移植物材料：V 48、PTFE 2、D 1；平均随访 47.8 个月
20. 美国加州大学洛杉矶分校大卫·格芬医学院；1981—2003 年；后入路间置假体（涤纶或 PTFE）30 例；中位随访 21.5 个月
21. 梅奥诊所，罗切斯特，明尼苏达州，美国；1985—2004 年；动脉瘤 358 个，动脉粥样硬化（镜检）232 个；无症状 144 例：移植物 V 108、PTFE 34、D 2；慢性缺血 140：移植物材料 V 101、PTFE 38、D 1；急性缺血 74 例：移植物 V 50、PTFE 22、复合 / 连续 2
22. 帕多瓦大学，帕多瓦，意大利；1999—2006 年；都没有任何症状；移植材料：V 17、PTFE 10；平均随访：10～97 个月，平均 46.7 个月
23. 伯明翰大学医院，英国；与 15 部分重叠；1988—2006 年；全部移植自体静脉 24 例
24. 博岑地区医院，意大利；1991—2009 年；更倾向于后路手术，后入路动脉瘤长 58.6mm，内侧入路长 173.2mm；无症状 29 例，有慢性症状 10 例，有急性症状 10 例；移植物材料：V 39、PTFE 10
25. 美因茨约翰尼斯 - 古腾堡大学医院中心，德国；1998—2010 年；无症状 117 例，有症状 89 例；移植材料：V 168、HUV 或 Omniflow 28、复合 10；随访 1～164 个月，中位数 137 个月；不再干预或截肢：1 年 85.9%；3 年 84.3%；5 年 84.3%；10 年 69.8%
26. 博罗梅奥医院，米兰，意大利；1998—2011 年；无症状 42 例，有慢性症状 18 例，有急性症状 17 例；移植材料：V 16、PTFE 54、D 7；随访 5 天至 166.7 个月，平均 58.8 个月
27. 匹兹堡大学医学中心，匹兹堡，宾夕法尼亚州，美国；2006—2014 年；急性缺血 27/110；移植材料：V 82、P 23；平均随访 34.9 个月
28. 斯特拉斯堡大学医院和梅西医院，法国；2004—2016 年；无症状 62 例，有症状慢性 14 例，有症状急性 27 例；移植材料：V 67、PTFE 32、同种异体静脉移植 1、自体动脉移植 3；随访 0.1～10 年，平均 4 年
29. "萨皮恩扎"大学外科第一部，罗马，意大利；1981—2005 年；无症状 48 例，慢性缺血 33 例；都是择期手术；移植材料：V 52、D 16、PTFE 13；随访 1～17 年，平均 7 年

a. 48 个月通畅率

b. 在 10 年的标题下病例：内侧入路 8 年通畅率

A. Ⅰ期通畅率；B. 辅助性Ⅰ期通畅率；C. Ⅱ期通畅率

当在涉及笼统的通畅率，数字多少被随意地放在"Ⅰ期通畅性"标题下

移植材料：V. 自体静脉；H. 同种异体静脉；Te. 特氟隆；D. 涤纶；N. 尼龙；PTFE. 聚四氟乙烯；B. 牛移植物；HUV. 人脐静脉；P. 合成移植物

依靠较长时间的随访，观察到这适用于手术后长达 5 年的时间，其后闭塞性疾病的损伤率将持续递增，但对于腘动脉瘤的损失几乎保持稳定。

这是一个普遍的现象，晚期通畅率的失败率与肢体保存率的对应下降程度并不匹配 [39]，因为许多肢体在移植失败后仍然存活，即使在缺乏再干预的情况下也是如此。毫无疑问，移植物早期闭塞比晚期闭塞会带来更严重的后果，因为后者通常允许存在形成有效侧支循环的缓慢过程。例如，Dorweiler 等 [71] 强调有 4/9（44%）的早期失败导致肢体丧失，尽管进行了 8 次再干预；而在晚期失败（7 次再干预）中只有 1/12（8%）需要截肢。Reilly 等 [23] 计算出早期闭塞后肢体丧失的可能性为 72%，晚期闭塞后肢体丧失的可能性为 1.4%。

表 15-9 和表 15-10 中体现对现有数据的综合调查。

四、可能影响晚期结果的因素

（一）临床表现和症状

即使某些实践中没有得到证实 [23, 36, 46, 53, 72]，术前症状和临床表现会影响长期结果 [34, 74]，但这一发现在随访期间并不是一成不变的。Batt 等 [124]

观察到，在第一年中，无症状病例的有利表现高出 15 个百分点；随后，无症状和有症状下肢的损失率相似。根据 Farina 等 [30] 的说法这种差异在术后前 4 年持续。然后其他人 [31, 34] 则发现相反，只有在随访后期（5 年和 10 年）才观察到显著差异。在效果上，在随访期中不同时间段可能会出现统计学上显著性差异（表 15-9 和表 15-10）。甚者，在相同中心的实践中，该参数的相对系数随时间变化而改变。Pulli 等 [57] 对 1994—2004 年收治的病例进行分析，发现无症状或有症状病变在单因素分析和多因素分析中均有显著性差异；而在 2005—2010 年 [125] 的进一步实践研究中，无显著性差异。

在有症状的亚组病例中，Dawson 等 [31] 在 10 年后，观察到急性和慢性症状之间的差异，在通畅率方面差异并不显著，但在保肢率方面有重要意义；但这一发现没有得到其他人的证实 [47]。

最近在关于动脉未闭塞或血栓性的动脉瘤的研究结果中，几位作者观察到了显著的差异。术后 5 年，Carpenter 等 [36] 报道未栓塞性动脉瘤的通畅率为 85%，血栓性动脉瘤的通畅率为 58%。在 Gouny 等 [79] 的研究中，术后 48 个月时，Ⅰ 期通畅率分别为 82% 和 38%，Ⅱ 期通畅率分别

表 15-9 腘动脉瘤（PAA）修复：移植手术后随访期间的失败和肢体丢失					
作者，年份	患肢数量	平均随访时间	失败数	再次干预数	截肢数
Inahara[20]，1978	40	2 个月～14 年	9	3	2
Schellack[28]，1987	60	2～240 个月（63 个月）	22	8	3
Lilly[29]，1988	48		10	7	2
Batt[124]，1989	63	2～132 个月（40 个月）	17		10
Taurino[40]，1998	23	3 个月～15 年（48 个月）	2		1
Davidovic[38]，1998	54	6 个月至 26 年	12	6	6
Dorigo[117]，2002	91	1～106 个月（36 个月）	10		2
Antonello[59]，2007	37	10～97 个月（47 个月）	2		0
Leake[75]，2016	109	（40 个月）	11		4

作者，年份	患肢数量	1 年	3 年	5 年	10 年
Shortell[32], 1991	51	94	94	94	
Dawson[31], 1991	42	95	95	95	95
Carpenter[36], 1994	45			90	
Lowell[121], 1994	59	95	95	94	90
Sarcina[37], 1997	61	97	88	86	83
Duffy[39], 1998	30	96	96		
Borowicz[41], 1998	20			100	
Mahmood[47], 2003	50			87	
Ascher[50], 2003	29		94[a]		
Aulivola[53], 2004	51	98		98	
Beseth[90], 2006[b]	30	100	100[a]		
Huang[58], 2007	358			97	
Davies[60], 2007	63			95	95
Dorweiler[71], 2014	206			97	97
Del Tatto[123], 2018	103	94	94	89	
个案类[c]	81	100	100	100	100

表 15–10　PAA 修复：移植手术后的累积保肢率（%）

a. 在 24 个月
b. 仅为后侧入路
c. 所有择期病例

为 91% 和 52%。在梅奥诊所的一个大系列研究中 [58]，260 个未栓塞性动脉瘤 5 年的通畅率为 80%，98 个血栓性动脉瘤的通畅率为 66%。1983 年，麻省总医院 [23] 公布了一项关于长期失败与临床表现相关的分析。

(1) 66 无症状：长期失败 7（10.6%）。

(2) 23 急性血栓形成：长期失败 4（17.4%）。

(3) 12 慢性血栓形成：长期失败 6（50%）。

(4) 9 急性栓塞：长期失败 3（33.3%）。

(5) 14 慢性栓塞：长期失败 1（7.1%）。

(6) 8 局部症状：长期失败 2（25%）。

作者的结论是，长期结果与最初的表现无关（表 15–11 和表 15–12）。

（二）腘动脉流出道的质量

腘动脉流出道的特性对临床表现影响的重要性已经得到评估。

Lilly 等 [29] 观察到，流出道不良也与急诊治疗的必要性显著相关：有 2～3 条血管的下肢只有 5/21（22%）需要紧急处理腘动脉流出道，有 0～1 支血管的下肢就有 17/26（65%）需要紧急处理流出道。至于最新的结果，一些学者认为流出道的质量是重要，但并不是十分重要的 [43, 63]，而 Serrano Hernando 等 [72] 发现较差的血流通道是导致 I 期通畅率较差的独立因素。

表 15–11 腘动脉瘤（PAA）修复：根据临床表现（无症状与有症状）的通畅率（%）

作者，年份	病例数 A	病例数 S	1年 A I	1年 A II	1年 S I	1年 S II	3年 A I	3年 A II	3年 S I	3年 S II	5年 A I	5年 A II	5年 S I	5年 S II	10年 A I	10年 S I
Anton[26], 1986	55	68	86		80		86		66		81		57		81	48
Schellack[28], 1987	20	42		100		84	100			78	77	97	53	66		
Farina[30], 1989	14	31	100			75	100			68	80			65	55	65
Sarcina[37], 1997	44	17	97			88	85			76	82			67	78	67
Dorigo[117], 2002	58	51	92			75	92			64						
Mahmood[47], 2003	24	25		100		81	100			74	100			74		
Laxdal[52], 2004	17	40	90			60	85			54	83			49		
Aulivola[53], 2004a	15	22	100		94	100					87	87	84	100		
Pulli[57], 2006	61	79	90			70	86			60	86	89	52	80		
Huang[58], 2007b	144	140									88		71			
		74									88		63			
个人经验 a	48	33	100		100		100		100		96		88		96	74

Ⅰ. Ⅰ期通畅率；Ⅱ. Ⅱ期通畅率

a. 所有择期病例

b. 140 例慢性症状，74 例急性症状患者

表 15–12 腘动脉瘤（PAA）修复：不同临床表现（无症状与有症状）的保肢率（%）

作者，年份	肢体数 A	肢体数 S	1年 A	1年 S	3年 A	3年 S	5年 A	5年 S	10年 A	10年 S
Anton[26], 1986	55	68	90	89	93	87	93	82	93	79
Sarcina[37], 1997	44	17	100	88	94	75	91	75	87	75
Locati[42], 1999a	27	19	98	68			90	52		
Laxdal[52], 2004	17	40	100	68	100	64	100	64		
Aulivola[53], 2004	15	36					100	97		
Pulli[57], 2006	61	79	93	92			93	80		
Wagenhauser[51], 2015	16	36	100	96	100	96	100	96	100	87
个案类 a	48	33	100	100	100	100	100	100	100	100

a. 仅为择期病例

Farina 等[30] 观察到，在术后 4 年时，至少存在一条膝下血管流出的移植病例的通畅率为 92%，而膝下血管流出道数为 0 的移植病例通畅率为 30%。根据他们的经验，在最初的 4 年里，不同流出道数量对通畅度的影响的显著差异是稳定的，但后续更长时间就会消失。

Carpenter 等[36] 发现，术后 5 年和 10 年时，移植病例有 2～3 血管流出道的与 0～1 支流出道的在通畅率方面均有显著差异，0 流出道的移植病例没有能在 1 年后仍保持通畅。保肢率在任何时段，直至 10 年内均有显著差异：2/3 血管流出道的为 100%，1 支血管流出道为 78%，无血管流出量为 25%（表 15-13）。

Hertzer 领导的团队[26] 基于手术后远端脉搏恢复的结果进行特别有意义分类（表 15-14）。他们观察到，移植后有 9/14 个仅单有腘动脉搏动的肢体需要延迟截肢；恢复了足部脉搏的肢体

71/81（88%）恢复到无功能限制，而在没有恢复足部脉搏的情况下，只有 17/25（68%）的肢体功能不受限制（表 15-14）。

（三）移植材料

在保证增加通畅率方面，即使不总能达到统计学上显著的权重[43]，但自体静脉移植具有的优势获得了普遍认同[65]。Schellack 等[28] 报道自体静脉移植失败率：5/32（16%），非自体静脉移植失败率：17/28（60%）。在 Irace 等[44] 的研究中治疗使用聚四氟乙烯材料，25/27（92%）的自体移植保持通畅，而使用聚四氟乙烯的移植材料保持通畅率为 10/15（67%）。根据 Serrano-Hernando 等[72] 的说法排除早期失败之外，PTFE 移植物失败为 14/35（40%），而自体静脉移植物失败为 6/96（6%）。Pulli 等[69]，在意大利的一项多中心研究中发现，术后 4 年，自体移植物和人工移植物的通畅率有显著差异：86% vs. 56%。

表 15-13　PAA 修复：根据术前腘动脉流出道情况对应移植术后的通畅率（%）和保肢率（%）										
作者，年份	肢体数		1 年		3 年		5 年		10 年	
	A	B	A	B	A	B	A	B	A	B
通畅率										
Lilly[29], 1988	24	26					84	65		
Shortell[32], 1991	30	11	90	70	89	40	89	39	64	0
Sarcina[37], 1997	51	10	95	90	85	65	85	65		
Borowicz[41], 1998	12	8			83ᵃ	83ᵃ				
Blanco[51], 2003ᵇ	51	16	96	65	86	65	86	55		
Huang[58], 2007ᶜ	145	204					99～83	77～48		
保肢率										
Shortell[32], 1991	30	11	93	91	93	91	93	91		
Sarcina[37], 1997	51	10	95	90	80	89	82	75		

A. 2～3 条流出道；B. 0～1 流出道

a. 在 42 个月时

b. Ⅱ期通畅率

c. 3 支血管流出道：18 条肢体 5 年通畅率 93%；2 支血管流出道：127 条肢体，5 年通畅率 83%；1 支血管流出道：147 条肢体，5 年通畅率 77%；0 血管径流：57 条肢体，5 年通畅率 48%

表 15–14　腘动脉瘤（PAA）修复：足脉搏恢复对移植术后通畅率（%）和保肢率（%）的影响				
	1 年	3 年	5 年	10 年
A. 两处搏动恢复：47 条肢体	94（96）	87（96）	79（96）	64（96）
B. 仅一处搏动恢复：33 条肢体	93（96）	85（96）	64（92）	64（85）
C. 仅腘动脉搏动恢复：39 条肢体	57（83）	40（73）	32（65）	32（65）

有支架置入病例的保肢率：A 组与 C 组、B 组与 C 组的通畅率和保肢率差异均有统计学意义

引自 Anton et al [26]

Anton 等 [26] 对 106 例移植物的晚期功能结果进行分析。

	无症状（%）	跛行	肢体损失
自体同源性			
静脉 57	96	4	0
PTFE 18	78	17	5
其他 31	58	23	19

自体移植物和非自体移植物的通畅曲线之间的差异一开始就存在，并在随访期间稳步持续增加；至于肢体保留率，这种差异也存在，但不那么明显。

Lowell 等 [121] 观察到：自体静脉移植仅 1/42（2.4%）的肢体损失，聚四氟乙烯（PTFE）移植肢体截肢为 7/31（22.6%），后者中 5/26（19.2%）为择期病例。

瑞典血管疾病注册中心 [61] 综合了 681 例移植手术，5 年保肢率：累积达 89%；自体静脉，内侧入路为 96%；人工移植物，内侧入路 77%；自体静脉，后入路 94%；合成移植物，后入路 87%。

Blanco 等 [51] 有一个有趣的观察结果：在 1 年和 5 年时，长段静脉移植物的 Ⅱ 期通畅率分别为 95% 和 85%，长段合成移植物的 Ⅱ 期通畅率分别为 70% 和 46%；然而，当分析短静脉移植物和短人工移植物时，差异不再显著，短段静脉移植分为 100% 和 90%，短合成移植物为 85% 和 85%。这样的发现如果得到证实，就是行尽可能

短的移植物手术（置入或套入）的一个证据，因为在这种情况下，非自体移植物的表现可能令人满意（表 15–15 至表 15–17）。

（四）紧急处置

据几位学者 [23, 46, 47, 53, 71, 127] 的观点，无论是择期还是急诊手术，长期结果不受手术过程的影响。Dawson 等 [31] 在通畅率方面没有观察到差异，但在保肢率方面有显著差异。Mazzaccaro 等 [74] 发现仅通过内侧入路手术的长期通畅率有显著差异。Carpenter 等 [36] 发现随访期间 11 例失败，其中 3 例截肢，无择期手术病例。Locati 等 [42] 观察到在紧急治疗后再次干预和截肢的发生率增加。Davies 等 [60] 观察到，术后 10 年，择期手术和急诊手术的肢体通畅率有显著差异（表 15–18）。

	再干预率（%）	截肢率（%）
急诊	37	37
择期有症状	16	26
择期无症状	4	4

（五）膝下动脉转流的必要性

笔者一般都认为：膝下动脉的移植物应该比腘动脉的移植物通畅率低，但很少有学者讨论过这个问题。Mahmood 等 [47] 提出远端吻合口的位置不影响远期疗效的观点。然而，Pulli 等 [57, 125] 在相隔 6 年的连续两项研究中报道，无论是在单变量分析还是多变量分析中，远段吻合口位置

作者，年份	肢体数	1 年		3 年		5 年		10 年	
		Ⅰ	Ⅱ	Ⅰ	Ⅱ	Ⅰ	Ⅱ	Ⅰ	Ⅱ
Batt[124], 1985	46	98		80		80			
Anton[26], 1986	58	94		94		94		94	
Schellack[28], 1987	32	95	97	89	92	89	92		
Farina[30], 1989	15	100		100		100		100	
Dawson[31], 1991	25	96		96		84		84	
Sarcina[37], 1997	10	100		90		88			
Locati[42], 1999	26	92				85		62	
Martelli[54], 2004	19	88		66					
Bourriez[56], 2005ᵃ	80	96	99	94	99	90	99		
Huang[58], 2007	242					85	94		
Zimmermann[63], 2010	39	97		87		87			
Serrano-Hernando[72], 2015	99	85	95	78	90	78	90	76	86
Ronchey[126], 2015	28					81	85		
个案类ᵇ	52	100	100	100	100	100	100	92	92

表 15-15 PAA 修复：自体静脉移植术后通畅率（%）

Ⅰ. Ⅰ期通畅率；Ⅱ. Ⅱ期通畅率

仅（或几乎仅）使用自体静脉移植物的系列和仅（或几乎仅）使用合成静脉移植物的系列不包括在表中

Anton：10 年时静脉移植物与非自体移植物显著差异

Schellack：5 年时静脉移植物与非自体移植物显著差异

FARINA：5 年时静脉移植物与涤纶移植物显著差异

Dawson：5 年和 10 年时静脉移植物与非自体移植物显著差异

Sarcina：5 年时静脉移植物与非自体移植物显著差异，PTFE 与涤纶移植物 5 年

Bourriez：3 年和 5 年时静脉移植物与 PTFE 移植物显著差异

Huang：5 年时静脉移植物与 PTFE 移植物显著差异（在急性病例的整个随访过程中）

a. 仅为无症状或间歇性跛行患者

b. 仅为择期病例

都是导致通畅率降低的一个重要因素；而 Huang 等 [58] 发现移植物远端的位置非常重要，且认为这是导致通畅率降低的一个重要因素。

五、自体动脉移植

1964 年，在第 18 届血管外科学会年会上，Wylie[128] 汇报了 23 例激动人心的用自体髂动脉进行重建动脉手术的经验。主要指征是置换毗邻活动关节和存在局部感染的动脉。这份报告的部分病例是 5 个腘动脉瘤和一个假性动脉瘤，术后随访 15～39 个月（平均 24.5 个月），所有移植物均通畅。然而其中 3 例，观察到全段（非吻合口）

作者，年份	肢体数	1年		3年		5年		10年	
		Ⅰ	Ⅱ	Ⅰ	Ⅱ	Ⅰ	Ⅱ	Ⅰ	Ⅱ
Batt[124], 1985	29	87		58		40			
Anton[26], 1986	65	73		59		43		27	
Schellack[28], 1987	28	70	82	62	82	29	55		
Farina[30], 1989									
PTFE	19	74		74		74		74	
涤纶	11	72		62		34		34	
Dawson[31], 1991	17	76		76		60		41	
Sarcina[37], 1997									
PTFE	34	100		88		80			
涤纶	17	80		72		47			
Locati[42], 1999									
环状 PTFE	21	43				29		5	
非环状 PTFE	8	25				13		5	
涤纶	3	33							
Martelli[54], 2004	23	61		55					
Bourriez[56], 2005a	PTFE 20	83	95	61	88	50	88		
Huang[58], 2007	PTFE 94					50	63		
	PTFE 22	61	67			30			
Zimmermann[63], 2010	12	80		66					
Serrano-Hernando[72], 2015	PTFE 40	80	82	60	65	54	61	45	45
Ronchey[126], 2015	PTFE 14					69	84		
个案类b									
PTFE	13	100	100	100	100	97	97	90	90
涤纶	16	100	100	100	100	85	85	62	70

表 15-16　PAA 修复：非自体材料移植术后通畅率（%）

Ⅰ.Ⅰ期通畅率；Ⅱ.Ⅱ期通畅率

仅（或几乎仅）使用自体静脉移植物的系列和仅（或几乎仅）使用合成静脉移植物的系列不包括在表中

Anton：10 年时静脉移植物与非自体移植物显著差异

Schellack：5 年时静脉移植物与非自体移植物显著差异

Farina：5 年时静脉移植物与涤纶移植物显著差异

Dawson：5 年和 10 年时静脉移植物与非自体移植物显著差异

Sarcina：5 年时静脉移植物与非自体移植物显著差异，PTFE 与涤纶移植物 5 年

Bourriez：3 年和 5 年时静脉移植物与 PTFE 移植物显著差异

Huang：5 年时静脉移植物与 PTFE 移植物显著差异（在急性病例的整个随访过程中）

a. 仅为无症状或间歇性跛行患者

b. 仅为择期病例

作者，年份	病例数	1 年	3 年	5 年	10 年
表 15–17 PAA 修复：不同移植材料手术后保肢率（%）					
Anton[26]，1986	血管 58	98	98	98	98
	其他 ª65	86	82	75	66
Dawson[31]，1991	血管 25				100
	其他 ᵇ17				88
Roggo[34]，1993	血管 148			97	94
	其他 81			88	74
Sarcina[37]，1997	血管 10	100	90	88	
	涤纶 17	90	80	70	
	PTFE 34	100	92	88	

a. 同种异体移植物 26 例、涤纶 20 例、聚四氟乙烯 19 例
b. 涤纶 11 例、异种牛源 3 例、人脐静脉 2 例、特氟龙 1 例

的管腔收缩，归因于张力过大。自体动脉移植物顺应膝关节运动，就像天然的正常动脉一样，作者特别热衷于上述观点。当然，对这项技术的批评点是需进入腹膜后，并使用人工血管来取代被切除的动脉。

法国亚眠的 Reix 等 [129] 的努力使自体动脉移植在治疗 PAA 中的应用复兴起来。1992—1998 年，他们取自同侧股浅动脉的自体动脉去移植修复了 12 名患者的 18 个 PAA；该技术避免了对腹部的损伤，然而需要使用人工移植物（PTFE）来重建股动脉的连续性。其中 8 例无症状，4 例出现急性缺血，紧急通过内侧入路进行动脉瘤内修补术切除了 PAA。两种重建术式均包括自体动脉与腘动脉远端行端 – 端吻合，若条件允许，自体动脉与股浅动脉近端吻合，若后者缺乏连续性时采用 PTFE 间置式移植重建；另一种方法（有 6 例，包括 4 例急诊病例）采用 PTFE+ 动脉复合移植物在股浅动脉近端与腘动脉远端之间旁路移植。有趣的是，最初动脉移植的使用仅限于自体隐静脉缺失或不足的病例（不知是否考虑其他静脉）；然而最近的的病例中，自体动脉移植是首

选。早期和 2 年的 Ⅰ 期和 Ⅱ 期通畅率分别为 91% 和 100%。随访时间（2～60 个月，平均 22 个月）的双重对照研究未发现自体移植物有任何狭窄或明显增大。同团队 [130] 在 2017 年更新了这一经验，报道了 1996—2016 年接受治疗的 69 例患者的 77 例病灶（显然不包括之前 3 年前报道的病例），31 例（41%）PAA 有症状或并发症。在 12 例择期治疗关节后方的小病变病例中，自体动脉移植物作为首选。大多数病例中移植物是单一的，只有 13% 是复合移植物；25% 的手术是在紧急情况下进行的。保肢率为 96%（即截肢 3 条肢体）。Ⅰ 期通畅率 3 年为 84%，10 年为 74%；Ⅱ 期通畅率分别为 96% 和 92%。随着患者群体数量的扩大和随访时间的延长（见于早期报道），出现了几个不良事件，这意味着再干预率为 19%，血栓形成［自体移植物和（或）人工移植物］7 例，切除的动脉瘤再扩大 3 例，自体移植物变形 1 例；另外 4 例血栓形成没有再手术干预是一类。作者观察到急诊手术和较差的血流通道对 Ⅰ 期通畅率有负面影响。

其他有关股浅动脉移植治疗 PAA 的报道来

作者，年份	肢体数		1 年		3 年		5 年		10 年	
	A	B	A	B	A	B	A	B	A	B
Ⅰ期通畅率										
Lilly[29], 1988	26	22	100	80	93	65	90	54		
Shortell[32], 1991	32	19	100	70	95	40	92	39		
Palumbo[43], 1999	62	13			79[a]	44[a]				
Aulivola[53], 2004	37	14	100	85	86	85	86	85		
Huang[58], 2007	325	33	—	—	—	—	80	45		
Lichtenfels[62], 2008	34	16	94	67						
Huang[70], 2014	93	14	90	86	85	75				
保肢率										
Shortell[32], 1991	32	19	100	84	100	84	100	84		
Palumbo[43], 1999	62	13	—	—	88[a]	54[a]				
Aulivola[53], 2004	37	14	—	—	—	—	100	93		
Pulli[57], 2006	46	22	98	73	90	73	90	59		
Lichtenfels[62], 2008	34	16	97	62						
Dorweiler[71], 2014	161	45	—	—	—	—	99	91	99	91

表 15-18　PAA 修复：择期和急诊移植手术后的Ⅰ期通畅率（%）和保肢率（%）

A. 择期病例；B. 急症病例

a. 46～48 个月

自法国的 Puppink 等，他们[131]描述了出现局部症状的 2 例，成功治疗后分别随访 40 个月和 46 个月。

2008 年，Paraskevas 等[132]报道了 37 例（32 名患者），约占 1997—2007 年治疗的 195 例急诊病例总数的 20%。大多数患者（26 例占 70%）无症状，3 例（8%）出现急性肢体缺血。PAA 处理方式多样：切除 17 例，结扎切除 5 例，1 切开和腔内闭塞分支血管 15 例。没有观察到与手术技术有关的早期并发症。随访 3 年（随访 7～103 个月），保肢率为 100%，Ⅰ期通畅率为 86%，Ⅱ期通畅率为 96%。在双重对照研究中没有观察到移植物的动脉瘤样扩张。

2009 年，Lemonnier 等[133]报道 29 例（其中 16 例排除动脉瘤，13 例行瘤内修补术），选择同侧股浅动脉移植治疗孤立性腘动脉瘤。其中无症状 14 例（48.3%），急诊治疗 1 例。所取股浅动脉用聚四氟乙烯（22 例）或涤纶（7 例）替换。当需要一段较长的股浅动脉时，最后选择的是一种复合型移植物重建。研究中没有记录到早期的问题，平均随访 39.2 个月（1～114 个月），无肢体损失，自体移植物无动脉瘤样变化。Ⅰ期通畅率 1 年为 100%，3 年为 92%，Ⅱ期通畅率分别为 100% 和 100%。2 例人工移植物中血栓形成合并自体移植物开裂，在术后 29 个月时，成功地进行了取栓治疗，50 个月时，无症状。

最近，BounKong 等 [134]（来自巴黎的 PitiéSalpetrière 医院）报道了 26 年来（1991—2017 年）的 67 例，无症状 34 例（50.8%），急性缺血 7 例（10.5%）。16 名年轻患者诊断为动脉扩张，使用合成移植物保护自体动脉移植物避免可能的扩大，该移植物带有多个孔以防止积液。术后无死亡，无肢体丧失，其结果见表 15-19。

在少数有经验的外科医生手中产生了令人满意的结果，自体动脉移植修复 PAA 是一种很有吸引力的技术。然而，它增加了手术的复杂性，目前或许不能被认为是可替代自体静脉的更优选择。它的使用应仅限于需要短时间重建的情况，即当股浅动脉状况良好时，以及吻合终点的腘下血管不能达到要求的时候。就像现在，笔者认为用短距离——间段或嵌入式人工移植物进行比较还为时过早。然而，人们本能地同意 Wylie 的观点，即在持续运动的膝关节后方的腘窝处自体动脉将是替代原位动脉的最佳选择。

六、血管切除和端 – 端吻合

即使动脉瘤样的腘动脉通常也会以某种方式延长，但动脉瘤小到切除后的缺损能短到可以直接重建的情况并不常见 [4]，故这项看似简单的手术却很少开展。笔者仅发现只有 14 个系列研究

中的一些病例中，该手术在技术上是可行的。

Crawford 等 [135] 在 1/3 的手术病例中使用该手术方式，经常需要广泛的松解动脉，在某些情况下遵从 Enderlen 的建议 [136]，通过屈膝可以方便地接近两个动脉残端（术后用石膏夹板维持 1 周）；2 例重建分别在 6 个月和 8 个月失败，但没有失去肢体。

Edmunds 等 [9] 发表了 3 例远期疗效优良的病例。

Alpert 等 [18] 施行 20% 的重建病例在无张力近似的情况下进行了端 – 端重建；然而，有 2 例（29%）早期出现破裂需要重新干预和静脉移植。Alsac 等 [137] 在 2005 年强调了这种重建的可行性，他们使用了扩大的内侧入路，做从股浅动脉（内收肌裂孔上方）到胫前动脉起点的动脉准备；随后长达 3.5cm 的动脉瘤被切除，更有可能获得满意的直径相似的血管残端。他们在 8 名 PAA 患者中的 4 名患者行这样的手术，其中 3 个未闭的动脉瘤（2 个有症状），1 个有血栓并缺血症状。术后 3 个月、6 个月、7 个月、14 个月均获得良好效果。

在其他报道中，这种重建手术的结果与移植手术的结果是混杂的。然而，Wychulis 等 [12] 报道，4 个动脉瘤（3 个无症状，1 个局部症状），1 个肢体在 2.9 年后出现轻度跛行，3 个分别在术后 4 个月、1.7 年、2.7 年均无症状（表 15-20）。

表 15-19　PAA 修复：自体动脉移植后的通畅率（%）								
	1 年		3 年		5 年		10 年	
	Ⅰ期	Ⅱ期	Ⅰ期	Ⅱ期	Ⅰ期	Ⅱ期	Ⅰ期	Ⅱ期
所有肢体：67	93	96	85	90	78	87	56	87
1 支血管流出道：6	100	100	80	80	80	80		
2 支血管流出道：14	92	100	73	86	63	69		
3 支血管流出道：47	91	94	87	94	82	94		

在同一时期，104 例患者接受了自体大隐静脉移植，1 年、3 年和 5 年的主要通畅率分别为 96%、92% 和 90%

引自 Bounkong et al [134]

表 15–20 PAA 切除和端 – 端吻合术病例		
作者，年份	血管重建的手术数量	切除和端 – 端吻合
Crawford[135], 1959	30	10（33.3%）
Edmunds[9], 1965	71	3（4.2%）
Crichlow[10], 1966	48	1（2.1%）
Wychulis[12], 1970	48	4（8.3%）
Buda[14], 1974	72	5（6.9%）
Evans[138], 1976	61	1（1.6%）
Towne[17], 1976	71	1（1.4%）
Alpert[18], 1977	35	7（20.0%）
Whitehouse[24], 1983	44	2（4.5%）
Reilly[23], 1983	163	9（5.5%）
Schellack[28], 1987	62	2（3.2%）
Dawson[31], 1991	44	2（4.5%）
Davidovic[38], 1998	59	3（5.1%）
Alsac[137], 2005	8[a]	4（50%）
Pulli[57], 2006	156	4（2.5%）
Ravn[61], 2007	673	2（0.3%）[b]

a. 8 个患者

b. 数据来自瑞典血管注册处；两种情况属于在采用后入路的 60 例

参考文献

[1] Julian OC, Dye WS, Javid H, Grove WJ. The use of vessel grafts in the treatment of popliteal aneurysms. Surgery. 1955;38:970-80.

[2] Murray G. Heparin in surgical treatment of blood vessels. Arch Surg. 1940;40:307-25.

[3] Blakemore AH, Lord JW Jr. A non-suture method of blood vessel anastomosis. Review of experimental study. Report of clinical cases. Ann Surg. 1945;121:435-52.

[4] Hunter JA, Julian OC, Javid H, Dye WS. Arteriosclerotic aneurysms of the popliteal artery. J Cardiovasc Surg. 1962;2:404-13.

[5] Taber RE, Lawrence MS. Resection and arterial replacement in the treatment of popliteal aneurysms. Surgery. 1956;39:1003-12.

[6] Lord JW Jr, Stone PW. The use of autologous vein grafts in the peripheral arterial system. Arch Surg. 1957;74:71-9.

[7] Greenstone SM, Massell TB, Heringman EC. Arteriosclerotic popliteal aneurysms. Diagnosis and management. Circulation. 1961;24:23-8.

[8] Friesen G, Ivins JC, Janes JM. Popliteal aneurysms. Surgery. 1962;51:90-8.

[9] Edmunds LH Jr, Darling RC, Linton RR. Surgical management of popliteal aneurysms. Circulation. 1965; 32: 517-23.

[10] Crichlow RW, Roberts B. Treatment of popliteal aneurysms by restoration of continuity; review of 48 cases. Ann Surg. 1966;163:417-26.

[11] Baird RJ, Sivasankar R, Hayward R, Wilson DR. Popliteal aneurysm: a review and analysis of 61 cases. Surgery. 1966;59:911-7.

[12] Wychulis AR, Spittell JA Jr, Wallace RB. Popliteal aneurysms. Surgery. 1970;68:942-52.

[13] Bouhoutsos J, Martin P. Popliteal aneurysms: a review of 116 cases. Br J Surg. 1974;61:469-75.

[14] Buda JA, Weber CJ, McAllister FF, Voorhees AB Jr. The results of treatment of popliteal artery aneurysms. A follow-up study of 86 aneurysms. J Cardiovasc Surg. 1974;15: 615-9.

[15] Gaylis H. Popliteal arterial aneurysms. A review and analysis of 55 cases. S A Med J. 1974;48:75-81.

[16] Buxton B, Morris P, Johnson N, Royle J. The management of popliteal aneurysms. Med J Aust. 1975;2:82-5.

[17] Towne JB, Thompson JE, Patman DD, Persson JE. Progression of popliteal aneurysmal disease following popliteal aneurysm resection with graft: a twenty year experience. Surgery. 1976;80: 426-32.

[18] Alpert J, Brener BJ, Brief DK, Parikh S, Parsonnet V. Popliteal aneurysms. Am Surg. 1977;43: 579-82.

[19] Chitwood WR, Stocks LH, Wolfe WG. Popliteal artery aneurysms. Arch Surg. 1978;113:1078-82.

[20] Inahara T, Toledo AC. Complications and treatment of popliteal aneurysms. Surgery. 1978;84:775-83.

[21] Szilagyi DE, Schwartz RL, Reddy DJ. Popliteal artery aneurysms. Their natural history and management. Arch Surg. 1981;116:724-8.

[22] Vermilion BD, Kimmins SA, Pace WG, Evans WE. A review of one hundred forty-seven popliteal aneurysms with long-term follow-up. Surgery. 1981;90:1009-14.

[23] Reilly MK, Abbott WM, Darling RC. Aggressive surgical management of popliteal artery aneurysms. Am J Surg. 1983;145:498-502.

[24] Whitehouse WM Jr, Wakefield TW, Graham LM, Kazmers A, Zelenock GB, Cronenwett JL, Dent TL, Lindenauer SM, Stanley JC. Limb-threatening potential of arteriosclerotic popliteal artery aneurysms. Surgery. 1983;93:694-9.

[25] Downing R, Grimley RP, Ashton F, Slaney G. Problems in diagnosis of popliteal aneurysms. J R Soc Med. 1985;78:440-4.

[26] Anton GE, Hertzer NR, Beven EG, O'Hara PJ, Krajewski LP. Surgical management of popliteal aneurysms. Trends in presentation, treatment and results from 1952 to 1984. J Vasc Surg. 1986;3:125-34.

[27] Raptis S, Ferguson L, Miller JH. The significance of tibial artery disease in the management of popliteal aneurysms. J Cardiovasc Surg. 1986;27:703-8.

[28] Schellack J, Smith RB III, Perdue GD. Nonoperative management of selected popliteal aneurysms. Arch Surg. 1987;122:372-5.

[29] Lilly MP, Flinn WR, McCarthy WJ III, Courtney DF, Yao JST, Bergan JJ. The effect of distal arterial anatomy on the success of popliteal aneurysm repair. J Vasc Surg. 1988;7:653-60.

[30] Farina C, Cavallaro A, Schulz RD, Feldhaus RJ, di Marzo L. Popliteal aneurysms. Surg Gynecol Obstet. 1989;169:7-13.

[31] Dawson I, van Bockel JH, Brand R, Terpstra JL. Popliteal artery aneurysms. Long-term follow-up of aneurysmal disease and results of surgical treatment. J Vasc Surg 1991;13:398-407.

[32] Shortell CK, DeWeese JA, Ouriel K, Green RM. Popliteal artery aneurysms: a 25-year surgical experience. J Vasc Surg. 1991;14:771-9.

[33] Halliday WA, Wolfe JH, Taylor PR, Mansfield AO. The management of popliteal aneurysm: the importance of early surgical repair. Ann R Coll Surg Engl. 1991;73:253-7.

[34] Roggo A, Brunner U, Ottinger LW, Largiader F. The continuing challenge of aneurysms of the popliteal artery. Surg Gynecol Obstet. 1993;177: 565-72.

[35] Varga ZA, Locke-Edmunds JC, Baird RN. The joint vascular research group. A multicenter study of popliteal aneurysms. J Vasc Surg. 1994;20:171-7.

[36] Carpenter JP, Barker CF, Roberts B, Berkowitz HD, Lusk EJ, Perloff LJ. Popliteal artery aneurysms: current management and outcome. J Vasc Surg. 1994;19:65-73.

[37] Sarcina A, Bellosta R, Luzzani G, Agrifoglio G. Surgical treatment of popliteal artery aneurysms. A 20 year experience. J Cardiovasc Surg. 1997;38:347-54.

[38] Davidovic LB, Lotina SI, Kostic DM, Cinara IS, Cvetkovic D, Markovic DM, Vojnovic BR. Popliteal artery aneurysms. World J Surg. 1998;22:812-7.

[39] Duffy ST, Colgan MP, Sultan S, Moore DJ, Shanik GD. Popliteal aneurysms: a 10-year experience. Eur J Vasc Endovasc Surg. 1998;16:218-22.

[40] Taurino M, Calisti A, Grossi R, Maggiore C, Speziale F, Fiorani P. Outcome of early treatment of popliteal artery aneurysms. Int Angiol. 1998;17:28-33.

[41] Borowicz MR, Robison JG, Elliott BM, Brothers TE, Robinson CK. Occlusive disease associated with popliteal aneurysms: impact on long term graft patency. J Cardiovasc Surg. 1998;39:137-40.

[42] Locati P, Socrate AM, Costantini E, Campanati B. Popliteal aneurysms: current management and outcome. Minerva Cardioangiol. 1999;47:145-55.

[43] Palumbo N, Cevolani M, Faggioli GL, Tedesco A, Leone M. Trombolisi intra-arteriosa preoperatoria negli aneurismi poplitei complicati da trombosi acuta. Risultati a lungo termine. G Ital Chir Vascular. 1999;6:187-97.

[44] Irace I, Gattuso R, Faccenna P, Cappello F, Siani A, Stumpo R, Boiceff S, Benedetti-Valentini F. Trattamento chirurgico degli aneurismi poplitei in elezione e in urgenza. Indicazioni e risultati. Minerva Cardioangiol. 2001;49:251-6.

[45] Kauffman P, Puech-Leão P. Surgical treatment of popliteal artery aneurysm: a 32-year experience. J Vasc Brassica. 2002;5:1-14.

[46] Galland RB, Magee TR. Management of popliteal aneurysms. Br J Surg. 2002;89:1382-5.

[47] Mahmood A, Salaman R, Sintler M, Smith SRG, Simms MH, Vohra RK. Surgery of popliteal artery aneurysms: a 12-year experience. J Vasc Surg. 2003;37:586-93.

[48] Bowrey DJ, Osman H, Gibbons CP, Blackett RL. Atherosclerotic popliteal aneurysms: management and outcome in forty-six patients. Eur J Vasc Endovasc Surg. 2003;25:79-81.

[49] Harder Y, Notter H, Nussbaumer P, Leiser A, Canova , Furrer M. Popliteal aneurysm: diagnostic workup and results of surgical treatment. World J Surg. 2003;27:788-92.

[50] Ascher E, Markevich N, Schutzer RW, Kallakuri S, Jacob T, Hingorani AP. Small popliteal artery aneurysms: are they clinically significant? J Vasc Surg. 2003;37:755-60.

[51] Blanco E, Serrano-Hernando FJ, Monux G, Vega M, Martin A, Rial R, Reina T, Sanchez-Hervas L. Operative repair of

popliteal aneurysms: effect of factors related to the bypass procedure on outcome. Ann Vasc Surg. 2004;18:86-92.

[52] Laxdal E, Amundsen SR, Dregelid E, Pedersen G, Aune S. Surgical treatment of popliteal artery aneurysms. Scand J Surg. 2004;93:57-60.

[53] Aulivola B, Hamdan AD, Hile CN, Sheahan MG, Skillman JJ, Campbell DR, Scovell SD, LoGerfo FW, Pomposelli FB. Popliteal artery aneurysms: a comparison of outcomes in elective versus emergent repair. J Vasc Surg. 2004;39: 1171-7.

[54] Martelli E, Ippoliti A, Ventoruzzo G, De Vivo G, Ascoli MA, Pistolese GR. Popliteal artery aneurysms. Factors associated with thromboembolism and graft failure. Int Angiol. 2004;23:54-65.

[55] Stone PA, Armstrong PA, Bandyk DF, Keeling WB, Flaherty SK, Shames ML, Johnson BL, Back MR. The value of duplex surveillance after open and ndovascular popliteal aneurysm repair. J Vasc Surg. 2005;41:936-41.

[56] Bourriez A, Mellière D, Desgranges P, D'Audiffret A, Allaire E, Becquemin JP. Elective popliteal aneurysms: does venous availability have an impact on indication? J Cardiovasc Surg. 2005;46:171-5.

[57] Pulli R, Dorigo W, Troisi N, Alessi IA, Pratesi G, Azas L, Pratesi C. Surgical management of popliteal artery aneurysms: which factors affect outcomes? J Vasc Surg. 2006;43:481-7.

[58] Huang Y, Gloviczki P, Noel AA, Sullivan TM, Kalra M, Gullerud RE, Hoskin TL, Bower TC. Early complications and long-term outcome after open surgical treatment of popliteal artery aneurysms: is exclusion with saphenous vein bypass still the gold standard? J Vasc Surg. 2007;45:706-15.

[59] Antonello M, Frigatti P, Battocchio P, Lepidi S, Dall'Antonia A, Deriu GP, Grego F. Endovascular treatment of asymptomatic popliteal aneurysms: 8-year concurrent comparison with open repair. J Cardiovasc Surg. 2007;48:267-74.

[60] Davies RSM, Wall M, Rai S, Simms MH, Vohra RK, Bradbury AW, Adam DJ. Long-term results of surgical repair of popliteal artery aneurysms. Eur J Vasc Endovasc Surg. 2007;34:714-8.

[61] Ravn H, Wanhainen A, Björck M. The Swedish vascular registry Surgical technique and long-term results after popliteal artery aneurysm repair: results from 717 legs. J Vasc Surg. 2007;45:236-43.

[62] Lichtenfels E, Delduque FA, Bonamigo TP, Cardozo MA, Schulte AA. Popliteal artery aneurysm surgery: the role of emergency setting. Vasc Endvasc Surg. 2008;42:159-64.

[63] Zimmermann A, Schoenberger T, Saeckl J, Reeps C, Wendorff H, Kuehnl A, Eckstein H-H. Eligibility for endovascular technique and results of the surgical approach to popliteal artery aneurysms at a single center. Ann Vasc Surg. 2010;24:342-8.

[64] Bellosta R, Sarcina A, Luzzani L, Carugati C, Cossu L. Fate of popliteal artery aneurysms after exclusion and bypass. Ann Vasc Surg. 2010;24:883-9.

[65] Zaraca F, Ponzoni A, Stringari C, Ebner JA, Giovannetti R, Ebner H. The posterior approach in the treatment of popliteal artery aneurysm: feasibility and analysis of outcome. Ann Vasc Surg. 2010;24:863-70.

[66] Bracale UM, Corte G, Di Gregorio A, Pecoraro F, Machì P, Rusignuolo F, Bajardi G. Surgical repair of popliteal artery aneurysms remains a safe treatment option in the endovascular era: a 10-year single-center study. Ann Ital Chir. 2011;82:443-8.

[67] Vrijenhoek JEP, Mackaay AJC, Cornelissen SAP, Moll FL. Long-term outcome of popliteal artery aneurysms after ligation and bypass. Vasc Endovasc Surg. 2011;45:604-6.

[68] Stone PA, Jagannath P, Thompson SN, Campbell JE, Mousa AY, Knackstedt K, Hass SM, AbuRahma AF. Evolving treatment of popliteal artery aneurysms. J Vasc Surg. 2013;57:1306-10.

[69] Pulli R, Dorigo W, Castelli P, Dorrucci V, Ferilli F, De Blasis G, Monaca V, Vecchiati E, Benincasa A, Pratesi C. A multicentric experience with open surgical repair and endovascular exclusion of popliteal artery aneurysms. Eur J Vasc Endovasc Surg. 2013;45:357-63.

[70] Huang Y, Gloviczki P, Oderich GS, Duncan AA, Kalra M, Fleming MD, Harmsen WS, Bower TC. Outcomes of endovascular and contemporary open surgical repairs of popliteal artery aneurysm. J Vasc Surg. 2014;60:631-8.

[71] Dorweiler B, Gemeschu A, Doemland M, Neufang A, Espinola-Klein C, Vahl C-F. Durability of open popliteal artery aneurysm repair. J Vasc Surg. 2014;60:951-7.

[72] Serrano Hernando FJ, Martinez LI, Hernández Mateo MM, Hernando RM, Sánchez HL, Rial HR, Moñuz DG, Martin CA. Comparison of popliteal artery aneurysms therapies. J Vasc Surg. 2015;61: 655-61.

[73] Cervin A, Tjärnström J, Ravn H, Acosta S, Hultgren R, Welander M, Björck M. Treatment of popliteal aneurysm by open and endovascular surgery: a contemporary study of 592 procedures in Sweden. Eur J Vasc Endovasc Surg. 2015;50:342-50.

[74] Mazzaccaro D, Carmo M, Dellalana R, Settembrini AM, Barbetta I, Tassinari I, Roveri S, Settembrini PG. Comparison of posterior and medial approaches for popliteal artery aneurysms. J Vasc Surg. 2015;62:1512-20.

[75] Leake AE, Avgerinos ED, Chaer RA, Singh MJ, Makaroun MS, Marone LK. Contemporary outcomes of open and endovascular popliteal artery aneurysm repair. J Vasc Surg. 2016;63:70-6.

[76] Wooster M, Back M, Gaeto H, Shames M. Late longitudinal comparison of endovascular and open popliteal aneurysm repair. Ann Vasc Surg. 2016;30:231-7.

[77] Mezzetto L, Scorsone L, Pacca R, Puppini G, Perandini S, Veraldi GF. Treatment of popliteal artery aneurysms by means of cryopreserved homograft. Ann Vasc Surg. 2015;29:1090-6.

[78] Neufang A, Espinola-Klein C, Dorweiler B, Messow CM, Schmiedt W, Vahl CF. Femoropopliteal prosthetic bypass with glutaraldehyde stabilized human umbilical vein (HUV). J Vasc Surg. 2007;46: 280-8.

[79] Gouny P, Bertrand P, Duedal V, Cheynel-Hocquet C, Lancelin C, Escurolle F, Nussaume O, Vayssarat M. Limb salvage and popliteal aneurysms: advantages of preventive surgery. Eur J Vasc Endovasc Surg. 2000;19:496-500.

[80] Bowyer RC, Cawthorn SJ, Walker JW, Giddings AEB. Conservative management of asymptomatic popliteal aneurysms. Br J Surg. 1990;77:1132-5.

[81] Guvendik L, Bloor K, Charlesworth D. Popliteal aneurysm: sinister harbinger of sudden catastrophe. Br J Surg. 1980;67:294-6.

[82] Evans WE, Bernhard VM, Kauffman HM. Femorotibial bypass in patients with popliteal aneurysms. Am J Surg. 1971;122:555-7.

[83] Kropman RHJ, van Santvoort HC, Teijink J, van de Pavoordt HDWM, Belgers HJ, Moll FL, de Vries J-PPM. The medial versus the posterior approach in the repair of popliteal artery aneurysms: a multicenter case-matched study. J Vasc Surg. 2007;46:24-30.

[84] Eslami MH, Rybin D, Doros G, Farber A. Open repair of asymptomatic popliteal artery aneurysm is associated with better outcomes than endovascular repair. J Vasc Surg. 2015;61:663-9.

[85] Brochado NF, Sandri GA, Kalaf MJ, Matielo MF, Casella IB, Godoy MR, Martins Curi MV, Sacilotto R. Arm vein as an alternative autogenous conduit for infragenicular bypass in the treatment of critical limb ischemia: a 15-year experience. Eur J Vasc Endovasc Surg. 2014;47:609-14.

[86] Correa JA, Cozzi Pires de Olivera Dias MC, Fioretti AC, Yamazaki YR, Maffei JP Jr, Duque de Almeida R, Batistela FR, Kafejian O. Arm vein bypass after popliteal artery aneurysm thrombolysis: an alternative for limb salvage. J Vasc Bras. 2007;6: 163-6.

[87] Tal R, Rabinovich Y, Zelmanovich L, Wolf YG. Preferential use of basilic vein for surgical repair of popliteal aneurysms via the posterior approach. J Vasc Surg. 2010;51:1043-5.

[88] Schulman ML, Badhey MR, Yatco R. Superficial femoral-popliteal veins and reversed saphenous veins as primary femoro-popliteal bypass grafts: a randomized comparative study. J Vasc Surg. 1987;6:1-10.

[89] Evans WE, Conley JE, Bernhard V. Popliteal aneurysms. Surgery. 1971;70:762-7.

[90] Beseth BD, Moore WS. The posterior approach for repair of popliteal artery aneurysms. J Vasc Surg. 2006;43:940-5.

[91] Johnson ONIII, Sliddell MB, Macsata RA, Faler BJ, Amdur RL, Sidawy AN. Outcomes of surgical management for popliteal artery aneurysms: an analysis of 583 cases. J Vasc Surg. 2008;48:845-51.

[92] Wagenhauser MU, Herma KB, Sagban TA, Dueppers P, Schelzig H, Duran M. Long-term results of open repair of popliteal artery aneurysm. Ann Med Surg. 2015;4:58-63.

[93] Plate G, Jansson I, Forssell C, Weber P, Oredsson. Thrombolysis for acute lower limb ischaemia - a prospective, randomised, multicentre study comparing two strategies. Eur J Vasc Endovasc Surg. 2006;31:651-60.

[94] Dotter CT, Rosch J, Seaman AJ. Selective clot lysis with low-dose streptokinase. Radiology. 1974;111:31-7.

[95] Schwarz W, Berkowitz H, Taormina V, Gatti J. The preoperative use of intraarterial thrombolysis for a thrombosed popliteal artery aneurysm. J Cardiovasc Surg. 1984;25:465-8.

[96] Hoelting T, Paetz B, Richter GM, Allenberg JR. The value of preoperative lytic therapy in limb-threatening acute ischemia from popliteal artery aneurysm. Am J Surg. 1994;168:227-31.

[97] Marty B, Wicky S, Ris H-B, Mueller X, Fischer A, Hayoz D, von Segesser LK. Success of thrombolysis as a predictor of outcome in acute thrombosis of popliteal aneurysms. J Vasc Surg. 2002;35:487-93.

[98] May J, Thompson J, Rickard K, White G, Harris JP. Isolated limb perfusion with urokinase for acute ischemia. J Vasc Surg. 1993;17:408-13.

[99] Thompson JF, Beard J, Scott DJA, Earnshaw JJ. Intraoperative thrombolysis in the management of thrombosed popliteal aneurysm. Br J Surg. 1993;80:858-9.

[100] Greenberg R, Wellander E, Nyman U, Uher P, Lindh M, Lindblad B, Ivancev K. Aggressive treatment of acute limb ischemia due to thrombosed popliteal aneurysms. Eur J Radiol. 1998;28:211-8.

[101] Rutherford RB, Baker DJ, Ernst C, Johnston KW, Porter JM, Ahn S, Jones DN. Recommended standard for reports dealing with lower extremity ischemia: revised version. J Vasc Surg. 1997;26:517-38.

[102] Katzen BT, Edwards KC, Albert AS, van Breda A. Low-dose direct fibrinolysis in peripheral vascular disease. J Vasc Surg. 1984;1:718-22.

[103] Koraen-Smith L, Wangberg M, Montàn C, Giligren P, Wahlgren C-M. Safety of intra-arterial catheter directed thrombolysis: does level of care matter? Eur J Vasc Endovasc Surg. 2016;51:718-23.

[104] Kuoppala M, Franzén S, Lindblad B, Acosta S. Long-term prognostic factors after thrombolysis for lower limb ischemia. J Vasc Surg. 2008;47:1243-50.

[105] Hamelink JK, Elliott BM. Localized intraarterial streptokinase therapy. Am J Surg. 1986;152:252-6.

[106] Berni GA, Bandyk DF, Zierler RE, Thiele BL, Strandness DE. Streptokinase treatment of acute arterial occlusion. Ann Surg. 1983;198:185-91.

[107] Sicard GA, Schier JJ, Totty WG, Gilula LA, Walker WB, Etheredge EE, Anderson CB. Thrombolytic therapy for acute arterial occlusion. J Vasc Surg. 1985;2:65-78.

[108] Tsapogas MJ. Discussion on Sicard et al., ref. 183.

[109] Allen DR, Johnson CD, Smallwood J. Intra-arterial thrombolysis should be the initial treatment of the acutely ischemic lower limb. Ann R Coll Surg Engl. 1992;74: 106-11.

[110] Ramesh S, Michaels JA, Galland RB. Popliteal neurysm: morphology and management. Br J Surg. 1993;80:1531-3.

[111] Galland RB, Earnshaw JJ, Baird RN, Lonsdale RJ, Hopkinson BR, Giddings AEB, Dawson KJ, Hamilton G. Acute limb deterioration during intra-arterial thrombolysis. Br J Surg. 1993;80:1118-20.

[112] Garramone RR Jr, Gallagher JJ Jr, Drezner AD. Intra-arterial thrombolytic therapy in the initial management of thrombosed popliteal artery aneurysms. Ann Vasc Surg. 1994;8:363-6.

[113] Gawenda M, Sorgatz S, Müller U, Walter M, Erasmi H. The thrombosed popliteal aneurysm with distal arterial occlusion - successful therapy by interdisciplinary management. Thorac Cardiovasc Surgeon. 1995;43:112-6.

[114] Debing E, Van de Brande P, van Tissenbroek F, von Kemp K, Staelens I. Intra-arterial thrombolysis followed by elective surgery for thrombo-embolic popliteal aneurysms. Acta Chir Belg. 1997;97:137-40.

[115] Dawson I, Sie RB, van Bockel JH. Atherosclerotic popliteal aneurysm. Br J Surg. 1997;84:293-9.

[116] Steinmetz E, Bouchot O, Faroy F, Charmasson L, Terriat B, Becker F, Cercueil J-P, Krause D, Brenot R, David M. Preoperative intraarterial thrombolysis before surgical revascularization for popliteal artery aneurysms with acute ischemia. Ann Vasc Surg. 2000;14:360-4.

[117] Dorigo W, Pulli R, Turini F, Pratesi G, Credi G, Alessi IA, Pratesi C. Acute leg ischaemia from thrombosed popliteal artery aneurysms: role of preoperative thrombolysis. Eur J Vasc Endovasc Surg. 2002;23:251-4.

[118] Box B, Adamson M, Magee TR, Galland RB. Outcome following bypass, and proximal and distal ligation of popliteal aneurysms. Br J Surg. 2007;94:179-82.

[119] Ravn H, Björck M. Popliteal artery aneurysm with acute ischemia in 229 patients. Outcome after thrombolytic and surgical therapy. Eur J Vasc Endovasc Surg. 2007;33:690-5.

[120] Kropman RHJ, Schrijver AM, Kelder JC, Moll FL, de Vries JPPM. Clinical outcome of acute leg ischaemia due to thrombosed popliteal artery aneurysm: systematic review of 895 cases. Eur J Vasc Endovasc Surg. 2010; 39: 452-7.

[121] Lowell RC, Gloviczki P, Hallett W Jr, Naessens JM, Maus TP, Cherry KJ Jr, Bower TC, Pairolero PC. Popliteal aneurysms: the risk of nonoperative management. Ann Vasc Surg. 1994;8:14-23.

[122] Bisdas T, Paraskevas KI, Pichlmaier M, Wilhelmi M, Haverich A, Teebken OE. Dorsal (posterior) versus medial approach for the surgical repair of popliteal artery aneurysms. Angiology. 2010;61:248-52.

[123] Del Tatto B, Lejay A, Meteyer V, Roussin M, Georg Y, Thaveau F, Geny B, Chakfe N. Open and endovascular repair of popliteal artery aneurysms. Ann Vasc Surg. 2018;50:119-27.

[124] Batt M, Scotti L, Gagliardi JM, Riberi A, Cassar JP, Porcher G, Le Bas P. Les anévrysmes poplités. Notre expérience à propos de 199 cas. J Chir. 1985;122:319-25.

[125] Pulli R, Dorigo W, Fargion A, Pratesi G, Alessi IA, Angiletta D, Pratesi C. Comparison of early and midterm results of open and endovascular treatment of popliteal artery aneurysms. Ann Vasc Surg. 2012;26:809-18.

[126] Ronchey S, Pecoraro F, Alberti V, Serrao E, Orrico M, Lachat M, Mangialardi N. Popliteal artery aneurysm repair in the endovascular era. Fourteen-years single center experience. Medicine. 2015;94:e1130.

[127] Dijkstra B, Fleischl J, Knight D. Management and outcome of popliteal artery aneurysms in a New Zealand provincial centre. Aust N Z J Surg. 1998;68:255-7.

[128] Wylie EJ. Vascular replacement with arterial autografts. Surgery. 1965;57:14-21.

[129] Reix T, Rudelli-Szychta P, Mery B, Sevestre-Pietri MA, Pietri J. Treatment of popliteal artery aneurysms using a superficial femoral artery autograft. Ann Vasc Surg. 2000;14:594-601.

[130] Maitrias P, Matray L, Bensussan M, Reix T. Is superficial femoral artery autograft a durable technique to treat politeal aneurysms? Ann Vasc Surg. 2017;44:17.

[131] Puppinck P, Chevalier J, Ducasse E, Dasnoy D. L'autotransplantation de l'artère fémorale superficielle dans les lésions artérielles poplitées. Une bonne alternative? J Mal Vascular. 2004;29:9-11.

[132] Paraskevas N, Castier Y, Fukui S, Soury P, Thabut G, Leseche G, Laurian C. Superficial femoral artery autograft reconstruction in the treatment of popliteal artery aneurysm: long-term outcome. J Vasc Surg. 2008;48: 311-6.

[133] Lemonnier T, Feugier P, Ricco J-B, de Ravignan D, Chevalier J-M. Treatment of popliteal aneurysms by femoral artery transposition: long-term evaluation. Ann Vasc Surg. 2009;23:753-7.

[134] Bounkong G, Davaine J-M, Tresson P, Derycke L, Kagan N, Couture T, Lawton J, Kashi M, Caudric J, Chiche L, Koskas F. Femoral artery transposition is a safe and durable option for the treatment of popliteal artery aneurysms. J Vasc Surg. 2018;68:510-7.

[135] Crawford ES, DeBakey ME, Cooley DA. Surgical considerations of peripheral arterial aneurysms. Arch Surg. 1959;78:226-38.

[136] Enderlen E. Ein Beitrag zur idealen Operation des arteriellen Aneurysma. Munch Med Wchnschr. 1908; 34: 1581-2.

[137] Alsac J-M, Fadel E, Fabre D, Mussot S, Maury J-M, Dartevelle P. Resection of popliteal artery aneurysms with end-to-end anastomosis. EJVES Extra. 2005;10:41-4.

[138] Evans WE, Turnipseed WD. Popliteal aneurysms. Vasc Surg. 1976;10:86-91.

第 16 章 外科治疗的晚期并发症
Late Sequelae of Surgical Treatment

Antonino Cavallaro **著**　　冯松林　孙晓磊 **译**

一、旷置的腘动脉瘤的结局

1983 年，Flynn 和 Nicholas 呼吁注意 Edwards 的 PAA 修复技术的一个少见的、至今未知的并发症：旷置和旁路的动脉瘤持续增长[1]。几年后，偶尔提到这种并发症。

1987 年，Schellack 等对 60 例患者进行了 2～240 个月（平均 63 个月）的随访，观察到 2 例双侧 PAA 患者旷置的动脉瘤体积增大，1 例患者需要再次手术，侧支返血被认为是持续增长的原因[2]。

1988 年，Lilly 等报道了由于动脉瘤上方和（或）下方的不完全结扎，出现了两种晚期并发症：一种是动脉瘤扩大，另一种是复发性栓塞。在这两个病例中，动脉重建都是通畅的，并且都进行了再次手术[3]。

1991 年，Shortell 等对 49 例患者进行术后至少 5 年的随访，观察到 4 例动脉瘤扩大，均引起压迫症状：所有患者均接受再次手术，未发现供血侧支[4]。

Taurino 等在 1998 年对 16 例动脉瘤原位留置的患者进行了平均 41 个月（最多 15 年）的随访，记录了 8 种并发症，包括腘区感觉异常和压痛，这种症状的病理基础尚不清楚，因为约 1/3 的动脉瘤不是简单的结扎，而是已经被打开[5]。

这些年在 Flynn 和 Nicholas 初次记录以来已经出现了大量的并发症的病例报道。

从表 16-1 中可以明显看出，与日益增长的旷置动脉瘤相关的并发症在随访的任何阶段都表现出其临床相关性，但主要是在术后 6～8 年或更长时间的后期随访中，这进一步强调了终身监测的必要性。另一个重要的因素是与患者的年龄有关，大多数患者超过 70 岁，一些患者超过 80 岁，这应该促使我们反思失去对动脉瘤处理的机会。笔者认为在规划 PAA 的治疗时，一个重要的考虑因素应该是确保患者在较高龄和一般情况较差时避免再次手术（尽管这种风险很遥远）。

表中有 2 个被提到的案例值得特别提及。在 Lee 等[13] 报道的案例中，已诊断为腘窝肿块挤移旁路，但时间流逝，最终旁路血栓形成；可以再手术切除腘动脉瘤挽救肢体，但跛行随即发生（可能通过及时手术可以避免）。Batt 等[15] 阐述的病例很少见：由于腘静脉严重受压（无静脉血栓形成）引起的筋膜室综合征通过广泛的筋膜切开术得以缓解，但此时已经发生了不可逆的组织损伤。

病例报告很重要，可以表明这一出乎意料的负面事件对使用最广泛的 PAA 修复技术有持续的影响；但更重要的是文献中出现的旨在确定这种并发症的真实发生率的专门研究：随后，对许多作者来说动脉瘤大小演变的研究成为随访期间研究的参数之一（表 16-2）。

作者，年份	年 龄	术后扩张时间	结 扎		临床表现	结 局
			近 端	远 端		
Flynn[1], 1983	61	3.5 年	+	+	肿块	存活
	60	13 个月	+	+	肿胀	存活
Battey[6], 1987	84	8 年	+	+	破裂	存活 2 个月
Cinelli[7], 1991					疼痛	存活
Lewis[8], 2001	＞77	6 年	+	+	静脉压迫	存活 1 个月
Edwards[9], 2002	78	5 年			疼痛，肿胀	足下垂
	76	14 年			疼痛，肿胀	存活
Mousa[10], 2004	84	11 年	+	+	破裂	存活 20 个月
Bush[11], 2004	88	4 年			破裂	存活 6 个月
Borioni[12], 2005	82	12 个月			肿块	观察
Lee[13], 2005	74	12 年			肿块、旁路阻塞	跛行 15 个月
V.Santvoort[14], 2006	66	10 年	+	+	破裂	存活 6 个月
Batt[15], 2006	71	11 年	+	+	骨筋膜室综合征	膝下截肢
IorioPires[16], 2011	52	2 年	+	+	肿块，疼痛	存活 1 个月
Lejay[17], 2018	71	12 年	+	+	足下垂	存活 1 年

表 16-1　扩张的旷置腘动脉瘤的病例报告

年龄：诊断和治疗并发症时患者的年龄

一些报道缺乏结扎的细节

动脉瘤的大小增加的程度被忽略，因为在一些病例中，原始动脉瘤的大小未知；然而，一些被旷置的动脉瘤达到了非常巨大的尺寸，直径＞10cm[1, 8, 9, 17]

Cinelli 等[7]：Batt 等[15] 的部分数据

除 1 例外，其余均进行了再干预处理[13]，其中高龄和严重共病建议观察；2 例[11, 16] 采用选择性栓塞供血侧支加经皮注射凝血酶或栓塞液体进入动脉瘤进行治疗

进行性增长的肿块，由于病历不完全，在某些情况下出现诊断困难，需要针刺或开放性活组织活检[9, 13]

表 16-2 系列中的一些内容值得特别关注和讨论。

Ebaugh 等[18] 未发现残留瘤腔流量与瘤体增大之间有任何关系。他们认为以下两个机制可能是扩大的原因。

(1) 从侧支回流（一种内漏）。

(2) 内在张力：这一机制目前仍然不清楚，瘤腔内存在持续的压力但没有任何可识别的血流来源[35]。

Jones 等[19] 在 38 例患者中恢复了旷置腘动脉瘤的形态，其中 36 例进行了随访。

(1) 近端和远端动脉瘤结扎加短段旁路转流术 20 例。

(2) 近端靠近股浅动脉高位结扎，远端靠近动脉瘤结扎加长段旁路转流术 10 例。

(3) 仅近端或远端近端结扎加旁路转流术 8

作者，年份	N 例	随访（月）	残余流量（%）	增加幅度（%）	症 状	再次干预
Ebaugh[18], 2003	25	51（6～161）	12/16（75）	8（32）	1	1
Jones[19], 2003	36	46（11～123）	5（14）	12（33）	3	
Kirkpatrick[20], 2004	36	59（1～120）	12（33）	13/25（52）	6[a]	5
Mehta[21], 2004	26	38（24～76）	10（38）	9（35）	6[b]	6[b]
Santvoort[14], 2006	16	39（7～188）	1（6）	1（6）		1[c]
Deglise[22], 2006	18	6（25～190）	6（33）	5/17（29）	1	1[d]
Wakassa[23], 2006	20	11.5（1～84）	5（25）[e]	7（35）	1	1[e]
Davies[24], 2007	33	75.3（0～246）	5（15）	2（6）	2[f]	2[f]
Ravn[25], 2007[g]	174	86（24–216）		57（33）	50	8
Huang[26], 2007	216	35（2～79）	7	7	7	7
Box[27], 2007	17	6～204	0	1（6）	0	0
Bellosta[28], 2010	52	35（6～108）	6（11）	4（8）	1	1
Zimmerman[29], 2010	31	20.5	2（6）	2（6）		1
Bracale[30], 2011	12	78.8（18～128）	1（8）	0		0
Vrijenhoek[31], 2011	56	41（1～144）	5（9）	1（2）		1[c]
Stone[32], 2013	49	1～122		2（4）		2
Dorweiler[33], 2014	197	137（1～185）	12（6）			0
Maitrias[34], 2017	77	108		3（4）		3

表 16–2　旷置腘动脉瘤的命运（病例系列）

a. 1 个破裂

b. 3 个破裂，1 个肢体的缺失

c. 经皮注射凝血酶或纤维蛋白胶

d. 侧支血管栓塞

e. 5 例有残余流量，3 例增大；移植物血栓形成而截肢

f. 1 例在 112 个月时破裂：再次手术需要重新建立旁路；另 1 例再次手术，但在随访时仍观察到残余血流

g. 来自瑞典血管登记处；数字指通过内侧入路手术的病例（174/476）；作者还报告了经后入路治疗的 2/11 例动脉瘤扩大（在用后入路修复的 21/60 动脉瘤中，是通过旁路进行重建的）

例。根据他们的经验，动脉瘤扩大与 C 型旷置显著相关，而且与 Ebaugh 等[18] 发现动脉瘤存在滋养动脉这一结果相反。

Kirkpatrick 等[20] 对 36 例病例的研究得出了更有趣的观察结果。他们还对旷置的类型进行了 3 种分型，与 Jones 等[19] 定义的分型相对应，分别是 A 型（22 例）和 B 型（6 例）。C 型定义为血栓性动脉瘤仅结扎　次或不结扎。24 例未显示瘤腔内血流；然而术前已知大小的 12 例中有 5 例（38%）瘤腔进行性扩大。12 例中有 8 例（67%）

可见瘤腔内血流，其中 1 例破裂，1 例反复性远端栓塞。在后一种情况下，未进行远端结扎，反流的血液与动脉瘤流出血液持续出现。根据作者的说法，血栓性动脉瘤至少需要远端结扎。

2004 年 Mehta 等[21] 报道了 24 例至少随访 24 个月的病例，结扎方式未明确说明，被评估的动脉瘤流入和流出道均被结扎。16 例动脉瘤形成血栓（其中 8 个在发现时已经形成血栓），6 例动脉瘤扩大（3 例没有明显的瘤腔内血流），3 例破裂。6 例（3 例扩大，3 例破裂）再次进行了手术，这些全部病例中发现了返血的侧支循环。有趣的是，在 4 例患者中直接测量了瘤腔内压力，结果与身体血压相似，但收缩压较低，平均压和舒张压较高。

Deglise 等[22] 在 6 个病例中能够描述 5 例返血的来源：动脉瘤入口 1 例、近端吻合口上方的侧支循环 2 例、远端吻合口上方的侧支循环 1 例、多个来源 1 例。

来自于 Bellosta 等[29] 的一个奇怪且无法解释的观察结果：在 60 个月时，动脉瘤增大或未改变的 12 例患者的 I 期通畅率为 30%；动脉瘤缩小的 40 例中 I 期通畅率占 84%。

真正的旷置动脉瘤明显很困难，因为可以通过膝关节血管网的许多途径能重建动脉瘤瘤体，故真正旷置动脉瘤时明显困难的；而且即使近端和远端尽可能结扎细致，尽可能接近动脉瘤，也不可能阻断所有的侧支，尤其是来自动脉瘤体的侧支血管。即使在侧支完全形成血栓的情况下，血流或持续的压力也可以传递到瘤腔内。因此，Walker[36] 建议，即在远端结扎后和近端结扎前通过入口用凝固剂填充囊，可能有助于但不能保证积极的进展。

长时间随访也许会确定这种并发症的真实发生率，但是根据目前的认知，即使这种修复技术被认为是 PAA 手术的金标准，但这种并发症一直被视为手术的盲区。

旷置的 PAA 的一种非常罕见的并发症表现为晚期感染。笔者在文献中找到了 6 篇病例报告（表 16-3）。

二、自体静脉移植物的动脉瘤样变性：腘动脉动脉瘤修复后的一种特殊并发症

1947 年 Bätzner[43] 首次报道了一种影响腹股沟下自体血管移植的退行性变化过程，是关于一段非倒装的大隐静脉段替代一段股浅动脉：术后 20 年观察到静脉瓣近端扩张，再过 2 年后取出移

表 16-3　旷置的腘动脉瘤感染：病例报告				培 养		结 局
作者，年份	患者年龄	术后感染时间	症 状	血 液	组 织	结 局
Lozano[37], 1999	65	2	发热、疼痛、肿胀	空肠弯曲菌		存活
Van d. Laan[38], 2006	53	8	发热、疼痛、肿胀	米氏链球菌	米氏链球菌	存活
Funk[39], 2010	59	12	发热、疼痛		金黄色葡萄球菌	存活 22 个月
Goudard[40], 2011	75	6	发热		空肠弯曲菌	存活 2 年
Charbonnel[41], 2012	75	5	发热、疼痛		空肠弯曲菌	存活 4 年
Coelho[42], 2017	54	7	疼痛、炎症		液化沙雷菌	存活

感染源未确定；5 例为自体静脉旁路移植，1 例未明确；除了 Coelho 等[42] 其余病历移植物感染是明显的（膝下截肢早期失败）；2 例患者[40, 41] 只有通过 18F-FDG PET 扫描才能确诊；4 例[38-41] 动脉瘤仍通过侧支循环灌流；传染病专家的作用显然非常重要；除清创和引流外，手术治疗包括 4 例切除和 2 例行去顶切除[38-41]

植物，发现典型的动脉粥样硬化斑块。

1961 年，Ejrup 等[44] 描述了一段股静脉的动脉粥样硬化病变，这段股静脉被移植到股动脉上，39 个月后患者死亡后（肺癌）进行研究。在临床中动脉粥样硬化可能发生在自体移植静脉中这一事实已得到证实。

1970 年 Beebe 等[45] 的报道证实了这一点：一名年轻血脂异常患者（36 岁）其股腘动脉移植物为倒装的自体大隐静脉，在手术 6 年后发生血栓形成并被切除。显微镜下的外观与动脉粥样硬化动脉相似。然而作者指出：在临床植入的静脉移植物中发生真正的动脉粥样硬化改变是极为罕见的。

在同一时期，Pillet[46] 首次观察报道了腹股沟下自体静脉移植物动脉瘤样变性，这一变性影响了 3 年前为了修复股浅动脉缺损而使用的静脉移植物（患者为男性，26 岁）：扩张的静脉用人工血管再次修复。

1972 年，Davidson 和 DePalma[47] 被认为首次描述了股腘动脉自体静脉移植物的动脉瘤扩张。然而 1 年前 DeWeese 等[48] 回顾了一项 5 年以上的自体静脉旁路移植手术，通过血管造影观察到 1 例（随访 64 个月）弯曲、局限性动脉瘤样变。对比剂血管造影有 31 例，其中 18 个在术后 5 年以上进行的检查结果。

DeWeese 等[48] 的临床研究是一组旨在确定股动脉远端自体移植静脉生物学行为的临床综述的一部分。最初这些研究依赖于客观结果和动脉造影；后来超声成像的实用性简化了研究，并提供了更可靠的结果。在早期的报道中，人们的注意力主要集中在动脉粥样硬化变性上，因为这种病理变化更有趣，可能与晚期移植失败更直接相关。

1967 年：Darling 等[49] 对 295 例患者进行了 10 年的随访，没有发现任何动脉瘤。

1972 年：Downs 和 Morrow[50] 回顾了 10 年来 190 例因闭塞性疾病而行静脉移植的患者，对 53 名患者 56 条肢体进行了动脉造影，发现一个动脉瘤样病变与瓣膜狭窄相关。

1973 年：Szilagyi 等[51] 发表了对 220 个股 – 腘静脉和 40 个股 – 胫静脉移植物的研究，其中 72.2% 随访 3 年以上，46.5% 随访 5 年以上。所有患者均接受血管造影检查（约 60% 的病例重复多次造影）：虽然 2.5 年后经常观察到动脉粥样硬化，但在 6～80 个月（平均 28 个月）后仅记录到 10 例动脉瘤扩张（3.8%）。在这 10 个病例中，5 个保持稳定，5 个进展，随访结束时有 1 例移植物失去功能。再干预从未进行过。两例有组织学检查，结果为动脉瘤伴动脉粥样硬化。

1974 年：Miller[52] 报道了 123 例患者的 156 个倒置的移植静脉，56 例患者进行了血管造影（随访 3 个月至 8 年）：未观察到动脉瘤。

1975 年：Vänttinen[53] 在 109 个静脉移植中，87 例（1～6 个月后）进行了动脉造影，其中 17 例（20%）在长达 7 年的随访期间重复进行动脉造影：发现 2 个动脉瘤（分别在 2 年和 7 年时）。

1976 年：Cutler 等[54] 发表了涉及 258 位患者的闭塞性疾病的 298 例静脉移植物。随访 1～13 年，约 50% 的病例随访 3 年以上，未提及动脉瘤出现。

1977 年：DeWeese 等[55] 重新提出了他们自己 10 年的经验。该系列包括 103 例患者的 113 个移植静脉。其中 18 例在第术后 5 年时行动脉造影；8 例在 10 年或更长时间内重复造影。有 2 例在第一次检查时看起来正常的移植物，在第二次对照时明显是动脉瘤样病变。在这两例中的经显微镜检查诊断为动脉粥样硬化病变。

1983 年：Denton 等[56] 在一系列 276 个移植物中观察到 2 个动脉瘤（1974—1982 年）。

1988 年：Sassoust 等[57] 回顾了 130 例原位旁路转流手术（1978—1984 年），观察到 2 个弥漫性瘤样扩张，5 个局限性动脉瘤病变和 1 个结扎侧支的瘤样扩张。

1988 年：Reifsnyder 等[58] 对 65/72 个移植物（60 个原位转流）进行了双重对照检查，时间为 50～259 个月（平均 74 个月），发现 8 个移植物出现了 16 个动脉瘤扩张。值得注意的是，只有 6

个移植物被植入治疗 PAA，其中 2 个变成动脉瘤。

2004 年：Majeski 等 [59] 回顾了 207 例治疗闭塞性疾病的原位移植手术，观察到 3 个动脉瘤（5~8 年）。

在表 16-4 中，笔者试图列出股骨远端移植静脉动脉瘤样病变病例详细报道。

并不是所有报告都详细阐述了引起最初手术的风险因素和初步诊断。然而 16/24 例（67%）合并高血压，13/25 例（52%）有不同程度的脂代谢异常，仅 3/16 例（19%）合并糖尿病，吸烟频率较高（18/23=78%），但也有部分吸烟者在首次手术时戒烟 [56, 59, 78]。34 例患者提到了最初的手术指征：闭塞性疾病 18 例（53%）和 PAA 16 例（47%）。考虑到在一般情况下，闭塞性疾病患者的数量超过 PAA 患者，这一点直观上具有重要影响。在 11 例 PAA 患者中观察到多发性动脉瘤，1 例闭塞性疾病患者和 1 例缺乏原始手术指征的患者中观察到多发性动脉瘤。仅考虑 PAA 患者的危险因素：高血压 5/7（71%）、血脂异常 4/8（50%）、糖尿病 1/7（17%）、吸烟 8/10（80%）。也就是说，与整个队列相比没有差异。临床表现多为搏动性肿块 [47, 59, 63, 65, 66, 70, 78, 82, 83]，有时疼痛 [80] 或压痛 [62]，常表现为瘤体迅速增多 [71, 73, 77, 79, 87]，也观察到显性或隐匿性的破裂 [56, 57, 72]。在一些病例中，移植物血栓形成引起动脉瘤的发现 [56, 68, 69, 74, 86]。在一个病例中，增强的搏动刺激了患者的注意力 [60]。偶尔，在血管造影术 [55] 或超声检查 [84-86] 中发现动脉瘤；然而，随访期间的影像学检查可以诊断出许多其他未列入本表的病例。在某些病例中，无论是闭塞性疾病的手术 [56, 66, 69] 还是 PAA 的手术 [65]，动脉瘤样变广泛累及移植物。值得一提的是，1977 年，在讨论 De Weese 等 [55] 的报道时，Darling [92]，其在 295 例移植物中没有观察到动脉瘤 [49]，描述了一例 22 岁男性患者在治疗创伤性腘窝损伤 25 年后，弥漫性动脉粥样硬化和动脉瘤样扩张涉及整个移植物，其唯一的危险因素是吸烟。

在所有病例中，需要对动脉瘤移植物进行维护，但 Sharples 等 [85] 报道的 4 例病例除外：一名患者身体状况不佳，另外 3 例患者确诊后病变情况稳定，几乎没有任何症状。外科翻修一般包括切除动脉瘤或整个移植物；在某些情况下，动脉瘤被旷置 [84] 或被打开 [72, 81]。只有 2 例在切除后可能进行端 – 端吻合，其余均采用不同的方式和不同的材料进行重建 [81, 86]。结局一般被认为是令人满意的，但随访经常被省略或相当短；相对较长时间（＞1 年）的随访报道很少 [62, 68, 74, 77]。一例最终被截肢 [56]。在 2 个病例中，动脉瘤切除后未进行重建：一个病例因流出道非常差导致慢性缺血 [56]；在另一个中由于侧支循环良好 [87]。Van Vugt 等 [82] 报道了最初 2 例动脉瘤内静脉移植术在术后 6 个月和 12 个月取得了令人满意的结果。

至于移植静脉动脉瘤样病变的病因，Szilagyi 等 [51] 提出动脉粥样硬化或静脉自身的局部结构缺陷；动脉粥样硬化被认为是血流动力学因素的结果（因为没有发现与动脉粥样硬化危险因素的显著相关性）。一般来说，移植静脉动脉瘤样病变被认为是移植物动脉粥样硬化的一种表现。然而，早在 1978 年，Fuchs 等 [93] 就观察到动脉瘤样变的组织通常与移植物的非动脉瘤样变的部分在组织学上没有差异，并强调了静脉自身缺陷的重要性，这使人想起 Friedman 等 [94] 报道了 1 例正起作用的静脉移植物中的自发坏死病例。

静脉移植物的局部缺陷，可能源于采集和准备过程中的不完美处理，可能会演变为动脉瘤，这一点在少量病例中可以看到：结扎的侧支血管破裂 [57]，与静脉瓣膜尖端狭窄相关 [50]，与瓣膜窦扩张相关 [58]。此外，Bulkley 和 Hutching [95] 评估了静脉移植物中的动脉粥样硬化可能由准备过程中的内膜损伤导致的，这一过程产生血小板沉积。原位或从其他位置移植的静脉的组织学结果之间没有本质区别 [96]。一些病例在之前已经血栓形成并通过取栓或溶栓清除移植物中观察到了动脉瘤样变 [79]；Reifsnyder 等 [58] 报道了在表现为动脉瘤样扩张的 8 个移植物中，有 5 个移植物接受血栓治疗平均 40 个月。

作者，年份	患者	HY	DYS	DI	SM	初步诊断	A	移植物	扩张时间	显微镜检查
DeWeese[48], 1971			否			PAOD		RSV	5	
Davidson[47], 1972	男，62	是	否	否	是	PAOD		RSV	3	动脉粥样硬化
DeLaRocha[60], 1973	男，63					PAOD	是	SV	6	动脉粥样硬化
Vänttinen[53], 1975						PAOD		SV	2	
						PAOD		SV	7	
Friedman[61], 1975	女，74						?	SV	7	动脉粥样硬化
aOtt[62], 1977	男，74						是	SV	8	动脉粥样硬化
	男，74						是	SV	8	动脉粥样硬化
DeWeese[55], 1977						PAOD		RSV	10	动脉粥样硬化
						PAOD		RSV	12	动脉粥样硬化
Settembrini[63], 1970	女，71							SV	8	动脉粥样硬化
Denton[56], 1983	女，69	否	否	否	是	PAOD		RSV	4	动脉粥样硬化
	男，63	否	否	否	是	PAOD		Ceph.	6	动脉粥样硬化
bCloud[64], 1984	女，58	否	否		否	PAOD		RSV	9	动脉粥样硬化
	男，52		是	否	是	PAA	是	SV	7	动脉粥样硬化
Peer[65], 1990	男，52		是	否	是	PAA	??	RSV	8	动脉粥样硬化
	男，47		是	否	是	PAOD		RSV	3	动脉粥样硬化
Almgren[66], 1990	男，54	是	是	否		PAOD		RSV	15	纤维化
cKelly[67], 1990	男，81	否	否		否			RSV	16	动脉粥样硬化
	男，81	否	否		否			RSV	22	动脉粥样硬化
Straton[68], 1991	男，75							RSV	5	纤维化
	男，78					PAA		RSV	3	硬化
Bastounis[69], 1994	男，61	是			是	PAOD		RSV	21	动脉粥样硬化
Alexander[70], 1994	男，65	是	否	是	是	PAA	是	ISV	3	动脉粥样硬化
Barker[71], 1996	男，64							RSV	12	动脉粥样硬化
Fukui[72], 1996	男，49				是	PAA		ISV	10	动脉粥样硬化
Casha[73], 1996	男，69	否	否	否			是	RSV	9	动脉粥样硬化
	男，71						是	ISV	11	
dCassina[74], 1998	男，62	是	否	否	是	PAA		ISV	3	
	男，66	是	否	否	是	PAA		ISV	7	动脉粥样硬化

表 16-4 股远端自体静脉移植物动脉瘤样扩张

（续表）

作者,年份	患者	HY	DYS	DI	SM	初步诊断	A	移植物	扩张时间	显微镜检查
Borowicz[75], 1998						PAA		SV	1.5	
Dardik[76], 1999	女,71							ISV	7	真性动脉瘤
Taurino[77], 2000	男,57	否	否	否	否	PAA	No	RSV	12	纤维化
Bohra[78], 2001	男,66	是	是		是			SV	22	
Corriere[79], 2004	男,46	是	否		是	PAOD	否	RSV	13	动脉粥样硬化
Majeski[59], 2004	男	是	是		是	PAOD		ISV	5~8	
	男	是	是		是	PAOD		ISV	5~8	
	男	是	是		是	PAOD		ISV	5~8	
Nishibe[80], 2004	男,75	否	否	否	否	PAA		RSV	15	纤维化
Bikk[81], 2006	男,32	否	是	否	否			RSV	9	动脉粥样硬化
VanVugt[82], 2009	男,66	是			是			SV	25	
	男,72	是			是			SV	12	
Schmitto[83], 2012	女,58	是	是			PAOD		SV	20	透明变性
Gonzalez-Lopez[84], 2012	男,67	是	是		是	PAA	是	SV	4	纤维化
Sharples[85], 2015	男					PAA	是	SV	<1§	
	男					PAA	是	RSV	5	
	男					PAA	是	RSV	3	
	男					PAA	是	RSV	6	
eTao[86], 2016	男,63	是			是	PAA	是	RSV	4	纤维细胞增厚
	男,63	是			是	PAA	是	RSV	6	纤维细胞增厚
Makela[87], 2017	男,70	是	是		是	PAA	是	ISV	12	动脉粥样硬化

患者的年龄通常指的是移植物动脉瘤并发症的诊断时间

HY. 高血压；DYS. 血脂异常（广义上）；DI. 糖尿病；SM. 吸烟；PAOD. 外周动脉闭塞性疾病；PAA. 腘动脉瘤，一种动脉瘤疾病（最初诊断为 PAA 时，指对侧腘动脉或其他部位的动脉瘤）；SV. 大隐静脉；RSV. 倒装大隐静脉；ISV. 原位大隐静脉；Ceph. 头静脉；扩张时间. 从移植物植入到动脉瘤发现的时间；？. 远端主动脉扩张（3cm）（定义为轻度扩张，而非动脉瘤）；？？. 原文中文本和表 I 之间的不一致

表中未包括的报告病例

Vänttinen[53]，1975 年：报告了第 3 个病例，手术后 3 个月，近端静脉移植物囊状动脉瘤并发伤口感染；在翻修过程中，发现不是假性动脉瘤；显微镜下：内膜增生

Bedhiran 等[88]，1991 年：感染白塞病的患者

Barker 等[71]，1996 年：报道了第 2 例，表现为两个假性动脉瘤（14 年和 19 年后）和一个真动脉瘤（19 年后）

Lemenev 等[89]，2004 年：作者在俄罗斯期刊 Angiol.Sosud.Khir. 上发表了 1 例病例；即使向俄罗斯驻罗马大使馆文化部门提出请求，也无法获得这份文件的副本

Chavez 等[90]，2014 年：一名酗酒的 49 岁男子的股腘静脉移植物扩张；这种移植物是一系列旨在治疗肢体缺血、合并血栓形成和感染的手术中的最后一种

Bensaid 等[91]，2016 年：治疗卡压后的 PAA 后，可能会因缝合错误而扩张

a. 双侧股腘动脉旁路移植术后动脉瘤扩张患者

b. 参考文献 [74, 91] 中的数据

c. 患者动脉瘤影响双侧股腘静脉移植（右侧，大动脉瘤手术；左侧，2 个小动脉瘤）

d. 同一名患者，出现两个原位静脉移植的非同时性真性动脉瘤

e. 在移植静脉出现动脉瘤之前，2 次手术失败；作为最早（8 个月）记录的股骨远端静脉移植物动脉瘤变性，轻度感染可被认为是致病因素之一

f. 同样，在倒装的静脉移植中

除了医源性损伤外，用于移植的静脉可能存在不同的缺陷：Panetta 等[97] 研究这个问题发现在 63/513（13%）为腹股沟下移植准备的静脉中发现了已经存在的静脉疾病，其中 50 条被使用，早期失败率为 20%，30 个月时的通畅率仅为 32%。根据 7 年来原位移植静脉出现动脉瘤样扩张而对侧脐静脉旁路移植后（8 年后）是正常的，Dardik[76] 深信存在局部静脉缺损是重要原因。

然而随着时间积累，似乎用于修复 PAA 的移植物具有扩张倾向，这比用于治疗闭塞性疾病的移植物更明显。Peer 和 Upson[65] 报道了 3 例移植静脉动脉瘤性扩张，他们对两个受影响的静脉被用于治疗 PAA 后的结果感到好奇，并且除了当时考虑的病因（固有缺陷、血管壁脂质代谢问题、血流动力学）外，还假设一个尚未确定的系统因素。Alexander 等[70] 和 Cassina 等[74] 再次提出了这一假设，Tilson[98] 对此给予了有力支持，他认为存在一种影响动脉和静脉的系统性疾病，强调了几乎所有动脉瘤样病变都存在动脉粥样硬化病变的事实。Reifsnyder 等[58] 发现被动脉瘤样病变影响的静脉移植物中 33% 用于修复 PAA 的移植物，而仅 6% 用于治疗闭塞性疾病。

其他作者也根据 Fillinger 等[99] 于 1994 年发表的研究结果进一步研究了这个问题：研究的 46 个原位静脉移植物，他们在 1 周、3 个月、6 个月和 12 个月时用超声测量管腔直径，结果发现大静脉直径减少而小静脉直径增加，结果表明静脉能够调节其直径，很明显其目的是使剪应力正常化。这种被称为重塑的现象代表了移植静脉行为研究中的一项新成果，即使观察到这种现象可能不会出现在被倒装静脉中[100]，并且仍然是原位静脉的典型现象，因为这些静脉可能维持着更有活力的内皮。

Upchurch 等[101, 102] 证明这种重塑可能受到需要进行移植的疾病性质的影响。首先，他们比较了两组患者（每组 8 名）11 例 PAA 移植和 9 例闭塞性疾病移植（随访 5 年）。在第一组中，移

植物直径逐渐增大，也与流出道的直径相关。作者假设这种行为对长期通畅性有有利影响。随后，他们比较了两组腹股沟下静脉移植，一组在腹主动脉双股动脉移植治疗闭塞性疾病后，另一组在腹主动脉瘤修复后。3 个月后进行复查，8 个月至 3 年后再次复查。每组 6 名匹配患者。闭塞组移植物直径减小，而主动脉瘤组移植物直径增大。这些发现支持了动脉瘤疾病患者血管扩张的普遍易感性理论。此外，Moore 等对 20 例闭塞性疾病（随访 20 个月）和 20 例 PAA（随访 21 个月）的静脉移植物进行了比较[103]；例患者年龄、性别、移植物类型、远端吻合部位相匹配，每组有 11 条倒装大隐静脉、2 条非倒装的大隐静脉和 7 条原位静脉；PAA 组的平均移植物直径明显更大，在直径＞6.5mm 的 10 个移植物中，PAA 组有 8 个（40%），闭塞组有 2 个（10%）。

1999 年，Loftus 等[104] 调查了 221 例闭塞性疾病患者和 24 例 PAA 患者的动脉瘤发生率。所有 PAA 均通过内侧入路，行旷置和长段旁路移植。两组在人口统计学、危险因素方面没有差异；闭塞组随访 1～91 个月（平均 19 个月），PAA 组随访 1～84 个月（平均 24 个月）。221 例中发现动脉瘤 4 例（1.8%），24 例中发现动脉瘤 10 例（41.6%）。几乎所有的动脉瘤都影响倒装静脉移植物。与闭塞组相比，PAA 的存在意味着移植物扩张的相对风险高 22.7 倍。总的来说，只有 3 个动脉瘤样病变需要再干预，所有 PAA 组和所有腹主动脉瘤患者都需要再干预。

Stone 等[32] 在一项强调对维护的 PAA 进行双重监测的重要性的研究中发现，在 3～98 个月的随访期间 3 个静脉移植物动脉瘤样变（8.1% 的静脉旁路移植手术），都需要重新再次干预（通过介入修复移植静脉）。

Davies 等[24] 在一项 62 例 PAA 自体静脉移植修复术后平均 78 个月的随访期间，观察到 1 例出现动脉瘤样变性，需要用 PTFE 移植物替代。

Dorweiler 等[33] 对 178 个静脉旁路移植物（其

中 165 个大隐静脉、3 个上肢静脉、10 个复合材料）随访 1～185 个月（平均 137 个月），观察到 19 例动脉瘤样变性；在 6 例患者中需置换近端移植物。

2015 年，Sharples 等[85]研究了为 PAA 手术的 45 条肢体的静脉移植（均为内侧入路、动脉瘤旷置、大隐静脉旁路搭桥）。术前对静脉进行双功能彩超扫描。发现 4 例动脉瘤：1 例在 18 月随访期间，这个随访遵守了作者所在机构的规定；3 个在 3～6 年后。4 名患者均为双侧 PAA，3 名患者同时患有腹主动脉瘤。作者得出结论，PAA 修复后移植静脉动脉瘤样变的发生率可能比想象的要高。

PAA 患者的血管易扩张性可能也会影响动脉化的静脉，这仍然只是一个吸引人的假说，因此优先使用合成移植物只是一个推测的问题；很明显静脉移植物动瘤样扩张的可能性增强了对 PAA 手术患者进行终身仔细监测的必要性。另外，由于静脉移植动脉瘤仍然存在，因此应考虑到监测这些动脉瘤，并最终将其视为动脉瘤进行治疗。

三、附录

性别与腘动脉瘤

性别是腘动脉瘤形成的一个因素吗？

女性患 PAA 是罕见的；然而考虑到女性正常腘动脉的直径小于男性，这种疾病的发病率可能比通常认为的要高。Wallinder 等[105]将正常上限定为 10mm，回顾了两家瑞典医院的档案并有目的地调查同一时间或不同时间段并发动脉瘤，观察到 149 例腹主动脉瘤患者中 6 例（4%）也有腘动脉瘤。这一发现可能意味着 PAA 在女性中并不罕见；然而考虑到男性腹主动脉瘤的发生率是女性的 3～5 倍，这也意味着男性的数量大大超过女性。

近年来，一些作者依靠大量的连续的病例已经解决了女性 PAA 的手术方式和结局问题。

Kropman 等[106]研究了来自荷兰四个中心的 202 例患者（1993—2011 年），其中女性 17 名（8.4%）。年龄（男性平均 66 岁，女性平均 71 岁）与腹主动脉瘤的关系存在显著差异，男性更为常见。此外，男性 PAA 的直径（14～90mm，平均 30mm）明显高于女性（13～70mm，平均 26mm）。临床表现和腘动脉径流量无差异。同样，无论是手术方式（开放式或血管腔内）还是开放式手术中的移植材料都没有差异。在第 1、3 和 5 年随访时，男性的 I 期通畅率分别为 88%、82% 和 76%；女性分别为 64%、64% 和 48%。在单变量和多变量分析中，性别都是一个重要因素，差异有统计学意义。在保肢方面也存在差异，但没有达到统计学意义：男性为 97%、97% 和 96%；女性在整个随访过程中为 87%。

来自梅奥诊所（美国明尼苏达州罗切斯特）的 Peeran 等[107]发现在 1985—2013 年，有 8/485（1.8%）的 PAA 修复是在女性身上进行的。他们将这些病例按处理年份与 40 名男性进行匹配。两组在基线特征、临床表现、血管数量、急诊病例百分比、手术细节方面无明显差异。2 年的总生存率和无截肢生存率存在显著差异：男性分别为 100% 和 94%；女性分别为 51% 和 20%。

Ravn 等[108]在 1987—2012 年查阅了瑞典血管登记处资料，发现 1509 名患者中有 74 名女性（4.9%），共有 1822 条肢体（女性 81 条，4.4%）。男性与女性临床表现无差异，然而 27% 的男性和 9.5% 的女性出现了双侧腘动脉瘤（显著差异）；此外动脉瘤的直径存在显著差异，有症状的女性中有 24% 的动脉瘤直径<20mm，而有症状的男性中有 8% 的动脉瘤直径<20mm。作者还观察到即使一般来说女性的存活时间应该更长，但这项研究中存活率没有差异。

参考文献

[1] Flynn JB, Nicholas GG. An unusual complication of bypassed popliteal aneurysms. Arch Surg. 1983;118:111-3.

[2] Schellack J, Smith RB III, Perdue GD. Nonoperative management of selected popliteal aneurysms. Arch Surg. 1987;122:372-5.

[3] Lilly MP, Flinn WR, McCarthy WJ III, Courtney DF, Yao JST, Bergan JJ. The effect of distal arterial anatomy on the success of popliteal aneurysm repair. J Vasc Surg. 1988;7:653-60.

[4] Shortell CK, DeWeese JA, Ouriel K, Green RM. Popliteal artery aneurysms: a 25-year surgical experience. J Vasc Surg. 1991;14:771-9.

[5] Taurino M, Calisti A, Grossi R, Maggiore C, Speziale F, Fiorani P. Outcome of early treatment of popliteal artery aneurysms. Int Angiol. 1998;17:28-33.

[6] Battey PM, Skardasis GM, McKinnon WM. Rupture of a previously bypassed popliteal aneurysm: a case report. J Vasc Surg. 1987;5:874-5.

[7] Cinelli M Jr, Kauffman P, Sacilotto R, Muraco B. Unusual complication of popliteal artery aneurysm: report of a case and considerations on the surgical technique. Rev Assoc Med Bras. 1991;37:157-9.

[8] Lewis DR, Lewis P. Continued growth of a popliteal aneurysm following surgery. Eur J Vasc Endovasc Surg. 2001;1:85-7.

[9] Edwards AG, Baker AR, Mitchell DC. Ligation and bypass of popliteal aneurysms: a rare complication. Eur J Vasc Endovasc Surg. 2002;3:31-2.

[10] Mousa A, Faries PL, Bernheim J, Dayal R, DeRubertis B, Hollenbeck S, Henderson P, Mahanor EA, Kent KC. Rupture of excluded popliteal artery aneurysm: implications for type II endoleaks. A case report. Vasc Endovascular Surg. 2004;38:575-8.

[11] Bush RL, Bianco CC, Lin PH, Lumsden AB. Endovascular treatment of an endoleak causing rupture of a previously bypassed popliteal aneurysm. Vasc Endovascular Surg. 2004;38:257-61.

[12] Borioni R, Garofalo M, Maspes F, Albano P. Fate of excluded popliteal artery aneurysms: should we change our current treatment? Chir Ital. 2005;57:505-7.

[13] Lee C, Deitch JS, Gwertzman GA, D'Ayala M, McGagh DA, Gosh B, Zenilman M. Enlargement of a previously ligated popliteal aneurysm causing venous bypass graft occlusion. Ann Vasc Surg. 2005;19:909-12.

[14] Van Santvoort HC, de Vries J-PPM, van de Mortel R, Wille J, van de Pavoordt EDWM. Rupture of a popliteal artery aneurysm 10 years after surgical repair. Vascular. 2006;14:227-30.

[15] Batt M, Sosa M, Bouillanne P-J, Thevenin B, Haudebourg P, Hassen-Khodja R. Acute compartment syndrome: an unusual complication of a previously bypassed popliteal aneurysm. Case report and literature review. J Vasc Surg. 2006;43:1049-52.

[16] Iorio Pires LJ, Batista DL, Porto MJ, Bonin SO, Nuñes dos Santos L, Rochedo Mayall M, Sampaio Lacativa MA,

Ribeiro Riguetti-Pinto C. Treatment of recurrent popliteal artery aneurysm with Onix embolization. J Vasc Bras. 2011;10:251-5.

[17] Lejay A, Kuntz S, Rouby A-F, Georg Y, Thaveau F, Geny B, Chakfé N. Late peroneal neuropathy after open surgical treatment of popliteal artery aneurysm. Ann Vasc Surg. 2018;47:283.e1-4.

[18] Ebaugh JL, Morasch MD, Matsumara JS, Eskandari MK, Meadows WS, Pearce WH. Fate of excluded popliteal artery aneurysms. J Vasc Surg. 2003;37:954-9.

[19] Jones WT Jr, Hagino RT, Chiou AC, Decaprio JD, Franklin KS, Kashyap VS. Graft patency is not the only clinical predictor of success after exclusion and bypass for popliteal artery aneurysms. J Vasc Surg. 2003;37:392-8.

[20] Kirkpatrick UJ, McWilliams RG, Martin J, Brennan JA, Gilling-Smith GL, Harris PL. Late complications after ligation and bypass for popliteal aneurysm. Br J Surg. 2004;91:174-7.

[21] Mehta M, Champagne B, Darling RCIII, Roddy SP, Kreienberg PB, Ozsvath KJ, Paty PSK, Chang BB, Shah DM. Outcome of popliteal artery aneurysms after exclusion and bypass: significance of residual patent branches mimicking type II endoleaks. J Vasc Surg. 2004;40:886-90.

[22] Deglise S, Qanadli SD, Rizzo E, Ducrey N, Doenz F, Haller C, Denys A, Corpataux J-M. Long-term follow-up of surgically excluded popliteal artery aneuryms with multi-slice CT angiography and Doppler ultrasound. Eur Radiol. 2006;16:1323-30.

[23] Wakassa TB, Matsunaga P, Simão da Silva E, Pinto CA, Kauffman P, Aun R, Puech-Leão P. Follow-up of the aneurysmal sac after exclusion and bypass of popliteal artery aneurysms. Clinics. 2006;61:107-12.

[24] Davies RSM, Wall M, Rai S, Simms MH, Vohra RK, Bradbury AW, Adam DJ. Long-term results of surgical repair of popliteal artery aneurysms. Eur J Vasc Endovasc Surg. 2007;34:714-8.

[25] Ravn H, Wanhainen A, Björck M, The Swedish Vascular Registry. Surgical technique and long-term results after popliteal artery aneurysm repair: results from 717 legs. J Vasc Surg. 2007;45:236-43.

[26] Huang Y, Gloviczki P, Noel AA, Sullivan TM, Kalra M, Gullerud RE, Hoskin TL, Bower TC. Early complications and long-term outcome after open surgical treatment of popliteal artery aneurysms: is exclusion with saphenous vein bypass still the gold standard? J Vasc Surg. 2007;45:706-15.

[27] Box B, Adamson M, Magee TR, Galland RB. Outcome following bypass, and proximal and distal ligation of popliteal aneurysms. Br J Surg. 2007;94:179-82.

[28] Bellosta R, Sarcina A, Luzzani L, Carugati C, Cossu L. Fate of popliteal artery aneurysms after exclusion and bypass. Ann Vasc Surg. 2010;24:883-9.

[29] Zimmermann A, Schoenberger T, Saeckl J, Reeps C, Wendorff H, Kuehnl A, Eckstein H-H. Eligibility for ndovascular technique and results of the surgical approach to popliteal artery aneurysms at a single center. Ann Vasc

Surg. 2010;24:342-8.

[30] Bracale UM, Corte G, Di Gregorio A, Pecoraro F, Machì P, Rusignuolo F, Bajardi G. Surgical repair of popliteal artery aneurysms remains a safe treatment option in the endovascular era: a 10-year single-center study. Ann Ital Chir. 2011;82:443-8.

[31] Vrijenhoek JEP, Mackaay AJC, Cornelissen SAP, Moll FL. Long-term outcome of popliteal artery aneurysms after ligation and bypass. Vasc Endovascular Surg. 2011;45:604-6.

[32] Stone PA, Jagannath P, Thompson SN, Campbell JE, Mousa AY, Knackstedt K, Hass SM, AbuRahma AF. Evolving treatment of popliteal artery aneurysms. J Vasc Surg. 2013;57:1306-10.

[33] Dorweiler B, Gemeschu A, Doemland M, Neufang A, Espinola-Klein C, Vahl C-F. Durability of open popliteal artery aneurysm repair. J Vasc Surg. 2014;60:951-7.

[34] Maitrias P, Matray L, Bensussan M, Reix T. Is superficial femoral artery autograft e durable technique to treat popliteal aneurysms? Ann Vasc Surg. 2017;44:17.

[35] Gilling-Smith G, Brennan J, Harris P, Bakran A, Gould D, McWilliams R. Endotension after endovascular aneurysm repair: definition, classification and strategies for surveillance and intervention. J Endovasc Surg. 1999;6: 305-7.

[36] Walker SR, Daniels K. Regarding "Fate of excluded popliteal artery aneurysms" and "Graft patency is not the only clinical predictor of success after exclusion and bypass of popliteal artery aneurysms" (letter). J Vasc Surg. 2004;39:697.

[37] Lozano P, Rimbau EM, Martinez S, Ribas MA, Gömez FT. Campylobacter fetus infection of a previously excluded popliteal aneurysm. Eur J Vasc Endovasc Surg. 1999;18: 86-8.

[38] Van der Laan MJ, Koelemay MJW. Late infectious complication after exclusion of popliteal artery aneurysm by ligation and venous bypass. Eur J Vasc Endovasc Surg. 2006;12:79-80.

[39] Funk LM, Robinson WP, Menard MT. Surgical treatment of an infected popliteal aneurysm 12 years after aneurysm exclusion and bypass. Ann Vasc Surg. 2010;24:553.e9-553. e11.

[40] Goudard Y, Pierret C, Dusaud M, Falzone E, Tourtier JP, de Kerangal X. Fever of unknown origin: importance of 18F-FDG PET/CT in the diagnosis of a late infectious complication after aneurysm bypass. Vasa. 2011;40:418-21.

[41] Charbonnel A, Carmoi T, Lecoues S, Bonnefoy S, Algayres J-P. Manifestations vasculaires des infections à Campylobacter fetus subsp. fetus: à propos de deux cas. Rev Méd Int. 2012;33:641-5.

[42] Coelho A, Lobo M, Martins V, Gouvela R, Sousa P, Campos J, Augusto R, Coelho N, Canedo A. Serratia liquefacens infection of a previously excluded popliteal artery aneurysm. Eur J Vasc Endovasc Surg Short Rep. 2017;34:1-4.

[43] Bätzner K. Zur Frage der freien Venentranoplantata. Zbl Chir. 1947;72:721-7.

[44] Ejrup B, Hiertonn T, Moberg A. Atheromatous changes in autogenous venous grafts. Functional and anatomical aspects. Case report. Acta Chir Scand. 1961;121:211-8.

[45] Beebe HG, Clark WF, DeWeese JA. Atherosclerotic change occurring in an autogenous venous arterial graft. Arch Surg. 1970;101:85-8.

[46] Pillet J. Notre expérience clinique du reinforcement des greffes veineuses autogènes libres par prothèse inerte dans la réparation des pertes de substance artérielles. Application d'un procédé au traitement de la dilatation anéurysmatique d'une greffe veineuse fémorale. Mém Acad Chir. 1969;95:64-7.

[47] Davidson ED, DePalma RG. Atherosclerotic aneurysm occurring in an autogenous vein graft. Am J Surg. 1972;124:112-4.

[48] DeWeese JA, Rob CG. Autogenous venous bypass grafts five years later. Ann Surg. 1971;174:346-56.

[49] Darling RC, Linton RR, Razzuk MA. Saphenous vein bypass grafts for femoro-popliteal occlusive disease: a reappraisal. Surgery. 1967;61:31-40.

[50] Downs AR, Morrow IM. Angiographic assessment of autogenous vein grafts. Surgery. 1972;72:699-707.

[51] Szilagyi DE, Elliott JP, Hageman JH, Smith RF, Dall'Olmo CA. Biologic fate of autogenous venous implants as arterial substitutes: clinical, angiographic and histopathologic observations in femoro-popliteal operations for atherosclerosis. Ann Surg. 1973;178:232-44.

[52] Miller VM. Femoropopliteal bypass graft patency. An analysis of 156 cases. Ann Surg. 1974;80:35-8.

[53] Vänttinen E. Postoperative changes in bypass vein grafts and collateral arteries after femoropopliteal arterial reconstructive surgery. An arteriographic study. Acta Chir Scand. 1975;141:731-8.

[54] Cutler BS, Thompson JE, Kleinsasser LJ, Hempel GK. Autologous saphenous vein femoropopliteal bypass: analysis of 298 cases. Surgery. 1976;79:325-31.

[55] DeWeese JA, Rob CG. Autogenous venous grafts ten years later. Surgery. 1977;82:775-84.

[56] Denton MJ, McCowan MA, Sott DF. True aneurysm formation in femoropopliteal autogenous vein bypass grafts: two cases. Aust N Z J Surg. 1983;53:317-20.

[57] Sassoust G, Moreau J-L, Courchia G, Boissieras P, Serisé J-M. Deterioration of in-situ vein bypasses: anatomic study of 11 cases. Ann Vasc Surg. 1988;2:345-8.

[58] Reifsnyder T, Towne JB, Seabrook GR, Blair JF, Bandyk DF. Biologic characteristics of long-term autogenous vein grafts: a dynamic evolution. J Vasc Surg. 1993;17:207-17.

[59] Majeski J. Replacement of in situ saphenous venous aneurysms with arterial autografts. Am J Surg. 2004;188:168-70.

[60] De La Rocha AG, Peixoto RS, Baird RJ. Atherosclerosis and aneurysm formation in a saphenous vein-graft. Br J Surg. 1973;60:72-3.

[61] Friedman SA, Cerruti MM, Gerstmann KE, Washor H. Aneurysm formation: a late complication of venous by-pass grafting. Am Heart J. 1975;3:366-8.

[62] Ott DA, Hallman GL. Aneurysms of saphenous vein grafts. Cardiovasc Dis. 1977;4:284-9.

[63] Settembrini PG, Spreafico G, Occhipinti R, Celi D, Baccaglini U. Aneurismi veri: complicanza tardiva degli interventi di rivascolarizzazione del tratto femoropopliteo. Chir It. 1980;32:776-82.

[64] Cloud W, Handte G, Kron IL. Atherosclerotic aneurysm formation in a femoropopliteal saphenous vein graft. South Med J. 1984;77:652-7.

[65] Peer RM, Upson JF. Aneurysmal dilatation in saphenous vein bypass grafts. J Cardiovasc Surg (Torino). 1990;31:668-71.

[66] Almgren B, Karacagil S. Non-atherosclerotic true aneurysm formation in a femoro-popliteal saphenous vein graft. Eur J Vasc Surg. 1990;4:651-3.

[67] Kelly PH, Julsrud JM, Dysrud PE, Blake DP. Aneurysmal rupture of a femoropopliteal saphenous vein graft. Surgery. 1990;107:468-70.

[68] Straton CS, Beckmann CF, Jewell ER. Aneurysm formation in distal saphenous vein bypass grafts as a cause of graft failure. Cardiovasc Intervent Radiol. 1991;14:167-9.

[69] Bastounis E, Balas P, Hadjinikolau L, Papalambros E. Multi-aneurysmatic degeneration of an autogenous venous graft inserted as femoro-popliteal by-pass. Int Angiol. 1994;13:164-7.

[70] Alexander JJ, Liu Y-C. Atherosclerotic aneurysm formation in an in situ saphenous vein graft. J Vasc Surg. 1994;20:660-4.

[71] Barker SGE, Hancock JH, Baskerville PA. True aneurysms of infrainguinal vein bypass grafts: the need for active, not passive management. Eur J Vasc Endovasc Surg. 1996;12:378-9.

[72] Fukui S, Goëau-Brissonnière O, Coggia M, Franc B, Patel JC. Rupture à la peau d'un anévrysme athéromateux sur un pontage veineux fémoro-poplité par veine in situ. Presse Méd. 1996;25:1631-2.

[73] Casha A, Holdsworth RJ, Stonebridge PA, McCollum PT. Infrainguinal saphenous vein graft aneurysm and aortic aneurysm. Eur J Vasc Endovasc Surg. 1996;12:380-2.

[74] Cassina PC, Hailemariam S, Schmid RA, Hauser M. Infrainguinal aneurysm formation in arterialized utologous saphenous vein grafts. J Vasc Surg. 1998;28:944-8.

[75] Borowicz MR, Robison JG, Elliott BM, Brothers TE, Robinson CK. Occlusive disease associated with popliteal aneurysms: impact on long term graft patency. J Cardiovasc Surg (Torino). 1998;39:137-40.

[76] Dardik H. Infrainguinal aneurysm formation in arterialized autologous vein grafts (letter). J Vasc Surg. 1999;29:756-7.

[77] Taurino M, Bernucci P, Rizzo L, Sbarigia E, Speziale F, Fiorani P. Non-atherosclerotic saccular aneurysmal degeneration of a saphenous-vein graft inserted for repair of a popliteal aneurysm. Cardiovasc Surg. 2000;8:84-7.

[78] Bohra AK, Doyle T, Harvey C. True aneurysm of a femoropopliteal vein graft. Int J Clin Pract. 2001;55:725-6.

[79] Corriere MA, Passman MA, Guzman RJ, Dattilo JB, Naslund TC. Mega-aneurysmal degeneration of a saphenous vein graft following infrainguinal bypass. A case report. Vasc Endvasc Surg. 2004;38:267-71.

[80] Nishibe T, Muto A, Kaneko K, Kondo Y, Hoshino R, Kobayashi Y, Sato M, Yamashita M, Iriyama T, Ando M. True aneurysm in a saphenous vein graft placed for repair of a popliteal aneurysm: etiologic considerations. Ann Vasc Surg. 2004;18:747-9.

[81] Bikk A, Rosenthal MD, Wellons ED, Hancock SM, Rosenthal D. Atherosclerotic aneurysm formation in a lower extremity saphenous vein graft. Vascular. 2006;14:173-6.

[82] Van Vugt R, Kruse RR, Fritschy WM, Moll FL. Treatment of dilated venous bypass grafts with an expanded polytetrafuoroethylene-covered nitinol endoprosthesis. Vasc Endovascular Surg. 2009;43:190-2.

[83] Schmitto JD, Coşkun KO, Coşkun ST, Mokashi SA, Popov AF, Ortmann P, Schondube FA, Mirzaie M. Saphenous venous bypass graft aneurysm following femoropopliteal bypass surgery. Turk J Thorac Cardiovasc Surg. 2012;20:370-3.

[84] González Löpez MT, Dorgham AS, Calleja RF, Gutiérrez de Loma J. Aneurysmal degeneration of a saphenous vein graft following the repair of a popliteal aneurysm: case report and literature review. Vascular. 2012;20:294-8.

[85] Sharples A, Kay M, Sykes T, Fox A, Houghton A. Vein graft aneurysms following popliteal aneurysm repair are more common than we think. Vascular. 2015;23:494-7.

[86] Tao MJ, Al-Jundi W, Roche-Nagle G. Aneurysmal degeneration of vein conduit used for vascular reconstruction - case report and literature review. Int J Surg Case Rep. 2016;28:289-92.

[87] Makela JP, DeBoard ZM, Cisek P. Giant aneurysm of in situ saphenous vein graft. Ann Vasc Surg. 2017;40:296e1-4.

[88] Bedirhan MA, Onursal E, Barlas C, Yilmazhahan D. Unusual complication of femoro-popliteal saphenous vein bypass - aneurysm formation. Eur J Vasc Surg. 1991;5:583-6.

[89] Lemenev VL, Mikhailov IP, Kungurtsev EV, Shcherbiuk AA. Formation of a genuine aneurysm of the vein graft 16 years after femoropopliteal bypass grafting. Angio Sosud Khir. 2004;10:65-8.

[90] Chavez LA, Leon LR Jr, Hughes J, Mills JL Sr. Aneurysmal degeneration of deep lower extremity vein conduits used for vascular reconstruction. Vasc Endovascular Surg. 2014;48:193-200.

[91] Bensaid MB, Ouldsalek E, Cheysson PE, Kechabtia K, Feito B, Davaine J-M. An aneurysmal degeneration of venous bypass for popliteal artery entrapment syndrome. Ann Vasc Surg. 2016;36:296e1-4.

[92] Darling R.C. (1977) In discussion on DeWeese et al., 1977, ref. 237

[93] Fuchs JCA, Mitchener JS, Hagen P-O. Postoperative changes in autologous ven grafts. Ann Surg. 1978;188:1-15.

[94] Friedman SA, Cerruti MM, Amadeo B. Spontaneous necrosis of a functioning saphenous vein graft. Surgery. 1969;66:1022-5.

[95] Bulkley BH, Hutchins GM. Accelerated atherosclerosis: a morphologic study of 97 saphenous vein coronary artery bypass grafts. Circulation. 1977;55:163-8.

[96] Batson RC, Sottiurai VS. Non reversed and in situ vein grafts. Clinical and experimental observations. Ann Surg. 1985;201:771-9.

[97] Panetta TF, Marin ML, Veith FJ, Goldsmith J, Gordon RE, Jones AM, Schwartz ML, Gupta SK, Wengerter KR. Unsuspected preexisting saphenous vein disease: an unrecognized cause of vein bypass failure. J Vasc Surg. 1992;15:102-12.

[98] Tilson MD. Atherosclerotic aneurysm formation in an in situ saphenous vein graft (letter). J Vasc Surg. 1995;22:120.

[99] Fillinger MF, Cronenwett JL, Besso S, Walsh DB, Zwolak RM. Vein adaptation to the hemodynamic environment of infrainguinal grafts. J Vasc Surg. 1994;19:970-9.

[100] Brewster D. In discussion on Fillinger et al., 1994, ref. 280

[101] Upchurch GR Jr, Gerhard-Herman MD, Sebastian MW, Belkin M, Conte MS, Donaldson MC, Whittemore AD. Improved graft patency and altered remodeling in infrainguinal vein graft reconstruction for aneurysmal versus occlusive disease. J Vasc Surg. 1999;29:1022-30.

[102] Upchurch GR Jr, Conte MS, Gerhard-Herman MD, Lanone MZ, Donaldson MC, Mannick JA, Whittemore AD, Belkin M. Infrainguinal arterial reconstructions with vein grafts in patients with prior aortic procedures: the influence of aneurysm and occlusive disease. J Vasc Surg. 2000;31:1128-34.

[103] Moore J, Salles-Cunha S, Scissons R, Beebe HG. Diameter comparison of saphenous vein bypasses for popliteal aneurysm versus peripheral arterial occlusive disease in matched subjects. Vasc Surg. 2001;35:449-55.

[104] Loftus IM, McCarthy MJ, Lloyd A, Nylor AR, Bell PRF, Thompson MM. Prevalence of true vein graft aneurysms: implications for aneurysm pathogenesis. J Vasc Surg. 1999;29:403-8.

[105] Wallinder J, Georgiou A, Wanhainen A, Björck M. Prevalence of synchronous and metachronous aneurysms in women with abdominal aortic aneurysms. Eur J Vasc Endovasc Surg. 2018;56:435-40.

[106] Kropman RHJ, van Meurs A, Fioole B, Vos JA, van Santvoort HC, van Sambeck M, Moll FL, de Vries J-PPM. Association of sex with long-term outcomes after popliteal artery aneurysm repair. Ann Vasc Surg. 2014;28:338-44.

[107] Peeran S, DeMartino RR, Huang Y, Fleming M, Kalra M, Oderich GS, Duncan AA, Bower TC, Gloviczki P. Outcomes of women treated for popliteal artery aneurysms. Ann Vasc Surg. 2016;34:187-92.

[108] Ravn H, Pansell-Fawcett K, Björck M. Popliteal artery aneurysm in women. Eur J Vasc Endovasc Surg. 2017;54:738-43.

第七篇　动脉粥样硬化性腘动脉瘤的血管腔内治疗

Atherosclerotic Popliteal Aneurysms: Endovascular Treatment

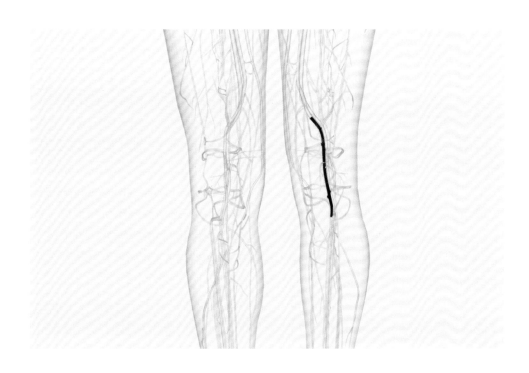

第 17 章　最新的腘动脉动态与静态解剖

An Up-to-Date of Popliteal Artery Anatomy, Static and Dynamic

Antonino Cavallaro　著　　刘镇毓　施　森　译

支架置入或支架技术在腘动脉（PA）疾病治疗的应用使大家对腘动脉静息状态下解剖特征开展了研究，更引人注目及有趣的是，当膝关节处于运动状态时，腘窝区是一个变化很大的解剖区域 [1]。血管内装置应用于腘动脉的主要困难在于它容易受膝关节的运动影响 [2-4]。膝关节弯曲、伸展与旋转时产生的力容易影响腘动脉 [5]。血管老化与动脉粥样硬化会使得腘动脉拉伸、弹性丧失，从而可能导致它在膝关节屈曲时发生扭结 [6,7]。

腘动脉通常被划分为三个部分。

(1) 从内收肌间隙的起点，到膝上动脉的起点。

(2) 从膝上动脉的起点到膝下动脉的起点。

(3) 从膝下动脉的起点到其末端的分支。

然而这种经典的划分方式可以根据动脉对膝关节运动产生的机械应力的反应进行改良。特别是膝降动脉（股浅动脉分支与膝动脉网直接相连的吻合大动脉）处的腘动脉段的起点可以稍微偏向头侧。这是因为我们在动态成像研究中发现，动脉在膝降动脉和胫前动脉的起点处的位置相对固定 [8-10]。

提到关于腔内治疗的挑战，Kropman 等 [5] 考虑了以下三个节段。

P_1：内收肌间隙与膝盖的顶部之间。

P_2：膝盖顶部到膝关节的分离处。

P_3：膝关节分离处到膝下动脉分叉处。

膝关节的弯曲点位于 P_1 与 P_2 之间。

至于动脉瘤性疾病的支架植入，Kolvenbach 和 Pinter[11] 区分了膝上动脉瘤和膝下动脉瘤，因为膝关节的屈曲运动往往造成大多数病例早期形成移植物血栓的原因。

通常情况下，腘动脉的直径在 5～9mm[12-14]。

根据美国的测量数据，Wolf 等 [15] 的报道中显示女性的腘动脉直径为（6.0±0.8）mm，而男性的腘动脉直径为（6.8±0.8）mm。他们观察到动脉近端和中间部分的直径更大，近端与远端部分之间存在 2mm 甚至更大的差距。根据这些作者和其他人 [16] 的研究，笔者还发现腘动脉的直径与年龄、性别、体表面积或体重指数有关。

Ebaugh 等 [17] 通过基于 CT 扫描的计算机平面测量法确定了 52 例腹主动脉瘤患者的 104 条肢体，以及与性别、年龄相匹配的 9 名非腹主动脉瘤患者（评估深静脉血栓形成）的 18 条肢体，在内收肌间隙和股骨髁处（近中段）的腘动脉直径（考虑有 PA 动脉瘤的风险）。他们发现前一组的腘动脉直径明显更大，在有风险的受试者中，中段腘动脉直径大于近端段；因此，与 Sandgren 等 [18] 认为的腹主动脉瘤与下肢动脉不相关的结论相反，他们认为有腹主动脉瘤风险的受试者的腘动脉有扩张趋势，并且扩张易发生在其中段。

1979 年，伦敦圣托马斯医院的 Browse 等 [19] 是第一批在体内研究膝关节屈曲对腘动脉形态影响的人，他们的数据来自于用狗来研究的动物实验。但更有意思的数据是来自 10 个 45—65 岁的男性受试者，动脉造影数据显示其中 6 位受试者的血管正常，4 位受试者的下肢动脉显示出轻微的动脉粥样硬化迹象。伸直腿时，在腘动脉的外侧投影处测量两个可识别分支的起源（以胫前动脉为下界）之间的关系，并在膝关节屈曲 55°～140°（膝关节完全屈曲时角度为 30°～45°）时重复测量。他们观察到膝关节每屈曲 1°，动脉就缩短 0.11%～0.36%。比如，膝关节弯曲 90° 就意味着动脉长度会在 269mm 到 227mm 间变化。在正位投影没有观察到动脉有明显的扭结或弯曲，动脉直径也没有变化；但在膝关节完全屈曲时，可以观察到动脉内表面出现褶皱。从他们文章中的图像可以明显看出，当膝盖弯曲时，动脉的走行区会出现一些向前或向后展开的角度。

Vernon 等[20] 研究了 6 条尸检的肢体，通过动脉造影观察膝关节屈曲时腘轴的变化，在矢状面观察到动脉上部出现明显的弯曲，下部则呈现为平滑的曲线。这些改变发生于两个固定的点之间：膝降动脉的起点与胫前动脉远端的起点间。

磁共振血管成像的有效性协助了这一问题的研究。Wensing 等[9] 将 22 个健康的志愿者分成了 4 个年龄组（20—30 岁；31—45 岁；45—60 岁；＞61 岁）进行研究。他们的研究得到了两个基本的结论。

(1) 当动脉轴离开内收肌管时，环境发生了根本性的变化——由大腿处肌肉的坚实支撑变为腘窝处的脂肪软组织。

(2) 动脉过度拉伸是膝关节弯曲所致的结果；过度拉伸的部分由动脉的纵向弹性补偿，但与血液的血流动力学相反，这将会导致血管过度拉伸的部分产生弯曲并最终发生扭结；这些现象在能够引起受累血管拉伸并失去弹性的动脉粥样硬化中表现得更为明显。作者用三维重建技术研究弯曲（即动脉两点之间一系列旋转与扭转）时观察到：当膝关节屈曲时，内收肌管和腘窝出现类手风琴效应。这种效应在青年和老年受试者中是不同的：后者有形成更明显和更尖锐的曲线的趋势，并且这种代偿机制集中体现在腘窝处。老年人这方面的代偿可能源于内收肌管的血管周围组织由于老化形成的纤维化[21, 22]，进而阻碍动脉的流畅滑动；因此，动脉似乎固定于内收肌管的水平上。此外，在老年受试者中，因膝关节屈曲而形成的动脉走行区的弯曲在膝关节伸展后仍然存在。

Avisse 等[8] 也报道了类似的结果，他们通过动脉造影和磁共振成像研究了 5 例非动脉粥样硬化志愿者的下肢，并证实了随着膝关节弯曲程度的增加，腘动脉在关节以上部分变得越来越弯曲，而其远端部分呈现为均匀曲线，从而使动脉从胫骨后表面缩回。

Shiomi 等[10] 用磁共振成像研究了与矫形手术相关的膝关节屈曲过程中动脉远离胫骨的运动：他们在 15 名志愿者中观察到，随着膝关节逐渐屈曲，膝关节水平及其以下 15mm 的动脉段与胫骨之间的距离逐渐增大。

Shetty 等[23] 用彩色多普勒超声检查来研究膝关节屈曲过程中 PA 走行的变化，旨在于预防全膝关节置换术或高位胫骨截骨术中的血管并发症：这项研究包括 25 名男性和 25 名女性（年龄在 21—96 岁，平均年龄 56.4 岁）的下肢，借鉴磁共振图像、动脉造影与尸检的结果得出以下结论：膝关节屈曲 90° 时，动脉与胫骨的距离增加；动脉分支及腘肌的形态、体积的不同可能是导致术后反应不一致的原因。

Diaz 等[24] 用动态血管造影研究了 63 条腘动脉（来自 57 名动脉疾病患者）在膝关节活动时的表现：在被动性完全伸直膝关节后，再到其屈曲 100° 时的静态阶段。除 1 例未观察到以外，其余的所有肢体中，他们观察到最主要的、最尖锐的角度曲率铰接在一个点（铰接点），而这个铰接点对应内侧髁上结节，在膝关节伸展的水平面中对应髌骨上缘，这个点并未到达膝关节的水平。他们还在其中 46 条动脉（73%）中观察到了与高血压有显著相关的副屈曲。

Smouse 等[25] 于 2005 年发表了一项关于股腘动脉段生物力学的精准尸检研究，其目的在于揭示支架植入前后动脉的改变情况，并解释最终导致支架断裂的不良事件的原因。14 条肢体（来自 7 具尸体）在中立位（伸直腿）及髋关节和（或）膝关节屈曲时进行血管造影，以模拟行走、爬楼梯及从坐到站的姿势转变。这项研究是在原生动脉和植入了镍钛合金支架的股浅动脉、腘动脉中进行的。膝关节屈曲导致膝后腘窝处的动脉轴向受压并发生弯曲；但没有观察到拉伸、曲折或是扭转。作者分析，纵向的弹性是血管缩短的原因，一旦达到最大的弹性效果，动脉弯曲度和曲率就可以使其完全适应关节屈曲引起的距离缩短；增加动脉的刚度会减少其轴向压缩并增加弯曲度；支架段（尤其是在支架重叠的区域）的刚性会增加，这会形成几个曲率而非正常动脉的光滑 C 形曲线。植入支架与未植入支架的动脉段之间的不同刚度可能会在植入支架处的末端形成扭结。

Klein 等[26] 在体内研究了股腘动脉运动时的结构变化。他们通过一种基于常规周围血管造影的图像来建立腘动脉三维模型的方法研究了 9 例年龄为（57±10.2）岁的患者（大部分近期接受

了 PTA 治疗但没有闭塞性疾病）的 10 条动脉；这种方法可以定量评估变化的长度、曲率、扭转、扭转角度及腿从伸直位到交叉位时形成的新的屈曲角度（＞15°）。他们观察到，在对侧肢体上评估作为交叉腿部所必需的膝关节运动产生了下述统计学上的显著变化：动脉缩短约 30%，增加主曲率和扭转，出现 1～5 个（平均 2.4 个）新的屈曲角度，产生（3.46±1.61）°/cm 的扭转角度。

上述的所有数据，虽然并不是完整的数据并且是从有限的经验中获取的，但都见证了膝关节运动对腘动脉形成的巨大机械应力。由动脉粥样硬化、动脉瘤等自发性疾病或支架植入引起动脉刚度增加会直观地增大动脉形态学与走行的改变。

我们可以通过由计算机模拟的运动及其他日常活动时的轴向动脉长度来进一步了解这些现象[27]。

简言之，研究腘动脉在膝关节运动过程中的走行及最终弯曲的变化是为了以下几个不同的目的：闭塞性动脉粥样硬化的定位[19]，预防膝关节手术中的动脉损伤[10, 23, 28]，支架移植技术的选择及便利[17, 25, 26, 29, 30]。目前对动脉瘤形成的影响尚不清楚，有待考证；反复的迂曲弯折会产生涡流，这可能是并发动脉瘤的一个原因[31]。

参考文献

[1] Kudelko PE II, Alfaro-Franco C, Dietrich EB, Krajcer Z. Successful endoluminal repair of a popliteal aneurysm using the Wallgraft endoprosthesis. J Endovasc Surg. 1998;5:373-7.

[2] Henry M, Amor M, Henry J, Klonaris C, Tzvetanov K, Buniet JM, Amicabile C, Drawin T. Percutaneous endovascular treatment of peripheral aneurysms. J Cardiovasc Surg. 2000;41:871-83.

[3] Henke P. Popliteal artery aneurysms: tried, true and new approaches to therapy. Semin Vasc Surg. 2005;18:224-30.

[4] Mousa AY, Beauford RB, Henderson P, Patel P, Faries PL, Flores L, Fogler R. Update on the diagnosis and management of popliteal aneurysm and literature review. Vascular. 2006; 4:103-8

[5] Kropman RHJ, De Vries JPPM, Moll FL. Surgical and endovascular treatment of atherosclerotic popliteal artery aneurysms. J Cardiovasc Surg. 2007;48:281-8.

[6] Ohrlander T, Holst J, Malina M. Emergency intervention for

thrombosed popliteal aneurysm: can the limb be salvaged? J Cardiovasc Surg. 2007;48:289-97.

[7] Cina CS, Moore R, Maggisano R, Kucey D, Dueck A, Rapanos T. Endovascular repair of popliteal artery aneurysms with Anaconda limbs: technique and early results. Catheter Cardiovasc Interv. 2008;72:716-24.

[8] Avisse C, Marcus C, Ouedragogo T, Delattre JF, Menanteau B, Flament JB. Anatomo-radiological study of the popliteal artery during knee flexion. Surg Radiol Anat. 1995;17: 255-62.

[9] Wensing PJW, Scholten FG, Buijs PC, Hartkamp MJ, Mali WPTM, Hillen B. Arterial tortuosity in the femoropopliteal region during knee flexion: a magnetic resonance angiographic study. J Anat. 1995;186:133-9.

[10] Shiomi J, Takahashi T, Imazato S, Yamamoto H. Flexion of the knee increases the distance between the popliteal artery and the proximal tibia: MRI measurements in 15 volunteers.

Acta Orthop Scand. 2001;72:626-8.

[11] Kolvenbach R, Pinter L. Stentgraft exclusion of asymptomatic popliteal aneurysms: medium term results. Eur J Vasc Endovasc Surg Extra. 2003;6:29-31.

[12] Davis RP, Neiman HL, Yao JS, Bergan JJ. Ultrasound scan in diagnosis of peripheral aneurysms. Arch Surg. 1977;112:55-8.

[13] Zierler RE, Zierler BK. Duplex sonography of lower extremity arteries. In: Zwiebel WJ, editor. Introduction to vascular ultrasonography. Philadelphia, PA: W.B. Saunders; 1983. p. 237-51.

[14] Johnston KW, Rutherford RB, Tilson MD, Shah DM, Hollier L, Stanley JC. Suggested standards for reporting on arterial aneurysms. Subcommittee on reporting standards for arterial aneurysms Ad hoc Committee on eporting standards Society for Vascular Surgery and North American Chapter of the International Society for Cardiovascular Surgery. J Vasc Surg. 1991;13:452-8.

[15] Wolf YG, Kobzantsev Z, Zelmanovich L. Size of normal and aneurysmal popliteal arteries: a duplex ultrasound study. J Vasc Surg. 2006;43:488-92.

[16] Sandgren T, Sonesson B, Ryden-Ahlgren A, Lanne T. Factors predicting the diameter of the popliteal artery in healthy humans. J Vasc Surg. 1998;28:284-9.

[17] Ebaugh JL, Matsumura JS, Morasch MD, Pearce WH, Nemcek AA, Yao JST. Morphometric analysis of the popliteal artery for endovascular treatment. Vasc Endovasc Surg. 2003;37:23-6.

[18] Sandgren T, Sonesson B, Ryden-Ahlgren A, Lanne T. Arterial dimensions in the lower extremity of patients with abdominal aortic aneurysm - no indication of a generalized dilating diathesis. J Vasc Surg. 2001;34:1079-84.

[19] Browse NL, Young AE, Lea TM. The effect of bending on canine and human arterial walls and blood flow. Circ Res. 1979;45:41-7.

[20] Vernon P, Delattre JF, Johnson EJ, Palot JP, Clément C. Dynamic modifications of the popliteal arterial axis in the sagittal plane during flexion of the knee. Surg Radiol Anat. 1987;9:37-41.

[21] De Souza RR, Ferraz de Carvalho CA, Merluzzi Filho TJ, Andrade Vieira JA. Functional anatomy of the perivascular tissue in the adductor canal. Gegenbaurs Morphol Jahrb. 1984;130:733-8.

[22] De Oliveira F, Bragança de Vasconcellos Fontes R, da Silva Baptista J, Paganini Mayer W, de Campos Boldrini S, Aparecido Liberti E. The connective tissue of the adductor canal - a morphologic study in fetal and adult specimens. J Anat. 2009;214:388-95.

[23] Shetty AA, Tindall AJ, Qureshi F, Divekar M, Fernando KWK. The effect of knee flexion on the popliteal artery and its surgical significance. J Bone Joint Surg. 2003;85-B: 218-22.

[24] Diaz JA, Villegas M, Tamashiro G, Micelli MH, Enterrios D, Balestrini A, Tamashiro A. Flexions of the popliteal artery: dynamic angiography. J Invasive Cardiol. 2004;16:712-5.

[25] Smouse R, Nikanorov A, LaFlash D. Biomechanical forces in the femoropopliteal arterial segment. Endovasc Today. 2005;60-6.

[26] Klein AJ, Chen SJ, Messenger JC, Hansgen AR, Plomondon ME, Carroll JD, Casserly IP. Quantitative assessment of the conformational change in the femoropopliteal artery with leg movement. Catheter Cardiovasc Interv. 2009;74:787-98.

[27] Young MD, Streicher MC, Beck RJ, van de Bogert AJ, Tajaddini A, Davis BL. Simulation of lower limb axial arterial length change during locomotion. J Biomech. 2012;45:1485-90.

[28] Yoo JH, Chang CB. The location of the popliteal artery in extension and 90 degree knee flexion measured on MRI. Knee. 2009;16:143-8.

[29] Jonker FHW, Schlosser FJW, Moll FL, Muhs BE. Dynamic forces in the FSA and popliteal artery during knee flexion. Consequences of stress to consider for stent durability and design. Endovascul Today. 2008:53-8.

[30] Tamashiro GA, Tamashiro A, Villegas MO, Dini AE, Mollon AP, Zelaya DA, Soledispa-Suarez CI, Diaz JA. Flexions of the popliteal artery: technical considerations of femoropopliteal stenting. J Invasive Cardiol. 2011;23:431-3.

[31] Nichols WV, O'Rourke MF. McDonald's blood flow in arteries. Theoretical, experimental and clinical principles. London: Arnold; 1998. p. 52.

第 18 章 自制和早期的支架移植

Homemade and Early Stent-Grafts

Fabrizio Fanelli Pierleone Lucatelli Carlo Cirelli Renato Argirò Filippo Maria Salvatori
Antonino Cavallaro 著 李 勤 施 森 译

一、背景

1994 年，来自纽约 Montefiore 医学中心和布宜诺斯艾利斯心血管研究所的国际团队[1]发表了第一例关于腘动脉瘤腔内治疗的报道。患者为 63 岁男性，既往心脏病史，腘动脉瘤合并附壁血栓形成，动脉瘤直径为 26mm，长度为 15mm。手术在局麻下切开股浅动脉进行。使用自制装置（图 18-1），由 6mm PTFE 移植物（Stretch Goretex，WL Gore & Ass.，Elkton，MD，USA）和两个 Palmaz 支架（Johnson & Johnson Interventional Systems，Warren，NJ，USA）组成：一个支架被缝合到移植物的近端，该装置通过股浅动脉输送；通过球囊扩张支架固定在股浅动脉远端；然后，另一个支架通过球囊扩张将其固定于膝下腘动脉。3 个月后，超声检查显示在移植物周围有血栓形成的动脉瘤囊。作者虽然建议谨慎推荐广泛使用这种技术，但强调了其可行性，概述了减少侵入性、减少输血和全麻的优点，特别是避免在膝盖周围切口的明显优点。

次年[2]，在回顾他们对不同级别复杂动脉疾病的腔内治疗的初步经验时，报告了 3 例使用上述技术治疗的腘动脉瘤。第 1 例，即上次报告的对象，26 个月后未出现并发症，但另外两例手术并不成功，一个是技术问题，另一个是因为移植物在术后第 6 天形成血栓：两人最终都接受了开放手术治疗。作者强调原始开放手术仍是最适合的技术。

然而，腘动脉瘤腔内治疗的可行性确实很有吸引力：腔内治疗强烈刺激着血管外科医生和介入血管放射科医生的兴趣，同样设备制造商对此也有着非常大的兴趣。

二、自制覆膜支架

Mohan 等[3]回顾了他们 1994—2005 年腔内治疗腘动脉瘤的经验，报道了一种类似于 Marin 等[1]描述的装置用于他们的第一个案例：支架在 4 个月时闭塞，最终用自体静脉股腓旁路转流术挽救肢体。Spoelstra 和 Lesceu[4]（来自比利时哈勒）报道了 11 例腘动脉瘤腔内治疗，使用 PTFE 移植物和 2 个 Palmaz 支架（一个近端，一个远端）。其中有 6 个病例临床表现是血栓形成或远端栓塞引起的严重缺血，术者在支架移植之前进行了动脉内溶栓。植入的移植物（内搭桥）长度为 10~28cm。30 天和 6 个月后，Ⅰ 期通畅率分别为 83% 和 72%，Ⅱ 期通畅率为 92%。仅 1 例早期失败最后经过溶栓治疗。7/11 病例进行了 6 个月的随访；仅 1 例进行了长期的随访（2 年）。

Krajcer 和 Diethrich[5]于 1997 年报道了 1 名 54 岁男性既往重度缺血性心脏病，患有腘动脉

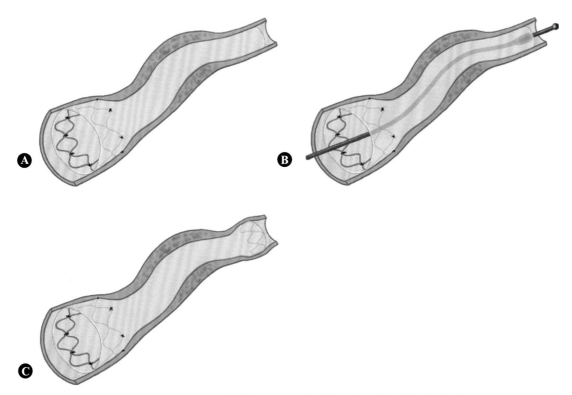

▲ 图 18-1 对 Marin 等 [1] 于 1994 年使用的人工血管支架的艺术构想

A. 在近端缝合了 Palmaz 支架的 PTFE 移植物已被输送到股浅动脉远端（下端到达腘动脉远端），支架已扩张；B. 另一个支架穿过移植物向下到达其远端；C. 远端支架已被扩张以固定膝下腘动脉的移植物末端

瘤，瘤体直径 2cm、长 3cm、并含有血栓。他们使用 4mm 薄壁 PTFE 移植物（W.L. Gore & Ass.，Flagstaff，AZ，USA）预扩张至 8mm 并安装在 8mm Wallstent（施耐德，明尼阿波利斯，美国）上。Wallstent 是一种自膨式支架，由不锈钢合金网制成，其纵轴柔软灵活，具有良好的径向力和顺应性；根据作者的经验 [6]，它优于 Palmaz 支架，因为它更容易被压缩和变形；此外，Wallstent 允许制作一种可以经皮植入的简易装置。作者认为支架的伸缩性对患者非常重要。在 8 个月的随访中，动脉瘤未形成血栓，支架移植物通畅，内部血流正常。

1999 年，鹿特丹的 Van Sambeek 等 [7] 报道了 10 例股腘动脉瘤和假性动脉瘤的腔内治疗。他们在 Palmaz 支架的近端和远端使用 PTFE 缝合。真正的腘动脉瘤有四种，有 2 例因技术问题不得不转向开放手术；在第 3 例中，由于移植物扭曲引起的早期血栓形成另外安放了支架，但后期支架

内仍然出现血栓形成，患者最终接受了常规手术治疗；只有一个案例取得了好的治疗效果。虽然支架移植物在 13 个月后获得专利。但作者对该技术的有效性持怀疑态度。

三、Cragg Endopro System 1- 通道

第一个用于治疗腘动脉瘤的商用覆膜支架是 Cragg Endopro System-1（Mintec，Freepoint，Bahamas）。从 1996 年起，它由波士顿科学公司（Watertown，MA，USA）以通道的名义生产。支架由镍钛诺线制成，管状锯齿形结构，单个元件用 7-0 聚丙烯连接在一起。镍钛诺（镍钛海军条例实验室）是一种镍钛合金，两种元素的原子百分比大致相等，称为形状记忆合金：镍钛诺支架在体温下恢复其预定直径。支架可自膨胀；在 Cragg 覆膜支架配置中，它覆盖有一层薄（0.1mm）的编织涤纶（图 18-2）。

Cragg 支架用于几种情况，特别是在 1995—

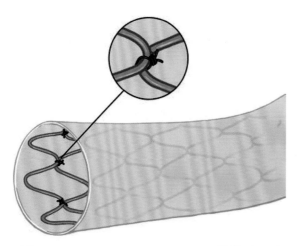

▲ 图 18-2　**Cragg Endopro System 1- 通道示意**（见正文）

2000 年 [8-21]。Formichi 等 [12] 成功治疗了 4 例病例，随访时间为 4～21 个月（平均 11.2 个月）。Henry 等 [8, 13, 14] 报道了 7 个病例，观察到 3 种并发症：一种是技术故障；一种是早期闭塞（转换为开放手术）；一种是在 3～6 个月内的闭塞（保守治疗）。来自六个欧洲中心 [10, 11, 15-20] 的 19 例病例的过程和结果的详细说明（表 18-1）。18/19 手术取得了技术上的成功，失败的病例主要原因是支架 [18] 无法覆盖大而曲折的动脉瘤的远端，为了防止复发及取得更好的远期效果，患者接受了常规手术。4 例早期发生了（＜30 天）血栓形成：2 例转为开放手术，其中 1 例在成功溶栓后再发血栓形成；1 例支架移植物通过溶栓再通，通畅性维持在 31 个月；1 例通过交感神经切除术保肢。1 例支架移植物在 3 个月时闭塞，下肢动脉弥漫性受累，导致截肢。1 个病例因为园艺工作长时间蹲姿，在 7 个月时出现闭塞后，成功地进行了溶栓治疗（进一步随访了 2 个月）。所有其他覆膜支架都保持通畅；最长的 I 期通畅时间为

26 个月 [20]；最长的 II 期通畅为 31 个月 [16]。所有病例都予以不同的抗血小板或抗凝治疗方案。值得注意的是，流出道血管的数量、使用覆膜支架的数量、动脉瘤远端的部位（膝关节关节线上方或下方）对手术结果没有明显影响。

Joyce 等 [22] 建议通过远端动脉上的横向动脉切开术以逆行方式输送 Cragg 支架：这是为了避免远端栓塞的风险（理论上可以使用常见的顺穿技术），并通过对动脉施加牵引以使其更直，从而更容易地穿过动脉瘤（尤其是存在扭结和曲折的情况下）。他们描述了一个成功的案例，有血栓形成的动脉瘤在 1 年的随访中支架通畅。

四、人工血管支架（Wallgraft）

人工血管支架（Wallgraft）（Boston Scientific，MA，USA）最初由一个自膨胀 Elgiloy 支架组成，支架上覆盖着一层薄薄的聚对苯二甲酸乙二醇酯（PET），并用硅酸盐黏合剂黏合。

Elgiloy 是一种含有钴 39%～41%、铬 14%～16%、镍 14%～16%、铁 11.3%～20.5%、钼 6%～8%、锰 1.5%～2.5% 的超级合金。

在第二代中，支架的整个长度都与编织聚酯的覆盖移植物黏合，并使用聚碳酸酯聚氨酯（Corethane）黏合剂。

从 1997 年开始，直到 2005/2006 年，欧洲和美国的几个中心都使用这种支架来治疗腘动脉瘤 [9, 21, 23-31]。治疗效果通常与其他类型的覆膜支架的结果混合在一起，但在某些病例中，其安放过程和结果的细节描述是可用的。

根据德克萨斯心脏研究所 [23, 26, 30] 与亚利桑那心脏研究所和其他美国心血管中心合作的报

表 18-1　来自 6 个欧洲中心的 19 例 Cragg Endopro System 1- 通道支架移植结果

	1 个月	3 个月	6 个月	12 个月	24 个月
I 期通畅	14/19	12/14	8/10	6/8	4/5
II 期通畅	15/19	13/14	9/10	7/8	5/5

告。从 1997 年 10 月到 2000 年 4 月，在外周动脉瘤内移植试验项目的背景下治疗了 12 例病例[26]。纳入标准是：位于膝盖上方的动脉粥样硬化动脉瘤，参考血管直径在 7～11mm，支架锚定点距离分叉或重要分支至少 1cm。排除标准是：年龄<50 岁、需要支架穿过膝关节、预期寿命<1 年、无手术候选者、抗血小板或抗凝药或溶栓治疗的禁忌证。支架直径可扩大 1～2mm，重叠区（需要时）至少为 2cm。所有操作都是经皮的。所有患者均接受终生抗血小板治疗（阿司匹林 325mg）。6 个月时 I 期通畅率为 77%，12 个月时 I 期通畅率为 69%，II 期通畅率为 92.3%。作者对血栓形成发生率、II 期通畅率、远端栓塞、保肢率等指标进行了描述。2009 年再次更新了数据[30]，因为要结束实验 Wallgraft 只使用到 2006 年，后面的病例使用了 Viabahn。7 例内移植手术报告了 5 年或更长时间的随访，其中包括第一个用 Wallgraft 治疗的病例的良好结果（排除动脉瘤，移植物通畅）[23]。

Insubria 大学（意大利瓦雷泽）的团队报道

了另一个重要的经验：在 1998 年 9 月至 2001 年 12 月的第一个系列治疗 7 例病例后[25]，2006 年发表了更新[29]，共有 12 例可供随访。结果见表 18-2。有 6 例（50%）早期失败：4 例中转开放手术；2 例是通过机械取栓和 PTA 获得 II 期通畅；后 2 例中 1 例在再次介入后，支架重叠导致动脉瘤的再灌注，通过超声引导的凝血酶注射成功治疗了动脉瘤。作者观察到闭塞影响了 3/7 无症状病例和 3/5 出现缺血的病例；2/4 例累及中段腘动脉，4/8 例累及近段腘动脉。

Henry 等[24] 和 Gerasimidis 等[27] 也发表了关于 Wallgraft 内移植的病例报告，前者报道了用两个总长度为 22cm 的覆膜支架治疗三囊状动脉瘤；2 个月后（在 1 周的异常和长时间的膝关节屈曲后），支架急性血栓形成，并在 14 个月时反复血栓切除术保证了 II 期通畅。后者报告了 2 例病例：1 例是跛行，30 天内闭塞并保守治疗；1 例出现破裂，治疗成功，达到 31 个月的主要通畅。2 例动脉瘤都位于膝盖上方。

表 18-2　来自 Laganà 等[29] 的 12 例人工血管支架移植的结果						
	30 天	6 个月	12 个月	24 个月	36 个月	46 个月
I 期通畅	6/12	6/8	6/8	6/8	3/4	2/2
II 期通畅	8/12	8/8	8/8	8/8	4/4	2/2

参考文献

[1] Marin ML, Veith FJ, Panetta TF, Cynamom J, Bakal CW, Suggs WD, Wengerter KR, Baroné HD, Schonholz MD, Parodi JC. Transfemoral endoluminal stented graft repair of a popliteal artery aneurysm. J Vasc Surg. 1994;19:754-7.

[2] Marin ML, Veith FJ, Cynamom J, Sanchez LA, Lyon RT, Levine BA, Bakal CW, Suggs WD, Wengerter KR, Rivers SP, Parsons RE, Yuan JC, Wain RA, Ohki T, Rozenblit A, Parodi JC. Initial experience with transluminally placed endovascular grafts for the treatment of complex vascular lesions. Ann Surg. 1995;222:449-69.

[3] Mohan IV, Bray PJ, Harris JP, May J, Stephen MS, Bray AE, White GH. Endovascular popliteal aneurysm repair: are the results comparable to open surgery? Eur J Vasc Endovasc Surg. 2006;32:149-54.

[4] Spoelstra H, Lesceu O. Double-stented balloon-expandable endobypass technique for popliteal aneurysmal disease. J Endovasc Surg. 1996;3:338.

[5] Krajcer Z, Diethrich EB. Successful endoluminal repair of arterial aneurysm by Wallstent prosthesis and PTFE graft: preliminary results with a new technique. J Endovasc Surg. 1997;4:80-7.

[6] Diethrich EB, Papazoglou K. Endoluminal grafting for aneurysmal and occlusive disease in superficial femoral artery: early experience. J Endovasc Surg. 1995;2:225-39.

[7] Van Sambeek MRHM, Gussenhaven EJ, van der Lugt A, Honkoop J, du Bois NAJJ, van Urk H. Endovascular stent-grafts for aneurysms of the femoral and popliteal arteries. Ann Vasc Surg. 1999;13:247-53.

[8] Henry M, Amor M, Henry J, Klonaris C, Tzvetanov K, Buniet JM, Amicabile C, Drawin T. Percutaneous endovascular treatment of peripheral aneurysms. J Cardiovasc Surg. 2000;41:871-83.

[9] Kolvenbach R, Pinter L. Stentgraft exclusion of asymptomatic popliteal aneurysms: medium term results. Eur J Vasc Endovasc Surg Extra. 2003;6:29-31.

[10] Gieskes L, Rousseau H, Otal P, Léger P, Soula P, Glock Y, Joffre F. Traitement percutané par endoprothèse couverte des anévrismes poplités: expérience clinique préliminaire. J Mal Vasc. 1995;20:264-7.

[11] Rousseau H, Gieskes L, Joffre F, Dube M, Roux D, Soula P, Monif D, Arrue P, Carre P. Percutaneous treatment of peripheral aneurysms with the Cragg Endopro System 1. J Vasc Interv Radiol. 1996;7:35-9.

[12] Formichi M, Ciosi G, Benichou H, Raybaud G. Endovascular treatment of popliteal aneurysm by stent-graft procedure. J Endovasc Surg. 1996;3:461.

[13] Henry M, Amor M, Cragg A, Porte JM, Henry I, micabile C, Tricoche O. Occlusive and aneurysmal peripheral arterial disease: assessment of a stent-graft system. Radiology. 1996;201:717-24.

[14] Henry M, Amor M, Henry I, Amicabile C, Tricoche O. Application d'une nouvelle endoprothèse couverte au traitement des artériopathies périphériques occlusives et anévrismales. Arch Mal Coeur Vaiss. 1997;90:953-60.

[15] Link J, Müller-Hülsbeck S, Brossmann J, Schwarenberg H, Heller M. Erste Ergebnisse der perkutanen Therapie von Poplitealaneurysmen mit Stents. Fortschr Röntgenstr. 1996;164:244-8.

[16] Müller-Hülsbeck S, Link J, Schwarzenberg H, Walluscheck KP, Heller M. Percutaneous transluminal stent and stent-graft placement for the treatment of femoropopliteal aneurysms: early experience. Cardiovasc Intervent Radiol. 1999;22:96-102.

[17] Dorffner R, Winkelbauer F, Kettenbach J, Staudacher M, Lammer J. Successful exclusion of a large femoropopliteal aneurysm with a covered Nitinol stent. Cardiovasc Intervent Radiol. 1996;19:117-9.

[18] Marcadé JP. Stent graft for popliteal aneurysms. Six cases with Cragg Endo-Pro System 1 Mintec. J Cardiovasc Surg. 1996;37(Suppl. 1):41-4.

[19] Maglione F, Spena M, Cavaglia E, Taliercio G, Minieri F, Muzi A. Impiego dello stent di Cragg per il trattamento dell'aneurisma dell'arteria poplitea: presentazione di un caso. Radiol Med. 1996;92:662-4.

[20] Beregi J-P, Prat A, Willoteaux S, Vasseur M-A, Boularand V, Desmoucelle F. Covered stents in the treatment of peripheral arterial aneurysms: procedural results and midterm follow-up. Cardiovasc Intervent Radiol. 1999;22:13-9.

[21] Midy D, Berard X, Ferdani M, Alric P, Brizzi V, Ducasse E, Sassoust G, AURC French University Association for Vascular Surgery. A retrospective multicenter study of endovascular treatment of popliteal artery aneurysm. J Vasc Surg. 2010;51:850-6.

[22] Joyce WP, McGrath F, Lehay AL, Bouchier-Hayes D. A safe combined surgical/radiological approach to endoluminal graft stenting of a popliteal aneurysm. Eur J Vasc Endovasc Surg. 1999;10:489-91.

[23] Kudelko PE II, Alfaro-Franco C, Dietrich EB, Krajcer Z. Successful endoluminal repair of a popliteal aneurysm using the Wallgraft endoprosthesis. J Endovasc Surg. 1998;5: 373-7.

[24] Henry F, Lalloué C, Haidar O, Féry JC, Paris D, Henry E. Anévrisme artériel poplité asymptomatique traité par endoprothèses couvertes. J Radiol. 2002;83:375-8.

[25] Laganà D, Mangini M, Marras M, Beretta R, Castelli P, Carrafiello G, Fugazzola C. Trattamento percutaneo con stent ricoperto degli aneurismi femoro-poplitei. Radiol Med. 2002;104:322-31.

[26] Howell M, Krajcer Z, Diethrich EB, Motarjeme A, Bacharach M, Dolmatch B, Walker C. Wallgraft endoprosthesis for the percutaneous treatment of femoral and popliteal artery aneurysms. J Endovasc Ther. 2002;9:76-81.

[27] Gerasimidis T, Sfyoeras G, Papazoglou K, Trellopoulos G, Ntinas A, Karamanos D. Endovascular treatment of popliteal artery aneurysms. Eur J Vasc Endovasc Surg. 2003;26:506-11.

[28] Stone PA, Armstrong PA, Bandyk DF, Keeling WB, Flaherty SK, Shames ML, Johnson BL, Back MR. The value of duplex surveillance after open and endovascular popliteal aneurysm repair. J Vasc Surg. 2005;41:936-41.

[29] Laganà D, Carrafiello G, Mangini M, Caronno R, Giorgianni A, Lumia D, Castelli P, Fugazzola C. Endovascular treatment of femoropoliteal aneurysms: a five-year experience. Cardiovasc Intervent Radiol. 2006;29:819-25.

[30] Idelchik GM, Dougherty KG, Hernandez E, Mortazavi A, Strickman NE, Krajcer D. Endovascular exclusion of popliteal artery aneurysms with stent-grafts: a prospective single-center experience. J Endovasc Ther. 009;16:215-23.

[31] Wooster M, Back M, Gaeto H, Shames M. Late longitudinal comparison of endovascular and open popliteal aneurysm repairs. Ann Vasc Surg. 2016;30:253-7.

第 19 章 Hemobahn-Viabahn 支架移植物
The Hemobahn-Viabahn Stent-Grafts

Fabrizio Fanelli   Pierleone Lucatelli   Carlo Cirelli   Renato Argirò   Filippo Maria Salvatori
Antonino Cavallaro **著**   陈 豪 施 森 译

1996 年，美国亚利桑那州弗拉格斯塔夫 W. L. Gore & Associates 公司推出了 Hemobahn 支架移植物。支架由连续的镍钛合金细丝螺旋状排列成网状的外骨骼组成，内部覆盖着一层薄薄的膨胀聚四氟乙烯（PTFE）。这种自膨式支架移植物表现出对扭转、纵向压缩和径向力的灵活性和耐受性。

在美国引进后改良的 Hemobahn-Viabahn 支架移植物被注册为 Viabahn（图 19-1 和图 19-2）。Hemobahn-Viabahn 是从近端到远端展开，而 Viabahn 是从远端到近端同轴展开。

2007 年 9 月，肝素化的 Viabahn 问世。肝素分子通过末端共价键结合到 Viabahn 支架内表面，这就使得肝素锚定在支架移植物内表面，生物活性部位保持自由与血液相互作用。在 2007—2009 年，Viabahn 得到了进一步改进，通过降低输送端直径和对支架双端边缘进行激光表面处理。

一、A: 多病案报告（≥10）

回顾现有的文献，笔者发现了几个涉及 10 个以上的病案报告。可以说，每一项研究都是不同的，并且由于研究计划（大多数是回顾性研究）和方案缺乏一致性，很难在方法的有效性和持久性得出准确的结论。

尽管工作很辛苦，也可能会让读者感到厌

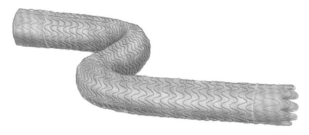

▲ 图 19-1　**Viabahn** 支架移植物

烦，但笔者仍然努力列出这些报告（表 19-1 至表 19-7），以便大家尽可能地正确判断每个病案经验对当前治疗胭动脉瘤（PAA）共识的实际影响。

（一）Gröningen 经验

2003 年，Tielliu 等 [23] 发表了使用 Hemobahn 支架移植物治疗胭动脉瘤的第一个大型系列：22 个动脉粥样硬化性动脉瘤。6 个月内有 5 个支架内闭塞，但只有 1 例支架内闭塞与技术密切相关：即近端展开不完全导致支架移植物折叠，并通过溶栓和血管成形术纠正。平均随访 15 个月（2～37 个月），总体通畅率为 74%。有趣的是，只有一个远端流出道的 2 个病例分别在 2 个月和 26 个月时获得了通畅，即使发现 3 个远端流出道动脉闭塞都没有截肢。

这项研究在 2005 年进行了更新 [24]：从 2003 年 6 月开始基于 48 名患者的 57 个胭动脉瘤使

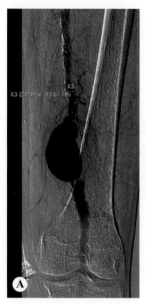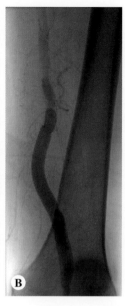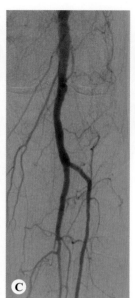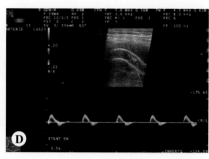

▲ 图 19-2　应用 Viabahn 支架移植物隔绝腘动脉瘤

A. 选择性动脉造影显示腘动脉有一个较大的动脉瘤，并有足够的锚定区；B. 在释放 Viabahn 支架移植物后，动脉瘤完全隔离；C. 血管内支架移植物植入术后动脉造影：流速满意，无栓塞迹象；D.1 年后多普勒超声复查：支架移植物的良好通畅性和动脉瘤的隔绝

用 Viabahn 治疗，其中 12 个有症状（5 个患有急性下肢缺血，并成功地接受了溶栓治疗，而以前的病例中只有 1 个急性下肢缺血）。术后平均随访 24 个月（1~72 个月），1 年后 Ⅰ 期和 Ⅱ 期通畅率分别为 80% 和 90%，3 年后分别为 71% 和 78%。12 个支架在 1~28 个月后闭塞，其中 8 个接受溶栓治疗。总体并发症发生率为 37%（21/57），无截肢手术。作者认为，为了获得更好的效果，引入双重抗血小板治疗（阿司匹林 100mg 联合氯吡格雷 75mg，为期 6 个月）是很重要的；除此之外他们还发现尽量避免将支架放在膝关节铰链区（避免显著的顺应性变化与运动产生的最大机械应力的重合，这显然是支架断裂的原因）。他们还强烈建议患者应避免长时间的屈膝超过 90°。根据这些令人满意的结果，他们确认即使医院可以利用大隐静脉进行经典旁路移植（所谓的黄金标准），Viabahn 支架的植入仍然被认为是治疗腘动脉瘤的选择。他们还强调了在出现缺血的四肢进行 Viabahn 支架植入的重要性，因为这项技术避免了在低灌注的腿部组织上进行任何切口。

Gröningen 前瞻性研究的结果确实令人印象深刻。然而，来自布宜诺斯艾利斯的 Diaz 和 Tamashiro[25] 强调说，避免屈膝可能会降低许多人的生活质量，特别是那些具有东方文化的人，他们在吃饭或祈祷时会表现出极度长时间的屈膝。

在 2007 年的进一步更新中，Tielliu 等 [1] 报道了发生在 60 例患者的 72 例腘动脉瘤（1998 年 6 月至 2007 年 2 月）。他们对手术适应证采取了更为谨慎的观点，尤其是在涉及年轻和活跃的患者时。此外，他们试图定义学习曲线的重要性：考虑到第一个病例（在服用氯吡格雷之前）和服用氯吡格雷的病例，他们发现不良事件的显著差异：61% vs. 32%。作者总结了这份报道，断言这项技术是可行和安全的（没有截肢），但并发症的发生率仍然太高。

（二）意大利经验

2005 年来自帕多瓦的 Antonello 等 [76] 启动了第一个（也是到目前为止唯一的）随机试验来比较无症状型腘动脉瘤的支架植入和外科开放手术

表 19-1　10 例以上应用 Hemobahn/Viabahn 覆膜支架的腘动脉瘤病例的系列研究特征（研究设计、材料、方法等）

A：纳入标准、患者类型、基本程序前提

B：排除标准

C：研究期间的方案变动

D：麻醉方式

E：手术类型

F：支架移植物的大小

G：重叠区（如果有）

H：治疗后治疗和建议

I：随访类型

2007 年 Tielliu 等[1] 报道；单中心；1998 年 6 月至 2007 年 2 月；前瞻性；72 例

A：　症状性 6/72 例（急性缺血，术前溶栓）；无症状，直径>20mm；锚定区至少 30mm；至少一条流出道动脉通畅

B：　广泛的动脉瘤或流入道闭塞性疾病

C：　从第 24 例开始，治疗上加用氯吡格雷；避免膝关节铰链区重叠

D：　局部麻醉；不耐受情况下全身麻醉

E：　开放手术

F：　超过原有直径的 1mm

G：　重叠 20mm

H：　最初阿司匹林 80mg；从第 24 例开始，氯吡格雷 75mg 联合阿司匹林 100mg，疗程 2 个月，然后长期使用阿司匹林；建议不要长时间屈膝超过 90°

I：　多普勒超声扫描；伸屈膝关节侧位平片；平均随访 37 个月（1～104 个月）

2007 年 Curi 等[2] 报道；单中心；2000 年 1 月至 2006 年 3 月；回顾性；15 例

A：　2 例有症状的（非急性缺血）；锚定区至少 20mm；至少一条流出道脉通畅；支架移植物没有延伸到腘动脉以下

B：　锚定区间的直径变化很大，特别是在两个锚定区间距离较短的情况下

E：　切开 11 例；经皮穿刺 4 例

F：　超过原有直径的 10～15mm

G：　重叠 20～30mm

H：　87% 患者予以氯吡格雷治疗

（续表）

I:	随访（14±3）个月

2007 年 Antonello 等[3] 报道；单中心；1999 年 1 月至 2006 年 12 月；前瞻性，部分随机；21 例

A:	无症状，直径＞20mm，动脉瘤颈＞10mm
B:	年龄＜50 岁；流出道动脉评分＞8 分[4]
C:	仅在发病最初，动脉瘤引起重要分支动脉的栓塞
D:	局部麻醉
E:	普遍采用经皮穿刺
F:	建议超过原有直径的 10%～15%，而且使用率更高
G:	重叠至少 10mm
H:	阿司匹林 100mg 联合噻氯匹定 500mg，疗程 1 个月，然后长期服用阿司匹林
I:	多普勒超声扫描；膝关节屈曲 120° 的平片；平均随访 47.8 个月（11～97 个月）

2007 年 Rajasinghe 等[5] 报道；单中心；2004 年 6 月至 2006 年 3 月；前瞻性；23 例

A:	相邻血管直径 1.5 倍；锚定区至少 10～15mm；至少一条流出道动脉通畅；21 例无症状，2 例有症状
B:	急性肢体缺血
D:	局部麻醉
G:	重叠 20mm
H:	氯吡格雷 75mg；避免屈膝关节超过 90°
I:	多普勒超声扫描；平均随访 7 个月；1 例失访

2008 年 Thomazinho 等[6] 报道；单中心；2005 年 1 月至 2006 年 10 月；前瞻性；11 例

A:	8 例无症状，3 例有症状；锚定区至少 20mm；至少一条流出道动脉通畅；避免膝关节铰链区重叠
B:	年龄＜50 岁；急性缺血；压迫症状
D:	局部麻醉
E:	切开 10 例，经皮穿刺 1 例
F:	超过原有直径的 20%
G:	重叠 20mm
H:	阿司匹林 200mg，氯吡格雷 75mg
I:	彩色多普勒超声；10 例随访（8 例 20 个月）；1 例排除（内漏）

2010 年 Etezady 等[7] 报道；单中心；2004 年 8 月至 2009 年 1 月；回顾；18 例

A:	急性缺血 1 例，慢性缺血 11 例，无症状 6 例（5 例直径＞20mm，1 例腘动脉直径大于正常的 3 倍；300% 的自然髂骨移植），13 例部分血栓形成；远端锚定区距胫前动脉起始至少 30mm；锚定区至少 20mm

（续表）

D：	局部麻醉
E：	切开 6 例，经皮穿刺 12 例
F：	超过原有直径的 1mm
G：	重叠 20～30mm；避免膝关节铰链区重叠
H：	阿司匹林 325mg，氯吡格雷 75mg，疗程 3～6 个月；终身服用阿司匹林
I：	彩色多普勒超声；平均随访 14/17 例，15 个月

2010 年 Ascher 等[8] 报道；单中心；2005 年 3 月至 2009 年 5 月；前瞻性；15 例；仅进行超声研究，无任何诊断性动脉造影术

A：	有症状 11 例（间歇性跛行 9 例，静息痛 1 例，急性缺血 1 例，超声引导下吸栓治疗），无症状 4 例（最小直径 20mm 或附壁血栓）；2 例无流出道动脉；锚定区至少 25mm；支架植入端：膝上 3 例，膝后 6 例，膝以下 6 例
D：	14 例局部麻醉，1 例区域麻醉（同期行股动脉瘤切开修补术）
F：	超过原有直径 1mm
I：	平均随访 11 个月

2010 年 Midy 等[9] 报道；多中心；1999 年 12 月至 2007 年 12 月；回顾；42 例

A：	直径>20mm 或>150% 邻近血管；锚定区至少 15mm；接受传统手术的高危患者或没有可用的大隐静脉的患者
C：	术后予以阿司匹林 75mg；2004 年后，老年患者加用氯吡格雷 75mg，疗程 6 周，其余患者无限期加用氯吡格雷
D：	大部分为全麻
E：	切开或经皮穿刺
F：	超过原有直径 1mm
G：	重叠至少 20mm
H：	参考 C
I：	多普勒超声扫描；膝关节平片（伸屈位）；平均随访（36±19.4）个月（最少 6 个月）

2012 年 Garg 等[10] 报道；单中心；2004 年 9 月至 2011 年 1 月；回顾；26 例

A：	锚定区至少 15mm；避免膝关节铰链区重叠；无症状 16/26 例；24/26 例跨越膝关节
B：	长期且频繁屈膝超过 90° 的患者
D：	10/26 例局部麻醉；7 例区域麻醉；9 例全麻
E：	切开 23 例，经皮穿刺 3 例
F：	超过原有直径的 10%～15%
G：	重叠 20mm

（续表）

H:	阿司匹林或氯吡格雷
I:	临床；彩色多普勒超声；平均随访 22 个月（1～57 个月）；失访 1 例

2013 年 Pulli 等[11]；多中心；2000 年 1 月至 2011 年 12 月；回顾性；134 例

A:	有症状（10 例缺血，溶栓治疗；1 例破裂）；无症状，直径＞20mm；锚定区至少 20mm；至少一条流出道动脉通畅
C:	仅存在两条流出道动脉未通的局灶性病变
E:	手术入路 92 例（69%），经皮入路 42 例（31%）
F:	超过原有直径的 10%～15%[c]
G:	重叠至少 20mm[c]
H:	双抗血小板治疗
I:	超声检查；平均随访（128 例）35 个月（1～124）

注：动脉瘤的流出血管为腘动脉近端 78 条，腘动脉中段 54 条，腘动脉远端或胫腓干 2 条

2013 年 Stone 等[12] 报道；单中心；2001—2011 年；回顾性；23 例

A:	有症状 10 例（急性缺血 3 例，溶栓治疗 7 例，间歇性跛行 7 例）；无症状 13 例（直径＞20mm 或附壁血栓）；锚定区 10mm
E:	主要为经皮穿刺
G	重叠 10mm
I:	平均随访 33.9 个月（2～105 个月）

2014 年 Huang 等[13] 报道；单中心；2005 年 1 月至 2012 年 6 月；回顾性；42 例

A:	症状性 11 例（26%）（10 例急性缺血，肢体可挽救，均行溶栓治疗；1 例慢性缺血）；无症状，直径＞20mm 或附壁血栓或既往血栓栓塞者；锚定区至少 15mm；至少一条流出道动脉通畅（但 1 例流出道动脉）
B:	年龄＜50 岁；有受压症状；近端和远端锚定区不匹配＞4mm；活动受试者经常屈膝超过 90°
C:	肝素涂层覆膜支架植入术 29 例（69%）
D:	全麻 24 例（57%）；局部麻醉 18 例（43%）
E:	切开 28 例（66.6%），经皮穿刺 14 例（33.3%）
F:	超过原有直径 1～2mm
G:	重叠至少 40mm
H:	阿司匹林 325mg/d，氯吡格雷 300mg/d，疗程 3 个月或终生
I:	多普勒超声扫描、CTA；平均随访 30 个月（1～78 个月）

2014 年 Smialkowski 和 Huilgol[14] 报道；多中心；2009 年 4 月至 2012 年 7 月；回顾；20 例

A:	平均直径 20mm；1～3 个流出道动脉通畅

（续表）

E：　经皮穿刺

F：　不超过原有动脉直径

G：　重叠 20mm

H：　主要是双重抗血小板治疗

I：　多普勒超声扫描、CTA；平均随访 12 个月（0～24 个月）

2014 年 Wissgott 等[15] 报道；单中心；回顾；10 例

A：　无症状 1 例；临界缺血 1 例；间歇性跛行 8 例；着陆区至少 20mm；至少 1 条回流血管通畅

D：　推测是局部麻醉

E：　推测是经皮穿刺

G：　重叠至少 20mm

H：　长期服用阿司匹林 100mg；氯吡格雷 75mg，至少 6 周

I：　标准跑步机测力仪，超声检查；随访 24 个月

2014 年 Saunders 等[16] 报道；单中心；2005 年 4 月至 2012 年 6 月；回顾性；34 例

A：　无症状 23 例（68%），血栓形成 3 例（9%），急性缺血栓塞 5 例（14%），局部痛性肿胀 3 例（9%）；锚定区 20mm；距离腘动脉末端分支至少 20mm 的锚定区；两条流出道动脉畅通（偶尔接受一条流出道动脉畅通）

D：　局部麻醉

E：　经皮穿刺

F：　超过原有直径的 10%

H：　阿司匹林 75mg，氯吡格雷 75mg，疗程 2 年；如果患者已经服用华法林，加用氯吡格雷 75mg，疗程 6 个月

I：　多普勒超声扫描；平均随访 40 个月（4～86 个月）

注：急性缺血时，应先行血管内支架置入，然后行 PTA/ 溶栓治疗

2015 年 Serrano Hernando 等[17] 报道；单中心；1993 年 1 月至 2013 年 12 月；回顾性；32 例

A：　高危患者或无自体静脉，无症状 23 例（71.9%），0～1 支血管 6 例（19%）；锚定区＞10mm；远端锚定区不超过膝下腘动脉

B：　近端和远端锚定区之间不匹配＞2mm；出现急性缺血

C：　先用阿司匹林 100mg，2009 年后，阿司匹林 100mg 联合氯吡格雷 75mg，疗程 6 个月，然后无限期服用氯吡格雷 75mg

E：　无经皮穿刺

H：　参考 C

I：　多普勒超声扫描；平均随访 22 个月

（续表）

2015 年 Speziale 等 [18] 报道；两个中心；2004 年 1 月至 2013 年 12 月；回顾；53 例	
A:	有症状（12/53，22.6%；术前溶栓治疗 8 例）；无症状，直径>20mm 或巨大壁血栓；锚定区至少 15mm；至少一条流出道动脉通畅
B:	年龄<65 岁，临床状况良好；近、远侧锚定区不匹配>5mm
D:	全麻或局部麻醉
E:	经皮穿刺导入鞘直径达 9F
F:	超过原有直径的 10%～15%
G:	重叠至少 20mm
H:	阿司匹林 100mg，氯吡格雷 75mg
I:	多普勒超声扫描；平均随访（37.4±29.3）个月
注：远端锚定区：50 例膝关节以下；3 例胫腓干（胫前动脉、胫后动脉闭塞）	
2015 年 Ronchey 等 [19] 报道；单中心；2000—2013 年；回顾；从 2004 年 1 月开始收录于 Speziale 等 [18] 报道；25 例	
A:	有症状（术前溶栓 4 例）；无症状，直径>20mm；锚定区至少 15mm
B:	没有远端流出道动脉
C:	直到 2010 年，只有高危患者才接受常规手术；后来为所有无法接受大隐静脉手术的患者接受
D:	全麻 80%，局部麻醉 20%
E:	切开 68%，经皮穿刺 32%
F:	超过原有直径 1mm
K:	双重抗血小板治疗方案至少 1 个月
I:	多普勒超声扫描；平均随访 49 个月（1～145 个月）
2016 年 Leake 等 [20] 报道；单中心；2006 年 1 月至 2014 年 3 月；回顾；76 例	
A:	急性缺血 7 例（术前溶栓 4 例）；间歇性跛行 / 静息痛 5 例；腘动脉瘤破裂 3 例；无症状 61 例；腘动脉分支前动脉瘤下方至少 20mm 的锚定区；远端流出道动脉评分<7[4]
B:	不充分地获取
C:	有一些覆膜支架是肝素涂层的
E:	切开 38.2%，经皮穿刺 61.8%
H:	在大多数患者中应用阿司匹林 + 氯吡格雷
I:	多普勒超声扫描（62 例患者）；平均随访 28.3 个月

a. 常见的排除标准是抗血小板、抗凝或溶栓治疗的禁忌证，以及严重的流入道疾病

b. 口服抗凝药时，患者已经在服用

c. 来自领先中心的数据

表 19-2 10 例以上的 Hemobahn/Viabahn 支架植入术后的 I 期通畅率

作　者	病例数	I期通畅率（月）						
		6	12	24	36	48	60	72
Tielliu[1]	72				77		70	
Curi[2]	15			83				
Antonello[3]	21	80.9	80.9		71.4	71.4	71.4	71.4
Rajasinghe[5]	23		93					
Thomazinho[6]	11			90[a]				
Etezady[7]	18	86						
Ascher[8]	15	82	82		53[b]			
Midy[9]	42	92.8	90.3	90.3	86.4	86.4		
Garg[10]	26		91.2	85.5	78.4	78.4		
Pulli[11]	134		79.1	76.9		73.4		
Stone[12]	23		92.9		63.7			
Huang[13]	32[c]		97		75			
	10[d]		54		54			
Smialkowski[14]	20		85					
Wissgott[15]	10	80	80	80				
Saunders[16]	34		88		82		82	
Serrano-Hernando[17]	32	83.8	79.7	79.7				
Speziale[18]	53	100	100	98.1	92.4	81.1	77.3	73.6
Ronchey[19]	25						71	
Leake[20]	76		88.8		73.2			

a. 20 个月通畅期（9/10 患者）

b. 30 个月通畅期

c. 择期患者

d. 急诊患者

治疗。然而，他们观察到，为了获得显著的研究效力，应该招募 302 个病例（可能在他们中心需要 50 年）：结果实际上，该研究最初由 15 次支架植入和 15 次开放手术之间的比较组成，后来成为对 21 例病例的前瞻性研究，并于 2007 年进行更新 [3]，其目的始终与开放手术（27 例）进行比较。在本组病例中，12 个月时 I 期通畅率和 II 期通畅率分别为 80.9% 和 90.5%，第 3 年以后分别为 71.4% 和 85.7%，无截肢，3 例中转开腹手术。

2013 年，在一项多中心（7 个意大利中心）的回顾性研究中报道了最大的腘动脉瘤支架植入

作　者	病例数	I 期通畅率（月）						
		6	12	24	36	48	60	72
Tielliu[1]	72				86		76	
Curi[2]	15			100				
Antonello[3]	21	90.5	90.5	90.5	85.7	85.7	85.7	85.7
Rajasinghe[5]	23		100					
Thomazinho[6]	11			90[a]				
Garg[10]	26		91.2	91.2	91.2	91.2		
Pulli[11]	134		90.8	85.5		85		
Huang[13]	32[b]		97		83			
	10[c]		79		79			
Smialkowski[14]	20		90					
Saunders[16]	34		90		86		86	
Serrano-Hernando[17]	32	89.3	88.3	88.3				
Speziale[18]	53							92.4
Ronchey[19]	25						88	
Leake[20]	76		95.4		83			

表 19-3　10 例以上 Hemobahn/Viabahn 支架植入术后的 I 期通畅率

a. 20 个月通畅期（9/10 患者）

b. 择期患者

c. 急诊患者

系列，该研究依赖于司法部牵头并由佛罗伦萨大学血管外科指导的 134 例病例[11]；1 年前，牵头中心发表了 21 例的个人经验[21]。需要紧急救治的病例为数不多（11 例，其中 10 例急性缺血，1 例破裂）。1 年 I 期和 II 期通畅率分别为 79.1% 和 90.8%，4 年分别为 73.4% 和 85%。在肢体血供差和加重肢体缺血的临床表现中确定不利于预后的因素；此外，锚定到胭动脉远端的胫前动脉 / 胫腓干的需要导致并发症的预测因素；但这些因素影响到 21% 的病例，其中有 1 例需要转换为开放手术，有 4 例进行大截肢手术。

2015 年 Speziale 等[18] 报道了一个 53 例病例系列研究（2004—2013 年），其中部分包括罗马另一家血管外科中心的经验[19]。8 例术前溶栓治疗。72 个月的 I 期次通畅率为 73.6%，II 期通畅率为 92.4%。无截肢，无中转开放手术。

（三）北美经验

该覆膜支架于 2000 年投入临床应用。

2007 年 Curi 等[2] 报道了 15 例病例的研究，平均随访 14 个月，2 年 II 期通畅率为 100%。作者认为这些惊人的良好结果受到病例数少和随访时间短的影响，因此建议不受限制地应用血管腔内修补术治疗动脉瘤（EVPAR）。该研究并在 2010 年进行了更新[27]，报道了 5 年时相同的

表 19-4　10 例及以上的 Hemobahn/Viabahn 支架系列：不良进展和临床事件（一）

作　者	病例数	闭　塞	总体血管腔内再干预	截　肢	中转开放手术
Tielliu[1]	72	18	14	0	2
Curi[2]	15				
Antonello[3]	21	4	5	0	3
Rajasinghe[5]	23	1	1	0	0
Thomazinho[6]	11	1			2
Etezady[7]	18	2	5		2
Ascher[8]	15	3			
Midy[9]	42	5			
Garg[10]	26	3		0	2
Pulli[11]	134	27	25	4	1
Stone[12]	23	4	1	0	1
Huang[13]	42	12	19	2	5
Smialkowski[14]	20	3	1	1	2
Wissgott[15]	10	2			
Speziale[18]	53	14	10	0	0
Ronchey[19]	25	5	4	0	0
Leake[20]	76	12	7	1	3

Ⅰ 期和 Ⅱ 期通畅率，需要再次强调的是，这些非常好的结果需要更多、更完整的经验支持，因为患者数量相当有限，而且没有需要紧急治疗的病例。

Rajasinghe 等 [5] 报道了 23 例病例的研究，在 22 个月期间治疗，排除发生急性缺血的病例，仅 1 例发生血栓形成，通过溶栓和支架植入恢复其通畅性。然而，在这个系列中，需要考虑其弊端是随访时间非常短（平均 7 个月）。

2010 年 Etezadi 等 [7] 报道了 18 例病例的研究，其中 12 例有症状（仅 1 例有急性缺血），6 个月内 Ⅰ 期通畅率为 86%；2 例中转开放手术治疗。同样在这个系列中，缺乏中长期随访。作者证明

了选择支架移植物最佳大小的重要性，以避免在展开时出现严重问题。

来自迈蒙尼德医疗中心（纽约）分享了一份非常有趣的报道，Ascher 等 [8] 报道了 15 例病例的研究，证明了依靠精确的超声技术在术前或术中不使用 X 线和造影剂的情况下行腘动脉瘤腔内支架植入术的可行性。

Garg 等 [10] 报道了 26 例病例的研究，其中 16 例无症状，不包括长期反复屈膝超过 90° 的患者。大多数病例（24/26）支架移植物跨过膝关节。Ⅰ 期通畅率 1 年为 91.2%，4 年为 78.4%，4 年 Ⅱ 期通畅率为 91.2%。无截肢手术，2 例中转开放手术，其中 1 例是在释放支架移植物时发生折

表 19-5　10 例及以上的 Hemobahn/Viabahn 支架系列：不良进展和临床事件（二）							
作 者	病例数	支架释放问题	狭 窄	扭 转	移 位	内 瘘	断 裂
Tielliu[1]	72	0	2		9	6	3
Curi[2]	15					3	
Antonello[3]	21	2	2	0			
Rajasinghe[5]	23	0	1	0	0	0	0
Thomazinho[6]	11	0	0	0	1	1	0
Etezady[7]	18	3	0	0	0	2	0
Ascher[8]	15		0	0			
Midy[9]	42					3	
Garg[10]	26	1	0	0	0	0	0
Pulli[11]	134					1	
Stone[12]	23					0	
Huang[13]	42	1	1			3	
Wissgott[15]	10					0	0
Speziale[18]	53	0	2		0	0	3
Leake[20]	76	0				5	

叠 [28]。尽管取得了良好的结果，但作者指出，需要更多的经验和更长的随访时间来确定腘动脉瘤腔内支架植入的确切作用，并且不能否认开放手术修复腘动脉瘤仍然是黄金标准。

2013 年 Stone 等 [12] 报道了 23 例病例的研究（13 例无症状）的结果，1 年和 3 年的 I 期通畅率分别为 92.9% 和 63.7%，指出在他们的机构（夏洛茨维尔的西弗吉尼亚大学），总体态度仍然相当保守，支持临床状况良好的年轻个体进行开放手术治疗。

梅奥诊所发表了 2 篇连续的论文 [13, 29] 来说明他们的经验。最近的论文报告了 42 例病例。排除标准相当严格：年龄＜50 岁，活动受试者，压迫症状，锚定区近远段之间严重不匹配。29 例使用带肝素化的 Viabahn 支架移植物。4 例中转开放手术，1 例早期截肢，I 期通畅率择期病例为 75% 和急诊病例为 54%，II 期通畅率分别为 83% 和 79%。

来自匹兹堡的 Leake 等 [20] 最近出版了一个大型丛书。大多数患者（80%）无症状。在出现严重肢体缺血的情况下，需要进行一次大截肢手术；有 3 例中转开放手术。3 年后，I 期通畅率为 79.5%，II 期通畅率为 83%。与 Gröningen 的同事一样，这些作者也强调了学习曲线的重要性：在早期的病例经验中（24 例，2006—2008 年），33% 的支架 - 移植物闭塞，而在进一步的系列中（51 例，2009—2013 年），闭塞率仅为 7.8%。

（四）来自其他国家的报道

2006 年澳大利亚的 Mohan 等 [30] 报道的 26

表 19-6　10 例及以上的 Hemobahn/Viabahn 支架植入腘动脉瘤系列：支架植入失败的分析

2007 年 Tielliu 等 [1] 报道

18 例闭塞：5/23 例 1 个月以内未使用氯吡格雷；如果使用氯吡格雷，则 13/49 例从第 8 个月开始

18 例闭塞中，流入道动脉严重病变 2 例，栓塞 1 例，支架断裂 2 例，近端扭曲 1 例，长时间屈膝 1 例，中转开放手术 1 例，保守治疗 7 例，溶栓治疗 7 例（支架内治疗 3 例），取栓治疗 3 例：在最后这 10 例中有 5 例发生再闭塞

内漏：2 例 I 型，支架移位，通过再次支架植入治疗；2 例 II 型，永久性，凝血酶注射治疗；1 例 III 型，重叠区消失，通过桥接支架植入治疗；1 例 IV 型，支架断裂和移植物撕裂，行腘动脉结扎和旁路移植治疗

2 例狭窄，经皮血管腔内成形术（重复 1 例）

2007 年 Curi 等 [2] 报道

内漏：1 例合并 I 型和 III 型，加用支架移植物植入——成功；2 例 II 型：随访监测

2007 年 Antonello 等 [3] 报道

1 例远端释放困难的早期闭塞：溶栓和扩张——成功

1 例直径过大导致支架折叠的早期闭塞；经皮血管腔内成形术和支架置入术后再闭塞——中转开放手术

2 例 6 个月和 24 个月的无症状狭窄，用覆膜支架治疗：1 例闭塞，转为开放手术；1 例因凝血因子 V 莱登杂合子而闭塞的患者：溶栓失败，转为开放手术

2007 年 Rajasinghe 等 [5] 报道

1 例在 6 个月时因支架近端狭窄未完全展开导致的闭塞：血栓清除术和无覆膜的镍钛合金支架植入——成功

2008 年 Thomazinho 等 [6] 报道

1 例支架近、远端移位，伴有内漏、瘤体内再充盈和远端栓塞：中转开放手术

1 例在 9 个月时闭塞：中转开放手术

2010 年 Etezady 等 [7] 报道

3 例释放支架时的技术问题：1 例支架在腘动脉内折叠：中转开放手术；1 例远端栓塞：血栓清除后正常；1 例支架远端未展开：补救

2 例 I 型内瘘：再次行支架植入术——成功

2 例在 6 个月时闭塞：1 例因怀疑但未经证实的支架移植物感染被取出，中转开放手术；1 例拒绝治疗

2010 年 Ascher 等 [8] 报道

3 例闭塞，分别在 2 个月、5 个月和 30 个月（其中 2 个是在最初远端流出道动脉闭塞的情况下）

2012 年 Garg 等 [10] 报道

1 例支架释放的问题（支架坍塌）：转为开放手术

3 例分别在 4 个月、14 个月和 26 个月时闭塞：2 例开放血栓清除术——成功，其中 1 例中转开放手术

2013 年 Pulli 等 [11] 报道

27 例闭塞

（续表）

13 例 30 天内：均再次介入干预治疗

1 例（合并有腹主动脉瘤腔内隔绝术）中转开放手术；支架移植物内血栓形成；大腿截肢；死亡

14 例 30 天后：12 例再次介入干预治疗；7 例再次血栓形成；3 例大腿截肢

内瘘：1 例Ⅱ型，来源于较大的膝关节动脉；小的囊肿增大；严密监测

2013 年 Stone 等[12] 报道

4 例在 5～25 个月间发生闭塞：2 例保守治疗，1 例中转开放手术

1 例行溶栓 +PTA+ 支架治疗——成功

2014 年 Huang 等[13] 报道

1 例技术失败（支架释放的问题）：转为开放手术

12 例闭塞：3 例早期闭塞，其中 2 例 PTS 再发血栓形成和大截肢；年龄＞85 岁合并有 0/1 条远端流出道动脉（1 例死亡）；9 例晚期闭塞，其中 3 例中转开放手术

1 例因为支架折叠而狭窄

内瘘：2 例Ⅰ型，1 例持续性Ⅱ型，中转开放手术

2014 年 Smialkowski 等[14] 报道

2 例早期闭塞，1 例未确诊血栓前状态的患者：中转开放手术、支架移植物内血栓形成、截肢、死亡

1 例有出血倾向的住院患者：中转开放手术

1 例在 2 个月时发生闭塞：溶栓——成功

2015 年 Speziale 等[18] 报道

14 例闭塞，均不是早期闭塞

3 例发生支架断裂：使用新的 Viabahn 支架移植物补救——成功

2 例支架远端折叠：使用金属裸支架补救——成功

6 例因中断抗血小板治疗，3 例因反复长时间屈膝：4 例未再干预，5 例溶栓——成功

2016 年 Leake 等[20] 报道

1 例患者因为过度缺血而截肢

12 例晚期闭塞：5 例血管内再介入干预治疗成功，3 例中转开放手术，4 例保守治疗

内漏：2 例Ⅰ型（早期 1 例，晚期 1 例），采用延长支架植入补救；3 例Ⅱ型，严格监测

例病例中，5 例闭塞发生在 1～95 个月（平均 24 个月），1 例保守治疗，1 例中转开放手术，3 例溶栓治疗（2 例成功），无截肢。在 30 例患者（4 例采用其他类型的支架植入治疗）的全部经验中，36 个月时Ⅰ期和Ⅱ期通畅率分别为 74.5% 和 83.2%；观察到 3 例内漏，没有任何一例需要再次介入治疗。

2014 年澳大利亚的 Smialkowski 和 Huilgol[14] 报道了 20 例，12 个月时Ⅰ期通畅率为 85%，1 例截肢。

时间（月）	6	12	24	36
Ⅰ期通畅率	88.3%	82.8%	69%	69%（9ᵃ）
Ⅱ期通畅率	95.7%	88.3%	80.9%	75.9%（9ᵃ）

表 19-7　来自 Golchehr 等[22] 的肝素化 Viabahn 支架移植物植入 72 次的手术结果

a. 四肢有风险

2008 年巴西的 Thomazinho 等[6] 报道了 11 例，其中 2 例中转开放手术，20 个月时Ⅰ期通畅率和Ⅱ期通畅率均为 90%。

2015 年巴西的 Borges Domingues 等[31] 报道了 13 例，2 例早期失败，其中一例转为开放手术，另一例成功接受溶栓治疗。4 例晚期失败（1 例归因于停止抗血小板治疗），均为保守治疗。平均随访 14.8 个月。

2010 年法国的 Midy 等[9] 报道了 42 例，48 个月时Ⅰ期通畅率为 86.4%，无截肢。

2014 年德国的 Wissgott 等[15] 报道了 10 例，1 例在 1 个月时闭塞，1 例在 3 个月时闭塞，均中转开放手术治疗；24 个月（8/10 例）的Ⅰ期通畅率为 80%。

2015 年西班牙的 Serrano Hernando 等[17] 报道了 32 例，随访 7 例，24 个月时Ⅰ期通畅率为 79.7%，Ⅱ期通畅率为 88.3%。

2014 年英国的 Saunders 等[16] 报道了 34 例，5 年Ⅰ期和Ⅱ期通畅率分别为 82% 和 86%。5 例闭塞：1 例无症状，1 例溶栓正常，1 例溶栓后再闭塞，并予以保守治疗，2 例截肢。

二、B：单病例报告、短篇系列报告和混合支架植入报告

文献中还发现了用 Hemobahn-Viabahn 植入腘动脉瘤的其他报道，其中一些涉及这些装置的结果。为了完整起见，以及考虑到可能出现的有趣的因素，下面按照时间顺序进行综合概述。

1998 年，Bürger 等[32] 报道（德国马格德堡）：1 例，从 4h 开始出现急性缺血；溶栓成功，植入 Hemobahn 支架移植物；6 个月后恢复正常。

2003 年，Gerasimidis 等[33] 报道（希腊塞萨洛尼基）：6 例（2 例破裂）有 1～3 条流出道动脉（不清楚有 1 例是否由白塞病引起），采用 Hemobahn 支架移植物治疗。1 例患者死于支架植入过程中；2 例分别在 4 个月和 19 个月时Ⅰ期通畅；3 例闭塞：1 例非常早期的成功溶栓，3 个月时通畅（患者死亡时）；1 例 30 天，溶栓后再次发生血栓，肢体保存时间 11 个月；1 例 5 个月，溶栓非常成功（但缺乏随访）。在这一系列小样本病例中，双香豆素类抗凝药是主要的出院药物，与阿司匹林联合使用或改变药物使用方案。

2006 年，Nelson 和 Lee[34] 报道（美国佛罗里达州盖恩斯维尔）：1 例股动脉瘤并发腘动脉瘤切开修补术联合 Viabahn 植入的病例，6 个月后恢复正常。

2006 年，Angoti F.de Monteiros 和 Gaspar[35] 报道（巴西圣保罗）：2 例双侧腘动脉瘤，均同一次手术接受治疗（1 例 Hemobahn 支架移植物，1 例 Viabahn 支架移植物）：分别为 30 天和 6 个月后恢复正常。

2008 年，Sadat 等[36] 报道（英国剑桥）：Hemobahn 支架移植物植入一个较大的腘动脉瘤；12 个月后疗效尚可。

2009 年，Idelchik 等[37] 报道（美国德克萨斯州休斯敦）：29 名患者共计 33 例，有症状（跛行）或无症状（腘动脉直径>20mm 或大于相邻血管的 1.5 倍或附壁血栓）。但不清楚具体有多少病例接受了 Wallgrap（使用了 15 个支架移植）或 Viabahn（使用了 44 个支架移植）治疗。该研究于 2007 年结束，Viabahn 于 2005 年推出，2006 年开始独家使用。总体随访时间为 35.4 个

月（6～120 个月），每个患者至少随访 6 个月。3 例肢体中有 4 条动脉闭塞：1 例支架移植物在 24h 闭塞，10 个月后再闭塞（唯一确定的闭塞）；无截肢；术后治疗：阿司匹林 325mg，氯吡格雷 75mg，以及他汀类。

2010 年，Saratzis 等[38] 报道（英国纳尼顿）：1 例膝关节水平急性血栓形成的腘动脉瘤：没有进行初步溶栓后进行 Viabahn 支架移植物植入；22 个月后疗效满意。

2016 年，Wooster 等[39] 报道（美国佛罗里达州坦帕市）：1999—2013 年，25 例患者接受了 Wallgrag（20%）或 Viabahn（80%）的治疗。在整个组中，12～48 个月的 I 期通畅率略低于 70%。在 6 个闭塞病例中，5 个中转开放手术，1 个成功接受溶栓治疗。另外，1 例因为支架内狭窄的再次介入治疗，1 例因为疾病的进展再次干预。

虽然这种改进形式的 Viabahn 支架移植物在临床上大量使用[13]，但笔者发现只有两篇论文专门涉及它。

2013 年，Guzzardi 等[40]（意大利诺瓦拉）报道了在 2009 年 1 月至 2010 年 7 月的 10 例，8 个动脉瘤位于膝上，2 个位于膝下；3 个肢体出现间歇性跛行，1 个出现严重缺血，6 个无症状。所有病例均接受双重抗血小板治疗。1 例支架移植物在 3 个月后闭塞，经溶栓和经皮腔内血管成形术（PTA）补救成功。12 个月后，I 期通畅率为 90%，II 期通畅率为 100%。

Golchehr 等[22] 在 2015 年发表了一项多中心研究。自 2009 年 4 月至 2014 年 3 月共收治的 70 例患者共计 72 个动脉瘤。贡献中心有四个（荷兰的阿纳姆和格罗宁根；德国的纽伦堡；意大利的帕多瓦）。临床表现为无症状 56 例（78%），有症状 16 例，其中 7 例伴有严重肢体缺血。总体而言，在研究期间观察到 169 例腘动脉瘤，当病变在解剖学上合适且至少有一条远端流出道动脉通畅时，选择腔内支架植入。随访期间（0～63 个月，平均 13 个月），7 例患者死于其他无关原因，3 例患者失访。表 19-7 显示了 I 期和 II 期通畅性。观察到 13 例闭塞（占整个队列的 18%）：7 例中转开放手术，2 例溶栓成功，4 例保守治疗。支架移植物的数量、通畅流出道动脉的数量、术后使用氯吡格雷和临床表现的类型对通畅率降低没有显著影响。

参考文献

[1] Tielliu IFJ, Verhoeven ELG, Zeebregts CJ, Prins TR, Bos WTGJ, van den Dungen JJAM. Endovascular treatment of popliteal artery aneurysms: is the technique a valid alternative to open surgery? J Cardiovasc Surg (Torino). 2007;48:275–9.

[2] Curi MA, Geraghty PJ, Merino OA, Veeraswamy RK, Rubin BG, Sanchez LA, Choi ET, Sicard GA. Midterm outcomes of endovascular popliteal artery aneurysm repair. J Vasc Surg. 2007;45:505–10.

[3] Antonello M, Frigatti P, Battocchio P, Lepidi S, Dall'Antonia A, Deriu GP, Grego F. Endovascular treatment of asymptomatic popliteal aneurysms: 8-year concurrent comparison with open repair. J Cardiovasc Surg (Torino). 2007;48:267–74.

[4] Rutherford RB, Baker JD, Ernst C, Johnston KW, Porter JM, Ahn S, Jones DN. Recommended standards for reports dealing with lower extremity ischemia: revised version. J Vasc Surg. 1997;26:517–38. Erratum in: J. Vasc Surg 2001;33:805.

[5] Rajasinghe HA, Tzilinis A, Keller T, Schafer J, Urrea S. Endovascular exclusion of popliteal artery aneurysms with expanded Polytetrafluoroethylene stent-grafts: early results. Vasc Endovascular Surg. 2007;40:460–6.

[6] Thomazinho F, da Silva Silvestre JM, Sardinha WE, Motta F, Schincariol PI, de Morais Filho D. Endovascular treatment of popliteal artery aneurysm. J Vasc Bras. 2008;7:38–43.

[7] Etezadi V, Fuller J, Wong S, Pena C, Benenati JF, Diehm N, Patel RS, Katzen BT. Endovascular treat-ment of popliteal artery aneurysms: a single center experience. J Vasc Interv Radiol. 2010;21:817–23.

[8] Ascher E, Gopal K, Marks N, Boniscavage P, Shiferson A, Hingorani A. Duplex-guided endovascular repair of popliteal artery aneurysms (PAAs): a new approach to avert the use of contrast material and radiation exposure. Eur J Vasc Endovasc Surg. 2010;39:769–73.

[9] Midy D, Berard X, Ferdani M, Alric P, Brizzi V, Ducasse E, Sassoust G, AURC French University Association for Vascular Surgery. A retrospective muticenter study of endovascular treatment of popliteal artery aneurysm. J Vasc Surg. 2010;51:850–6.

[10] Garg K, Rockman CR, Kim BJ, Jacobowitz GR, Maldonado TS, Adelman MA, Veith FJ, Cayne NS. Outcome of endovascular repair of popliteal artery aneurysm using the Viabahn endoprosthesis. J Vasc Surg. 2012;55:1647–53.

[11] Pulli R, Dorigo W, Castelli P, Dorrucci V, Ferilli F, De Blasis G, Monaca V, Vecchiati E, Benincasa A, Pratesi C. A multicentric experience with open surgical repair and endovascular exclusion of popliteal artery aneurysms. Eur J Vasc Endovasc Surg. 2013;45:357–63.

[12] Stone PA, Jagannath P, Thompson SN, Campbell JE, Mousa AY, Knackstedt K, Hass SM, AbuRahma AF. Evolving treatment of popliteal artery aneurysms. J Vasc Surg. 2013;57:1306–10.

[13] Huang Y, Gloviczki P, Oderich GS, Duncan AA, Kalra M, Fleming MD, Harmsen WS, Bower TC. Outcomes of endovascular and contemporary open surgical repairs of popliteal artery aneurysm. J Vasc Surg. 2014;60:631–8.

[14] Smialkowski AO, Huilgol RL. Percutaneous endovascular repair of popliteal artery aneurysms. Ann Vasc Surg. 2014;28:1469–72.

[15] Wissgott C, Lüdtke CW, Vieweg H, Scheer F, Lichtenberg M, Schlöricke E, Andresen R. Endovascular treatment of aneurysms of the popliteal artery by a covered endoprosthesis. Clin Med Insights Cardiol. 2014;8(S2):15–21.

[16] Saunders JH, Abisi S, Altaf N, Young Y, MacSweeney T, Whittaker S, Habib S. Long-term outcome of endovascular repair of popliteal artery aneurysm presents a credible alternative to open surgery. Cardiovasc Intervent Radiol. 2014;37:914–9.

[17] Serrano Hernando FJ, López MI, Hernández Mateo MM, Hernando RM, Sánchez HL, Rial HR, Moñuz DG, Martin CA. Comparison of popliteal artery aneurysm therapies. J Vasc Surg. 2015;61:655–61.

[18] Speziale F, Sirignano P, Menna D, Capoccia L, Mansour W, Serrao E, Ronchey S, Alberti V, Esposito A, Mangialardi N. Ten years' experience in endovascular repair of popliteal artery aneurysm using the Viabahn endoprosthesis: a report from two Italian vascular centers. Ann Vasc Surg. 2015;29:941–9.

[19] Ronchey S, Pecoraro F, Alberti V, Serrao E, Orrico M, Lachat M, Mangialardi N. Popliteal artery aneurysm repair in the endovascular era. Fourteen-years single center experience. Medicine. 2015;94:e1130.

[20] Leake AE, Avgerinos ED, Chaer RA, Singh MJ, Makaroun MS, Marone LK. Contemporary outcomes of open and endovascular popliteal artery aneurysm repair. J Vasc Surg. 2016;63:70–6.

[21] Pulli R, Dorigo W, Fargion A, Pratesi G, Alessi IA, Angiletta D, Pratesi C. Comparison of early and midterm results of open and endovascular treatment of popliteal artery aneurysms. Ann Vasc Surg. 2012;26:809–18.

[22] Golchehr B, Tielliu IFJ, Verhoeven ELG, Möllenhoff C, Antonello M, Zeebregts CJ, Reijnen MMPJ. Clinical outcome of isolated popliteal artery aneurysms treated with a heparin-bonded stent-graft. Eur J Vasc Endovasc Surg. 2016;52:99–104.

[23] Tielliu IFJ, Verhoeven ELG, Prins TR, Post WJ, Hulsebos RG, van den Dungen JJAM. Treatment of popliteal artery aneurysms with the Hemobahn stentgraft. Endovasc Ther. 2003;10:111–6.

[24] Tielliu IFJ, Verhoeven ELG, Zeebregts CJ, Prins TR, Span MM, van den Dungen JJAM. Endovascular treatment of popliteal artery aneurysms: results of a prospective cohort study. J Vasc Surg. 2005;41:561–7.

[25] Diaz JA, Tamashiro A. Regarding: endovascular treatment of popliteal artery aneurysms: results of a prospective cohort study (Letter). J Vasc Surg. 2005;42:1040–1.

[26] Antonello M, Frigatti P, Battocchio P, Lepidi S, Cognolato D, Dall'Antonia A, Stramanà R, Deriu GP, Grego F. Open repair versus endovascular treatment for asymptomatic popliteal aneurysm: results of a prospective randomized study. J Vasc Surg. 2005;42:185–93.

[27] Jung E, Jim J, Rubin BG, Sanchez LA, Choi ET, Sicard GA, Geraghty PJ. Long-term outcome of endovascular popliteal artery aneurysm repair. Ann Vasc Surg. 2010;24:871–5.

[28] Ranson ME, Adelman MA, Cayne NS, Maldonado TS, Muhs BE. Total Viabahn endoprosthesis collapse. J Vasc Surg. 2008;47:454–6.

[29] Trinidad-Hernandez M, Ricotta JJ, Gloviczki P, Kajra M, Oderich GS, Duncan AA, Bower TC. Results of elective and emergency endovascular repairs of popliteal artery aneurysms. J Vasc Surg. 2013;57:1299–305.

[30] Mohan IV, Bray PJ, Harris JP, May J, Stephen MS, Bray AE, White GH. Endovascular popliteal aneurysm repair: are the results comparable to open surgery? Eur J Vasc Endovasc Surg. 2006;32:149–54.

[31] Borges DR, Camacho Oliveira Araüjo A. Endovascular treatment of popliteal artery aneurysm. Early and midterm results. Rev Col Bras Cir. 2015;42:37–42.

[32] Bürger T, Meyer F, Tautenhahn J, Halloul Z, Fahlke J. Initial experiences with percutaneous endovascular repair of popliteal artery lesions using a new PTFE stent-graft. J Endovasc Surg. 1998;5:365–72.

[33] Gerasimidis T, Sfyoeras G, Papazoglou K, Trellopoulos G, Ntinas A, Karamanos D. Endovascular treatment of popliteal artery aneurysms. Eur J Vasc Endovasc Surg. 2003;26:506–11.

[34] Nelson PR, Lee WA. Endovascular treatment of popliteal artery aneurysms. Vascular. 2006;14:297–304.

[35] Angotti Furtado de Medeiros C, Gaspar RJ. Correçáo endovascular do aneurisma de artéria poplïtea bilateral. J Vasc Bras. 2006;5:303–7.

[36] Sadat U, Cooper DG, Cousins C, Boyle JR. Endovascular stenting of large popliteal artery aneurysm is feasible. Adv Med Sci. 2008;53:335–7.

[37] Idelchik GM, Dougherty KG, Hernandez E, Mortazavi A, Strickman NE, Krajcer D. Endovascular exclusion of popliteal artery aneurysms with stent-grafts: a prospective single-center experience. J Endovasc Ther. 2009;16:215–23.

[38] Saratzis A, Melas N, Dixon H, Saratzis N. Emergency endovascular treatment of popliteal aneurysms. Perspect Vasc Surg Endovasc Ther. 2010;22:245–9.

[39] Wooster M, Back M, Gaeto H, Shames M. Late longitudinal comparison of endovascular and open popliteal aneurysm repairs. Ann Vasc Surg. 2016;30:253–7.

[40] Guzzardi G, Fossaceca R, Cerini P, Di Terlizzi M, Stanca C, Di Gesù I, Martino F, Brustia P, Carriero A. Endovascular treatment of popliteal artery aneurysms: preliminary results. Radiol Med. 2013;118:229–38.

第 20 章　其他支架移植物和混合手术
Other Stent Grafts and Hybrid Procedures

Fabrizio Fanelli　Pierleone Lucatelli　Carlo Cirelli　Renato Argirò　Filippo Maria Salvatori
Antonino Cavallaro **著**　刘润禹　施　森 **译**

一、Fluence 支架（Bard，Murray Hill，NJ，USA）

自体膨胀镍钛支架封装在两层 ePTFE 中（夹层技术）（图 20-1）。管腔表面是碳浸渍；支架在两端裸露 2mm。

2008 年，Ferreira 等 [1] 报道了 1 例无症状的患者，使用两个 Fluence 支架移植物进行治疗。在每一个末端增加一个 Zilver 支架（Cook，Bloomington，IN，USA），以实现稳定并防止运动引起的脱位，随访 2 个月。

Borges Dominguez 等 [2] 治疗了 3 例，没有出现并发症（随访 14.8 个月）。

Nishi 等 [3] 报道了 1 例，在 6 个月时并发急性血栓栓塞；血栓抽吸后，近端出现明显问题，包括残余血栓、骨折和扭结，并通过使用 SMART 支架进行进一步支架植入（Cordis，Johnson & Johnson，Fremont，CA，USA）解决。在初次手术后 54 个月，重建相当顺利。

二、Corvita 支架（Corvita Co.，Miami，FL，USA；Schneider-Boston Scientific，Bülach，Switzerland）

自膨胀钴合金组成圆柱形金属丝结构，具有聚碳酸酯聚氨酯的高度多孔和弹性涂层。

Henry 等 [4] 报道了 3 例，均伴有闭塞：1 例是早期通过血管成形术抢救；一个是在 3~6 个月的间隔期内，患者拒绝进一步治疗；还有一个是 2 年后，介入再通。关于随访的更多细节尚不清楚，但作者强调，闭塞后不会出现严重问题，不需要截肢。

三、应用 Anaconda 主动脉支架移植物的下肢（VascutekTerumo，Inchinnan，Renfrewshire，Scotland，UK）

该装置由编织聚酯织物和由分开的环组成的镍钛合金骨架形成。

Cinà 等 [5] 在 2008 年报道了一项多中心试验的结果，该试验纳入 12 名患者的 14 个动脉瘤。排除急性缺血或破裂病例。选择超出正常血管直径 5%～10% 的支架，6 个支架交叉于膝关节。1 个支架在出院前闭塞，导致跛行，保守治疗；其余 13 例随访（6±3）个月。

四、应用主动脉支架的下肢（Medtronic，Minneapolis，Minnesota，USA）

该装置由薄壁无卷曲的编织聚酯形成，支撑镍钛诺外骨骼；Mohan 等 [6] 报道了 1 例，并且成功的随访了 30 个月。

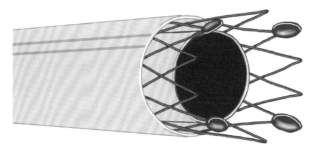

▲ 图 20-1　Fluence 支架移植物示意（见正文）

五、Gore-Excluder 髂动脉支架（W.L. Gore & Ass.Flagstaff，AZ，USA）

ePTFE 与附着在镍钛合金支架上的一层薄薄的非渗透性乙烯丙烯相结合。

Kaur 等[7] 在腘动脉瘤（PAA）和动脉扩张的病例中使用了这种装置，股浅动脉的直径为 15mm。支架的直径为 14.5mm，通过附加支架成功治疗了所导致的近端内漏。6 个月后效果良好。

六、Non-Covered 支架

一般情况下，裸支架用于治疗窄颈小动脉瘤 PAA，因为裸眼支架在设备完全内皮化后会完全排除囊。

Expander 是一种自扩张镍钛合金支架（Medicorp，Villers-les-Nancy，France），由 Henry 等[4] 使用，他们认为获得了很好的结果。

Wallstent（Schneider，Bülach，Switzerland）是由 20 或 24 根钴合金线编织而成，这些线有规律地交叉。

Müller-Hülsbeck 等[8] 在 1999 年报道了 2 例使用该方法的病例：1 例失联，但另一例在第 34 个月时获得专利。

De Blas 等[9] 在 1999 年报道了 2 例病例，其中 1 例出现急性缺血，最初采用溶栓治疗，随后采用两个 Wallstent 支架：11 个月后，重叠区受累的部分用另外一个支架治疗，并在第一次手术后保持 25 个月的通畅。第 2 个病例也是由于股浅动脉血栓形成和用于治疗上动脉瘤的移植物引起的急性缺血；Wallstent 治疗允许动脉瘤合并血

栓重建通畅长达 47 个月。在这两种情况下，支架植入后立即进行血管造影，发现只有极少的血通过支架网孔外溢。

裸支架的使用受限于支架移植物的可用性。

然而，从 2009 年 5 月开始，Multilayer Flow Modulator（Cardiatis，Isnes，Belgium）的引入带来了一个新的模式，从结构障碍的概念转变为功能障碍的概念[10]。这种管状自膨胀支架由多层钴合金编织线组成，在 Venturi 效应后起作用。E.B. Diethrich 在 2014 年 6 月 8 日亚利桑那州心脏基金会的一次会议上清楚地概述了支架的主要和特殊功能（可通过互联网检索）。

（1）它消除了流动涡旋压力（随之而来的壁损伤），并将流动转向与收缩压相同的方向。

（2）不允许涡旋形成，在主通道内产生向侧支方向流动的层流。

这些理论和实验特征将允许在主动脉和侧支循环中维持血流，并在囊内产生有组织的血栓，使其逐渐收缩；此外，破裂的风险也应该降低[11]。在此基础上，动脉瘤根据形态学（囊状、梭形）和侧支循环的存在（从颈部、从囊状、从两者）进行重新分类。侧支循环保持通畅已在多个实例中得到证实，同时也证明了气囊收缩。Henry 等[12] 观察到，囊壁收缩可能需要数周或数月才能完成。这取决于几个因素，如输出血管的直径、初始动脉瘤的大小、囊壁的脆弱性，以及侧支血管的存在；此外，在开口狭窄的情况下，Venturi 效应可能会降低，这表明支架置入前进行 PTA 的必要性[10]。

使用 MFM 治疗 PAA（图 20-2）的报道仍然很少，而关于主动脉和内脏动脉瘤的文献相对较多。Sfyoeras 等[13] 在查阅文献时发现，在完整的文章[14] 中报道了 1 个病例，在 12 个国际大会发表摘要中报道了 4 个病例。Ruffino 等[10]，在意大利多中心注册中心关于使用 MFM 修复周围和内脏动脉瘤的第二次报告（2009 年 6 月至 2010 年 6 月：1 年结果）中，引用了 6 例病例，未提及闭塞；然而，在一个病例中，在 3 个月时观察

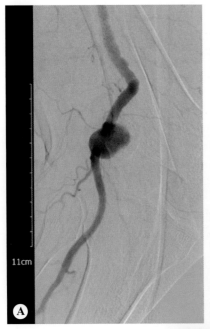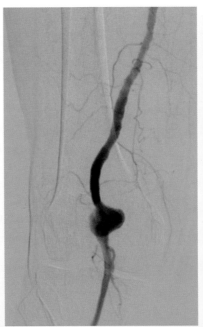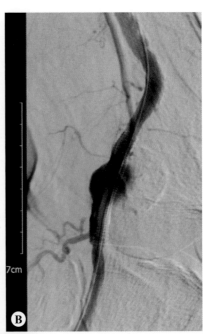

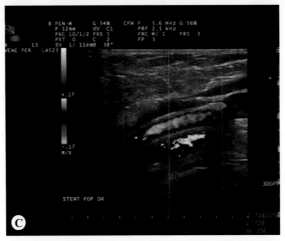

▲ 图 20-2　A. 膝关节弯曲（左侧）并伸展的腘动脉选择性血管造影显示，腘动脉动脉瘤的侧支来自远端颈部；B. 使用 **Multilayer Flow Modulator** 支架置入后的血管造影；C. 6 个月时的彩色多普勒控制：支架通畅和完全排除动脉瘤囊

到 2 个支架之间重叠消失的Ⅲ型内漏（使用额外支架成功治疗）。这种情况表明，重叠（如有）应至少为 3cm。

　　Thakar 和 Chadhuri 治疗了 5 名患者的 6 个动脉瘤[15]，所有病例均具有满意的着陆区和 3 条血管流出。3 个支架在 6 个月内闭塞，2 个（同一患者）由于血栓前状态闭塞（因子Ⅴ莱登），还有 1 例未进行抗血小板治疗；3 个支架在 5.8 个月（3～12 个月）的随访中获得专利，其中 1 个支架尽管存在持续的内漏，但仍显示出收缩，而

2 个支架在膝关节水平处显示出狭窄。

　　Henry 等[12] 报道了 1 例因抗血小板治疗依从性差而在 30 天内闭塞的病例，成功地进行了纤溶和 PTA 治疗。

　　Antoniou 等[16] 治疗了 3 名双侧动脉瘤患者。随访 7.6 个月，所有 6 种方法均获得专利，但其中 3 种需要再干预，2 种用于溶栓和 PTA 治疗的血栓形成，另一种用于额外支架治疗的支架脱位。

　　Borges-Dominguez 等[2] 报道了 2 个病例，其

中一个在 12 天内闭塞，并接受了保守治疗。

七、混合手术

混合手术能结合血管内技术和经典手术的优点，同时试图避免支架的缺点和后者的潜在危险因素。尽管它们确实可行，但不能满足血管腔内手术的一些优势，如缩短手术时间，特别是避免手术进入膝盖和腿部区域。

Joyce 等[17] 提出的混合手术已在上文中描述为使用 Cragg 内镜系统的变体。

Puech-Leão 等[18]（图 20-3）在用瓣膜刀剥去瓣膜后，将 20cm 长的隐静脉段缝合到 Palmaz 支架的上肢。

当患者处于俯卧位时，远端制备腘动脉并横切，移植物经残端近端运送，运送时完全扩张支架。最后，对腘动脉进行端到端再吻合，包括移植静脉的远端残端。手术成功，2 个月后记录通畅情况。

Rosenthal 等[19, 20] 采用原位大隐静脉旁路术和 PAA 连续线圈栓塞治疗了 10 例患者（图 20-4）；将本系列与当代经典手术系列（12 例在动脉瘤上方和上方进行旁路和结扎）进行比较，他们观察到，杂交手术意味着更长的手术时间，但减少了失血，没有伤口并发症（在 7/10 的病例中，只有两个切口足够），以及更短的住院时间（2.1 天）；经典组有 3 例出现伤口并发症，住院时间为 6.2 天。在平均 13.6 个月（4～23 个月）的随访中，每组观察到 1 例旁路阻塞。

最近，Hingrani 等[21] 提出了一种修复膝关节后间隙的技术，当时认为后入路不合适，内侧入路不理想。该技术避免了动脉瘤周围的夹层，减少了出血和发病率。在动脉瘤远端的腘动脉被结扎后，他们进行了以远端腘动脉或胫后动脉为终点的旁路手术；然后，通过股浅动脉将线圈送入囊内，最后将腘动脉结扎至颅内动脉瘤。这将取代直接治疗动脉瘤囊的方法，即从内侧切除或打

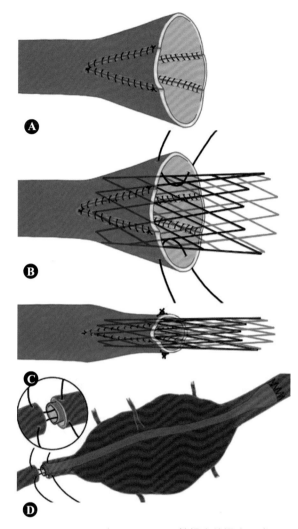

▲ 图 20-3 由 Puech-Leão 等提出的混合手术

A. 取 20cm 长的隐静脉段，剥离瓣叶，用 2 个相对的垂直切口扩大近端，形成 2 个三角形静脉瓣；B. 将 Palmaz 支架与静脉扩大部分缝合；只有 1cm 的支架未被覆盖；C. 在气球上手动压缩支架（未表示）；D. 支架移植物经截横断的远端腘动脉引入，支架扩张固定在股浅动脉；远端吻合采用端对端方式；近端包括移植动脉和移植静脉的残端

开动脉瘤囊并阻断分支，作者通常对位于膝盖以上或膝盖以外的动脉瘤进行这种治疗。在 2001—2006 年观察到的 88 名患者中，13 名接受了这种混合技术治疗，旨在防止动脉瘤通过分支逆行灌注而继续生长。在（11.6±9.6）个月的随访中，12 例成功应用该技术，但 1 例通过再灌注观察到持续的大小增加，并通过后路结扎侧支。

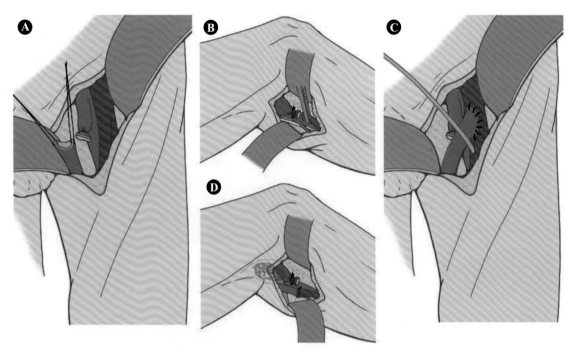

▲ 图 20-4　**Rosenthal** 等 [19, 20] 提出的混合手术

A. 内镜下切除瓣膜及线圈阻塞侧支后，横切大隐静脉，准备将残端与股总动脉吻合；B. 分离远端腘动脉，覆盖近端残端；C. 旁路移植完成后，将导管引入动脉，尾端到近端吻合，将线圈置于动脉瘤内；D. 动脉瘤和腘动脉的最后一面

参考文献

[1] Ferreira M, Medeiros A, Monteiro M, Lanziotti L. Alternativa técnica no tratamento endovascular dos aneurismas de artéria poplitea. J Vasc Bras. 2008;7:44-8.

[2] Borges DR, Camacho Oliveira Araüjo A. Endovascular treatment of popliteal artery aneurysm. Early and midterm results. Rev Col Bras Cir. 2015;42:37-42.

[3] Nishi M, Zen K, Yamaguchi S, Asada S, Kambayashi D. Popliteal artery aneurysm treated with implantation of a covered stent graft (Fluency) reinforced with a nitinol stent S.M.A.R.T. Cardiovasc Interv Ther. Published online 18 November 2015.

[4] Henry M, Amor M, Henry J, Klonaris C, Tzvetanov K, Buniet JM, Amicabile C, Drawin T. Percutaneous endovascular treatment of peripheral aneurysms. J Cardiovasc Surg (Torino). 2000;41:871-83.

[5] Cina CS, Moore R, Maggisano R, Kucey D, Dueck A, Rapanos T. Endovascular repair of popliteal artery aneurysms with Anaconda limbs: technique and early results. Catheter Cardiovasc Interv. 2008;72:716-24.

[6] Mohan IV, Bray PJ, Harris JP, May J, Stephen MS, Dray AE, White GH. Endovascular popliteal aneurysm repair: are the results comparable to open surgery? Eur J Vasc Endovasc Surg. 2006;32:149-54.

[7] Kaur P, Semder C, Denning D, Korona M Jr, Edwards JC. Endovascular treatment of a popliteal artery aneurysm associated with arteriomegaly. J Surg Res. 2007;137:306.

[8] Müller-Hülsbeck S, Link J, Schwarzenberg H, Walluscheck KP, Heller M. Percutaneous transluminal tent and stent-graft placement for the treatment of femoropopliteal aneurysms: early experience. Cardiovasc Intervent Radiol. 1999;22:96-102.

[9] De Blas M, Merino S, Ortiz F, Egana J, Lobrano MB, Lopera J, Gonzalez A, Maynar M. Treatment of popliteal artery aneurysms with uncovered Wallstents. Cardiovasc Intervent Radiol. 1999;22:336-3.

[10] Ruffino MA, Rabbia C, The Italian Cardiatis Registry Investigators Group. Endovascular repair of peripheral and visceral aneurysms with the Cardiatis multilayer flow modulator: one-year results from the Italian Multicenter Registry. J Endovasc Ther. 2012;19:599-610.

[11] Fossaceca R, Guzzardi G, Stanca C, Cerini P, DiGesù I, Carriero A. Effectiveness of the multilayer stent in the treatment of peripheral vascular diseases. Eur Soc Radiol Congress ECR 2012, poster C-0647.

[12] Henry M, Benjelloun A, Henry I, Wheatley G. The multilayer flow modulator stent for the treatment of arterial aneurysms. J Cardiovasc Surg (Torino). 2013;54:763-83.

[13] Sfyoeras GS, Dalainas I, Giannakopoulos TG, Antonopoulos

K, Kakisis JD, Liapis CD. Flow-diverting stents for the treatment of arterial aneurysms. J Vasc Surg. 2012;56: 839-46.

[14] Pulli R, Dorigo W, Fargion A, Pratesi G, Alessi IA, Angiletta D, Pratesi C. Comparison of early and midterm results of open and endovascular treatment of popliteal artery aneurysms. Ann Vasc Surg. 2012;26:809-18.

[15] Takar T, Chadhuri A. Early experience with the multilayer aneurysm repair stent in the endovascular treatment of trans/ infragenicular popliteal artery aneurysms: a mixed bag. J Endovasc Ther. 2013;20:381-8.

[16] Antoniou GA, Schiro A, Smyth JV, Murray D, Farquharson F, Serracino-Inglott F. Multilayer stent in the treatment of popliteal artery aneurysms. Vasa. 2012;41:383-7.

[17] Joyce WP, McGrath F, Lehay AL, Bouchier-Hayes D. A safe combined surgical/radiological approach to endoluminal graft stenting of a popliteal aneurysm. Eur J Vasc Endovasc Surg. 1999;10:489-91.

[18] Puech-Leão P, Kauffman P, Wolosker N, Maiera AM. Endovascular grafting of popliteal aneurysm using the saphenous vein. J Endovasc Surg. 1998;5:64-70.

[19] Rosenthal D, Atkins C, Shuler FW, Jerius HS, Clark MD, Matsuura JH. Popliteal artery aneurysm treated with a minimally invasive endovascular approach: an initial report. J Endovasc Surg. 1998;5:60-3.

[20] Rosenthal D, Matsuura JH, Clark MD, Kirby LB, Knoepp LF. Popliteal artery aneurysms: is endovascular reconstruction durable? J Endovasc Ther. 2000;7:394-8.

[21] Hingorani AP, Ascher E, Marks N, Shiferson A, Puggioni A, Tran V, Patel N, Jacob T. Hybrid approach for treatment of behind the knee popliteal artery aneurysms. Vascular. 2009;17:290-2.

第 21 章　腔内移植的通流作用
The Current Role of Endografting

Fabrizio Fanelli　Pierleone Lucatelli　Carlo Cirelli　Renato Argirò　Filippo Maria Salvatori
Antonino Cavallaro　著　　何建雄　施　森　译

事实上，在相对较短的时间内，腘动脉瘤（PAA）的腔内治疗显著增加。这不是一个统一的现象；2014 年，Björck 等[1]回顾分析八个国家 2009 年 1 月至 2013 年 1 月的数据，发现了一个很大的变化，腘动脉瘤腔内修复的比例从零（瑞士：0/87）上升至 29.5%（瑞典：146/495），最大值为 34.7%（澳大利亚：153/441）。

Cervin 等[2]通过查阅瑞典血管注册中心资料，发现 2008—2012 年腔内修复比 1994—2001 年早期几乎增加了 4 倍。Galiñanes 等[3]通过研究 2005—2007 年美国医疗保险人口登记的病历资料，观察到腔内修复从 11.7% 增长到 23.6%；相反，开放手术从 88.3% 下降到 76.4%。Eslami 等[4]从美国和加拿大的 290 个医疗中心检索数据，发现腔内修复从 2010 年的 34.8% 上升到 2013 年的 47.6%。

由于缺乏随机对照试验（但 Antonello 等[5]进行了微弱的尝试），试图分析腔内修复这一令人印象深刻的成功的原因并非易事。建立定义腔内修复是否优于开放手术或至少代表开放手术的等价替代品的说法的科学背景仍然缺乏。

另外，许多 PAA 可以通过腔内移植治疗。Zimmermann 等[6]回顾了他们在 2000—2007 年的经验，试图确定他们通过手术治疗的病例中有多少可以通过腔内修复进行治疗：考虑到髂股支

通畅、存在至少 2cm 的附着区和至少一条流出道通畅作为腔内移植的纳入标准，他们观察到 22 例（60%）动脉瘤被认为符合腔内移植条件，2 例（5%）相对符合条件（但有完全的囊状血栓形成），只有 13 例（35%）是不合适的。

毫无疑问，腔内修复，由于它真正减少了侵入性，是极具吸引性的。随着器械配置的改进，大多数病例可以依靠局部麻醉经皮穿刺治疗。在一些经验中仍报道全身麻醉，范围从 10%～20% 的病例[7, 8]到约 50%[9]，但在几个系列研究的全部病例中都使用的局部麻醉[10-14]。

减少住院时间是腔内修复的另一个明显的优势（且具有统计学意义）（表 21-1）。

PAA 腔内移植治疗结果的回顾性分析与 Meta 分析

从 2007 年开始，相关文献中有几篇文章试图比较腔内修复和开放手术治疗 PAA 的全球结果，并定义什么应该被认为是金标准。他们依赖于可用的公开数据，以及专业医疗中心和医疗保险数据库。寻找这一金标准的工作仍在进行中，在金标准的概念没有经过更现实的论证之前，可能终将是徒劳的（表 21-2 和表 21-3）。

由于没有充分的统计证据，有些论文就这一问题提供了粗略的调查和评估；然而，由于基于

表 21-1　开放手术（O）和腔内修复（E）的平均住院时间（天数）比较			
作　者	研究时间	O 组	E 组
Pulli[15]	2000 年 1 月至 2011 年 12 月	10.4	4.4
Stone[16]	2001—2011	7.3[a]	3.4[a]
		14.0[b]	5.0[b]
[c]Galinanes[3]	2005—2007	4	1
Huang[17]	2005 年 1 月至 2012 年 6 月	4.2[a]	1.9[a]
[c]Eslami[4]	2010—2013	3.8	1.4
[c]VonStumm[18]	1994 年 1 月 2014 年 11 月	7.3	3.5
Leake[19]	2006—2014	5.8	1.6
		4.6[a]	1.3[a]
Wooster[20]	1999—2013	12	2

a. 择期手术；b. 急诊手术；c. 综述，无原始数据

大量的数据（考虑到该病的罕见性），这些数据可能具有方向性，这就证明在这一领域要做出准确的表述是多么困难。

更多的科学论文试图进行 Meta 分析并最终得出一个统计学数据，但这就要求在研究中包含少量的报道，并因此一部分患者可能无法代表某段时间内日常实践中有效治疗的患者。

几乎所有的论文都以随机对照试验结尾，但考虑到腘动脉瘤病例数的相对稀少，我们都知道这样一个项目的困难。到目前为止，只有一项随机对照试验是可以使用的，即 Antonello[5] 发起的试验，但它目前已转化为前瞻性比较研究。

无论如何，追踪关于 PAA 腔内移植观点的演变，以及不同作者在对大量非同质数据进行了相当艰苦的（雄心壮志的）调查和分析后得出的结论，都是非常令人感兴趣的话题。

2010 年，血管外科杂志发表了 R.D. Moore 和 A.B. Hill[13] 关于 PAA 治疗金标准的定义的辩论。他们每个人都认真完成了各自的任务，Moore 赞成开放性手术，Hill 赞成血管内修复，但从字里行间可以看出，他们缺乏坚定的信念。

Hill 强调，无症状动脉瘤的手术是真正的预防，因此，手术的风险应该是最小的；择期手术患者多为老年男性，有并发症，且常伴有动脉瘤，开放性手术需要多个或较长的切口，有伤口并发症、腿部水肿、住院时间延长和恢复缓慢正常的风险。腔内修复提供了相当的通畅率，没有相关的局部和（或）全身性并发症。这场辩论及栏目编辑 T.L. Forbes[44] 的评论表明，因为不同的手术方式是开放治疗的一部分，外科手术的金标准定义尚不明确。

但是，此外，笔者认为金标准的概念应该被修改，因为我们照顾的是患者，而不仅仅是一种疾病。因此，最好是根据临床判断来选择最佳方案。这显然会使对患者进行分类的尝试变得更加困难，以便得出统计数据，以建立陈述。然而，这确实是一个情况：患者的巨大差异，临床表现和解剖细节。由于理想的手术方法还没有确切的定义，尽管目前可用的支架设备的结果在很大程度上是可以接受的，但理想的支架仍然是需要的。

2014 年，Hogendoorn 等[45] 在一项美国 –

表 21-2　原始研究 E 组与 O 组结果比较总结（各研究特点见表 19-1）

2007 年，Curi 等 [21]：E 组 15 例和 O 组 41 例

两组患者的共病相似；E 组：患者年龄偏大；O 组：临床症状较多的病例；所有紧急病例均在 O 组

A：24 个月随访结果

	E	O
Ⅰ期通畅率	83%	88%
Ⅱ期通畅率	100%	92%
存活率	90%	90%

2007 年，Antonello 等 [22]：E 组 21 例和 O 组 27 例（在研究期间，38.3% 的观察病例未纳入研究）

B：72 个月随访结果

	E			O		
	12 个月	36 个月	72 个月	12 个月	36 个月	72 个月
Ⅰ期通畅率（%）	80.9	71.4	71.4	100	94.4	88.1
Ⅱ期通畅率（%）	90.5	85.7	85.7	100	94.4	88.1

2012 年，Pulli 等 [23]：E 组 21 例和 O 组 43 例

两组间的主要差异：E，无症状病例较多（25% vs. 48%）；E，少于 2 条流出道血管的病例较少（20% vs. 44%）；E，术前需要溶栓的病例较少（9.5% vs. 30.2%）；E，Hemobahn/Viabahn 20 例，多层 Cardiatis 1 例

C：24 个月时的结果

	E	O
死亡人数	1（4.7%）	0
血栓形成	3（14.2%）	2（4.5%）
截肢	1（4.7%）	2（4.5%）
Ⅱ期干预	4（19%）	2（4.5%）
Ⅰ期通畅率	59.4%	78.1%
Ⅱ期通畅率	78.4%	81.6%
避免二次干预	61.5%	79%
避免截肢	95%	92.7%

注：这些结果陆续被纳入一个更大的多中心研究 [15]

2013 年，Stone 等 [16]：E 组 23 例和 O 组 64 例

E 组患者患病年龄明显偏大。急性肢体缺血在 O 组更为常见（28% vs. 16.6%）。早期并发症：O 组 8 例伤口感染和 E 组 1 例血肿

（续表）

D：Ⅰ期通畅率（%）

	E			O		
	1 年	2 年	3 年	1 年	2 年	3 年
	92.9	72.3	63.7	83.3	77.8	77.8

2007 年，Curi 等[18]：E 组 15 例和 O 组 41 例

2013 年，Puli 等[15]：E 组 134 例和 O 组 178 例

E 组：患者年龄较大；O 组：患者的临床表现（无症状病例 35.5% vs. 71%）和流出道（2 条血管 37.5% vs. 23%）明显较差

E：截止到第 48 个月时的结果分析

	E			O		
	12 个月	24 个月	48 个月	12 个月	24 个月	48 个月
Ⅰ期通畅率（%）	79.1	76.9	73.4	78.8	77.1	63.4*
Ⅱ期通畅率（%）	90.8	85.5	85	84.7	82.7	76.5
避免二次干预	80.6	77.2	75	87	86.1	72.5
保肢	98.1	96.9	96.9	94.3	92.6	89.7

*：自体静脉的 4 年Ⅰ期通畅率（86.3%）明显优于人工静脉（56.3%）；O 组中 66 例（37%）使用静脉

2014，Huang 等[17]：E 组 42 例和 O 组 107 例

E 组患者明显年龄更大，有更多心脏病史，急性表现更频繁（12/42 vs. 15/107）

F：30 天的结果

	E			O		
	择期手术	急诊手术	总计	择期手术	急诊手术	总计
死亡率	0/32	2/10	2/42	1/93	0/14	1/107
伤口并发症	1/32	2/10	3/42	19/93	5/14	24/107
血栓形成	0/32	3/10	3/42	1/93	0/14	1/107
再干预	1/32	4/10	5/42	1/93	3/14	4/107
截肢	0	2/10	2/42	0	0	0

G：1 年和 3 年的结果（%）

	E		O	
	1 年	3 年	1 年	3 年
择期手术Ⅰ期通畅率	87	75	90	85
急诊手术Ⅰ期通畅率	54	54	86	77

（续表）

择期手术Ⅱ期通畅率	97	83	94	93
急诊手术Ⅱ期通畅率	79	79	93	84
择期手术避免二次干预	84	72	91	88
急诊手术避免二次干预	48	48	57	57

2015，Ronchey 等[8]：E 组 25 例，O 组（自体静脉）28 例和 O 组（人工血管）14 例

H：随访 5 年的结果（但在 40 个月时，E 组只有 2 例）		
E 组	Ⅰ期通畅率 71%	Ⅱ期通畅率 88%
O 组（自体静脉）	Ⅰ期通畅率 81%	Ⅱ期通畅率 85%
O 组（人工血管）	Ⅰ期通畅率 69%	Ⅱ期通畅率 84%

2015 年，Serrano-Hernando 等[13]：E 组 32 例和 O 组 139 例

E 组患者年龄偏大，糖尿病和慢性肾衰竭发生率较高，E 组患者无症状病例较多（23/32 vs. 68/139，接近显著性）。中位随访时间：E 组 22 个月，O 组 49 个月（26 例患者在第一年内丢失）

I：随访 2 年的结果，通畅率（%）

	6 个月		12 个月		18 个月		24 个月	
	Ⅰ期	Ⅱ期	Ⅰ期	Ⅱ期	Ⅰ期	Ⅱ期	Ⅰ期	Ⅱ期
E 组	83.8	89.8	79.7	89.3	79.7	88.7	79.7	88.3
O 组（自体静脉）	99.3	100	94.9	100	94.9	100	94.9	100
O 组（人工血管）	83.3	93.3	83.3	93.3	83.3	93.3	79.0	80.3

2016 年，Leake 等[19]：E 组 76 例和 O 组 110 例

O 组患者的急性缺血、静息痛、动脉瘤血栓形成和流出道评分明显加重；O 组患者的早期并发症（10% 的切口破裂和感染，5.5% 出血）比 E 组患者（1 例血肿）更常见；再干预（E 组 9.2%，O 组 3.6%）和截肢（E 组 1.3%，O 组 3.6%）无差异

J：1 年和 3 年的随访结果

	E		O	
	1 年	3 年	1 年	3 年
Ⅰ期通畅率	88.8%	73.2%	89.1%	79.5%
Ⅰ期通畅率（择期手术）	89%	69.8%	96.7%	88.3%
Ⅱ期通畅率	95.4%	83%	92.1%	85%
Ⅱ期通畅率（急诊手术）	94.8%	82%	96.7%	90.2%

2016 年，Wooster 等[20]：E 组 25 例（20 例 Viabahn 支架，5 例 Wallgraft 支架）和 O 组 52 例（自体静脉 36 例，人工血管 16 例）

E 组患者年龄较大（82±9.5 vs. 69.9±6.8）；E 组腔内修复失败后转换为开放手术这就不允许对两组进行比较

（续表）

K：研究结果

	E	O
截肢	1	2
早期并发症	2	9（6 例切口表面感染）
1 年 Ⅰ 期通畅率	＜70%	＞80%
4 年 Ⅰ 期通畅率	＜70%	＜70%
1 年 Ⅱ 期通畅率	＜70%	90%
4 年 Ⅱ 期通畅率	＜70%	＜80%
1 年避免二次干预率	65%	80%
4 年避免二次干预率	≈50%	50%

Hemobahn/Viabahn 支架几乎总是最初比较研究中使用的设备

荷兰合作研究中，试图使用 Markov 决策模型 ❶ 来定义无症状 PAA 的最佳治疗方法。他们针对 1991—2013 年的文献进行了广泛的文献回顾，选择了 35 篇论文 [5, 11, 14, 21-25, 27-30, 33, 34, 38, 46-64]。调查分析结果见表 21-4。

使用自体静脉的开放修复术和腔内移植的 30 天死亡率分别是 1.4% 和 0.4%，截肢率分别是 4%、3%，内科治疗截肢率为 30%。腔内治疗的费用（包括再干预、截肢、康复）约为使用自体静脉的开放修复术的 2 倍。

作者认为使用自体静脉的开放修复术是较好的选择，而腔内支架修复效果较差。因此，腔内修复看起来是高危患者和自体静脉不可用时的最佳选择。高龄患者（＞95 岁）和预期寿命＜1.5 年的患者应采用最佳医疗（OMT）进行管理。

Leake 等 [41] 在他们的 Meta 分析（见上文）的最后提出了一个原则，它可以总结如下。

（1）急性缺血（无破裂）并危及肢体：急诊外科修复。

（2）急性缺血伴可存活的或濒临截肢威胁的肢体：导管接触溶栓。

（3）如果溶栓成功或有跛行或压迫症状或无症状（如果直径为＞20mm 或管腔＞50% 血栓）：对 PAA 解剖、最终着落区和胫骨径流进行评估。

（4）如果解剖结构不适合腔内修复：进行开放修复。

（5）如果解剖适合于腔内修复：高危患者，首选腔内修复；缺乏自体静脉，考虑腔内修复为较好的选择；对于低风险患者，开放手术和腔内修复均可。

所有已经获得的经验和现有的知识都不能精确地定义腔内移植术的作用；无论如何，这种方法在可接受的结果和减少侵袭性的基础上获得了人们的支持，尤其是考虑到开放性手术术后经常发生的局部并发症时。

从这个角度来看，腔内移植在紧急情况下看起来特别有吸引力，例如，在血栓形成 / 动脉栓塞引起的急性缺血患者中，避免手术侵袭和对缺血损伤组织的解剖将为降低侵袭性带来重大意义。在早期的经验中 [65, 67]，已经确定了取得满

---

❶ A.A.Markov（1856—1922 年）俄罗斯数学家。Markov 过程用于在结果部分随机且部分受决策者控制的情况下进行决策。

表 21-3　腘动脉瘤腔内移植治疗结果的综述和 Meta 分析

2007，Kropman 等 [24]：1990 年 1 月至 2006 年 12 月关于英语文献的综述：O 组 1711 例、E 组 176 例

早期（30 天）并发症（31 个系列的百分比）

	O	E
死亡率	2.0	1.3
截肢	3.2	0
血管闭塞	3.5	3.6
切口感染	4.7	0
足下垂	1.3	0
深静脉血栓形成	1.6	0
血肿形成	3.4	0.5
内漏	—	4.5

I 期通畅率、II 期通畅率和保肢（%）

	1 年		3 年		5 年	
	O	E	O	E	O	E
I 期通畅率	72～100（16）	47～89（8）	71～95（13）	72～75（2）	66～85（11）	72（1）
II 期通畅率	91～100（7）	75～100（6）	75～94（6）	77～100（3）	84～94（5）	77（1）
保肢	93～100（17）	100（6）	88～100（12）	100（2）	86～99（11）	100（1）

注意：括号中表示已恢复的来源于检索数据的系列数；E 组的 5 年数据来源于 Tielliu 等 [25] 的研究
作者的结论：两种干预方式都有可接受的早期结果，1 年通畅率和肢体挽救率；腔内治疗缺乏长期随访；需要更多的随机研究来比较两种干预方式

2008，Lovegrove 等 [26]：非血栓形成性 PAA 的 Meta 分析；截至 2007 年 7 月 31 日；只有 3 个研究 [5, 21, 27] 共纳入 104 例 O 组患者和 37 例 E 组患者（Wallgraft 支架 5 例，Viabahn 支架 32 例）；结果得到的两个队列在性别、年龄、动脉瘤大小、临床表现、对称性、吸烟状况、糖尿病和高血压方面具有可比性；E 组患者住院时间明显缩短，30 天血栓形成和再干预发生率明显升高；两组的中期通畅度相似
作者的结论：在现有的技术条件下，很难证明腔内修复腘动脉瘤的合理性

2010 年，Cinà[28]：1994—2009 年 6 月发表论文的 Meta 分析；分析了 4 项研究 [5, 21, 22, 27]（其中 3 项已经被 Lovegrove 等 [26] 分析过），共 116 例 O 组和 43 例 E 组（5 例 Wallgraft 支架，38 例 Viabahn 支架）

1 年和 3 年的 I 期通畅率、II 期通畅率

	1 年		3 年	
	O	E	O	E
I 期通畅率	99/116，85.3%	36/43，83.7%	60/75，80%	22/28，78.5%

（续表）

Ⅱ期通畅率	110/116，94.8%	37/43，86%	69/75，92%	25/28，89.8%

两组间无差异；1 年的Ⅱ期通畅率对 O 组有更好的效果，但不显著；巧合的是，作者从 31 个系列中计算了 320 例 PAA 腔内移植术患者的累积通畅率：30 天通畅率为 94%，1 年的Ⅰ期通畅率为 83%，3 年为 74%，1 年为 86%，3 年为 85%；在有合适的解剖结构和良好的胫侧流出道的情况下，腔内修复是可行和安全的，其中期结果是临床可接受的，可能与开放式修复没有什么不同

2013，Galiñanes 等[3]：这项研究已经在 2011 年总结了[29]，在美国医疗保险人群中进行，搜索 65 岁以上人群中腘动脉瘤修复的病例，评估了 2005—2007 年的死亡率、发病率、再入院率和再干预率：O 组为 2513 例，E 组为 549 例；在 85 岁以上人群中，E 组所占比例更高（106/549，19.3% vs. 247/2513，10.2%）；O 组出现更多心脏、呼吸和感染性并发症，E 组再次干预的频率明显更高（30 天时为 7.42% vs. 2.11%；90 天时为 11.84% vs. 4.55%）；尽管 E 组最初住院时间明显较短，但其总费用约为 O 的 160%，因为在首次治疗后 90 天内对诊断和手术方式有更高的要求

作者考虑到 E 组患者年龄较大，可能出现并发症增加和整体健康状况较差，但结论是......与腔内方法相比，开放方法似乎传达了更好的持久性和更高的财政效益

2007，Kropman 等[24]：1990 年 1 月至 2006 年 12 月关于英语文献的综述，O 组 1711 例、E 组 176 例

2013，Tsilimparis 等[30]：回顾 25 年的文献，包括所有治疗 PAA 超过 5 例的报道；作者收集了 3815 例 O 组和 267 例 E 组

早期并发症（30 天内）

	O	E
循环系统	39/1670（2%）	1/42（2%）
呼吸系统	14/845（2%）	—
切口感染	50/1411（4%）	0/90
血栓形成	116/2201（5%）	22/196（11%）
大截肢	105/2855（4%）	0/237
死亡率	60/2138（2%）	1/237（0.4%）
内漏	—	9/165（5%）

晚期结果（30 天）

	O	E
内漏	49/524（9%）	17/265（7%）
动脉瘤增长	55/784（7%）	2/65（3%）

（续表）

1 年 I 期辅助通畅率	627/719（87%）	125/169（74%）
3 年 I 期辅助通畅率	507/585（86%）	159/195（87%）
1 年 II 期通畅率	760/845（90%）	111/167（87%）
3 年 II 期通畅率	636/78（81%）	87/102（85%）
1 年截肢率	163/2227（7%）	1/42（2%）
3 年截肢率	62/1429（4%）	3/90（3%）

作者的结论：尽管腔内修复更常见，结果可接受；但开放手术修复腘动脉瘤仍然是金标准

2015，Von Stumm 等 [18]：对 1994 年 1 月至 2014 年 11 月的英语和德语文献进行回顾；基于 5 项研究 [17, 21, 23, 27] 对 597 例患者共 652 例 PAA 修复的 Meta 分析：O 组 416 例和 E 组 236 例，E 组患者明显年龄大，症状少；然而两组的紧急情况和不良流出道情况相似；在 30 天的转归中观察到 O 组的显著差异：血栓形成 7/302，2.5% vs. 17/191，9%；再干预 14/302，4% vs. 18/191，9%；O 组和 E 组的四年累积通畅率分别为 63%～88%、54%～86%。在 5 项研究的完整随访中[平均 33 个月（1～156 月）]，危险比分析未显示移植物血栓形成的风险有任何显著差异，但 E 的通畅率略有降低作者的结论：……血管内动脉瘤修复术可能是一种安全有效的治疗 PAA 的方法……开放手术修复和腔内修复的中期 I 期通畅率无差异，但腔内修复后 30 天再干预和血栓发生率高于开放手术修复；目前，腔内修复的质量证据还很少……

2015，Patel 等 [31]1996—2010 年英语文献回顾分析，报道至少 10 例；最后的回顾包括 9 个回顾性病例系列 [11, 13, 32-38]，4 个回顾性比较研究 [15, 17, 21] 和 1 个随机研究 [5]；514 例 E 组患者 30 天的 I 期通畅率为 95%，1 年为 85.3%，5 年为 69.4%；在作者的分析中，这些结果与 O 组的结果没有显著差异；没有足够的数据来比较 O 和 E 之间的 II 期通畅率：对于后一种方法，30 天的 II 期通畅率为 96%，1 年为 90.8%，5 年为 77.4%；基于 6 项研究 [11, 13, 15, 17, 33, 36]，4.3%～40% 的 E 组患者在首次手术 7～54 个月后再次手术

作者的结论：腔内腘动脉瘤修复应该有选择性地考虑……根据具体情况，特别是在手术风险高的患者……或者那些知情的患者（尽管证据不足），选择继续进行支架移植修复

2007，Kropman 等 [24]：1990 年 1 月至 2006 年 12 月关于英语文献的综述，O 组 1711 例、E 组 176 例

2015 年，Eslami 等 [4]：对美国和加拿大 290 个参与血管质量倡议 [39] 的中心的数据库进行了 2010—2013 年关于无症状 PAA 的治疗和结果的调查；221 例 O 组和 169 例 E 组的数据可用

O 型患者更年轻，有更多的非吸烟者和较少的共病；虽然两组 1 年通畅率相似（O 组 95.9%，E 组 92.3%），但 O 组在主要肢体不良事件、生存和通畅率丧失方面表现明显更好

作者的结论：开放修复应优先提供给那些能够耐受两种治疗方案的患者

2015，Cervin 等 [2]：2008—2012 年瑞典血管注册中心的研究；473 例 O 组和 9 例 E 组

根据临床表现类型，O 组和 E 组手术结果分别为（%）

	O			E		
	AI	ES	EA	AI	ES	EA
数量	138	90	245	27	13	55

（续表）

30 天 I 期通畅率	88.3	93.2	95.1	63	77	94.3
30 天 II 期通畅率	93.1	94.4	98.8	70.4	92.3	94.5
30 天截肢率	3.7	3.3	0	14.8	0	1.8
30 天死亡率	1.4	0	0	3.7	0	0
30 天截肢后存活率	94.8	96.7	100	85.1	100	98.1
1 年 I 期通畅率	78.8	81.1	89	42.9	57.1	67.4
1 年 II 期通畅率	86.8	86.5	93.5	47.6	85.7	83.7
1 年截肢率	6.8	8.6	0.9	17.4	0	2
1 年死亡率	4.5	5.6	1.2	14.8	7.8	5.4
1 年截肢后存活率	89.3	88	97.8	76	100	92.3

粗体数字表示 P 值为 0.001 或更小，差异具有统计学意义；AI. 急性缺血；ES. 选择性症状；EA. 选择性无症状

在考虑的每种临床类别中，O 组和 E 组队列之间没有统计学上的显著差异，但在无症状队列中，E 的年龄显著较高，并且在同一亚组中，心脏病出现更频繁

作者的结论：所有的数值趋势不利于腔内修复……该研究显示了临床结果的重要差异，有利于开放性修复；结果差异的大小，特别是在急性缺血治疗的患者之间……使用腔内修复引起了质疑

2016 年，Shahin 等[40]：对 4654 名 O 组和 1287 名 E 组患者进行 Meta 分析，E 患者手术时间较短，住院时间明显较短，而 E 的再干预率明显更高；O 组 12 个月时的 I 期通畅率明显更好，而 II 期通畅率无明显差异

作者的结论：PAA 的腔内修复应限于有多种基础病的老年患者，这些患者被认为是开放性手术的高风险人群；腔内修复术后并发症增加，使其不能替代开放修复成为 PAA 的一线治疗方案

2017，Leake 等[41]：对 14 项研究进行 Meta 分析（迄今规模最大），其中 9 项为回顾性单中心研究[8, 16, 17, 19–21, 23, 27, 42]，1 项为回顾性多中心研究[15]，1 项为前瞻性部分随机化研究[22]；另外 3 个数据来自美国医疗保险[3]、血管质量倡议[4] 和瑞典血管注册中心[2]，共 3915 例 O 组和 1210 例 E 组

O 组患者明显较年轻，胫侧血管流出道情况较差

两组 30 天并发症发生率相似；但是，O 组的伤口并发症数量显著高于 E 组，而 E 组的血栓事件数量显著高于 O 组；在死亡率和肢体丧失方面没有差异；住院时间（E 组有利）和再干预组（O 组有利）有显著差异；I 期和 II 期通畅率分析显示，O 组在 3 年以内失去 I 期通畅率的风险显著降低；II 期通畅率的差异仅略微有利于 O 组

2007，Kropman 等[24]1990 年 1 月至 2006 年 12 月关于英语文献的综述，O 组 1711 例、E 组 176 例

I 期通畅率和 II 期通畅率（%）

	O		E	
	1 年	3 年	1 年	3 年
I 期通畅率	88.3	79.4	81.2	68.2
II 期通畅率	92.3	86.6	86.3	80.0

结论：与开放式修复术相比，腔内修复术具有较低的伤口并发症发生率和较短的住院时间；这样做的代价是 3 年之内的 I 期通畅率而非 II 期通畅率较低。目前缺乏长期结果的报告研究，但其是有必要的

表 21-4 Hogendoorn 等 [45] 的研究结果综合	1 年	2 年	3 年	4 年	5 年
自体静脉 I 期通畅率	89	86	85	82	80
自体静脉 II 期通畅率	98	95	94	92	90
人工血管 I 期通畅率	77	67	58	54	50
人工血管 II 期通畅率	84	78	71	66	63
腔内修复 I 期通畅率	87	82	77	74	70
腔内修复 II 期通畅率	90	88	85	81	77
OMT	76	50	41	35	32

注：数字表示通畅率百分比；对于最佳医疗（OMT），数字表示无症状病例的百分比

意结果的可能性。然而，总的来说，经验仍然有限，在择期和急诊腔内手术之间的比较和急诊开放和腔内手术之间的比较很少。在不同的 PAA 腔内移植报道中，急诊手术的比例差异较大（表21-5）。

来自梅奥诊所的 Trinidad-Hernandez 等 [36] 比较了择期（19 例）和急诊（12 例，包括 1 例破裂）腔内移植术的结果观察到，在 1 年的随访中，I 期通畅率（95% vs. 69%）有利于择期手术，但两组的 II 期通畅率相似（100% vs. 91%）。

Cervin 等 [2] 比较了开放手术和腔内手术在临床表现为急性缺血情况下的结果：来自 2008 年 5 月至 2014 年 5 月瑞典血管注册的经验，见表21-6。Huang 等 [17] 对梅奥诊所 2005 年 1 月 1 日至 2012 年 1 月 30 日的结果进行了类似的比较（表21-7）。

虽然来自瑞典血管研究中心的数据显然不支持以急性肢体缺血为表现的 PAA 的血管腔内治疗，但梅奥诊所提供的数据显示：尽管病例（但肯定来自更同质的来源）相对较少，结果似乎相当可接受，特别是考虑到腔内移植患者比开放手术患者年龄更大（约 10 年），并且有更多的心脏病史。因此，腔内治疗急性肢体缺血患者的辅助经验是完全合理的。

总的来说，笔者相信通过逐个病例的临床判断，应该判定治疗方案的选择，患者应该客观地了解每种手术的利弊。此外，具有丰富腔内移植经验的中心应继续其研究工作，并与其他行业合作，进一步改进设备。

很明显，事实上，即使是更广泛使用的设备，Viabahn 支架，还不是理想的腘动脉内移植物，其反应尚未完全阐明，例如，支架断裂的发生率和意义尚不清楚。Gröningen 组 [38] 对 64 例患者的 78 例腔内移植手术进行了非常仔细的随访（1137 个月，平均 50 个月），使用膝关节 X 线片（正位完全伸直，侧位完全伸直和 90° 屈曲）来研究周围支架断裂的存在。21 例仅使用 1 个支架时发生 1 例支架断裂，57 例使用 2 个或 2 个以上支架时发生 14 例支架断裂（12 例）。断裂部位主要与重叠区边界（93.3%）和内收肌结节（73.3%）有关。支架断裂在年轻人中明显更常见；在断裂和未断裂支架之间，累积 I 期通畅率没有差异。作者观察到支架断裂可能比文献报道的更频繁，更长的和（或）锥形装置的可用性将减少在每个手术中需要不止一个支架，并避免在连接点放置重叠。

腔内治疗在 PAA 的治疗中占有重要地位；然而，早期再干预的高发生率和缺乏足够的长期

表 21-5	腘动脉瘤腔内治疗报告：急诊手术病例		
作者，年份	紧急情况	合 计	%
Gieskes[65], 1995	1	3	33
Spoelstra[66], 1996	6	11	55
De Blas[67], 1999	2	2	100
Laganà[10], 2006	5	15	33
Tielliu[38], 2010	6	78	8
Etezadi[34], 2010	1	18	6
Ascher[68], 2010	1	15	7
Pulli[23], 2012	3	18	17
Stone[16], 2013	3	24	12
Pulli[15], 2013	10	134	7
Saunders[42], 2014	5	34	15
Huang[17], 2014	12	42	29
Wissgott[69], 2014	1	10	10
Cervin[2], 2015	27	95	28
Ronchey[8], 2015	4	25	16
Borges Domingues[70], 2015	6	18	33
Leake[19], 2016	7	76	9

随访仍然是更广泛使用的障碍。另外，需要记住的是，手术风险高和缺乏自体静脉的标准有时会被过度使用，并有被滥用的风险。实际上，大多数 PAA 治疗的外科手术都可以在局部或腰麻下进行，并且在大多数人的腘窝水平可能会发现一段自体静脉（大隐静脉、小隐静脉、基底静脉、头静脉）足够长，可以进行修补或置入移植。在这种手术中，人工血管的移植也是令人满意的。

这种个人的思维方式是否会因为最近关于这个争论话题的更新而有所改变呢？

Gröningen 组[71]最近发表了 1998 年 6 月至 2014 年 11 月整个经验的完整结果，依赖于 75 例（64 例患者）使用 Hemobahn/Viabahn 支架移植治疗。乍一看，即使是在复杂的手术过程中，也没有失去肢体。这篇论文的优势在于，它代表了一个专门的单一中心的持续经验，是该领域的先驱。再看一看，只有 11 例（15%）有症状：其中只有 4 例（占总数的 5.3%）需要在紧急情况下进行治疗。形态学特征、合适的腔内移植（着陆区的足够长度和最终的失配不超过 3mm）和至少一条流出血管的通畅是与患者讨论血管内选择的基本前提。随访时间为 1～157 个月（中位数 58 个月），仅有 2 例患者失联（分别为中长期失联）。1 年、5 年和 10 年的 I 期通畅率分别为 84%、60% 和 51%；II 期通畅略好（89%、71% 和 60%）。无再干预生存率为 1 年 93%，以及 5 年和 10 年 79%。在随访中，25 个移植物闭塞，其中 14 个（52%）只出现轻度跛行，并接受了保

表 21-6 瑞典血管注册中心对因血栓 / 栓塞引起的急性肢体缺血的 PAA 进行开放和血管内治疗的结果比较 [2]		
	开放修复	腔内修复
病例数	138	27
总病例百分比	24%（138/573）	28%（27/95）
术前溶栓	61%（84/138）	78%（21/27）
溶栓改善	86%（72/84）	90%（19/21）
30 天 I 期通畅率	88.3%（113/128）	63%（17/27）
30 天 II 期通畅率	93.1%（122/131）	70.4%（19/27）
1 年 I 期通畅率	78.8%（89/113）	42.9%（9/21）
1 年 II 期通畅率	86.8%（99/114）	47.6%（10/21）
1 年截肢 – 生存率	89.3%（109/122）	76%（19/25）

粗体表示 P 值为 0.001 或更小的差异

表 21-7 Huang 等 [17] 对出现急性血栓 / 栓塞性肢体缺血的 PAA 开放治疗和血管内治疗结果的比较		
	开放修复	腔内修复
病例数	14	12
占整个治疗的百分比	13（14/107）	29（12/42）
30 天死亡人数	0	2
30 天下肢闭塞数	0	3
30 天截肢数	0	2
平均随访时间	3.8 年	2.6 年
避免发生重大不良事件	50%	40%
3 年 I 期通畅率	77%	54%
3 年 II 期通畅率	84%	79%
3 年避免二次干预率	57%	48%

守治疗；另外 11 例患者的特点是急性缺血，肢体始终保存下来，只有 3 例患者整体上需要进行开腹手术。没有危险因素被认为是闭塞的预测因素。关于支架设计和结构固有的并发症，21 例（28%）发生了支架断裂，所有的诊断都是长期的（中位随访 5 年）；大多数断裂（62%）发生在重叠区，在 1/3 的病例中，移植物闭塞（与未断裂支架闭塞无差异），只有 1 例造成急性缺血。因此，如果支架断裂在使用多个支架或较年轻和活跃的受试者中更频繁发生，这种不良行为的意

义仍未明确。值得考虑的是，在这项研究中，很少有病例被添加到前一份报道[38]中，但持续的、广泛的和细致的随访肯定是重要的。作者的结论是，需要更好的支架设计，以正确定义腔内移植在 PAA 治疗中的作用。

来自 Gröningen 的报道证实，腔内移植可能是一种可靠的方法，但缺乏将其定义为首选治疗的标准；从讨论和结论中出现了适度的谨慎。

Maraglino 等[72] 在回顾了他们 2006—2014 年的经验后得出了一个更准确的警告：57 名患者共 65 例，尽管随访时间较短 [（35±25）个月，6 名患者丢失]，队列组成不同（60% 无症状，8% 破裂，20% 急性缺血）。5 年后，Ⅰ期通畅率为 57%，Ⅱ期通畅率为 73%，8 条肢体被截肢（4 条在出现时因大规模不可逆缺血而截肢）。疏通损失的预测因素是径流差和出现症状。作者认为，腔内移植的作用尚不明确，开放式修复应作为症状重或径流差的病例的首选。

总的来说，我们可以说，经过多年,PAA 腔内移植已经找到了一席之地；一般来说，在急性[73] 和疑难病例[74] 中，它可以产生可接受的结果和出色的解决方案。然而，它目前的主要优势（相对减少侵袭性，避免膝关节区域的切口和剥离，明显减少住院时间）不允许优先使用开放手术。

Del Tatto 等[75] 尝试比较 103 例开放手术和 50 例血管内植入术的结果：2004—2016 年开放修补和 2010—2016 年腔内手术连续进行，根据临床表现和术前形态学评估进行两种治疗方式的选择。开放修补术的 5 年 Ⅰ 期通畅率为 77.8%，Ⅱ 期通畅率为 92%；腔内移植的 5 年通畅率为 29.5%，Ⅱ 期通畅率为 79.6%。两组 5 年保肢效果基本相同：开放修复 89.5%，腔内移植 87.9%。这些结果证明了腔内移植后经常需要再次干预，并允许得出这样的结论：腔内移植的引入并没有改变 PAA 的治疗结果。

另外，我们可能只是刚刚开始全面了解环境力量对腘动脉的影响。现有的数据同质性差，在考虑他们的复杂性时可能相当混乱[76]；例如，MacTaggart 等[77] 所观察到的栓系腘动脉与周围组织的多个小分支的确切作用尚不清楚。Poulson 等[78] 研究了 14 具轻度防腐尸体的 28 条股腘动脉，使用肢体灌注和血管内标志物；在 180°（站立）、110°（行走）、90°（端坐位）和 60°（前倾位）下研究四肢。他们观察到，轴向压缩和弯曲在腘动脉中特别明显；这些形态变化看起来是相同的类型，但比之前所展示的更为严重，可以有效地帮助构建改进设备[79, 80]。

因此，要找到理想的血管内装置，并考虑将腔内移植作为治疗 PAA（或至少相当一部分 PAA）的优先选择，还有很多工作要做。

参考文献

[1] Björck M, Beiles B, Menyhef G, Thomson I, Wigger P, Venermo M, Laxdal E, Danielsson G, Lees T, Troëng T. Editor's choice: contemporary treatment of popliteal artery aneurysm in eight Countries: a report from the Vascunet Collaboration of Registries. Eur J Vasc Endovasc Surg. 2014;47:164-71.

[2] Cervin A, Tjärnström J, Ravn H, Acosta S, Hultgren R, Welander M, Björck M. Treatment of popliteal aneurysm by open and endovascular surgery: contemporary study of 592 procedures in Sweden. Eur J Vasc Endovasc Surg. 2015;50:342-50.

[3] Galiñanes EL, Dombrovskiy VY, Graham AM, Vogel TR. Endovascular versus open repair of popliteal artery aneurysms: outcomes in the US Medicare population. Vasc Endovascular Surg. 2013;47:267-73.

[4] Eslami MH, Rybin D, Doros G, Farber A. Open repair of asymptomatic popliteal artery aneurysms is associated with better outcomes than endovascular repair. J Vasc Surg. 2015;61:663-9.

[5] Antonello M, Frigatti P, Battocchio P, Lepidi S, Cognolato D, Dall'Antonia A, Stramanà R, Deriu GP, Grego F. Open repair versus endovascular treatment for asymptomatic popliteal aneurysm: results of a prospective randomized study. J Vasc Surg. 2005;42:185-93.

[6] Zimmermann A, Schoenberger T, Saeckl J, Reeps C, Wendorff H, Kuehnl A, Eckstein H-H. Eligibility for

endovascular technique and results of the surgical approach to popliteal artery aneurysms at a single center. Ann Vasc Surg. 2010;24:342-8.

[7] Speziale F, Sirignano P, Menna D, Capoccia L, Mansour W, Serrao E, Ronchey S, Alberti V, Esposito A, Mangialardi N. Ten years' experience in endovascular repair of popliteal artery aneurysm using the Viabahn endoprosthesis: a report from two Italian vascular centers. Ann Vasc Surg. 2015;29:941-9.

[8] Ronchey S, Pecoraro F, Alberti V, Serrao E, Orrico M, Lachat M, Mangialardi N. Popliteal artery aneurysm repair in the endovascular era. Fourteen-years single center experience. Medicine. 2015;94:e1130.

[9] Golcheher B, Tielliu IF, Verhoeven EL, Mollenhoff C, Antonello M, Zeebregts CJ, Reijnen MM. Clinical outcome of isolated popliteal artery aneurysms treated with a heparin-bonded stent graft. Eur J Vasc Endovasc Surg. 2016;52:99-104.

[10] Laganà D, Carrafiello G, Mangini M, Caronno R, Giorgianni A, Lumia D, Castelli P, Fugazzola C. Endovascular treatment of femoropopliteal aneurysms: a five-year experience. Cardiovasc Intervent Radiol. 2006;29:819-25.

[11] Rajasinghe HA, Tzilinis A, Keller T, Schafer J, Urrea S. Endovascular exclusion of popliteal artery aneurysms with expanded Polytetrafluoroethylene stent-grafts: early results. Vasc Endovascular Surg. 2007;40:460-6.

[12] Smialkowski AO, Huilgol RL. Percutaneous endovascular repair of popliteal artery aneurysm. Ann Vasc Surg. 2014;28:1469-72.

[13] Serrano Hernando FJ, López MI, Hernández Mateo MM, Hernando RM, Sánch HL, Rial HR, Moñuz DG, Martin CA. Comparison of popliteal artery aneurysm therapies. J Vasc Surg. 2015;61:655-61.

[14] Guzzardi G, Fossaceca R, Cerini P, Di Terlizzi , Stanca C, Di Gesù I, Martino F, Brustia P, Carriero A. Endovascular treatment of popliteal artery aneurysms: preliminary results. Radiol Med. 2013;118:229-38.

[15] Pulli R, Dorigo W, Castelli P, Dorrucci V, Ferilli F, De Blasis G, Monaca V, Vecchiati E, Benincasa A, Pratesi C. A multicentric experience with open surgical repair and endovascular exclusion of popliteal artery aneurysms. Eur J Vasc Endovasc Surg. 2013;45:357-63.

[16] Stone PA, Jagannath P, Thompson SN, Campbell JE, Mousa AY, Knackstedt K, Hass SM, AbuRahma AF. Evolving treatment of popliteal artery aneurysms. J Vasc Surg. 2013;57:1306-10.

[17] Huang Y, Gloviczki P, Oderich GS, Duncan AA, Kalra M, Fleming MD, Harmsen WS, Bower TC. Outcomes of endovascular and contemporary open surgical repairs of popliteal artery aneurysm. J Vasc Surg. 2014;60:631-8.

[18] Von Stumm M, Teufelsbauer H, Reichenspurner H, Debus ES. Two decades of endovscular repair of popliteal artery aneurysm—a meta-analysis. Eur J Vasc Endovasc Surg. 2015;50:351-9.

[19] Leake AE, Avgerinos ED, Chaer RA, Singh MJ, Makaroun MS, Marone LK. Contemporary outcomes of open and endovascular popliteal artery aneurysm repair. J Vasc Surg. 2016;63:70-6.

[20] Wooster M, Back M, Gaeto H, Shames M. Late longitudinal comparison of endovascular and open popliteal aneurysm repairs. Ann Vasc Surg. 2016;30: 253-7.

[21] Curi MA, Geraghty PJ, Merino OA, Veeraswamy RK, Rubin BG, Sanchez LA, Choi ET, Sicard GA. Midterm outcomes of endovascular popliteal artery aneurysm repair. J Vasc Surg. 2007;45:505-10.

[22] Antonello M, Frigatti P, Battocchio P, Lepidi S, Dall'Antonia A, Deriu GP, Grego F. Endovascular treatment of asymptomatic popliteal aneurysms: 8-year concurrent comparison with open repair. J Cardiovasc Surg (Torino). 2007;48:267-74.

[23] Pulli R, Dorigo W, Fargion A, Pratesi G, Alessi-Innocenti A, Angiletta D, Pratesi C. Comparison of early and midterm results of open and endovascular treatment of popliteal artery aneurysms. Ann Vasc Surg. 2012;26:809-18.

[24] Kropman RHJ, De Vries JPPM, Moll FL. Surgical and endovascular treatment of atherosclerotic popliteal artery aneurysms. J Cardiovasc Surg (Torino). 2007;48:281-8.

[25] Tielliu IFJ, Verhoeven ELG, Prins TR, Post WJ, Hulsebos RG, van den Dungen JJAM. Treatment of popliteal artery aneurysms with the Hemobahn stentgraft. J Endovasc Ther. 2003;10:111-6.

[26] Lovegrove RE, Javid M, Magee TR, Galland RB. Endovascular and open approaches to non - thrombosed popliteal aneurysm repair: a meta-analysis. Eur J Vasc Endovasc Surg. 2008;36:96-100.

[27] Stone PA, Armstrong PA, Bandyk DF, Keeling WB, Flaherty SK, Shames ML, Johnson BL, Back MR. The value of duplex surveillance after open and endovascular popliteal aneurysm repair. J Vasc Surg. 2005;41:936-41.

[28] Cinà CS. Endovascular repair of popliteal artery aneurysms. J Vasc Surg. 2010;51:1056-60.

[29] Vogel TR, O'Donnell PL, Dombrovsky VY, Graham AM. A longitudinal comparison of endovascular and surgical management of popliteal artery aneurysms in the US Medicare population. J Vasc Surg. 2011;53(suppl):106 S.

[30] Tsilimparis N, Dayama A, Ricotta JJ II. Open and endovascular repair of popliteal artery aneurysms: tabular review of the literature. Ann Vasc Surg. 2013;27:259-65.

[31] Patel SR, Hughes CO, Jones KG, Holt PJE, Thompson MM, Hinchliffe RJ, Karthikesalingam A. A systematic review and meta-analyisis of endovascular popliteal aneurysm repair using the Hemobahn/Viabahn stent-grafts. J Endovasc Ther. 2015;22:330-7.

[32] Midy D, Berard X, Ferdani M, Alric P, Brizzi V, Ducasse E, Sassoust G, AURC French University Association for Vascular Surgery. A retrospective muticenter study of endovascular treatment of popliteal artery aneurysm. J Vasc Surg. 2010;51:850-6.

[33] Jung E, Jim J, Rubin BG, Sanchez LA, Choi ET, Sicard GA, Geraghty PJ. Long-term outcome of endovascular popliteal artery aneurysm repair. Ann Vasc Surg. 2010;24:871-5.

[34] Etezadi V, Fuller J, Wong S, Pena C, Benenati JF, Diehm N, Patel RS, Katzen BT. Endovascular treatment of popliteal artery aneurysms: a single center experience. J Vasc Interv Radiol. 2010;21:817-23.

[35] Garg K, Rockman CR, Kim BJ, Jacobowitz GR, Maldonado TS, Adelman MA, Veith FJ, Cayne NS. Outcome of endovascular repair of popliteal artery aneurysm using the

Viabahn endoprosthesis. J Vasc Surg. 2012;55:1647-53.

[36] Trinidad-Hernandez M, Ricotta JJ, Gloviczki P, Kajra M, Oderich GS, Duncan AA, Bower TC. Results of elective and emergency endovascular repairs of popliteal artery aneurysms. J Vasc Surg. 2013;57:1299-305.

[37] Thomazinho F, da Silva Silvestre JM, Sardinha WE, Motta F, Schincariol PI, de Morais Filho D. Endovascular treatment of popliteal artery aneurysm. J Vasc Bras. 2008;7:38-43.

[38] Tielliu IFJ, Zeebregts CJ, Vourliotakis G, Bekkema F, van den Dungen JJAM, Prins TR, Verhoeven ELG. Stent fractures in the Hemobahn/Viabahn stent graft after endovascular popliteal aneurysm repair. J Vasc Surg. 2010;51:1413-8.

[39] Cronenwett JL, Kraiss LW, Cambria RP. The Society for Vascular Surgery Vascular Quality Initiative. J asc Surg. 2012;55:1529-37.

[40] Shahin Y, Barakat H, Shrivastava V. Endovascular versus open repair of asymptomatic popliteal artery aneurysms: a systematic review and meta-analysis. J Vasc Interv Radiol. 2016;27:715-22.

[41] Leake AE, Segal ME, Chaer RA, Eslami MH, Al-Khoury G, Makaroun MS, Avgerinos ED. Metaanalysis of open and endovascular repair of popliteal artery aneurysms. J Vasc Surg. 2017;65:246-56.

[42] Saunders JH, Abisi S, Altaf N, Young Y, MacSweeney T, Whittaker S, Habib S. Long-term outcome of endovascular repair of popliteal arery aneurysm presents a credible alternative to open surgery. Cardiovasc Intervent Radiol. 2014;37:914-9.

[43] Moore RD, Hill AB. Open versus endovascular repair of popliteal artery aneurysms. J Vasc Surg. 2010;51:271-6.

[44] Forbes TL. Commentary to Moore and Hill. J Vasc Surg. 2010;51:276-7.

[45] Hogendoorn W, Schlosser FJV, Moll FL, Muhs BE, Hunink MGM, Sumpio BE. Decision analysis model of open repair versus endovascular treatment in patients with asymptomatic popliteal artery aneurysms. J Vasc Surg. 2014;59:651-62.

[46] Mohan IV, Bray PJ, Harris JP, May J, Stephen MS, Bray AE, White GH. Endovascular popliteal aneurysm repair: are the results comparable to open surgery? Eur J Vasc Endovasc Surg. 2006;32:149-54.

[47] Gerasimidis T, Sfyoeras G, Papazoglou K, Trellopoulos G, Ntinas A, Karamanos D. Endovascular treatment of popliteal artery aneurysms. Eur J Vasc Endovasc Surg. 2003;26: 506-11.

[48] Dawson I, Sie RB, van Bockel JH. Atherosclerotic popliteal aneurysms. Br J Surg. 1997;84:293-9.

[49] Aulivola B, Hamdan AB, Hile CN, Sheahan MG, Skillman JJ, Campbell DR, Scovell SD, LoGerfo FW, Pomposelli FB. Popliteal artery aneurysms: a comparison of outcomes in elective versus emergent repair. J Vasc Surg. 2004;39: 1171-7.

[50] Bellosta R, Sarcina A, Luzzani L, Carugati C, Cossu L. Fate of popliteal artery aneurysms after exclusion and bypass. Ann Vasc Surg. 2010;24:885-9.

[51] Ebskov B. Dysvascular amputation and long-term survival in a 20-year follow-up study. Int J Rehabil Res. 2006;29:325-8.

[52] Davies RS, Wall M, Simms MH, Vohra RK, Bradbury AW, Adam DJ. Long-term results of surgical repair of popliteal artery aneurysm. Eur J Vasc Endovasc Surg. 2007;34:714-8.

[53] Dawson I, Sie R, van Baalen JM, van Bockel JH. Asymptomatic popliteal aneurysm: elective operation versus conservative follow-up. Br J Surg. 1994;81:1504-7.

[54] Dawson I, van Bockel JH, Brand R, Terpstra JL. Popliteal artery aneurysms: long-term follow-up of aneurysmal disease and results of surgical treatment. J Vasc Surg. 1991;13:398-407.

[55] Huang Y, Gloviczki P, Noel AA, Sullivan TM, Kalra M, Gullerud RE, Hoskin TL, Bower TC. Early complications and long-term outcome after open surgical treatment of popliteal artery aneurysms: is exclusion with saphenous vein bypass still the gold standard? J Vasc Surg. 2007;45:706-15.

[56] Johnson ONIII, Sliddell MB, Macsata RA, Faler BJ, Amdur RL, Sidawy AN. Outcomes of surgical management for popliteal artery aneurysms: an analysis of 583 cases. J Vasc Surg. 2008;48:845-51.

[57] Lichtenfels E, Delduque FA, Bonamigo TP, Cardozo MA, Schulte AA. Popliteal artery aneurysm surgery: the role of emergency setting. Vasc Endovascular Surg. 2008;42: 159-64.

[58] Nehler MR, Coll JR, Hiatt WR, Regensteiner JG, Schnickel GT, Klenke WA, Strecker PK, Anderson MW, Jines DM, Whitehill TA, Moskowitz S, Krupski WC. Functional outcome in a contemporary series of major lower extremity amputations. J Vasc Surg. 2003;38:7-14.

[59] Nelson MT, Greenblatt DY, Soma G, Rajimanickam V, Greenberg CC, Kent KC. Preoperative factors predict mortality after major lower-extremity amputation. Surgery. 2012;152:685-96.

[60] Pulli R, Dorigo W, Troisi N, Alessi IA, Pratesi G, Azas L, Pratesi C. Surgical management of popliteal artery aneurysms: which factors affect outcome? J Vasc Surg. 2006;43:481-7.

[61] Ravn H, Wanhainen A, Björck M, The Swedish Vascular Registry. Surgical technique and long-term results after popliteal artery aneurysm repair: results from 717 legs. J Vasc Surg. 2007;46:236-43.

[62] Sarcina A, Bellosta R, Luzzani G, Agrifoglio G. Surgical treatment of popliteal artery aneurysms. A 20 year experience. J Cardiovasc Surg (Torino). 1997;38:347-54.

[63] Tal R, Rabinovich Y, Zelmanovich L, Wolf W. Preferential use of basilic vein for surgical repair of popliteal aneurysms via the posterior approach. J Vasc Surg. 2010;51:1043-5.

[64] Vrijenhoek JEP, Mackaay AJC, Cornelissen SA, Moll FL. Long-term outcome of popliteal artery aneurysms after ligation and bypass. Vasc Endovascular Surg. 2011;45: 604-6.

[65] Gieskes L, Rousseau H, Otal P, Léger P, Soula P, Glock Y, Joffre F. Traitement percutané par endoprothèse couverte des anévrismes poplités: expérience clinique préliminaire. J Mal Vasc. 1995;20: 264-7.

[66] Spoelstra H, Lesceu O. Double-stented balloonexpandable endobypass technique for popliteal aneurysmal disease. J Endovasc Surg. 1996;3:338.

[67] De Blas M, Merino S, Ortiz F, Egana J, Lobrano MB, Lopera J, Gonzalez A, Maynar M. Treatment of popliteal artery aneurysms with uncovered Wallstents. Cardiovasc

Intervent Radiol. 1999;22:336-9.

[68] Ascher E, Gopal K, Marks N, Boniscavage P, Shiferson A, Hingorani A. Duplex-guided endovascular repair of popliteal artery aneurysms (PAAs): a new approach to avert the use of contrast material and radiation exposure. Eur J Vasc Endovasc Surg. 2010;39:769-73.

[69] Wissgott C, Lüdtke CW, Vieweg H, Scheer F, Lichtenberg M, Schlöricke E, Andresen R. Endovascular treatment of aneurysms of the popliteal artery by a covered endoprosthesis. Clin Med Insights Cardiol. 2014;8(S2): 15-21.

[70] Borges DR, Camacho Oliveira Araüjo A. Endovascular treatment of popliteal artery aneurysm. Early and midterm results. Rev Col Bras Cir. 2015;42: 37-42.

[71] Golcheher B, Zeebregts CJ, Reijnen MMPJ, Tielliu IFJ. Long-term outcome of endovascular popliteal artery aneurysm repair. J Vasc Surg. 2018;67:1797-804.

[72] Maraglino C, Canu G, Ambrosi R, Briolini F, Gotti R, Cefalì P, Calliari F, Ferrero P, Terraneo F. Endovascular treatment of popliteal artery aneurysms: a word of caution after long-term follow-up. Ann Vasc Surg. 2017;41:62-8.

[73] Verhoeven ELG, Prins TR, Tielliu IFJ, van Det M, van den Dungen JJAM. Successful endovascular treatment f an acute occlusion of a popliteal aneurysm. Eur J Vasc Endovasc Surg Extra. 2002;3:12-4.

[74] Sadat U, Cosins C, Boyle JR. Endovascular repair of a popliteal artery aneurysm in a <hostile leg>. Eur J Vasc Endovasc Surg Extra.

[75] Del Tatto B, Lejay A, Meteyer V, Roussin M, Georg Y, Thaveau F, Geny B, Chakfe N. Open and endovascular repair of popliteal artery aneurysms. Ann Vasc Surg. 2018;50:119-27.

[76] Ansari F, Pack LK, Brooks SS, Morrison TM. Design considerations for studies of the biomechanical environment of the femoropoplitel arteries. J Vasc Surg. 2013;58:804-13.

[77] MacTaggart JN, Phillips NY, Lomneth CS, Pipinos II, Bowen R, Baxter BT, Johanning J, Longo CM, Desyatova AS, Moulton MJ, Dzenis YA, Kamensky AV. Three-dimensional bending, torsion and axial compression of femoropopliteal artery during limb flexion. J Biomech. 2014;47:2249-56.

[78] Poulson W, Kamensky A, Seas A, Deegan P, Lomneth C, MacTaggart J. Limb flexion induced axial compression and bending in human femoropopliteal artery segments. J Vasc Surg. 2018;67:607-13.

[79] Ohrlander T, Holst J, Malina M. Emergency intervention for thrombosed popliteal aneurysm: can the limb be salvaged? J Cardiovasc Surg (Torino). 2007;48:289-97.

[80] Idelchik GM, Dougherty KG, Hernandez E, Mortazavi A, Strickman NE, Krajcer D. Endovascular exclusion of popliteal artery aneurysms with stent-grafts: a prospective single-center experience. J Endovasc Ther. 2009;16:215-23.

第八篇　非动脉粥样硬化性腘动脉瘤

Non-atherosclerotic Popliteal Aneurysms

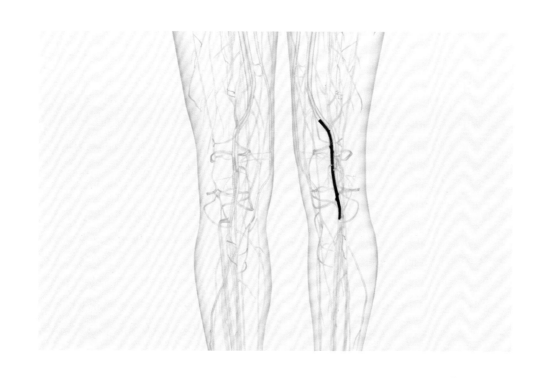

第 22 章　白塞病

Behçet's Disease

Antonino Cavallaro　著　朱俊龙　何虎强　译

在 20 世纪 40 年代，白塞病 [1] 和阿达曼蒂亚德–白塞病 [2] 通常被认为具有以下三重临床症状 [3]：①口腔溃疡；②生殖器溃疡；③眼葡萄膜炎。Behcet 是一个皮肤病学家，Adamantiades 是一个眼科医生。眼窝的反复慢性炎症发作被认为是该病最严重的临床表现。在随后的五六十年间，该疾病变得越来越复杂，呈现出和机体多个系统相关联（关节、血管、胃肠、肺动脉、神经）的症状。1994 年 O'Duffy [4] 报道了被之前学者忽视的临床表现，尤其是动脉瘤和静脉的报道越来越多。就目前情况而言，白塞病（behçet's disease，BD）可能被认为是一种原因不明的慢性反复发作的血管炎 [5]。小血管炎是 BD 的共同特征 [6]，通常累及小口径的动脉和静脉，以及毛细血管 [7, 8]，病理表现为内皮细胞增生、纤维蛋白样坏死和血管周围白细胞浸润，导致血栓形成和管腔闭塞。

BD 疾病的病例集中在丝绸之路沿线的国家。丝绸之路这一浪漫而又令人回味的名字由著名的旅行家和博物学家 von Richthofen 提出 [9]，意指这一条连接古代两大丝绸产地（中国和罗马）路线的复杂，这条线路沿着河流走形，穿越大海，承载着大量货物。这条线路途径的国家主要有亚洲国家和地中海周围的国家组成，它们位于北纬 30°~45° [10]。

BD 在东方国家和地中海国家的个体中发病更频繁 [11]，主要集中在 30 岁左右年龄段，目前报道最小年龄在 6 岁 [7]，最大 76 岁 [12]；然而目前全球几乎每个国家都有报道；洲际旅行和大量的移民是世界范围内的国家相互融合的体现 [13]。目前导致的结果就是每一个国家的医生都对 BD 有足够的认识。

流行病学的发现支持遗传因素是 BD 发病的一大病因 [14]，同时 BD 的相关基础的病例研究也证实其自身免疫的复杂发病机制 [15-17]。目前的观点是 BD 的发病个体具有基因倾向性，在这些人体中，细菌、病毒或者其他的环境因素使得免疫反应失调，这一现象可以导致血管的炎性改变 [18]。这个疾病的进展随着种族、地理位置及个体差异而变化多端 [19]：相较于长期生活在日本的日本人而言，日裔美国人患 BD 相对罕见 [10]；土耳其裔的德国公民的 BD 发病率要高于土著德国人，但是要低于土著土耳其人 [20]。表 22-1 提供了一些不同国家的 BD 流行病学数据。

血管受累是与 BD 比较相关的临床病理特点，正如所谓的血管 – 贝赫切特的术语不仅仅存在血管表现 [22, 23]，而且具有非常重要的临床向导 [24]。

血管表现在一定数量的 BD 患者中出现，出现的概率为 7%~60% [25-29]：血管表现分为静脉闭塞，动脉闭塞，以及动脉瘤 [30]。静脉事件的发生率远超动脉，在 Melikoglu 等 [31] 纳入 5970 例患者的综述中，静脉事件在 BD 的总血管事件中占比超过 80%。在 Gurler 等 [32] 纳入 2174 例患者的

表 22–1 白塞病在世界不同地区的流行率	
土耳其（伊斯坦布尔）	420/100 000
土耳其（安卡拉）	110/100 000
沙特阿拉伯	20/100 000
伊朗	16.7/100 000
日本	13.5/100 000
西班牙	7.5/100 000
意大利	2.5/100 000
德国	2.2/100 000
英国	<1/100 000

引自 Salvarani et al[21]

综述中，发现了 197 例患者同时合并有深静脉血栓，以及 229 名患者合并血栓性浅静脉炎。血栓性浅静脉炎常常被看作是一个轻微的临床事件，即使它可能真的是一个难处理的事件，有时候会影响到静脉穿刺及注射肝素的静脉[33]。虽然动脉事件发生率低，但是往往有着较高的发病率和死亡率[34]。

如果 BD 患者有明显的血管受累，5 年的生存率在 83%，15 年的生存率有 66%，低于 BD 患者的总生存率[35-37]。1991 年日本全国的 BD 死亡率是 0.4%[11]，如果合并有严重的血管疾病这一数值可以达到 20%[38-40]。死亡的主要原因是动脉受累及，其中最常见的原因是动脉瘤破裂[32, 43, 44]。在 2010 年，Saadoun 等[5]进行了一项随访 7.7 年 817 例 BD 患者的研究，所纳入的患者总死亡率为 5%，其中 41 名患者死于以下原因：114 例动脉受累患者中死亡 15 例，占动脉受累患者的 13%；301 例静脉受累的患者中死亡 18 例，占静脉受累患者的 6%；402 例无血管受累的患者中死亡 8 例，占无血管受累患者的 2%。在第一个组别中，患者死于主动脉、脑动脉或者肺动脉瘤破裂（其中有 2 例在胸主动脉瘤后术后死亡）。

肺动脉瘤是 BD 的一个特殊表现，这一特殊性在罕见的 Hughes-Stovin 综合征中有报道[45-46]。

在 Hamuryudan 等[47]的一项从第一次患者咯血开始的 1~78 个月的长期研究中发现，致死性咯血导致了 24 例肺动脉瘤患者中的 12 例死亡[48]（这 12 例患者中的 3 例随访丢失）；在来自于同一机构的更多的近期研究发现，早期诊断以及持续的免疫抑制可能会有好的结果，在 4 年随访的 26 例患者中存活 16 例。Kural-Seyahi 等[37]的一项长达 20 年的观察中，10 例肺动脉受累的患者仅仅生存 1 例。

动脉受累的发生率归纳在表 22-2 中，动脉受累是指全身任一动脉受累[49]。

在诊断 BD 之后数年里，动脉事件的发生往往使得 BD 变得复杂[23, 65]，但是在几个病例中，血管症状是该疾病的首发症状[31]。总结所有类型血管事件来看，有约 10% 的患者以血管事件作为 BD 疾病第一发现的体征[22, 66-69]。

根据 Ozeren 等[65]的研究，BD 的动脉事件中超过 90% 表现为动脉瘤样病变；Park 等[70]纳入 94 例动脉病变患者的研究中有 66 例（65%）是动脉瘤病变，有 33 例是动脉闭塞性病变。动脉瘤和动脉闭塞可以在同一个患者中共存：Le Thi Huong 等[35]纳入的 25 例动脉病变患者的研究中 7 例是闭塞病变，3 例是瘤样病变，15 例两者都有。

BD 患者中的动脉瘤的发生与滋养血管的炎性改变有关，这些改变的病理变化是外膜纤维化、肌细胞和弹性纤维破坏和内膜增厚：Matsumoto 等[71]通过显微切片观察并解释了微血管的血栓形成，以及大血管的膨胀和破裂。Yamana 等[72]报道了在血管内膜、中膜及外膜周围组织上存在大量的免疫复合物的沉积。滋养血管的功能缺失使得血管形成透壁性坏死，从而导致局部的血管壁破裂，这可以解释动脉瘤的囊状改变及常见的假性动脉瘤发生[44, 73]。实际上真性动脉瘤报道的非常少[43]，反而假性动脉瘤更多[74]：病变是否从一开始就是假性动脉瘤，还是由最初的真动脉瘤破裂引起，目前是不确定的。

BD 中第一个涉及瘤样病变的报道还要追溯到 1961 年：Mishima 等[75]报道了一个 38 岁的腹

表 22-2 白塞病中动脉受累 [a]

年份，作者	国　家	患者（例）	动脉受累数（例）[b]
1975, Chajek[33]	（[c]）	724	1（0.1%）
1977, Chamberlain[50]	英国	32	1（3.1%）
1979, Shimizu[51]	日本	1731	41（2.4%）
1982, Urayama[30]	日本	868	22（2.5%）
1983, Huang[52]	中国	310	10（0.3%）
1987, Hamza[41]	土耳其	450	10（2.2%）
1989, Wechsler[49]	法国	196	12（6.1%）
1992, Koç[53]	土耳其	137	4（2.9%）
1994, Kuzu[54]	土耳其	1200	19（1.6%）
1997, Gürler[32]	土耳其	2147	25（1.2%）
2003, Kural-Seyahi[55]	土耳其	387	21（5.4%）
2003, Thomé[37]	黎巴嫩	140	11（7.8%）
2003, Saba[55]	土耳其	534	21（3.9%）
2004, Pipitone[57]	意大利	137	0
2006, Sarica-Kucukoglu[58]	土耳其	2319	6（0.2%）
2006, Duzgun[40]	土耳其	180	14（7.8%）
2008, Melikoglu[31]	土耳其	5970	148（2.5%）
2009, Shang[59]	中国	116	0
2009, Ketari-Jamoussi[60]	突尼斯	93	7（7.5%）
2010, Saadoun[5]	法国	817	114（13.9%）
2011, Ideguchi[61]	日本	412	0
2012, Sachetto[62]	巴西	87	0
2013, Ben Salem[63]	突尼斯	488	25（5.1%）[d]
2014, Wu[64]	中国	766	24（3.1%）

a. 动脉受累主要由动脉瘤性病变组成，但也包括狭窄 / 闭塞

b. 在一些病例中，静脉受累也纳入其中

c. 来自以色列的一篇包含了 41 例患者的 1960—1971 年的文献综述（4 篇来自以色列，2 篇来自日本，2 篇来自英国，1 篇来自意大利，1 篇来自黎巴嫩）

d. 仅仅纳入了动脉瘤

主动脉瘤患者显微镜下观察到外膜增厚，中膜的弹性纤维断裂及内膜增生。在 1965 年和 1967 年，Mounsey[76] 和 Hills[77] 分别进一步报道了主动脉在 BD 中受累；然而前者的报道中主动脉破裂可能是由于椎体骨髓炎，后者的研究缺少组织学数据。在 1963 年和 1968 年，Oshima 等 [7] 和 Enoch 等 [78] 分别报道了尺动脉瘤和（双侧）腘动脉瘤。

通常来说，动脉瘤和动脉病变大部分在男性患者中多见 [37, 41, 43, 65, 79]。有研究报道性激素在 BD 中发挥着作用[80]。在部分研究中，吸烟似乎是一个显著的危险因素：Hosaka 等 [18] 观察到 9 例动脉受累的 BD 患者中 6 例患者吸烟。但是在 Le Thi Huong 等 [35] 的一系列研究中发现 25 例患者中仅有 1 例患者吸烟。

表 22-3 描述了合并有动脉瘤 BD 患者的腘动脉瘤的发生率。

表 22-3　白塞病中的腘动脉瘤（肺动脉瘤、脑动脉瘤和冠状动脉瘤除外）			
年份，作者	国　家	动脉瘤总数	腘动脉瘤
Mishima, 1973[75]	日本	5	0
Shimizu, 1979[51]	日本	30	0
Hamza, 1987[41]	土耳其	7	0
Kisacikoglu, 1992[81]	土耳其	5	3
Kuzu, 1994[54]	土耳其	17	3
Yasuda, 1996[82]	日本	6	1
Gürler, 1997[32]	土耳其	18	3
Ozeren, 2000[65]	土耳其	11	1
aSharaf El-Din, 2002[83]	埃及	12	6
Ceyran, 2003[84]	土耳其	13	2
bKoo, 2003[85]	韩国	11	0
Hosaka, 2005[18]	日本	13	4
Iscan, 2005[74]	土耳其	20	2
cKalko, 2005[86]	土耳其	18	2
dKim, 2009[87]	韩国	28	5
aKöksoy, 2011[79]	土耳其，加纳	32	8
Tüzün, 2012[88]	土耳其	22	5
Ben Salem, 2013[63]	突尼斯	18	1

附录：来自摩洛哥的 Y. Bensaid 报道了 68 例主动脉或外周动脉受累病例（64 例动脉瘤，其中 4 例为腘动脉瘤）；这些数据可通过互联网以 PDF 格式检索；如何引用此来源的详细信息不清楚
a. 不包含主动脉瘤
b. 仅动脉瘤接受了血管腔内治疗
c. 16 例患者的动脉瘤接受了外科手术治疗
d. 动脉瘤接受外科治疗或者血管腔内治疗中的一种

BD 患者动脉瘤的形成似乎与血清中基质金属蛋白酶 MMP-2 和 MMP-9 升高有关[89]，同时也具有一些特有的特点：大多数涉及年轻患者（不同于动脉粥样硬化所致的动脉瘤）并具有一个囊状扩张，通常是多个血管病变并且扩张迅速，这些特点可以导致出现破裂或濒临破裂的紧急情况出现[43, 54, 72, 90]。这种并发症很大程度上取决于 BD 的基本机制，包括局部急性血管壁的弱化，从而导致管壁连续性降低。由于这是一个涉及全身系统的疾病，同时也在不断的反复演变，同时还伴随间隔发生的多发动脉瘤：实际上，经常观察到多处动脉病变[91]，这些病变也经常累积静脉[84]。不同部位的动脉瘤病变已经有过报道，这些动脉瘤的存在几乎无一例外均造成血液湍流。Bartlett 等[92] 报道了一个患者在 8 个月之中一共发生了 14 个动脉瘤，进行了 7 次手术；Sherif 等[93] 在 4 例全身不同部位发生了 5 个动脉瘤。动脉瘤的迅速扩张无疑是破裂的显著危险因素；但是这与动脉瘤的大小没有关系[94, 95]。

外周动脉瘤的发现是不难的，因为这些动脉瘤在 BD 发生期间往往表现为一个搏动性充血性包块[95]。临床表现和大体表现反复提示感染可能，但无论是在培养还是病理中并没有发现细菌和真菌。主动脉瘤在临床上往往不易察觉：主动脉瘤的主要特点是主动脉周围形成致密纤维组织，主动脉的囊状扩张有约 50% 累及肾动脉以上的区域[43]。

目前 BD 患者动脉系统的有创诊断方法可以通过静脉注射造影剂的方式完成数字减影血管成像（主要对于外周动脉）或者血管的 CT/ 磁共振成像，这些方法可以诊断主动脉、颅内动脉及冠状动脉[47, 49, 78, 97-101]。对于怀疑 BD 的患者要尽可能地避免动脉穿刺，因为在穿刺的地方非常容易形成假性动脉瘤，即使相关的炎症指标得到明显的控制（ESR 在正常水平）[95]。

BD 患者动脉瘤的外科治疗似乎是一个雷区：外科治疗的疗效目前不可预测[102, 103]。手术是非常复杂的，而且手术的频次也很高，反复伴随疾病复发、移植物堵塞及吻合口的假性动脉瘤的形成[73, 74, 86, 97, 104, 105]。尤其是急诊手术的患者[86, 106]，有 30%～50% 的病例需要二次手术[94]。Park 等[34] 的一项长达 18 个月的研究中，37 例患者中观察到并发症的发生率是 36%；Amazhoune 等[107] 对 5 例患者的 7 处动脉病变（6 处是动脉瘤）外科治疗后的短期和中期的随访研究中发现了 4 例血栓和 2 例需要再次手术治疗吻合口假性动脉瘤，最终有 2 例患者在随访期间死亡。

外科治疗取得较好疗效的报道目前鲜有[96, 100, 108]。总的来说，外科治疗的结果因 BD 可以导致全身动脉壁脆弱这一特点而受到影响，以及客观上存在难以确定的病变动脉范围，所以只有在非病变血管上缝合才是安全可靠的[54, 74]。为了实现安全可靠的血管缝合，需要在距离病变段以远的地方吻合病变血管近远端，从而实现解剖外的旁路转流[93, 109-111]。另外，相反的，即使远离或者显著远离主要病变或者可能成为主要病变的动脉节段，判断真正健康的动脉节段的不确定性可能导致手术选择的动脉范围非常有限，例如，动脉切除后的端 - 端吻合或者单纯的动脉直接缝合。Freyrie 等[100] 报道了 1 例外科治疗后 7 年具有良性结果的案例，该例患者的治疗方式通过切除膨大动脉瘤并直接动脉缝合。并且沿用此方式成功的治疗了髂动脉和股动脉类似的病变[92, 98]。这种治疗方式对 BD 患者中动脉瘤（假性动脉瘤）的治疗更有帮助。

与广泛存在的血管炎相关的另外一个问题就是患者的静脉也可能受到累及，这可能导致吻合失败或者血栓形成，也有可能导致静脉管腔的剧烈变化。使用自身的静脉治疗动脉瘤也是一种选择[43, 72, 112]，但是在一些大样本研究中，合成移植物材料和自体静脉在治疗下肢缺血的患者中没有显著差异[35, 79]。

通常的观点认为在 BD 疾病期间避免外科手术，但是在处理由于 BD 所导致的动脉瘤快速进展从而导致破裂风险增加的时候，避免外科手术治疗是不可能的。在经历手术或者任何进行动脉操作的患者中都必须使用免疫抑制治疗[65, 113]，并且应该持续协助患者防止并发症[85, 86]。但是目前尚缺乏免疫抑制治疗能够减少术后并发症的证据[34]。

总的来说，外科治疗的结果是令人失望的[114]。Iscan 等[74] 随访 6～168 个月共患 22 处动脉瘤的20 例患者的研究中发现生存率是 30%，无并发症10 年生存率是 13%，再手术 5 年生存率是 26%。Koksoy 等[79] 发现 65 处进行手术治疗的下肢动脉瘤中，有 13 处吻合口假性动脉瘤（20%），17 处闭塞（26%），以及 6 个截肢，该项研究基于个人经验和 3 个系列研究，共计随访 65 处动脉瘤17～84 个月[43, 74, 86]。

Enoch 等[78] 首先报道在受累的下肢动脉中，动脉瘤的血栓形成或者闭塞后的血管重建不会导致严重的缺血。这个良好的事件随后被多名外科医生观察到，并得出结论：重建失败的血管不应该进行再次手术治疗[73]。目前尚不知道这一良好结局的潜在机制是什么，也使得众多学者感到震惊。因为这种疾病的进展可能非常迅速，并且没有充足的时间来形成足够多的侧支循环。有可能是 BD 所致血管炎后致其特别的血管生成方式发挥作用[115]，这一现象可能与观察到的高水平的血管内皮生长因子有关，无论怎样这一现象有助于单纯结扎手术的开展[116]。Tuzun 等[43] 对所有肢体动脉瘤采取结扎的方式进行治疗，但是建议评估残端的血流压力是否足够[54]。Yamana 等[72] 结扎了同一肢体的股总动脉、股浅动脉以及股深动脉但是没有发现残端缺血。

由于传统外科治疗的困难性和不良预后，血管腔内治疗的到来似乎对 BD 动脉瘤的治疗带来一个利好消息。1998 年，Vasseur 等[94] 使用分叉支架治疗主动脉和髂动脉弥漫性受累的病例。1999 年，Bonnotte 等[117] 报道使用支架和弹簧圈成功治疗颈内动脉假性动脉瘤的病例。2001 年，Kasirajan 等[118] 使用支架开通用于血管旁路移植的自体静脉，9 个月的随访结果显示该方式的预后良好。在 2004 年，Silistreli 等[119] 对胭动脉瘤使用支架治疗得到了非常好的早期结果。

血管腔内治疗在主动脉瘤的治疗中尤其受到青睐[120-122]。Gretener 等[112] 总结了腔内治疗的优缺点。

优点：该方法是微创治疗，住院时间短，同时能够有效地防止动脉瘤破裂。

缺点：存在穿刺点假性动脉瘤的风险，支架弯曲处具有支架移位和支架断裂的风险，由于自膨式支架的持续性的径向支撑力有导致假性动脉瘤的风险。

假性动脉瘤在远端锚定区更容易出现[123]，在支架的远端边缘已经有形成假性动脉瘤的报道[122]。

目前血管腔内支架植入的方式看起来是有前景的，实际上颈动脉和大部分的主动脉瘤的血管腔内治疗得到了不错的疗效[124]，肾动脉和脾动脉以上的动脉瘤的形成目前仍然是外科治疗的一个挑战。韩国进行了一项包含 10 例患者共 12 处主动脉瘤研究，该项研究中的动脉瘤均被成功治疗，并进行了平均 57 个月的随访，随访结果显示，只有 1 例患者在进行第二次支架植入的过程中发生了支架远端的假性动脉瘤[122]。

表 22-4 显示了在治疗 BD 胭动脉瘤时的一些细节。有一个现象非常有趣：腔内治疗的并发症频繁发生，通常随访时间非常短甚至随访失败，手术成功也不代表重建后的血管通畅。但即使这些存在，患者仍然可能存活并且不伴有肢体缺血。存在上述结果是出乎意料的，鉴于 BD 患者的不良预后，该病的最佳治疗方式目前没有定论。对于现代血管外科医生来说，疗效显著的Hunter 手术是可能有效的，Hunter 手术是一种放弃选择式手术。但是对患者和外科医生来说，这一术式又看起来是合理的，因为即使这一手术可能会造成轻微的或者中度的肢体缺血，但是避免了严重的并发症和多次手术的风险。

最后，免疫抑制疗法可能对 BD 所致的小动脉瘤偶尔有效[129]。Tüzün 等[88] 报道了使用免疫抑制疗法使得 2 处主动脉瘤和 1 处颈动脉内部分血栓形成并缩小了动脉瘤的直径；肺动脉瘤在使用可的松和硫唑嘌呤治疗后最终完全治愈[130, 131]。

年份, 作者	病例数	治疗方式及结果
Enoch, 1968[78]	[a]2	1 例切除后用静脉重建, 闭塞
		1 例 roof-type 静脉移植; 6 周后发生假性动脉瘤; 吻合; 没有缺血
Piers, 1977[123]	[b]2	动脉瘤内血栓形成; 没有治疗, 没有缺血
Dhobb, 1986[124]	2	1 例静脉旁路移植; 3 年内通畅
		1 例涤纶旁路移植; 感染; 二次手术后死亡
Yamana, 1988[72]	2	1 例静脉旁路移植, 动脉瘤移植后吻合; 2 个月后发生假性动脉瘤; 结扎后痊愈
		1 例直接结扎后愈合
Kisacikoglu, 1992[81]	3	1 例切除后端 – 端重建
		1 例同上处理 + 远端血栓清除; 4 个月时闭塞; 腰椎交感神经切除术 + 截趾
		1 例瘤体切除 + 远端血栓清除 + 静脉间置
Sherif, 1992[93]	1	动脉瘤切除 + 静脉间置, 10 个月时闭塞
Chaillou, 1992[110]	1	瘤体切除 + 静脉旁路移植; 6 个月保持通畅
Nakayama, 1992[125]	1	切除 + 静脉移植
Cormier, 1993[126]	3	1 例静脉瘤体重建
		[c]1 例静脉移植; 1 年后闭塞
		[c]1 例动脉瘤血栓形成; 无症状; 未处理
Kuzu, 1994[54]	3	结扎 (动脉瘤内缝合术); 痊愈
Zund, 1997[101]	1	动脉瘤内血栓形成; 轻度跛行; 未治疗
Yasuda, 1996[82] 和 Sasaki, 1998[101]	1	静脉移植; 保持通畅 13 年
Ozeren, 2000[65]	1	血管重建后 7 个月血栓形成
Akar, 2001[127]	1	瘤体切除 +PTFE 人工血管间置, 通畅 1 个月
Sharaf El-Din, 2002[83]	6	瘤体切除 + 静脉旁路移植
Silistreli, 2004[119]	1	支架植入; 早期通畅
Kalko, 2005[86]	2	原位修复
Iscan, 2005[74]	2	PTFE 人工血管移植
Hosaka, 2005[18]	4	1 例瘤体切除 + 静脉间置; 12 年后闭塞同时吻合口假性动脉瘤形成, 再以静脉移植; 228 个月后随访丢失
		[d]1 例瘤体切除 + 涤纶间置; 4 年后闭塞; 再次进行静脉移植
		[d]1 例切除 + 静脉移植
		1 例切除 + 涤纶间置; 感染; 胫股静脉旁路移植, 通畅 53 个月

表 22–4 白塞病（BD）患者中腘动脉治疗的细节

（续表）

年份，作者	病例数	治疗方式及结果
Goz, 2007[128]	1	结扎，预后好
Kim, 2009[95]	5	1 例支架植入，34.7 个月后闭塞
		1 例弹簧圈栓塞
		3 例移植物间置（1 例在 14 个月时反复发生假性动脉瘤，再次手术）
		1 例结扎
Köksoy, 2011[79]	8	7 例切除 + 移植物间置（1 例闭塞，1 例移植物感染，1 例吻合口假性动脉瘤：7 例患者中 1 例截肢）
		1 例切除 + 静脉间置；第 2 次胫后动脉、胫前动脉、腓动脉动脉瘤结扎后随访丢失
Tüzün, 2012[88]	5	1 例切除 + 静脉间置；吻合口假性动脉瘤；静脉旁路移植；随访丢失
		2 例结扎；无致残性缺血
		1 例切除 +PTFE 间置；3 个月后闭塞
Tantia, 2013[68]	1	成功手术治疗

a. 16 岁男性患者患双侧动脉瘤

b. 43 岁男性患者患双侧动脉瘤

c. 同一患者：对侧动脉瘤在首发动脉瘤发现后 4 年出现

d. 同一患者：患者在第一次动脉瘤后出现 6 个新的动脉瘤；对侧腘动脉瘤在第一个动脉瘤发现后 13 年发现；死于第一次手术后 173 个月（胸主动脉瘤破裂）

参考文献

[1] Behçet H. Uber rezidivierende aphtose, durch ein Virus verursachte Geschwure am Mund, am Auge und an den Genitalien. Derm Wchnschr. 1937;36:1152-63.

[2] Adamantiades B. Sur un cas d'iritis à hypopyon récidivant. Ann Ocul. 1931;168:271-8.

[3] Behçet H. Some observations on clinical picture of so-called triple symptoms complex. Dermatologica. 1940;81:73-6.

[4] O'Duffy JD. Behçet's disease. Curr Opin Rheumatol. 1994;6:39-43.

[5] Saadoun D, Wechsler B, Desseaux K, Lé Thi Huong D, Amoura Z, Resche-Rigon M, Cacoub P. Mortality in Behçet's disease. Arthritis Rheum. 2010;62:2806-12.

[6] Ehrlich GE. Vasculitis in Behçet's disease. Int Rev Immunol. 1997;14:81-8.

[7] Oshima Y, Shimizu T, Yokohari R, Matsumoto T, Karino K, Kagami T, Magaya H. Clinical studies on Behçet's syndrome. Ann Rheum Dis. 1963;22:36-45.

[8] O'Duffy JD, Carney JA, Deodhar S. Behçet's disease: report of 10 cases, 3 with new manifestations. Ann Intern Med. 1971;75:561-70.

[9] von Richtofen F. China, Ergebnisse eigener Reisen und darauf gegrundeter Studien. Berlin: D.Reimur. p. 1877-912.

[10] James DG. Silk route disease. Postgrad Med J. 1986;62:151-3.

[11] Nishiyama M, Nakae K, Yukawa S, Hashimoto T, naba G, Mochizuki M, Sakane T. A study of comparison between the nationwide epidemiological survey in 1991 and previous survey on Behçet's disease in Japan. Env Health Prev Med. 1999;4:130-4.

[12] Mavioglu H. Behçet's recurrent disease: analytical review of the literature. Missouri Med. 1958;55:1209-22.

[13] Bergan JJ. Invited commentary to Kuzu et al. World J Surg. 1994;18:953-4.

[14] Sakane T, Takeno M, Suzuki N, Inaba G. Behçet's disease. N Engl J Med. 1999;341:1284-91.

[15] Gupta RC, O'Duffy JD, McDuffie FC, Mcurer M, Jordon RE. Circulating immune complexes in active Behçet's disease. Clin Exp Immunol. 1978;34:213-8.

[16] Wilkey D, Yocum DE, Oberley TD, Sundstrom WR, Karl L. Budd-Chiari syndrome and renal failure in Behçet's disease. Am J Med. 1983;75:541-50.

[17] Bang D, Homma T, Saito T, Nakagama S, Ueki H, Lee S. Ultrastructure of vascular changes in cutaneous manifestations of Behçet's disease. Acta Derm Veneorol. 1988;68:33-40.

[18] Hosaka A, Miyata T, Shigematsu H, Shigematsu K, Okamoto H, Ishii S, Miyahara T, Yamamoto K, Akagi D, Nagayoshi M, Nagawa H. Long-term outcome after surgical treatment of arterial lesions in Behçet's disease. J Vasc Surg. 2005;42:116-21.

[19] Wozniacka A, Jurowski P, Omulecki A, Kot M, Dziankowska-Bartkowiak B. Behçet's disease leaves the silk road. Postep Derm Alergol. 2014;31:417-20.

[20] Zouboulis CC, Kotter I, Djawari D, Kirch W, Ochsendorf FR, Keitel W, Stadler R, Wollina U, Proksch E, Sohnchen R, Weber H, Gollnick HP, Holzle E, Fritz K, Licht T, Orfanos CE. Epidemiological features of Adamantiades-Behçet's disease in Germany and in Europe. Yonsei Med J. 1997;38:411-22.

[21] Salvarani S, Pipitone N, Catanoso MG, Cimino L, Tumiati B, Macchioni P, Bajocchi G, Olivieri I, Boiardi L. Epidemiologic and clinical course of Behçet's disease in the Reggio Emilia area of Northern Italy: a seventeen-year population-based study. Arthritis Care Res. 2007;57:171-8.

[22] Vaquero S, Gutierrez JM, Pobo V, De Quiros MEB, Masoni JM, Rodriguez J, Zorita A, Vazquez I, Bongera F. Manifestaciones vasculaires (angiologicas) en el syndrome de Behçet. Angiologia. 1981;33:186-202.

[23] Lunghi C, Bertolini A, Ballarini C, Ballabio R. Vascular surgery in Behçet's syndrome: a case report. Ital J Surg Sci. 1983;4:317-21.

[24] Calamia KT, Schirmer M, Melikoglu M. Major vessel involvement in Behçet's disease: an update. Curr Opin Rheumatol. 2011;23:24-31.

[25] Benamour S, Zeroual B, Bennig R, Amaroui A, Bettal G. Maladie de Behçet. 316 cas. Presse Méd. 1990;19:1485-9.

[26] Dilsen N, Koniçe M, Aral O, Ocal L, Inanc M, Gill A. Risk factors for vital organ involvement in Behçet's disease. In: Wechsler B, Godeau P, editors. Behçet's disease. Proceedings of the 6th International Congress on Behçet's disease. Paris, 30th June-1st July 1993: Excerpta Medica; 1993. p. 165-70.

[27] Gharidboost F, Dacatchi F, Shahram F, Akbarian M, Chama C. Clinical manifestations of Behçet's disease in Iran. Analysis of 2176 cases. In: Wechsler B, Godeau P, editors. Behçet's disease. Proceedings of the 6th International Congress on Behçet's disease. Paris, 30th June-1st July 1993: Excerpta Medica; 1993. p. 153-8.

[28] Pande J, Uppal SS, Kailash S, Kumar A, Malaviya AN. Behçet's disease in India: a clinical, immunogenetic and outcome study. Br J Rheumatol. 1995;34:825-30.

[29] Mangelsdorf HC, White WL, Jorizzo JL. Behçet's disease. J Am Acad Dermatol. 1996;34:745-50.

[30] Urayama A, Skuragi S, Sakai F. Angio-Behçet's syndrome. In: Inaba GI, editor. Behçet's disease. Pathogenetic mechanism and clinical future. Proceedings of the international conference on Behçet's disease, Tokyo,

October 23-24, 1981. Tokyo: University of Tokyo Press; 1982. p. 171-6.

[31] Melikoglu M, Ugurlu S, Tascilar K, Caglar E, Seyahi E, Hamuryudan V, Yurdakul S, Yazici H. Large vessel involvement in Behçet's syndrome: a retrospective survey. Ann Rheum Dis. 2008;67(suppl. II):67.

[32] Gürler A, Boyvat A, Türsen U. Clinical manifestations of Behçet's disease. An analysis of 2147 patients. Yonsei Med J. 1997;38:423-7.

[33] Chajek T, Fainaru M. Behçet's disease. Report of 41 cases and a review of the literature. Medicine. 1975;54:179-96.

[34] Park MC, Hong BK, Kwon HM, Hong YS. Surgical outcomes and risk factors for postoperative complications in patients with Behçet's disease. Clin Rheumatol. 2007;26:1475-80.

[35] Lé Thi Huong D, Wechsler B, Piette JC, Pletry O, Vitoux JM, Kieffer E, Godeau P. rterial lesions in Behçet's disease. A study in 25 patients. J Rheumatol. 1995;22:2103-13.

[36] Yazici H, Bäsaran C, Hamuryudan V, Hizli N, Yurdakul S, Mat C, Tüzün Y, Ozyazcan Y, Dimitryadis I. The ten-year mortality in Behçet's syndrome. Br J Rheumatol. 1996;35:139-41.

[37] Kural-Seyahi E, Fresko I, Sayahi N, Ozyazgan Y, Mat C, Hamuryudan V, Yurdakul S, Yazici H. The longterm mortality and morbidity of Behçet's syndrome: a 2-decade outcome survey of 387 patients followed at a dedicated center. Medicine. 2003;82:60-76.

[38] O'Duffy JD. Vasculitis in Behçet's disease. Rheum Dis North Am. 1990;16:423-31.

[39] Atzeni F, Sarzi-Puttini P, Doria A, Boiardi L, Pipitone N, Salvarani C. Behçet's disease and cardiovascular involvement. Lupus. 2005;14:723-6.

[40] Duzgun N, Ates A, Aydintung OT, Demir O, Olmez U. Characteristics of vascular involvement in Behçet's disease. Scand J Rheumatol. 2006;35:65-8.

[41] Hamza M. Large artery involvement in Behçet's disease. J Rheumatol. 1987;14:554-9.

[42] Lie JT. Vascular involvement in Behçet's disease: arterial and venous and vessels all sizes. J Rheumatol. 1992;19:341-3.

[43] Tüzün H, Besirli K, Sayin A, Vural SF, Hamuryudan V, Hizli N, Yurdakul S, Yazici H. Management of aneurysms in Behçet's syndrome: an analysis of 24 patients. Surgery. 1997;121:150-6.

[44] Okita Y, Ando M, Minatoya K, Kitamura S, Matsuo H. Multiple pseudoaneurysms of the aortic arch, right subclavian artery, and abdominal aorta in a patient with Behçet's disease. J Vasc Surg. 1998;28:723-6.

[45] Grenier P, Bletry O, Comud F, Godeau P, Nahum H. Pulmonary involvement in Behçet's disease. Am J Radiol. 1981;137:565-9.

[46] Hughes JP, Stovin PGI. Segmental pulmonary artery aneurysms with peripheral venous thrombosis. Br J Dis Chest. 1959;53:19-27.

[47] Hamuryudan V, Yurdakul S, Moral F, Numan F, Tüzün H, Tüzüner N, Mat C, Tüzün Y, Ozyazgan Y, Yazici H. Pulmonary arterial aneurysms in Behçet's syndrome: a report of 24 cases. Br J Rheumatol. 1994;33:48-51.

[48] Hamuryudan V, Er T, Seyahi E, Akman C, Tüzün H, Fresko I, Yurdakul S, Numan F, Yazici H. Pulmonary artery

aneurysms in Behçet's syndrome. Am J Med. 2004;117: 867-70.

[49] Wechsler B, Lé Thi Huong D, de Gennes C, Bletry O, Piette JC, Kieffer E, Godeau P. Manifestations artérielles de la maladie de Behçet. Rev Med Interne. 1989;10:303-11.

[50] Chamberlain AM. Behçet's syndrome in 32 patients in Yorkshire. Ann Rheum Dis. 1977;36:491-9.

[51] Shimizu T, Ehrlich GE, Inaba G, Hayashi K. Behçet's disease (Behçet's syndrome). Semin Arthritis Rheum. 1979;8:223-60.

[52] Huang ZJ, Liao KH, Xu LY, Yang SM, Qiu BS, Zhang YT. Study of 310 cases of Behçet's syndrome. Chin Med J (Engl). 1983;96:483-90.

[53] Koç Y, Güllü I, Akpek G, Akpolat T, Kansu E, Kiraz S, Batman F, Kansu T, Balkanci F, Akkaya S, Telatar H, Ziteli T. Vascular involvement in Behçet's disease. J Rheumatol. 1992;19:402-10.

[54] Kuzu MA, Ozaslan C, Köksoy C, Gürler A, Tüzüner A. Vascular involvement in Behçet's disease: 8-year audit. World J Surg. 1994;18:948-54.

[55] Thomé A, Aoun N, El-Rassi B, Ghayad E. Vascular manifestations of Behçet's disease. Eighteen cases among 140 patients. Joint Bone Spine. 2003;70:384-9.

[56] Saba D, Saricaoglu H, Bayram AS, Erdogan C, Dilek K, Gebitekin C, Ozkan H, Ozer ZG. Arterial lesions in Behçet's disease. Vasa. 2003;32:75-81.

[57] Pipitone N, Boiardi L, Olivieri I, Cantini F, Salvi F, Malatesta R, la Corte R, Triolo G, Ferrante A, Filippini D, Paolazzi G, Sarzi-Puttini P, Restuccia G, Salvarani C. Clinical manifestations of Behçet's disease in 137 Italian patients: results of a multi center study. Clin Exp Rheumatol. 2004;22(suppl. 36):S46-51.

[58] Sarica-Kucukoglu R, Akfag-Kose A, Kayaball M, Yazganoglu KD, Disci R, Erzengin D, Azizlerli G. Vascular involvement in Behçet's disease: a retrospective analysis of 2319 cases. Int J Dermatol. 2006;45:919-21.

[59] Shang Y, Han S, Li J, Ren Q, Song F, Chen H. The clinical features of Behçet's disease in Northeastern China. Yonsey Med J. 2009;50:630-6.

[60] Ketari-Jamoussi S, Chaaba H, Ben DB, Boussema F, Kochbati S, Cherif O, Rokbani L. Atteinte artérielle au cours de la maladie de Behçet: à propos de 7 cas. Tunisie Méd. 2009;87:583-8.

[61] Ideguchi H, Suda A, Takeno M, Ueda A, Ohno S, Ishigatsubo Y. Behçet's disease. Evolution of clinical manifestations. Medicine. 2011;90:125-32.

[62] Sachetto Z, Mahayri N, Ferraz RH, Costallat LTL, Barros BM. Behçet's disease in Brazilian patients: demographic and clinical features. Rheumatol Int. 2012;32:2063-7.

[63] Ben ST, Tounsi H, Hamazoui A, Belfeki N, Khanfir-Smithi M, Lamloum M, Ben HI, Houman M. Arterial aneurysms in Behçet's disease. A report of 25 cases. Ann Rheum Dis. 2013;72(suppl III):327.

[64] Wu X, Li G, Huang X, Liu W, Zhao Y, Zeng W. Behçet's disease complicated with thrombosis: a report of 93 Chinese cases. Medicine. 2014;93:e263.

[65] Ozeren M, Mavioglu I, Dogan OV, Yucel E. Reoperation results of arterial involvement in Behçet's disease. Eur J Vasc Endovasc Surg. 2000;20:512-6.

[66] Azghari A, Belmir H, Bouayad M, Bouziane Z, Idrissi R, Lekehel B, Sefiani Y, El Mesnaouy A, Ammar F, Bensaid Y. Anévrysme du tronc coeliaque révélant la maladie de Behçet. A propos de deux cas. J Mal Vasc. 2009;34:362-5.

[67] Rodriguez-Morata A, Hidalgo CA, de la Cruz Cosme C, Gömez RS, Gömez MR. Atypical vascular involvement in a case of Behçet's disease. Case Rep Surg. 2012;2012:848101.

[68] Tantia R, Singh A, Khurana N, Arora D, Paraag KK, Singhal S. Behçet's syndrome diagnosed with left popliteal aneurysm: a rare case. Int J Med Appl Sci. 2013;2:181-5.

[69] Naouli H, Zrihini Y, Jiber H, Bouarhroum A. Un anévrysme de l'aorte abdominale révélant une maladie de Behçet. J Mal Vasc. 2014;39:434-8.

[70] Park JH, Han MC, Bettman MA. Arterial manifestations of Behçet's disease. Am J Radiol. 1984;143:821-5.

[71] Matsumoto T, Uekusa T, Fukuda Y. Vasculo Behçet's disease: a pathological study of eight cases. Hum Pathol. 1991;22:45-57.

[72] Yamana K, Kosuga K, Kinoshita H, Uraguchi K, Kinoshita T, Hirata Y, Akashi H, Nakayama T, Ohishi K. Vasculo-Behçet's disease: immunological study of the formation of aneurysm. J Cardiovasc Surg (Torino). 1988;29:751-5.

[73] Little AG, Zarins CK. Abdominal aortic aneurysm and Behçet's disease. Surgery. 1982;91:359-62.

[74] Iscan ZH, Vural KM, Bayazit M. Compelling nature of arterial manifestations in Behçet's disease. J Vasc Surg. 2005;41:53-8.

[75] Mishima Y, Ishikawa K, Kawase S. Behçet's syndrome with aneurysm. Jpn Circ J. 1961;25:1211. quoted by Mishima Y, Ishikawa K, Ueno A. Arterial involvement in Behçet's disease. Jpn J Surg. 1973:3:52-60.

[76] Mounsey JPD. Oro-genital ulcerations with phlebothrombosis (Behçet's syndrome) complicated by osteomyelitis of lumbar spine and ruptured aorta. Clinical pathology conference. Br Med J. 1965;1:357-61.

[77] Hills EA. Behçet's syndrome with aortic aneurysm. Br Med J. 1967;4:152.

[78] Enoch BA, Castillo-Olivares JL, Khoo TCL, Grainger RG, Henry L. Major vascular complications in Behçet's syndrome. Postgrad Med J. 1968;44:453-9.

[79] Köksoy C, Gyedu A, Alacayir I, Bengisun U, Uncu H, Anadol E. Surgical treatment of peripheral aneurysms in patients with Behçet's disease. Eur J Vasc Endovasc Surg. 2011;42:525-30.

[80] Türsen U, Gürler A, Boyvat A. Evaluation of clinical findings according to sex in 2313 Turkish patients with Behçet's disease. Int J Dermatol. 2003;42:346-51.

[81] Kisacikoglu B, Tansal S, Tokcan A, Memisoglu HR, Cetinalp E. Behçet's disease and arterial aneurysms. J Islamic Acad Sci. 1992;5:290-3.

[82] Yasuda K, Sakuma M, Matsui Y, Kajitani M, Ohba J, Murashita T, Shiiya N, Tanabe T. Surgical experience with vasculo-Behçet's disease. Int J Angiol. 1996;5:82-4.

[83] Sharaf El-Din HA, Saad E, Atia S, Mosbah Y, Megahed A-S, Horeya H, Elithy R, Regal S. Peripheral arterial aneurysms: different actiology and management; extended study. Egypt J Surg. 2002;21:1114-23.

[84] Ceyran H, Akçali Y, Kahraman C. Der chirurgische Behandlung des M. Behçet. A review of patients with

concomitant multiple aneurysms and venous lesions. Vasa. 2003;32:149-53.

[85] Koo BK, Shim W-H, Yoon Y, Lee BK, Choi D, Jang Y, Lee D-Y, Chang B. Endovascular therapy combined with immunosuppressive treatment for pseudoaneurysms in patients with Behçet's disease. J Endovasc Ther. 2003;10:75-80.

[86] Kalko Y, Basaran M, Aydin U, Kafa U, Basaranoglu G, Yasar T. The surgical treatment of arterial aneurysms in Behçet's disease: a report of 16 patients. J Vasc Surg. 2005;42:673-7.

[87] Kim WH, Choi D, Kim J-S, Ko Y-G, Shim WH. Effectiveness and safety of endovascular aneurysm treatment in patients with vasculo-Behçet disease. J Endovasc Ther. 2009;16:631-6.

[88] Tüzün H, Seyahi E, Arslan C, Hamuryudan V, Besirli K, Yazici H. Management and prognosis of nonpulmonary large arterial disease in patients with Behçet's syndrome. J Vasc Surg. 2012;55:157-63.

[89] Pay S, Abbasov T, Erdam H, Musabak U, Simsek I, Tekel A, Akdogan A, Sengul A, Dinc A. Serum MMP-2 and MMP-9 in patients with Behçet's disease: do their higher levels correlate to vasculo-Behçet's disease associated with aneurysm formation? Clin Exp Rheumatol. 2007;25(suppl. 45):S70-5.

[90] Nitecki SS, Ofer A, Karram T, Schwartz H, Engel A, Horrman A. Abdominal aortic aneurysms in Behçet's disease: new treatment options for an old and challenging problem. Isr Med Assoc J. 2004;6:152-5.

[91] Jayachandran NV, Rajasekhar L, Chandrasekhara PK, Kanchinadam S, Narsimulu G. Multiple peripheral arterial and aortic aneurysms in Behçet's syndrome: a case report. Clin Rheumatol. 2008;27:266-7.

[92] Bartlett ST, Mccarthy WJ III, Palmer AS, Flinn WR, Bergan JJ, Yao JST. Multiple aneurysms in Behçet's disease. Arch Surg. 1988;123:1004-8.

[93] Sherif A, Stewart P, Mendes DM. The repetitive vascular catastrophes of Behçet's disease: a case report with review of the literature. Ann Vasc Surg. 1992;6:85-9.

[94] Vasseur M-A, Haulon S, Beregi JP, Le Tourneau P, Prat A, Warembourgh H. Endovascular treatment of abdominal aneurysmal aortitis in Behçet's disease. J Vasc Surg. 1998;27:974-6.

[95] Kim WH, Choi D, Kim J-S, Ko Y-G, Shim WH. Effectiveness and safety of endovascular aneurysm treatment in patients with vasculo-Behçet's disease. J Endovasc Ther. 2009;16:631-6.

[96] Bastounis F, Maltezos C, Jambouras S, Vayiopoulos G, Balas P. Arterial aneurysms in Behçet's disease. Int Angiol. 1994;13:196-201.

[97] Jenkins A, L M, Macpherson AIS, Nolan B, Housley E. Peripheral aneurysms in Behçet's disease. Br J Surg. 1976;63:199-202.

[98] Kingston M, Ratcliffe JR, Alltree M, Merendino KA. Aneurysm after arterial puncture in Behçet's disease. Br Med J. 1979;1:1766-7.

[99] Schwartz S, Weisbrott M, Landau M, Antebi E. Peripheral false aneurysms in Behçet's disease. Br J Surg. 1984;74:67-8.

[100] Freyrie A, Paragona O, Cenacchi G, Pasquinelli G, Guiducci G, Faggioli GL. True and false aneurysms in Behçet's disease: case report with ultrastructural observations. J Vasc Surg. 1993;17:762-7.

[101] Zünd G, Enzler M, Hauser M, Künzli A, Vogt P, Hoffmann U, Turina M. Surgical approach in the treatment of arterial aneurysms associated with Behçet's disease. Eur J Vasc Endovasc Surg. 1997;14:224-6.

[102] Okada K, Eishi K, Takamoto S, Ando M, Kosakai Y, Nakano T, Sasako Y, Kobayashi J. Surgical management of Behçet's aortitis: a report of eight patients. Ann Thorac Surg. 1997;64:116-9.

[103] Sasaki S, Yasuda K, Takigami K, Shiiya N, Matsui Y, Sakuma M. Surgical experiences with peripheral arterial aneurysms due to vasculo-Behçet's disease. J Cardiovasc Surg (Torino). 1998;39:147-50.

[104] Mercan S, Sarigül A, Koramaz I, Dermitürk O, Böke E. Pseudoaneurysm formation in surgically treated Behçet's syndrome. Angiology. 2000;51:349-54.

[105] Alpagut U, Ugurlucan M, Dayioglu E. Major arterial involvement and review of Behçet's disease. Ann Vasc Surg. 2007;21:232-9.

[106] Al-Basheer M, Hadadin F. Aneurysm formation type of vasculo-Behçet's disease. Heart Lung Circ. 2007;16:407-9.

[107] Amazhoune B, Boulahya A, Selkane C, Houssa MA, Bekkali Y, Arji M, el Kirat A. Manifestations artérielles de la maladie de Behçet: à propos de 5 cas opérés. Arch Mal Coeur Vaiss. 2002;95:109-16.

[108] Safar HA, Abou-Khamseen S, Kansou J, Abubacker S, Francis I, Asfar F. Vascular aneurysms in Behçet's disease. Surg Pract. 2005;9:35-40.

[109] Dundar-Kaldirinci SV, Ates KB, Aklopat T, Nazli H. Iliac artery aneurysm in Behçet's disease. Angiology. 1985;36:549-51.

[110] Chaillou P, Patra P, Noel S-F, De Francal P, Planchon B, Sagan C. Behçet's disease revealed by double peripheral arterial involvement. Ann Vasc Surg. 1992;6:160-3.

[111] Cakir O, Eren N, Ulku R, Nazaroglu H. Bilateral subclavian aneurysm and ruptured abdominal aorta pseudoaneurysm in Behçet's disease. Ann Vasc Surg. 2002;16:516-20.

[112] Gretener SB, Do D-D, Baumgartner I, Dinkel H-P, Schmidli J, Birrer M. Endovascular aneurysm exclusion along a femorodistal venous bypass in active Behçet's disease. J Endovasc Ther. 2002;9:694-8.

[113] Ando M, Kosakai Y, Okita Y, Nakano K, Kitamura S. Surgical treatment of Behçet's disease involving aortic regurgitation. Ann Thorac Surg. 1999;68:2136-40.

[114] Barlas S. Behçet's disease. An insight from a vascular surgeon's point of view. Acta Chir Belg. 1999;99:274-81.

[115] Maruotti N, Cantatore FP, Nico B, Vacca A, Ribatti D. Angiogenesis in vasculitides. Clin Exp Rheumatol. 2008;26:476-83.

[116] Ozturk MA, Unverdi S, Oktar SO, Bukan N, Gülbahar O, Ureten K, Göker B, Haznedaroglu S, Sungur G, Ciftç TV, Onat AM. Vascular endothelial growth factor and carotid intima-media thickness in patients with Behçet's disease. Clin Rheumatol. 2008;27:961-6.

[117] Bonnotte B, Krause D, Fanton AL, Theron J, Chauffert B,

Lorcerie B. False aneurysm of the internal carotid artery in Behçet's disease: successful combined endovascular treatment with stent and coils (letter). Rheumatology. 1999;38:576-7.

[118] Kasirajan K, Marek JM, Langsfeld M. Behçet's disease: endovascular management of a ruptured peripheral arterial aneurysm. J Vasc Surg. 2001;34:1127-9.

[119] Silistreli E, Karabay O, Erdal C, Serbest O, Güzeloglu M, Catalyürek H, Açikel U. Behçet's disease: treatment of popliteal pseudoaneurysm by an endovascular stent implantation. Ann Vasc Surg. 2004;18:118-20.

[120] Park JH, Chung JW, Joh JH, Song SY, Shin SJ, Chung KS, Lee DY, Won JW, Kim SJ. Aortic and arterial aneurysms in Behçet's disease: management with stent-grafts. Initial experience. Radiology. 2001;220:745-50.

[121] Quilici BS, Aun R, Valentim L, Rafael SI, Dias NL, Puech-Leão P. Tratamento endovascular de aneurismas de aorta em patientes com doença de Behçet. J Vasc Bras. 2010;9:89-94.

[122] Kim SW, Lee DY, Kim MD, Won JY, Park SI, Yoon YN, Choi D, Ko Y-G. Outcomes of endovascular treatment for aortic pseudoaneurysms in Behçet's disease. J Vasc Surg. 2014;59:608-14.

[123] Piers A, Pope FM, Seymour V, Wyatt AP. Behçet's disease with arterial and renal manifestations. Proc R Soc Med. 1977;70:540-4.

[124] Dhobb M, Ammar F, Bensaid Y, Benjelloun A, Benabderrazik T, Benyhaia B. Arterial manifestations in Behçet's disease. Four new cases. Ann Vasc Surg. 1986;1:249-52.

[125] Nakayama Y, Kosako Y, Okazaki Y, Tsurusaki N, Kamachi M, Yamada T, Norita H, Itoh T. A case of giant popliteal aneurysm with compression neuropathy in Behçet's disease. Jpn J Cardiovasc Surg. 1992;21:195-9.

[126] Cormier J, Saliou C, Laurian C, Fichelle JM. Anévrysmes artériels de la maladie de Behçet. 4 observations. Presse Méd. 1993;22:1957-60.

[127] Akar H, Akpolat T, Kolbakir F, Akpolat I, Danaci M. Behçet's disease and popliteal artery aneurysms: a case report and review of the literature. Eur J Vasc Endovasc Surg. 2001;2:25-8.

[128] Goz M, Cakir O, Eren MN. Huge popliteal arterial aneurysm in Behçet's syndrome: is ligation an alternative treatment? Vascular. 2007;15:46-8.

[129] Duzgun N, Anil C, Ozer F, Acican T. The disappearance of pulmonary artery aneurysms and intracardiac thrombus with immunosuppressive treatment in a patient with Behçet's disease. Clin Exp Rheumatol. 2003;20(suppl. 26):S56-7.

[130] Agha A, Bella AM, Assiri AH, Al-Hakami M. Can Behçet's disease related pulmonary arterial aneurysms be completely resolved? Open Rheumatol. 2011;5:88-90.

[131] Ben DB, Ketari S, Boussema F, Aydi Z, Baili L, Rekbani L. Anévrysme pulmonaire complètement résolu après un traitement medical au cours de la maladie de Behçet. Rev Pneumol Clin. 2012;68:311-4.

第23章 川崎病

Kawasaki's Disease

Antonino Cavallaro 著　　周浩戈　何虎强 译

1997 年，Bradway 和 Drezner[1] 报道了一例 43 岁男性，有川崎病（Kawasaki disease，KD）病史，因股动脉和腘动脉共同动脉瘤接受手术治疗；其临床表现为腘动脉瘤血栓形成导致的下肢缺血；该患者 17 岁时出现心肌梗死，且伴多发性冠状动脉瘤；而 26 年后超声心动图却未见冠状动脉瘤迹象。该病例强调了 KD 患者外周动脉动脉瘤的发展问题，这篇论文[2] 的标题为"当川崎病儿童成长……"，发表在 2009 年的《美国心脏病学杂志》上。

1967 年，Kawasaki[3] 报道了 50 例儿童急性发热性黏膜皮肤淋巴结综合征。几年后，Kato 等[4, 5] 证实了受 KD 影响的婴儿和幼儿频发冠状动脉瘤，通过全身检查记录了 KD 血管炎的全身性质[6, 7]。并确定了影响中小型动脉的系统性血管炎及随后扩张并形成动脉瘤的潜在病理机制。目前，KD 的病因尚不清楚：根据临床、流行病学和病理学证据，怀疑与可能通过肺部进入的传染源相关[8]；建议采用遗传易感性[9]。KD 在日本尤为常见，每年新增患者超过 1 万人[10]；2012 年，0—4 岁婴儿和儿童的发病率为 265/10 万人[11]。约 70% 的病例出现在年龄＜3 岁的观察者身上，发病率高峰为 1 岁[12]。

KD 很少影响成年人；Dauphin 等[13] 报道了 6 例，在文献中发现了约 60 例。

KD 的诊断依赖于对以下几种体征的临床观察[14]。

(1) 发热 5 天或 5 天以上。

(2) 双侧结膜充血。

(3) 嘴唇和口腔黏膜变化：嘴唇变红，草莓舌，口腔和咽部黏膜弥漫性感染。

(4) 多形性皮疹。

(5) 最初变红，手掌和脚底皮肤硬化，随后恢复，手指和脚趾尖膜性脱皮。

(6) 急性、非化脓性颈部淋巴结肿大。

如果观察到冠状动脉扩张或动脉瘤，且存在上述体征中的四种便可确诊。根据光学和电子（透射）显微镜检查的结果，KD 血管炎的性质通过三个相关过程的发生来描述。

(1) 自限性坏死性动脉炎：其开始与结束于发热前 2 周；包括中性粒细胞从内皮水平开始并向外膜迁徙的过程，进而导致囊状动脉瘤，甚至血栓形成或破裂。

(2) 亚急性 / 慢性血管炎：可以早于前者开始，但能发生并持续数月或数年；其始于外膜或外膜周围水平，并向内发展，对血管壁造成不同程度的损伤。动脉扩张发生，根据过程的严重程度，其可能退化或持续为梭形扩张或动脉瘤。

(3) 来自内膜和外膜平滑肌细胞的管腔肌纤维母细胞增生：这可能导致轻度 / 中度亚急性 / 慢性血管炎的狭窄或血栓形成。

当在发病后 10 天内采用阿司匹林和静脉注

射丙种球蛋白的特定疗法[15, 16]后，KD的病史和病程发生了变化；20%～25%未经治疗的患者发生冠状动脉瘤[17, 18]；及时治疗可将此类严重并发症的发生率降低到3%～5%[19]。然而，必须注意的是，在一些病例中，KD的诊断被遗漏[2]，并且大约15%的患者对标准治疗没有反应[16]。在接受治疗的患者中，超过50%的患者在随访第一年内冠状动脉的扩张完全缓解[20]。

Kato等[22]对594名KD儿童进行了长期随访，通常包括反复冠状动脉造影；在146例冠状动脉瘤中，近50%在1～2年内自然消退；然而，26例最初的巨大（直径>8mm）冠状动脉瘤患者中没有出现任何消退，其中12例（46%）出现狭窄。在448例最初冠状动脉造影正常的患者中，没有一例出现心脏表现异常。13例患有巨大冠状动脉瘤（整个队列的2.2%）发生了39个系统性动脉瘤，主要累及腋动脉和髂内动脉。

年龄<7个月的婴儿似乎特别容易发生冠状动脉和中动脉瘤[23]；Tomita等[24]收集的11例周围性坏疽患者属于该年龄组：其中9例有巨大冠状动脉瘤，8例为外周动脉瘤。

在文献中发现了一些关于KD患者非冠状动脉瘤的报道：腹主动脉[25, 26]、髂总动脉[27, 28]、髂内动脉[28, 29]、锁骨下腋动脉[24, 30-32]、肱动脉[33]、肝动脉[34, 35]和脑动脉[36]。已经描述了伴有冠状动脉瘤的多发性动脉瘤[37-39]。在外周动脉中观察到的病变与在冠状动脉中发现的病变相似[40]，外周动脉瘤的演变过程与冠状动脉瘤的演变过程相同。Miyake等[41]在一例8月龄的婴儿身上观察到，在发病后第27天终末主动脉扩张，18天后又明显完全消退。通常在6～12个月的随访中观察到外周动脉瘤消退[42]，但并非所有动脉瘤都消退，并且可能在数年内保持不变（如Fuyama等[26]对一例2月龄的KD患儿进行了7年的腹主动脉瘤随访）或发生血栓[21, 43]。

Hoshino等[44]回顾性研究了20例KD患者全身动脉瘤的结局，所有患者均表现为至少两个对称性外周动脉瘤，其中16例患者有多个动脉瘤，共107个动脉瘤病变，主要位于肱动脉或髂动脉水平；KD发病年龄为1～20个月，最新血管造影研究年龄为2—26岁；回顾性观察期平均为18年。所有患者均有冠状动脉瘤，绝大部分（19/20）为巨大动脉瘤。结果显示，51%的动脉瘤消退，而25%的动脉瘤出现狭窄病变。

在本综述中，KD是一种有趣的疾病，因为不同的报告中均没有提到腘动脉瘤，但对于Bradway和Drezner[1]所描述的病例，其缺乏显微镜下的微观研究。然而，后者可能是一个警告，可以用来研究腘动脉瘤和无（明显）动脉粥样硬化迹象的青少年或年轻人腘动脉瘤患者中儿童期KD的发生。一般来说，关于儿童期KD患者，有两个问题值得回答[45]：①KD后是否可能出现长期心血管后遗症；②KD动脉炎可能是加速动脉粥样硬化的前提。

根据日本循环协会[46]的数据，最终的晚期心血管症状在发病20年后开始出现。

心脏不良事件一直是调查的对象。在持续性冠状动脉瘤[47]和暂时性冠状动脉扩张[48]的病例中均发现冠状动脉功能障碍。Yamakawa等[49]观察到KD后很长时间由冠状动脉内乙酰胆碱引起的反常的血管收缩，提示内皮功能障碍延长；KD被认为可能是成人早发冠心病的一个危险因素[50]。在35岁以下的154例心血管疾病死亡事件中，2例（1.3%）与儿童期KD有关[51]。Kato等[52]回顾了日本354家医院的登记册，发现在130例患有冠状动脉瘤的成年人中，2例有明确的KD病史，19人有可疑的KD病史。Burns等[53]回顾性研究了74例患者，年龄12—39岁，他们均存在心血管问题，被认为是KD的晚期结果：发现冠状动脉瘤93.2%，冠状动脉狭窄66.1%。KD急性期发生的巨大冠状动脉瘤似乎与长期的不良预后有关[54]。

KD最终对全身动脉的影响尚不明确，但至少一些临床报告应该引起警惕，Wakisaka等[55]描述了一例33岁的年轻人接受腹主动脉瘤移植手术；该患者19岁时接受了主动脉冠状动脉旁路移植术，其 14 岁时可能患有 KD。PET 研究[56]发现 KD 后很久仍有持续性动脉炎。一些患者被观察到晚期内皮功能障碍[57, 58]，而其他人没有观察到[59]。在急性期[61]没有明显冠状动脉病变的病例中，也注意到动脉硬化的长期（炎症后）增加[60]。

总之，周围动脉 KD 的长期后遗症尚未确定，需要对大量有儿童 KD 病史的个体进行研究。由于许多国家对 KD 的认识相对较低，因此在一些病例中可能会漏诊，因此这些评估可能会变得复杂；此外，该病频繁的良性病程可能掩盖了密切和专门随访的必要性。

参考文献

[1] Bradway MW, Drezner AD. Popliteal aneurysm presenting as acute thrombosis and ischemia in a middle-aged man with a history of Kawasaki disease. J Vasc Surg. 1997;26:884-7.

[2] Gordon JB, Kahn AM, Burns JC. When children with Kawasaki disease grow up. Myocardial and vascular complications in adulthood. J Am Coll Cardiol. 2009; 54: 1911-20.

[3] Kawasaki T. Acute febrile mucocutaneous lymphnode syndrome with lymphoid involvement, with specific desquamation of the fingers and toes in children: clinical observations of 50 patients. Jpn J Allergy. 1967;16:178-222.

[4] Kato H, Koike S, Yamamoto M, Ito Y, Yano E. Coronary aneurysms in infants and young children with the mucocutaneous lymph node syndrome. J Pediatr. 1975;86:892-8.

[5] Kato H, Koike S, Tanaka C, Yokochi K, Yoshioka F, Takeuchi S, Matsunaga S, Yokoyama T. Coronary heart disease in children with Kawasaki disease. J Jpn Circ. 1979;43:469-75.

[6] Amano S, Hazawa F, Kubagawa H, Tasaka K, Haebara H, Hamashino Y. General pathology of Kawasaki disease. On the morphologic alterations corresponding to the clinical manifestations. Acta Pathol Jpn. 1980;30:681-94.

[7] Landing BH, Larson EJ. Pathological features of Kawasaki disease (mucocutaneous lymphnode syndrome). Am J Cardiovasc Pathol. 1987;1:218-29.

[8] Orenstein JM, Shulman ST, Fox LM, Baker SC, Takahashi M, Bhatti TR, Russo PA, Mierau GW, de Chadarévian JP, Perlman EJ, Trevenen C, Rotta AT, Kalelka MB, Rowley AH. Three linked vasculopathic processes characterize Kawasaki disease: a light and transmission electron microscopic study. PLoS One. 2012;7(6):e38998.

[9] Dergun M, Kao A, Hauger SB, Newburger JW, Burns JC. Familial occurrence of Kawasaki syndrome in North America. Arch Pediatr Adolesc Med. 2005;159:876-81.

[10] Nakamura Y, Yashiro M, Uehara R, Oki I, Kayaba K, Yanagawa H. Increasing incidence of Kawasaki disease in Japan: nationwide survey. Pediatr Int. 2008;72:134-8.

[11] Makino M, Nakamura Y, Yashiro M, Ae R, Tsuboi S, Aoyama Y, Kojo T, Uehara R, Kotani K, Yanagawa H. Descriptive epidemiology of Kawasaki disease in Japan, 2011-2012: from the results of the 22nd nationwide survey. J Epidemiol. 2015;25:239-45.

[12] Takahashi K, Oharaseki T, Yokouchi Y, Hiruta N, Naoe S. Kawasaki disease as a systemic vasculitis in childhood. Ann Vasc Dis. 2010;3:173-81.

[13] Dauphin C, Motreff P, Souteyrand G, Laurichesse M, Gourdon F, Lesens O, Lamaison D, Beytout J, Cassagnes J, Lusson JR. La maladie de Kawasaki est aussi une maladie de l'adulte: à propos de six observations. Arch Mal Coeur Vaiss. 2007;100:439-47.

[14] Ayusawa M, Sonobe T, Uemura S, Ogawa S, Nakamura Y, Kiyosawa N, Ishii M, Harada K, Kawasaki Disease Research Committee. Revision of diagnostic criteria for Kawasaki disease (the 5th revised edition). Pediatr Int. 2005;47:232-4.

[15] Kato H, Ichinose E, Yoshioka F, Takechi T, Matsunaga S, Suzuki K, Rikitake V. Fate of coronary aneurysms in Kawasaki disease: serial coronary angiography and long term follow-up study. Am J Cardiol. 1982;49:1758-66.

[16] Furusho K, Nakano H, Shinomiya K, Tamura T, Manabe Y, Kawarano M, Baba K, Kamiya TY, Kiyosaw N, Hayashidera T, Hirose O, Yokoyama T, Baba K, Mori C. High-dose intravenous gammaglobulin for Kawasaki disease. Lancet. 1984;2:1055-8.

[17] Suzuki A, Kamiya T, Kuwahara N, Ono Y, Kohata T, Takahashi O, Kimura K, Takamiya M. Coronary arterial lesions of Kawasaki disease: cardiac catheterization findings of 1100 cases. Pediatr Cardiol. 1986;7:3-9.

[18] Jin B, Feng X-Y. Dual-source CT imaging of multiple giant coronary and axillary aneurysms in a child with Kawasaki disease. Eur Rev Med Pharmacol Sci. 2014;18:1969-72.

[19] Newburger JW, Takahashi M, Burns JC, Betser AS, Gheng KJ, Duffy E, Glode MP, Mason WH, Reddy V, Sanders SP, Shulman ST, Wiggins JW, Hicks RW, Fulton DR, Lewis AB, Leung DYM, Colton T, Rosen FS, Melish ME. The treatment of Kawasaki syndrome with intravenous gamma globulin. N Engl J Med. 1986;315:341-7.

[20] Morales-Quispe A, Espinosa-Zavaleta N, Caballero-Caballero R, Garcia Lopez JJ, Rodriguez-Quezada JM, Betanzes-Rodriguez L. Enfermedad de Kawasaki: evolución y complicaciones cardiovasculares en niños. Rev Med Inst Mex Seguro Soc. 2011;49:295-300.

[21] Sasaguri H, Kato H. Regression of aneurysms in Kawasaki disease: a pathological study. J Pediatr. 1982;100:225-31.

[22] Kato H, Sugimura T, Akagi T, Sato N, Hashino K, Maeno Y, Kazue T, Eto G, Yamakawa R. Long-term consequences of

Kawasaki disease. A 10- to 21-year follow-up study of 594 patients. Circulation. 1996;94:1379-85.

[23] Bachiri A, Francart C, Godart F, Brevière GM, Vaksman G, Martinot V, Rey C. Ischémie de la main révélant une maladie de Kawasaki. Arch Pédiatr. 2000;7:1307-10.

[24] Tomita S, Chung K, Mas M, Gidding T, Shulman ST. Peripheral gangrene associated with Kawasaki disease. Clin Infect Dis. 1992;14:121-6.

[25] Canter C, Bower RJ, Strauss A. Atypical Kawasaki disease with aortic aneurysm. Pediatrics. 1981;68:885-8.

[26] Fuyama Y, Hamada R, Uehara R, Yano I, Fujiwara M, Matuba M, Kawamura K, Nonaka Z, Maekawa K. Long-term follow-up of abdominal aortic aneurysms complicating Kawasaki disease: comparison of the effectiveness of different imaging methods. Acta Paediatr Jpn. 1996;38:252-5.

[27] Saga T, Shirotani H, Shinohara T. Surgical treatment for coronary and iliac arterial lesions in a case of Kawasaki disease. Thorac Cardiovasc Surg. 1995;43:57-9.

[28] Casadonte JR, Perez VM, Stapleton G, Crawford MM, Jacobs JP, Cooper DS, Dadlani GH. Magnetic resonance angiography detection of vascular aneurysms in patients with Kawasaki disease and coronary artery aneurysms. World J Pediatr Congenit Heart Surg. 2010;1:393-6.

[29] Pires A, Sousa G, Castela E. Coronary and systemic aneurysms in an infant with Kawasaki disease. Pediatr Cardiol. 2009;30:568-9.

[30] Wilson DA, Luckstead E, Stuemky JH. Echocardiographic findings in a fatal case of Kawasaki's disease. Am J Dis Child. 1979;133:1028-30.

[31] Fukushige J, Nihill MR, McNamara DG. Spectrum of cardiovascular lesions in mucocutaneous lymph node syndrome: analysis of eight cases. Am J Cardiol. 1980;45:98-107.

[32] Teixeira OHP, Pong AH, Vlad P. Amputating gangrene in Kawasaki disease. CMA J. 1982;127:132-4.

[33] Cabrera ND, Sridahr A, Chessa M, Carminati M. Giant coronary and systemic aneurysms of Kawasaki disease in an infant. Pediatr Cardiol. 2010;31:915-6.

[34] Lipson M, Ament M, Fonkalsrud EW. Ruptured hepatic artery aneurysm and coronary artery aneurysms with myocardial infarction in a 14-year-old boy: new manifestations of the mucocutaneous lymph node syndrome. J Pediatr. 1981;98:933-6.

[35] Marks WH, Coran AG, Wesley JR, Di Pietro M, Byrne W, Bowerman R, Nolan B. Hepatic artery aneurysm associated with the mucocutaneous lymph node syndrome. Surgery. 1985;98:598-601.

[36] Lapointe J, Nugent R, Graeb D, Robertson WD. Cerebral infarction and regression of widespread aneurysms in Kawasaki disease: case report. Pediatr Radiol. 1994;14:1-5.

[37] Bajolle F, Jurzak P, Cohen S, Boudjemline Y. Endovascular treatment of peripheral aneurysms in Kawasaki disease. Arch Cardiovasc Dis. 2013;106:694-6.

[38] Heran MK, Hockley A. Multiple mirror-image peripheral arterial aneurysms in Kawasaki disease. Pediatr Cardiol. 2011;32:670-3.

[39] Ekici F, Varan B, Kokabas E, Erdogan I, Eminoglu S, Aktas D. Multiple giant aneurysms and stenosis of the coronary and systemic arteries in an infant with Kawasaki disease at the early stage of the convalescent period. Echocardiography. 2014;31:E147-50.

[40] Masuda H, Shozawa T, Naoe S, Tanaka N. The intercostal artery in Kawasaki disease. A pathological study of 17 autopsy cases. Arch Pathol Lab Med. 1986;110:1136-42.

[41] Miyake T, Yokoyama T, Shinohara T, Seto S, Oiki M. Transient dilatation of the abdominal aorta in an infant with Kawasaki disease associated with thrombocytopenia. Acta Paediatr Jpn. 1995;37:521-5.

[42] Yacoe ME, Dake MD. Development and resolution of systemic and coronary artery aneurysms in Kawasaki disease. Am J Roentgenol. 1992;159:708-10.

[43] Ames EL, Jones J-S, van Dommelen B, Posch JL. Bilateral hand necrosis in Kawasaki syndrome. J Hand Surg Am. 1985;10:391-5.

[44] Hoshino S, Tsuda E, Yamada O. Characteristics and fate of systemic arterial aneurysms after Kawasaki disease. J Pediatr. 2015;167:108-12.e1-2.

[45] Burns JC, Daniels LB. Assessing vascular health after Kawasaki disease: a cautionary tale. J Am Coll Cardiol. 2013;62:1122-3.

[46] Japanese Circulation Society, Joint Research Group. Guidelines for the diagnosis and management of cardiovascular sequelae in Kawasaki disease. Pediatr Int. 2005;47:711-32.

[47] Cicala S, Galderisi M, Grieco M, Lamberti A, Cosimi R, Pellegrini F, de Leva F. Trans-thoracic echo-doppler assessment of coronary microvascular function late after Kawasaki disease. Pediatr Cardiol. 2008;29:321-7.

[48] Furuyama H, Odagawa J, Katoh C, Iwado Y, Ito Y, Noriyasu K, Mabuchi M, Yoshinaga K, Kobayashi K, Tamaki N. Altered myocardial flow reserve and endothelial function late after Kawasaki disease. J Pediatr. 2003;142:149-54.

[49] Yamakawa R, Ishii M, Sugimura T, Akagi T, Eto G, Iemura M, Tsutsumi T, Kato H. Coronary endothelial dysfunction after Kawasaki disease: evaluation by intracoronary injection of acetylcholine. J Am Coll Cardiol. 1998;31:1074-80.

[50] Satou GM, Giamelli J, Gewitz MH. Kawasaki disease: diagnosis, management and long-term implications. Cardiol Rev. 2007;111:2119-25.

[51] Shimizu C, Sood A, Lau HD, Oharaseki T, Takahashi K, Krous HK, Campman S, Burns JC. Cardiovascular pathology in 2 young adults with sudden, unexpected death due to coronary aneurysms from Kawasaki disease in childhood. Cardiovasc Pathol. 2015;24:310-6.

[52] Kato H, Inoue O, Kawasaki T, Fujiwara H, Watanabe T, Toshima H. Adult coronary artery disease probably due to childhood Kawasaki disease. Lancet. 1992;340:1127-9.

[53] Burns JC, Shike M, Gordon JB, Malhotra H, Schoenwetter M, Kawasaki T. Sequelae of Kawasaki disease in adolescents and young adults. J Am Coll Cardiol. 1996;28:253-7.

[54] McNeal DA, Fournier R, Scuccimarri R, Dancea A, Houde C, Bellavance M, Dahdah N. The fate and observed management of giant coronary aneurysms secondary to Kawasaki disease in the province of Quebec: the complete series since 1976. Pediatr Cardiol. 2013;34:170-8.

[55] Wakisaka Y, Tsuda E, Asakura T. A young adult who had undergone coronary artery bypass grafting and abdominal

aortic replacement with prosthetic vessel later after incomplete Kawasaki disease. J Cardiol. 2010;55:120-4.

[56] Suda K, Tahara N, Honda A, Iemura M, YoshimotoH, Kudo Y, Kaida H, Abe T, Sawada K, Akashi H, Tanaka H, Fukumoto Y. Persistent peripheral arteritis long after Kawasaki disease: another documentation of ongoing vascular inflammation. Int J Cardiol. 2015;180:88-90.

[57] Dhillon R, Clarkson P, Donald AE, Powe AJ, Nash M, Novelli V, Dillon MJ, Dearfield JE. Endothelial dysfunction late after Kawasaki disease. Circulation. 1996;94:2103-6.

[58] Niboshi A, Hamaoka K, Sakata K, Yamaguchi N. Endothelial dysfunction in adult patients with a history of Kawasaki disease. Eur J Pediatr. 2008;167:189-96.

[59] McCrindle BW, McIntyre S, Kim C, Lin T, Adeli K. Are patients with Kawasaki disease at increased isk for accelerated atherosclerosis? J Pediatr. 2007;151:244-248.e1.

[60] Tobayama H, Takahashi K, Fukunaga H, Matsui K, Tanaka N, Harada M, Furukawa T, Oda H, Akimoto K, Kishiro M, Shimizu T. Analysis of arterial function in adults with a history of Kawasaki disease. J Cardiol. 2013;61:330-5.

[61] Nakagawa R, Kuwata S, Kurishima C, Saiki H, Iwamoto Y, Sugimoto M, Ishido H, Masutani S, Senzaki H. Arterial stiffness in patients after Kawasaki disease without coronary artery involvement: assessment by performing brachial-ankle pulse wave velocity and cardio-ankle vascular index. J Cardiol. 2015;66:130-4.

第 24 章　神经纤维瘤病

Neurofibromatosis

Antonino Cavallaro　著　李　朋　何虎强　译

Von Recklinghausen[1] 在 1882 年提出神经纤维瘤病（neurofibromatosis，NF）。该疾病的临床表现有所不同[2]。NF 的几种亚型已经被确定，其中 NF-1 最常见[3]。NF-1 被认作冯·雷克林豪森病[4]。

NF-1 是由位于 17 号染色体长臂的一个基因突变引起，编码神经纤维蛋白[5, 6]，该蛋白是 *Ras* 癌基因信号转导途径的负调节因子[7]。突变基因以常染色体显性遗传方式表达；然而，在大约一半的 NF-1 病例中，突变是自发性的[8]。

该疾病的常见和大部分已知的临床表现为：多发性神经纤维瘤、咖啡牛奶斑、虹膜错构瘤（李氏结节）；学习障碍、骨骼异常、腋窝和腹股沟出现雀斑的发生率较低，但并非罕见。NF-1 患者的预期寿命因两种并发症而缩短[9, 10]：结缔组织肿瘤倾向和血管受累。在 NF-1 患者中观察到的肿瘤包括听神经瘤、脑膜瘤、神经纤维肉瘤、星形细胞瘤、胶质母细胞瘤、恶性神经鞘瘤和嗜铬细胞瘤。关于后者，根据一些研究者[11, 12]的研究发现 5%～25% 的病例发生在 NF-1 患者中；然而，Brasfield 和 Das Gupta[13] 在通过对 130 名患者研究中仅报告 1 例。1981 年，Riccardi[3] 发现超过 70% 的病例中，脑肿瘤病变是该病的死亡原因。

Reubi[14] 在 1944 年描述了 NF 的血管受累。随后观察到血管病变（狭窄、动脉瘤、A-V 畸形）发生率为 0.4%～6.4%[15]，表现出一种众所周知但少见的病理[16-20]。该病尽管罕见，但血管受累仍具有相关的临床意义，因为它是儿童和青年人肾血管性高血压，或动脉破裂引起的剧烈出血的原因，甚至可能导致致命性出血[4, 16, 20, 21]。

血管神经纤维瘤病一词由 Feyrter[22] 于 1949 年首创；Khalatbari[23] 于 1959 年收集了 44 例病例；该术语目前已被遗传学家认可[24, 25]，用来指那些血管病变在临床表现中起重要作用的 NF-1 病例。实际上，每一条动脉都可能受到影响[26]，包括颅内[27-29]和肺[30]动脉，主要表现为狭窄性病变，也可表现为主动脉干[31, 32]、胸主动脉或腹主动脉[4, 31]、颅内血管[17, 33]、肾动脉[18, 34, 35]和内脏动脉的瘤样病变[26, 36]。这些动脉瘤就像任何动脉瘤一样，逐渐扩张和破裂[31]。静脉也可能受累[4, 37]。

动脉瘤的真实发病率尚不清楚，因为许多无症状病例在临床上难以获得。而且一般来说，血管病变的发病率可能被低估。Reubi[14, 38] 认为，通过仔细检查任何 NF 病例都可能发现血管病变。在一系列因其他原因死亡的 NF-1 患者的尸检中[39]，有 7/18（39%）发现血管异常。根据 Fienmann 和 Yakovac[40] 的发现，约 10% 的病例存在血管受累。Reubi[14, 38] 在直径达 1mm 的动脉上完成了 NF 血管改变的详细研究，并由 Feyrter[22] 和 Ratzenhofer[41] 两人继续完成后续工作，最后得出 6 种病变类型，分型可能相互重叠：

纯内膜型、晚期内膜型、结节性动脉瘤型、动脉周围结节型、上皮样细胞型、毛细血管周围间质型。

小动脉和大动脉的病变明显不同，这可能表示了该疾病的复杂性，并影响神经嵴和中胚层组织[42]。根据Salyer[39]的说法，动脉壁内施万细胞的增殖是共同的病理基础，但是在小血管中，中胚层发育不良，表现为继发性退行性改变，在显微镜下也占主导地位。然而，许多研究者认为存在两种不同的致病机制。在中小型动脉中，梭形细胞的内膜增生可能起源于平滑肌细胞[43]，伴随着中膜肌纤维和弹性成分的继发性改变，导致管腔阻塞或动脉瘤；这一过程也可能是大动脉（如颈总动脉）动脉瘤的原因[44]。然而，一般来说，在大动脉中，过程会有所不同，包括神经纤维瘤或神经节神经瘤组织对动脉壁的侵袭和损伤[31, 37, 45]，表现为外膜神经纤维参与全身性疾病。Greene等[19]于1974年概述了这种双重病理过程。

(1) 大动脉：施万细胞侵入，内膜增厚，中膜破坏，导致狭窄或囊状动脉瘤。

(2) 小动脉：中胚层发育不良，导致内膜平滑肌细胞增生，导致狭窄病变，偶尔出现狭窄后动脉瘤。

第三种机制，完全不同，偶尔表现为相邻神经纤维瘤侵犯动脉壁[46]。

回顾梅奥诊所经验（1976—2005年），Oderich等[4]报道了31例NF-1血管病变（15例家族史阳性）：4例患者存在神经肿瘤侵犯；18例患者出现40个动脉瘤病变，7例出现20个狭窄病变。显微镜发现通常与以内膜增厚为主的纤维肌发育不良一致；在5名患者（年龄3—32岁）中，可以证实施万细胞侵犯动脉；在老年患者中，两个主动脉瘤是由动脉粥样硬化引起的。这项相关研究揭示了NF血管疾病固有的两个问题。

(1) 病变往往是多发性的，正如在其他研究中反复遇到的那样[18, 26, 34, 45, 47]。

(2) 在NF患者中观察到的所有血管病变是否应归类为NF血管病变病理表现？也许，高度谨慎是必要的，尤其是在老年人和缺乏显微镜支持的情况下。

NF-1的动脉受累是一种罕见的情况，外周动脉病变尤其少见：Lin等[24]在2322名患者中只发现了16例。由于它们的罕见性，在过去25年中，该病涉及主动脉和四肢动脉的动脉瘤和（或）假性动脉瘤只报道过几例。Oderich等[4]对英文文献进行了详尽的回顾。已经报道了一些案例，仅为了让人们对这一问题有一定认识及了解治疗方法的发展趋势。3个破裂的锁骨下动脉动脉瘤被成功修复，1例为结扎和旁路移植[48]，2例为血管腔内治疗[49, 50]。2例肱动脉受累患者接受外科手术治疗成功[44, 51]，另外2例患者死亡[52, 53]。

Scheuerlein等[54]报道了1例破裂的尺动脉动脉瘤血管腔内治疗成功的病例。1例椎动脉瘤破裂采用血管腔内弹簧圈栓塞治疗成功[55]，另一例患者死于胸腔内破裂并血胸[56]。颈内动脉瘤不管是切除和静脉移植[57]，还是血管腔内支架置入术都取得了良好的效果[58, 59]。单纯的股深动脉动脉瘤破裂只需结扎[60]，然而在影响股浅动脉的类似病变中，成功地进行了隔绝和Dacron移植术[61]。胫前动脉动脉瘤仅需直接切除[62]。

表24-1总结了NF-1患者患有腘动脉瘤的病例，这些数据来自文献。

NF-1患者通常为动脉瘤急性表现，这可能意味着有机会通过无创方法、CT血管造影和MR血管造影对所有患者的动脉病变进行筛查[8]。由于罕见的血管受累，这将导致一些问题夸大，而且增加费用；然而，对于高血压患者、主要外周血管的神经纤维瘤患者，以及那些已经出现血管并发症的患者（由于多发性血管病变的频繁发生），进行全面筛查意见是一致的[26, 42, 54]。一旦确诊，无症状的血管病变和小动脉瘤可接受密切随访，因为它们在多年后也可能保持稳定[4]。在急诊病例中，由于动脉的脆弱和周围组织大量出血的倾向，外科治疗可能很困难。在Gutarra[42]

表 24-1 NF-1 患者中腘动脉瘤

作者, 年份	临床资料	治疗方式
Huffman[63], 1996	男性, 58 岁, 有症状	隔绝和静脉旁路移植
Ilgit[64], 1999	女性, 11 岁, 血栓形成	截肢
Tins[65], 2000	男性, 69 岁, 血栓形成[a]	截肢
Cho[66], 2005	女性, 66 岁, 有症状	隔绝和 PTFE 移植物
Bueno[67], 2005	女性, 32 岁, 破裂	切除（？），腘动脉 – 胫腓干静脉移植
Gutarra[42], 2007	女性, 38 岁[b]	切除和静脉旁路移植

a. 根据患者的病史，患者在 72 岁时诊断为右冠状窦动脉瘤
b. 患者在同一血管轴上有两个股动脉瘤（一个破裂）和一个无症状腘动脉瘤

报道的股腘动脉瘤破裂的病例中，使用精细的缝合线（8/0 聚丙烯），并记录 2000ml 的失血量。建议在可能的情况下进行简单的结扎或切除，以避免延长手术时间和严重的并发症[45]。血管腔内治疗的结果看起来非常有吸引力，主要是因为能有效地控制破裂动脉瘤的出血；支架植入也可能是有效的；但是，在支架扩张的过程中也存在动脉壁损伤的可能性[51]。

参考文献

[1] Von Recklinghausen FD. Uber die multiple Fibrome der Haut und ihre Beziehung zu den multiplen Neuromen. Festschrift zur Feier des fünfundzwanzigjährigen Bestehens des Patologischen Instituts zu Berlin; Herrn Rudolf Virchow dargebracht. Berlin: A. Hirschwald; 1882.

[2] Riccardi VM. The multiple forms of neurofibromatosis. Pediatr Rev. 1982;3:293-8.

[3] Riccardi VM. Von Recklinghausen neurofibromatosis. N Engl J Med. 1981;305:1617-27.

[4] Oderich GS, Sullivan TM, Bower TC, Gloviczki P, Miller DV, Babovic-Vuksanovic D, Macedo TA, Stanson A. Vascular abnormalities in patients with neurofibromatosis type I: clinical spectrum, management, and results. J Vasc Surg. 2007;46:475-84.

[5] Wallace MR, Marchuk DA, Andersen LB, Letcher R, Odeh HM, Saulino AM, Fountain JW, Brereton A, Nicholson J, Mitchell AL. Type 1 neurofibromatosis gene: identification of a large transcript disrupted in three NF 1 patients. Science. 1990;249:181-6.

[6] Metheny LJ, Cappione AJ, Skuse GR. Genetic and epigenetic mechanisms in the pathogenesis of neurofibromatosis type I. J Neuropathol Exp Neurol. 1995;54:753-60.

[7] Pasmant E, Sabbagh A, Sparlock G, Laurendeau I, Grillo E, Hamel MJ, Martin L, Barbarot S, Leheup B, Rodriguez D, Lacombe D, Dollfus H, Pasquier L, Isidor B, Ferkal S, Soulier J, Dieux-Coeslier A, Bièche I, Parfait B, Vidaud M, Wolkenstein P, Upadhyaya M, Vidaud D. NF 1 microdeletion in neurofibromatosis type 1: from genotype to phenotype. Hum Mutat. 2010;31:E1506-18.

[8] Chew D, Muto PM, Gordon JK, Straceski AJ, Donaldson MC. Spontaneous aortic dissection and rupture in a patient with neurofibromatosis. J Vasc Surg. 2001;34:363-6.

[9] Rasmussen SA, Yang Q, Friedman JM. Mortality in neurofibromatosis 1: an analysis using U.S. death certificates. Am J Hum Genet. 2001;68:1110-8.

[10] Delis KT, Gloviczki P. Neurofibromatosis type 1: from presentation and diagnosis to vascular and endovascular therapy. Perspect Vasc Surg Endovasc Ther. 2006;18: 226-37.

[11] Glushien AS, Mansuy MM, Littman DS. Pheochromocytoma: its relationship to the neurocutaneous syndromes. Am J Med. 1953;14:318-27.

[12] Chapman RC, Kemp VE, Taliaferro I. Pheochromocytoma associated with multiple neurofibromatosis and intracranial hemangioma. Am J Med. 1959;26:883-90.

[13] Brasfield RD, Das Gupta TK. Von Recklinghausen's disease - a clinicopathological study. Ann Surg. 1972;175:86-104.

[14] Reubi F. Les vaisseaux et les glandes endocrines dans la neurofibromatose - le syndrome sympathicotonique dans la maladie de Recklinghausen. Schweiz Z Pathol Bakteriol. 1944;7:168-236.

[15] Hamilton SJ, Friedman JM. Insights into the pathogenesis

of neurofibromatosis 1 vasculopathy. Clin Genet. 2000;58: 341-4.

[16] Bourke E, Gatenby PBB. Renal artery dysplasia with hypertension in neurofibromatosis. Br Med J. 1971;3:681-2.

[17] Cristau P, Rignault J, Delahaye R, Essioux H, Molinie C, Melun J. Les manifestations vasculaires de la maladie de Recklinghausen. A propos d'un cas. Ann Med Interne. 1973;124:577-9.

[18] Fye KH, Jacobs RP, Roe RL. Vascular manifestations of von Recklinghausen's disease. West J Med. 1975;122:110-6.

[19] Greene JF, Fitzwater JE, Burgess J. Arterial lesions associated with neurofibromatosis. Am J Clin Pathol. 1974;62:481-7.

[20] Halpern M, Currarino G. Vascular lesions causing hypertension in neurofibromatosis. N Engl J Med. 1965; 273: 248-52.

[21] Craddock GR, Challa VR, Dean RH. Neurofibromatosis and renal artery stenosis: a case of familial incidence. J Vasc Surg. 1988;8:489-94.

[22] Feyrter F. Uber die vasculare Neurofibromatose, nach Untersuchungen am menschlichen Magen-darmschlauch. Virchows Arch Pathol Anat. 1949;317:221-65.

[23] Khalatbari I. Les lesions artérielles dans les formes généralisées et frustes de la neurofibromatose. Acta Neuroveg. 1959;19:303-7.

[24] Lin AE, Birch P, Korf BR, Tenconi R, Niimura M, Poyhonen M, Uhas KA, Sigorini M, Virdis R, Romano C, Bonioli E, Wolkenstein P, Pivnick EK, Lawrence M, Friedman JM. Cardiovascular malformations and other cardiovascular abnormalities in neurofibromatosis type 1. Am J Med Genet. 2000;95:108-17.

[25] Friedman JM, Arbiser J, Epstein JA, Gutmann DH, Huot SJ, Lin AE, McManus B, Korf BR. Cardiovascular disease in neurofibromatosis 1: report of the NF 1 cardiovascular task force. Genet Med. 2002;4:105-11.

[26] Hassen-Khodja R, Declemy S, Batt M, Castanet J, Perrin C, Ortonne JP, Le Bas P. Visceral artery aneurysms in von Recklinghausen's neurofibromatosis. J Vasc Surg. 1997;25:572-5.

[27] De Kersaint-Gilly A, Zenthe L, Dabouis G, Mussini JM, Layay Y, Robert R, Picard L. Abnormalities of the intracerebral vasculature in a case of neurofibromatosis. J Neuroradiol. 1980;7:193-8.

[28] Tabaoda D, Alonso A, Moreno J, Muro D, Mulas F. Occlusion of the cerebral arteries in Recklinghausen's disease. Neuroradiology. 1979;18:281-4.

[29] Woody RC, Perrot LJ, Beck SA. Neurofibromatosis cerebral vasculopathy in an infant: clinical, neuroradiographic, and neuropathologic studies. Pediatr Pathol. 1992;12:613-9.

[30] Itzchak Y, Katznelson D, Boichis M, Jonas A, Deutsch V. Angiographic features of arterial lesions in neurofibromatosis. Am J Roentgenol. 1974;122:643-7.

[31] Pentecost M, Stanley P, Takahashi M, Isaacs H Jr. Aneurysms of the aorta and subclavian and verterbral arteries in neurofibromatosis. Am J Dis Child. 1981;35: 475-7.

[32] Schubiger O, Yasargil MG. Extracranial vertebral aneurysms with neurofibromatosis. Neuroradiology. 1978;15:171-3.

[33] Gibbons JR, Brookes JM. Phechromocytoma associated with multiple neurofibromatosis and aneurysm of the circle of Willis. Br J Clin Pract. 1967;21:360-2.

[34] Henley FT, Kaude JV. Angiographic findings in two cases of generalized neurofibromatosis. Vasc Surg. 1973;7:60-6.

[35] Faggioli GL, Gargiulo M, Bertoni F, Tarantini S, Stella A. Hypertension due to an aneurysm of the left renal artery in a patient with neurofibromatosis. Ann Vasc Surg. 1992;6: 456-9.

[36] Cormier F, Cormier JM. Trente-huit cas de lesions dysplasiques de l'artère mésentérique supérieure. J Mal Vasc. 2005;30:150-61.

[37] Nopajaroonsri C, Lurie AA. Venous aneurysm, arterial dysplasia, and near-fatal hemorrhages in neurofibromatosis type I. Hum Pathol. 1996;27:982-5.

[38] Reubi F. Neurofibromatose et lésions vasculaires. Schweiz Med Wchschr. 1945;7:463-5.

[39] Salyer WR, Salyer DC. The vascular lesions of neurofibromatosis. Angiology. 1974;25:510-9.

[40] Fienmann NL, Yakovac WC. Neurofibromatosis in childhood. J Pediatr. 1970;76:339-46.

[41] Ratzenhofer M. Zur kenntnis der organveranderungen bei recklinghausenscher neurofibromatose. Verh Dtsch Ges Pathol. 1954;38:236-44.

[42] Gutarra F, Rodriguez AJ, Miceli M, Mareso E. Ruptured femoropopliteal artery aneurysm in von Recklinghausen neurofibromatosis. J Vasc Surg. 2007;46:808-11.

[43] Finley JL, Dabbs DJ. Renal vascular smooth muscle proliferation in neurofibromatosis. Hum Pathol. 1988;19:107-10.

[44] Malecha MJ, Rubin R. Aneurysms of the carotid arteries associated with von Recklinghausen's neurofibromatosis. Pathol Res Pract. 1992;118:145-7.

[45] Saitoh S, Matsuda S. Aneurysms of the major vessels in neurofibromatosis. Arch Orthop Trauma Surg. 1998;117:110-3.

[46] Falcone JL, Go MR, Barli DT, Oakley GJ, Makaroun MS, Chaer RA. Vascular wall invasion in neurofibromatosis-induced aortic rupture. Vasc Endovasc Surg. 2010;44:52-5.

[47] Zochodne D. Von Recklinghausen's vasculopathy. Am J Med Sci. 1984;287:64-5.

[48] Tatebe S, Asami F, Shinohara H, Okamoto T, Kuraoka S. Ruptured aneurysm of the subclavian artery in a patient with von Recklinghausen's disease. Circ J. 2005;69:503-6.

[49] Sakamoto S, Sumida M, Takeshita S, Shibukawa M, Kiura Y, Okazaki T, Kurisu K. Ruptured subclavian artery pseudo-aneurysm associated with neurofibromatosis type 1. Acta Neurochir. 2009;151:1163-6.

[50] Santin BJ, Bourekas EC, Go MR. Endovascular therapy for subclavian artery rupture in von Recklinghausen disease. Vasc Endovasc Surg. 2010;44:714-7.

[51] Emory N, Naka N, Takami H, Tanaka TA, Tomita Y, Araki N. Ruptured brachial artery aneurysm in a patient with type 1 neurofibromatosis. J Vasc Surg. 2010;51;1010-3.

[52] Jeong WK, Paik SW, Lee SH, Kim CW. Brachial artery aneurysm rupture in a patient with neurofibromatosis: a case report. J Orthop Surg. 2008;18:247-50.

[53] Elmesnaoui A, Benlahbib M, Lekehal B, Bouayad M, efiani Y, Ammar F, Bensaid Y. L'atteinte des artères périphériques au cours de la neurofibromatose de von Recklinghausen.

Etude de deux cas. J Mal Vasc. 2011;36:189-95.

[54] Scheuerlein H, Ispikoudis N, Neumann R, Settmacher U. Ruptured aneurysm of the ulnar artery in a woman with neurofibromatosis. J Vasc Surg. 2009;49:494-6.

[55] Hiramatsu H, Matsui S, Yamashita S, Kamiya M, Yamashita T, Akai K, Watanabe K, Namba H. Ruptured extracranial vertebral artery aneurysm associated with neurofibromatosis tipe 1. Case report. Neurol Med Chir. 2012;52:446-9.

[56] Miyazaki T, Ohta F, Daisu M, Hoshii Y. Extracranial vertebral artery aneurysm ruptured into the thoracic cavity with neurofibromatosis type 1: case report. Neurosurgery. 2004;54:1517-20.

[57] Onkendi E, Bidgoli Moghaddam M, Oderich GS. Internal carotid aneurysm in a patient with neurofibromatosis type 1. Vasc Endovasc Surg. 2010;44:511-4.

[58] Smith BL, Munschauer CE, Diamond N, Rivera . Ruptured internal carotid aneurysm resulting from neurofibromatosis: treatment with intraluminal stent graft. J Vasc Surg. 2000;32:824-8.

[59] Hamasaki O, Ikawa D, Hidaka T, Kurokawa Y, Yonezawa U. Extracranial internal carotid pseudoaneurysm associated with neurofibromatosis type 1 treated with endovascular stenting and coil embolization. Vasc Endovasc Surg. 2014;48:176-9.

[60] Emrecan B, Onem G, Susam I. Ruptured profunda femoris aneurysm secondary to neurofibromatosis. Texas Heart Inst J. 2010;37:368-70.

[61] Van Damme H, Deprez M, de Leval L, Vahdat O, Calteux N, Boniver J, Limet R. Anévrysme fémoral superficiel rompu dans le cadre d'une neurofibromatose: à propos d'un cas. J Mal Vasc. 1994;19:62-5.

[62] Young LP, Stanley A, Menzoian IO. An anterior tibial artery aneurysm in a patient with neurofibromatosis. J Vasc Surg. 2001;33:1114-7.

[63] Huffman JL, Gahtan V, Bowers VD, Molls JL. Neurofibromatosis and arterial aneurysms. Am Surg. 1996; 62: 311-4.

[64] Ilgit ET, Vural M, Oguz A, Ozdogan ME. Peripheral arterial involvement in neurofibromatosis type I. A case report. Angiology. 1999;50:955-8.

[65] Tins B, Greaves M, Bowling T. Neurofibromatosis associated with a coronary artery aneurysm. Br J Radiol. 2000;73:1219-20.

[66] Cho YP, Kang JH, Choi S-J, Herr H, Han MS, Jang HJ, Kim YH, Kim H, Kwon T-W, Lee S. Aneurysm of the popliteal artery in neurofibromatosis. Ann Vasc Surg. 2005;19:900-3.

[67] Bueno A, Acin F, Rodriguez JM, March JR, de Benito L, Fernandez Casado JL. Ruptured popliteal aneurysm resulting from neurofibromatosis. A case report and review of the literature. Vasc Endovasc Surg. 2005;39:449-55.

第 25 章　肌纤维发育不良
Fibromuscular Dysplasia

Antonino Cavallaro　著　　杨文凡　何虎强　译

1938 年，Leadbetter 和 Burkland[1] 首次描述了动脉肌纤维发育不良（FMD，最初称为肌纤维增生）。20 年后，McCormack 等 [2] 在第 55 届美国病理学家和细菌学家协会年会上报告了 3 名高血压患者的 4 条肾动脉发生肌纤维发育不良。FMD 目前被定义 [3] 为一种非炎症性、非动脉粥样硬化性动脉疾病，最常影响肾动脉和头 – 颈动脉 [4]，可能导致狭窄、闭塞、夹层和动脉瘤 [5]。它是由动脉壁肌肉组织的特发性和节段性改变引起的，最初导致中小动脉 [6] 狭窄。事实上，几乎每条动脉都有肌纤维发育不良 [7]；它可能是无症状的 [5]，因此其在一般人群中的流行程度尚不清楚。

肌纤维发育不良被认为是一种罕见疾病；然而，一些数据表明它尚诊断不足。对潜在肾供体的研究显示，肾动脉纤维肌发育不良的发生率为 3.8%～8.8%[8-10]。

在最初报道肾动脉肌纤维发育不良是引起肾血管性高血压的原因后，很明显，这种疾病还可以影响肾外血管 [11] 及颈颅动脉，包括颈动脉和椎动脉，成为肌纤维发育不良第二常见的部位。颈动脉肌纤维发育不良的发生率仍然是一个有争议的问题。颈动脉造影检查诊断肌纤维发育不良检出率可在 0.25%～2.5%[12-14]。

肌纤维发育不良常见于 20—60 岁的女性，但在男性、儿童和老年人中也可观察到 [15]。

在美国建立一个肌纤维发育不良登记可能会改变对肾和颈动脉纤维肌发育不良相对发病率的比例。定位于肾动脉的肌纤维发育不良代表了所有肌纤维发育不良 [16] 病例的 75%；定位于头 – 颈动脉的 25%～30%[17]。从登记资料来看，随着非儿童患者登记人数的不断增加（2012 年 477 例 [18]，2014 年 732 例 [19]），不同的观点被揭示：2012 年，肾动脉肌纤维发育不良患者 294 例，颅外颈动脉肌纤维发育不良患者 251 例，脊椎肌纤维发育不良患者 82 例。2014 年 140 例动脉瘤中，颈动脉 39 例（27.9%），椎动脉 5 例（3.6%），肾动脉 45 例（32.1%）；共观察到 165 例解剖，主要影响颈动脉。

1971 年 Harrison 和 McCormack[20] 提出了肌纤维发育不良的组织学分类，涉及肾动脉病变；随着不断细化，它目前已被接受并应用于所有动脉疾病；Olin 和 Pierce 的总结如下 [5]。

（1）中膜发育不良，中膜纤维增生（75%～80%）：中膜变薄和肌纤维胶原脊增厚的交替区域。

（2）中膜发育不良，内膜纤维增生（10%～15%）：广泛的胶原沉积在中膜的外半部分。

（3）中膜发育不良，中膜增生（1%～2%）：平滑肌细胞增生，无纤维化。

（4）中膜纤维增生（<10%）：胶原在内膜中呈同心或偏心沉积。

（5）动脉周围纤维增生（＜1%）：密集的胶原取代了外膜，并可能延伸到外膜周围间隙。

第1型和第2型对应经典的血管造影表现为串珠状；第3型和第4型血管造影表现为平滑狭窄；第5型没有特殊的血管造影表现和诊断，除了显微镜检查，可能依赖血管内超声[21, 22]或光学相关体层扫描[23]。60%以上的肾脏病例[24]、60%以上的颈颅病例[25]和大约50%罕见的股腘动脉受累[26]的血管造影可见串珠样表现。

肌纤维发育不良的病因尚不清楚：它可能同时存在或与马方综合征[27]、Takayasu病[28]、埃勒斯-当洛斯综合征[29]和神经纤维瘤病Ⅰ型[30]有关。

有证据表明，肌纤维发育不良可能是一种家族遗传性疾病。Pannier-Moreau等[31]确定为11/104例家族性肾动脉肌纤维发育不良。Rushton[32]调查了20个家庭，其中至少有一个成员记录了肌纤维发育不良，并在12个家庭中发现了阳性：有趣的是，性别同样受到影响；遗传方式为常染色体显性遗传，外显率不同。Perdue等[33]发现在肌纤维发育不良受试者的一级亲属中，纤维肌肉发育不良的发生率为11%。Bigazzi等[34]报道了1例同卵双胞胎的双侧肾肌纤维发育不良。

肌纤维发育不良累及主动脉是描述腹主动脉瘤[35]或狭窄[36]的轶闻报道的对象，在病例中有引发动脉瘤[37]。Kar等[38]报道了1例合并脑卒中的夹层动脉瘤。在美国肌纤维发育不良登记的前477名患者中，主动脉瘤约占所有动脉瘤的20%；然而，没有证据证明其病因是肌纤维发育不良[18]。

肢体动脉不常受肌纤维发育不良的影响；然而，几个病例报告和少数案例提示，在处理外周动脉疾病时，也需要了解这种病理。

上肢动脉受累少见但并不罕见。锁骨下动脉[39-42]和腋窝动脉[43, 44]病变已有报道；肱动脉更常受到影响[45, 46]，复发性栓塞导致的肢端缺血是最明显的主诉[47-52]。由Shipolini和Wolfe[53]描

述的1例肱动脉瘤。从肱动脉肌纤维发育不良入路的透析通路的功能障碍已被报道[54]。球囊扩张和（或）用静脉移植至切除的受累动脉段被多次报道为成功的手术[47-49, 51, 52, 55]。前臂动脉受累也有描述[56]。

对于下肢动脉的肌纤维发育不良可能以不同的形式，不同的症状影响髂动脉。这些病变可能在不累及肾或颈动脉的情况下表现出来[23, 57]。5%的肾或颈动脉肌纤维发育不良[58]患者累及髂动脉。约50%的病例[62, 63]出现狭窄[59, 60]和进行性梗阻[61]；一种常见的临床表现是微栓子引起的蓝趾综合征[62, 64]。Burri等[65]报道了急性发作的夹层症状；更多的案例也被描述[62, 63, 66]，并且在2004年Honjo等[67]发表了回顾性分析9例并发致命髂总动脉破裂的自发性剥离的个案研究。动脉瘤中很少见[68, 69]。髂动脉狭窄病变通过开放性手术重建成功治疗，但由于内扩张技术效果良好[70]，球囊血管成形术是首选[3, 71]；支架放置仅限于复发性狭窄或限制血流的夹层[18, 72]。

最近，血管内超声或更好的光学相关体层扫描[23]的重要性已被强调，以详细研究动脉壁结构的改变和优化球囊血管成形术的结果。

有报道称股动脉受累为股腘动脉[73, 74]或浅股动脉[75, 76]或深股动脉[45, 75, 77]狭窄病变。在动脉瘤中非常罕见[78]。Giordanengo等[79]描述了股浅动脉一个分支的动脉瘤样病变。

肌纤维发育不良可能以狭窄性病变的形式影响腘动脉[45, 80, 81]，有时作为广泛股腘动脉疾病的一部分[73, 74]。Tisnado等[82]报道了1例双侧腘动脉肌纤维发育不良并发脚趾微栓子所致缺血的病例。动脉瘤鲜有报道（表25-1），占美国肌纤维发育不良登记处[19]732例患者中观察到的140个动脉瘤的2.9%。

肌纤维发育不良累及腿部动脉已有报道[45, 81]。Iida等[88]成功地应用球囊血管成形术治疗了1例胫前动脉肌纤维发育不良并严重足部缺血的患者。Rouanet等[87]报道的腘动脉瘤患者在动脉造影时也出现足背动脉扩张。

表 25-1 FMD 引起的腘动脉动脉瘤				
作者, 年份	患 者	症 状	组织学	治疗, 疗效
Price[80], 1972	男性, 16 岁	跛行 [a]	肌性纤维发育不良	切除术? ?
Szilagyi[83], 1981 [b]	? ?	? ?	中膜退化	? ? ? ?
Stinnett[84], 1987	女性, 10 岁	亚急性缺血 [c]	–	远端取栓静脉旁路移植术; 随访 3 个月, 疗效良好
	女性, 10 岁	无临床症状 [d]	中膜肌性纤维发育不良	切除, 静脉移植; 随访 2 个月, 疗效良好
Fiche[85], 1991	男性, 20 岁	无临床症状 [e]	中膜肌性纤维发育不良	切除, 静脉移植; 随访 9 个月, 疗效良好
Neukirch[86], 1996	女性, 39 岁	无临床症状 [d]	中膜肌性纤维发育不良	切除, ; 端 – 端吻合; 随访 1 年, 疗效良好
Rouanet[87], 2009	女性, 63 岁	无临床症状 [d]	内膜肌性纤维发育不良	切除, 下腹部的动脉移植; 随访 1 年, 疗效良好
Okazaki[26], 2011	女性, 63 岁	慢性缺血	中膜肌性纤维发育不良 [f]	腓骨肌静脉旁路? ?
	女性, 63 岁	无临床症状	–	—

a. 形成血栓梭形动脉瘤

b. 其中一例为 87 个动脉瘤, 其中 86 个发生动脉粥样硬化

c. 腘动脉血栓形成

d. 囊状动脉瘤

e. 梭形动脉瘤; 实际上, 患者是寻求医生建议复发滑膜积液

f. 对股浅动脉标本的诊断 (该疾病涉及双侧和广泛的股腘动脉)

参考文献

[1] Leadbetter WF, Burkland CE. Hypertension in unilateral renal disease. J Urol. 1938;39:611-5.

[2] McCormack LJ, Hazard JB, Poutasse EF. Obstructive lesions of the renal artery associated with remediable hypertension. Am J Pathol. 1958;34:582.

[3] Olin JW, Sealove BA. Diagnosis, management, and future developments of fibromuscular dysplasia. J Vasc Surg. 2011;53:826-36.

[4] Luscher TF, Lie JT, Stanson AW, Houser OW, Hollier LH, Sheps SG. Arterial fibromuscular dysplasia. Mayo Clin Proc. 1987;62:931-52.

[5] Olin JW, Pierce M. Contemporary management of fibromuscular dysplasia. Curr Opin Cardiol. 2008;23:527-36.

[6] Persu A, Touzé E, Mousseaux E, Barral X, Joffre E, Plouin P-F. Diagnosis and management of fibromuscular dysplasia: an expert consensus. Eur J Clin Investig. 2003;42:338-47.

[7] Slovut DP, Olin JW. Fibromuscular dysplasia. N Engl J Med. 2004;350:1862-71.

[8] Cragg AH, Smith TP, Thompson BH, Maroney TP, Stanson TW, Shaw GT, Hunter DW, Cochran ST. Incidental fibromuscular dysplasia in potential renal donors: long-term clinical follow-up. Radiology. 1989;172:145-7.

[9] Neymark E, La Berge JM, Hirose R, Melzer JS, Kerlan RK Jr, Wilson MW, Gordon RL. Arteriographic detection of renovascular disease in potential renal donors: incidence and effect on donor surgery. Radiology. 2000;214:755-60.

[10] Blondin D, Lanzman R, Schellhammer F, Oels M, Grotemeyer D, Baldus SE, Rump LC, Sandmann W, Voiculescu A. Fibromuscular dysplasia in living renal donors: still a challenge to computed tomographic angiography. Eur J Radiol. 2010;75:67-71.

[11] Wylie EJ, Binkley FM, Palubinskas AJ. Extrarenal fibromuscular hyperplasia. Am J Surg. 1966;112:149-55.

[12] Osborn AG, Anderson RE. Angiographic spectrum of

cervical and intracranial fibromuscular dysplasia. Stroke. 1977;8:617-26.

[13] Corbin LS, Sandok BA, Houser OW. Cerebral ischemic events in patients with carotid artery fibromuscular dysplasia. Arch Neurol. 1981;38:616-8.

[14] Faggioli GL, Freyrie A, Stella A. Extracranial internal carotid aneurysms: review of a surgical series with long-term follow-up. J Vasc Surg. 1996;23:587-94.

[15] Weinberg I, Jaff MR. Nonatherosclerotic arterial disorders of the lower extremities. Circulation. 2012;126:213-22.

[16] Stanley JC, Gewertz BL, Bove EL, Sottiurai V, Fry WJ. Arterial fibrodysplasia. Histopathologic character and current etiologic concepts. Arch Surg. 1975;110:561-6.

[17] Begelman SN, Olin JW. Fibromuscular dysplasia. Curr Opin Rheumatol. 2000;12:41-4.

[18] Olin JW, Froehlich I, Gu X, Bacharach IM, Eagle K, Gray BH, Jaff MR, Kim ESH, Mace P, Matsumoto AH, McBane RD, Kline-Rogers E, White CJ, Gornik HL. The United States Registry for fibromuscular dysplasia: results in the first 447 patients. Circulation. 2012;125:3182-90.

[19] Kadian-Dodov D, Gornik H, Gu X, Froehlich J, Bacharach JM, Gray B, Jaff M, Katzen B, Kim SH, Laird J, Mace P, McBane R, Kline-Rogers E, White C, Olin J. Aneurysm and dissection in fibromuscular dysplasia: findings from the United States Registry for FMD. J Am Coll Cardiol. 2014;63:ACC 14 poster 1134M-369A.

[20] Harrison EG Jr, McCormack LJ. Pathologic classification of renal arterial disease in renovascular hypertension. Mayo Clin Proc. 1971;46:161-7.

[21] Gonda MG, Loeb AL, Creuse LJ, Kramer PH. Complementary roles of color-flow duplex imaging and intravascular ultrasound in the diagnosis of renal artery fibromuscular dysplasia: should renal arteriography serve as the gold standard? J Am Coll Cardiol. 2003;41:1305-11.

[22] Weiner RB, Kiernan TJ, Yan BP, Rosenfield K, JaffMR. Images in cardiovascular medicine. Adventitial fibromuscular dysplasia of the renal artery: management challenges of nonatherosclerotic renal artery stenosis. Circulation. 2009;120:e157-8.

[23] Niizeki T, Ishino M, Kitahara T, Yamauchi S, Ikeno E, Kubota I. Endovascular therapy for fibromuscular dysplasia of the bilateral iliac arteries visualized with optical coherence tomography. Am J Case Rep. 2015;16:187-90.

[24] Kincaid OW, Davis GD, Hallermann FJ, Hunt JC. Fibromuscular dysplasia of the renal arteries: arteriographic features, classification, and observation on natural history of the disease. Am J Roentgenol. 1968;194:271-82.

[25] Mettinger KL, Ericson K. Fibromuscular dysplasia and the brain. I - observations on angiographic, clinical and genetic characteristics. Stroke. 1982;13:46-52.

[26] Okazaki J, Guntani A, Homma K, Kyuragi R, Kawakubo E, Maehara Y. Fibromuscular dysplasia of the lower extremities. Ann Vasc Dis. 2011;4:143-9.

[27] Schievink WI, Bjornsson J, Piepgras DG. Coexistence of fibromuscular dysplasia and cystic medial necrosis in a patient with Marfan's syndrome and bilateral carotid artery dissection. Stroke. 1994;25:2492-6.

[28] Janzen J, Vuong PN, Rothenberger-Janzen K. Takayasu's arteritis and fibromuscular dysplasia as causes of acquired atypical coarctation of the aorta. Retrospective analysis of seven cases. Heart Vessel. 1999;14:277-82.

[29] Schievink WI, Limburg M. Angiographic abnormalities mimicking fibromuscular dysplasia in a patient with Ehlers-Danlos syndrome, type IV. Neurosurgery. 1989;25:482-3.

[30] Nopajaroonsri C, Lurie AA. Venous aneurysm, arterial dysplasia, and near-fatal hemorrhages in neurofibromatosis type 1. Hum Pathol. 1996;27:982-5.

[31] Pannier-Moreau I, Grimbert P, Fiquet-Kempf B, Vuagnat A, Jeunemaitre X, Corvol P, Plouin P-F. Possible familial origin of multifocal renal artery fibromuscular dysplasia. J Hypertens. 1997;15:1797-801.

[32] Rushton AR. The genetics of fibromuscular dysplasia. Arch Intern Med. 1980;140:223-6.

[33] Perdu J, Boutouyrie P, Bourgain C, Stern N, Laloux B, Bozec E, Azizi M, Bonaiti-Pellie C, Plouin P-F, Laurent F, Gimenez-Roqueplo AP, Jeunemaitre X. Inheritance of arterial lesions in renal fibromuscular dysplasia. J Hum Hypertens. 2007;21:393-400.

[34] Bigazzi R, Bianchi S, Quilici N, Salvadori N, Baldari G. Bilateral fibromuscular dysplasia in identical twins. Am J Kidney Dis. 1998;32:E4.

[35] Matsushita M, Yano T, Ikezawa T, Sakurai T, Nimura Y, Shionoya S. Fibromuscular dysplasia as a rare cause of abdominal aortic aneurysm. Cardiovasc Surg. 1994;2:615-8.

[36] Flores J, Shiiya N, Matsuzaki K, Kunihara T, Ota S, Yasuda K. Stenosis of the abdominal aorta caused by fibromuscular dysplasia. Int Angiol. 2004;23:288-90.

[37] Odero A, Bozzani A, Arici V, Agozzino M. Hypoplasia and fibromuscular dysplasia of infrarenal aorta with downstream aneurysm: case report and review of the literature. J Vasc Surg. 2008;48:1589-92.

[38] Kar S, Gopaidas RR, Kumar A. Acute aortic dissection and stroke in multivessel fibromuscular dysplasia. Texas Heart Inst J. 2013;40:88-90.

[39] McCready RA, Pairolero PC, Hollier LH, Brown WO, Lie JT. Fibromuscular dysplasia of the right subclavian artery. Arch Surg. 1982;117:1243-5.

[40] Becquemin JP, Lejonc JL, Mellière D, Menuier S, Lange F. Fibromuscular hyperplasia of the right subclavian artery. Eur J Radiol. 1983;3:378-9.

[41] Cifiello BI, Gessaroli M, Cenacchi G, Loperfido V, Mirelli M, Stella A. Fibromuscular hyperplasia of subclavian artery. Histologic and ultrastructural study: a case report. Vasc Endovasc Surg. 1988;20:181-7.

[42] Bonardelli S, Vettoretto N, Tiberio GAM, Nodari F, Tardanico R, Giulini SM. Right subclavian artery aneurysm of fibrodysplastic origin: two case reports and review of the literature. J Vasc Surg. 2001;33:174-7.

[43] Dobell ARC, Pirozynsk WI. Fibromuscular stenosis of the axillary artery. Can J Surg. 1965;8:288-91.

[44] Garrett HE, Hodosh S, DeBakey ME. Fibromuscular hyperplasia of the left axillary artery. Arch Surg. 1967;94:737-8.

[45] Iwai T, Konno S, Hiejima K, Satake S, Suzuki S, Hiranuma S. Fibromuscular dysplasia in the extremities. J Cardiovasc Surg. 1985;26:496-501.

[46] Rice RD, Armstrong PJ. Dysplasie fibromusculaire de l'artère brachiale. Ann Chir Vasc. 2010;24:279e1-5.

[47] Cheu HW, Mills JL. Digital artery embolization as a result of fibromuscular dysplasia of the brachial artery. J Vasc Surg. 1991;14:225-8.

[48] Lin WW, McGee GS, Patterson BK, Yao JST, Pearce WH. Fibromuscular dysplasia of the brachial artery: a case report and review of the literature. J Vasc Surg. 1992;16:66-70.

[49] Reilly JM, McGraw DJ, Sicard GA. Bilateral brachial artery fibromuscular dysplasia. Ann Vasc Surg. 1993;7:483-7.

[50] Dorman RL Jr, Kaufman JA, LaMuraglia GM. Digital emboli from brachial artery fibromuscular dysplasia. Cardiovasc Intervent Radiol. 1994;17:95-8.

[51] Cutts S, Grewal RS, Downing R. Bilateral brachial artery fibromuscular dysplasia. Eur J Vasc Endovasc Surg. 2000;19:667-8.

[52] Kolluri R, Ansel G. Fibromuscular dysplasia of bilateral brachial arteries - a case report and literature review. Angiology. 2004;55:685-9.

[53] Shipolini AR, Wolfe JH. Fibromuscular dysplasia and aneurysm formation in the brachial artery. Eur J Vasc Surg. 1993;7:740-3.

[54] Margoles HR, Trerotola SO. Fibromuscular dysplasia of the brachial artery causing hemodyalisis access dysfunction. J Vasc Intervent Radiol. 2009;20:1087-9.

[55] Lewis RD, Buckenham T, Yeo YQ. Medical image. A rare case of brachial artery fibromuscular dysplasia. N Zeal Med J. 2011;124:114-5.

[56] Khatri VP, Gaulin JC, Amin AK. Fibromuscular dysplasia of distal radial and ulnar arteries: uncommon cause of digital ischemia. Ann Plast Surg. 1994;33:652-5.

[57] Harler MB, Weyman A, Bozman R, Sullivan D, Patterson R. Isolated iliac artery dissection secondary to fibromuscular dysplasia. Three cases in young adults. Vasc Endovasc Surg. 1996;30:417-22.

[58] Rastogi N, Kabutey NK, Kim D, Farber A. Symptomatic fibromuscular dysplasia of the external iliac artery. Ann Vasc Surg. 2012;26:574e9-574e13.

[59] Delanote J, Wilms G, Stockx L, Verhaeghe R, Baert AL. External iliac artery fibrodysplasia. J Belg Radiol. 1995;78:180-1.

[60] Verhelst H, Lauwers G, Schroë H. Fibromuscular dysplasia of the external iliac artery. Acta Chir Belg. 1999;99:171-3.

[61] Walter JF, Stanley JC, Mehigan JT, Reuter SR, uthaner DF. External iliac artery fibrodysplasia. Am J Roentgenol. 1978;131:125-8.

[62] Sauer L, Reilly LM, Goldstone J, Ehrenfeld WK, Hutton JE, Stoney RJ. Clinical spectrum of symptomatic external iliac fibromuscular dysplasia. J Vasc Surg. 1990;12:488-96.

[63] Thevenet A, Latil JL, Albat B. Fibromuscular disease of the external iliac artery. Ann Vasc Surg. 1992;6:199-204.

[64] Mehigan JT, Stoney RJ. Arterial microemboli and fibromuscular dysplasia of the external iliac arteries. Surgery. 1977;81:484-6.

[65] Burri B, Fontolliet C, Ruegsegger C-H, Mosimann R. External iliac artery dissection due to fibromuscular dysplasia. Vasa. 1983;12:176 0.

[66] Lück I, Hanschke D, Geissler C, Gruss J-D. Spontane Dissektion der A. iliaca externa auf dem Boden einer fibromuskulären Dysplasie. Vasa. 2002;31:115-21.

[67] Honjo O, Yamada Y, Kuroko Y, Kushida Y, Une D, Hioki K. Spontaneous dissection and rupture of common iliac artery in a patient with fibromuscular dysplasia. A case report and review of the literature in iliac artery dissection secondary to fibromuscular dysplasia. J Vasc Surg. 2004;40:1032-6.

[68] Tsukamoto S, Ohira M, Okumura H, Narata M, Sezai Y, Ishii K. Bilateral common iliac artery aneurysm secondary to fibromuscular dysplasia accompanied with a coronary artery aneurysm. A case report. J Cardiovasc Surg. 1995;36:587-90.

[69] Yoshiaki A, Masashi I, Kazutomo G, Nobuyoshi A, Nobuyuki A, Hidenori A, Hisashi U, Yoshiniko T, Naoyuki M, Tadahiro S. Isolated iliac artery aneurysm caused by fibromuscular dysplasia: report of a case. Surg Today. 2003;33:639-41.

[70] Houston C, Rosenthal D, Lamis PA, Stanton P Jr. Fibromuscular dysplasia of the external iliac arteries: surgical treatment by graduated internal dilatation technique. Surgery. 1979;85:713-5.

[71] Parnell AP, Loose AW, Chamberlain J. Fibromuscular dysplasia of the external iliac artery; treatment by percutaneous transluminal angioplasty. Br J Radiol. 1988;61:1080-2.

[72] Ketha SS, Bjamason H, Oderich GS, Misra S. Clinical features and endovascular management of iliac artery fibromuscular dysplasia. J Vasc Intervent Radiol. 2014;25:949-53.

[73] Van den Dungen JJ, Boontje AH, Oosterhuis JW. Femoropopliteal arterial fibrodysplasia. Br J Surg. 1990;77:396-9.

[74] Huard GS II, Williamson AE, Fausel R. Claudication in an adolescent with a hypoplastic femur. Ann Vasc Surg. 1993;7:336-42.

[75] Herpels V, Van de Woorde W, Wilms G, Verbeken E, Baert A, Lauweryns J, Nevelsteen A. Recurrent aneurysms of the upper arteries of the lower limb: an atypical manifestation of fibromuscular dysplasia. A case report. Angiology. 1987;38:411-6.

[76] Vertruyen M, Garcez JL. Fibromuscular dysplasia of the superficial femoral artery: an unusual localization. Acta Chir Belg. 1993;93:249-51.

[77] Schneider PA, LaBerge JM, Cunningham CG, Ehrenfeld WK. Isolated thigh claudication as a result of fibromuscular dysplasia of the deep femoral artery. J Vasc Surg. 1992;15:657-60.

[78] Ritota P, Quirke TE, Keys RC, Byer A. A rare association of fibromuscular dysplasia of the femoral artery with aneurysm and occlusion treated alternatively. J Cardiovasc Surg. 1994;35:239-41.

[79] Giordanengo F, Beretta L, Galimberti M, Ferrero S. Un raro caso di aneurisma dell'arteria femorale ad eziologia displasica. Minerva Chir. 1989;15:1173-7.

[80] Price RA, Vawter GF. Arterial fibromuscular dysplasia in infancy and childhood. Arch Pathol. 1972;93:419-26.

[81] Patra P, De Lajartre AY, Chaillou R, Duveau D, Planchon B, Dupont H. Dysplasie fibromusculaire des artères de jambe. A propos d'un cas. J Mal Vasc. 1987;12:185-8.

[82] Tisnado J, Barnes RW, Beachley MC, Vines FS, Amendola MA. Fibrodysplasia of the popliteal artery. Angiology. 1982;33:1-5.

[83] Szilagyi DE, Schwartz RL, Reddy DJ. Popliteal arterial

aneurysms: their natural history and management. Arch Surg. 1981;116:724-8.

[84] Stinnett DM, Graham JM, Edwards WD. Fibromuscular dysplasia and thrombosed aneurysm of the popliteal artery in a child. J Vasc Surg. 1987;5:769-72.

[85] Fiche M, Patra P, Chaillou P. Medial fibrodysplasia and aneurysm of the popliteal artery. Ann Vasc Surg. 1991;5:456-45.

[86] Neukirch C, Bahnini A, Delcourt A, Kieffer E. Popliteal aneurysm due to fibromuscular dysplasia. Ann Vasc Surg. 1996;10:578-81.

[87] Rouanet A, Javerliat J, Machet M-C, Lermusiaux P. Fibrodysplastic popliteal aneurysm and dilatation of pedal artery. Ann Vasc Surg. 2009;23:785e1-4.

[88] Iida O, Nanto S, Uematsu M, Morozumi T, Akahori H, Nagata S. Endovascular therapy for limb salvage in a case of critical lower limb ischemia resulting from fibromuscular dysplasia. J Vasc Surg. 2007;46:803-7.

第 26 章　结缔组织疾病
Disorders of the Connective Tissue

Antonino Cavallaro　著　邓万冰　何虎强　译

一、马方综合征

马方综合征（Marfan's syndrome，MFS）指的是一种导致皮肤、眼睛、骨骼和心血管异常的结缔组织病。

A. B. J. Marfan[1] 教授于 1896 年首次描述了马方体质，当时他在巴黎医疗协会的一次会议上报告了一个 5 岁女孩的病例，她身体虚弱，四肢、手指和脚趾过长（蜘蛛腿，蜘蛛指节）。

2005 年发表在 Circulation 杂志上的临床文章中，Milewicz 等 [2] 将 MFS 定义为结缔组织的遗传性疾病，3000～5000 人中有 1 人患病。该综合征是由于 FBN-1 基因突变所致，该基因位于 15号染色体上，编码纤维蛋白 -1 这种糖蛋白，是细胞外基质纤维的主要成分 [3,4]。

众所周知，马方综合征危及生命的并发症是升主动脉进行性增大，导致主动脉瓣反流、动脉瘤和破裂。在过去出现这种并发症意味着大多数患者的预期寿命不超过 45 岁 [5]；根据 McCusick[6] 的研究，只有不到 10% 的 MFS 患者的寿命超过40 岁。在约 75% 的病例中，MFS 是常染色体显性遗传导致的，具有完全渗透性和可变的表型表达 [2]；在约 25% 的病例中，基因突变是偶发的，诊断主要基于临床表现，即所谓的根特（Ghent）标准 [7,8]。

肾囊肿不包括在诊断参数中；然而，由于位于染色体 16[9] 的 PKD-1 基因突变，MFS 和成人多囊肾病的家族性并存已有报道 [10]。这种肾脏疾病已被发现与血管异常有关，特别是与腹主动脉瘤有关 [11]。

由于 MFS 最常见、最危及生命的表现是主动脉根部和升主动脉受累，目前的随访方案是基于对心脏和胸主动脉的系统研究 [12]。然而，关于腹主动脉瘤和外周动脉瘤的病例报告也随之而来。由于心血管外科手术的显著成果，MFS 患者的预期寿命延长了，目前学者的注意力正集中在幼年、青少年和成年患者胸主动脉外的动脉瘤上。

2011 年，Yetman 等 [13] 报道了对 140 名成年（＞18 岁）患者的研究，通过对 TGFBR 1/TGFBR 2 突变的特异性基因检测排除了勒斯 - 迪茨综合征 [14] 的可能性；约 1/3 的患者表现为动脉瘤累及腹主动脉和（或）外周动脉。这一发现与之前的主动脉手术及吸烟等危险因素有一定的相关性。作者的结论是，在成人 MFS 患者中，也有必要动态监测远端主动脉和外周动脉。2014 年，Gairtner 等提出 [15] 通过对 15 名年龄在 27—44 岁的 MFS 患者进行细致的超声研究，证实了这一说法：他们发现 10 例（67%）发生在胸腹主动脉外的动脉瘤（3 例髂动脉、1 例股动脉、1 例腘动脉、1 例头臂动脉、2 例锁骨下动脉、2 例椎动脉、1 例肾动脉）。

腹主动脉瘤可能与胸主动脉瘤发生相关[16, 17]，而且不常见，根据 Takayama 等[18] 报道的 6 例病例，约占胸主动脉瘤的 10%。然而，它们可能是孤立的[19]。Lafferty 等[20] 描述了 1 例破裂的腹主动脉瘤；1982 年，Roberts 和 Honig[21] 回顾 1951 年以来的英文文献，仅发现 8 例梭形腹主动脉瘤。病例报告的对象与腘动脉瘤相关[22, 23]。

锁骨下动脉瘤[24, 25] 似乎通过血管内手术得到有效治疗[26]。Saito 等报道了 1 例同胞中双侧腋窝动脉瘤[27]。2006 年，Nguyen 等[28] 描述了 1 例尺动脉瘤。

颅外颈动脉的动脉瘤已被反复报道[29-32]。Conway 等[35] 对颅内颈动脉瘤的发生提出了质疑[33, 34]。

髂动脉瘤的报道并不罕见[36-38]，偶尔会破裂[39]。在 Aschwanden 等[40] 报道的病例中，破裂发生在体育活动之后；在 Munier-Behier 等[41] 的案例报告中，髂动脉夹层动脉瘤是 MFS 的第一个临床症状。最近，三明治结合支架植入术治疗 MFS 的髂动脉瘤取得了令人满意的结果[42, 43]。

股动脉动脉瘤非常罕见，Hatrick 等描述了 1 例[44]。

表 26-1 列出了腘动脉瘤的病例。

二、埃勒斯－当洛斯综合征

在埃勒斯－当洛斯综合征（EDS）的名称下，结缔组织的几种遗传性疾病被包括在内，从临床的角度来看，经典的表现是通过皮肤的过度伸展、关节的过度活动和组织的易碎性。

这个名字是对 E.Ehlers[46] 在 1901 年和 H. A. Danlos[47] 在 1908 年的准确临床观察和描述的致敬。然而，1892 年，Tschernogobow[48] 报道了典型的 "EDS" 病例，早在 1682 年，比利时外科医生 Van Meekren[49] 就在他的 *Observationes medico-chirurgicae* 一书的封面上，描绘了一个皮肤弹性异常的年轻人（异常扩张的皮肤）（图 26-1）。

这些年来，按照罗马数字列表，有几种类型的 EDS 被识别出来，总数达到 11 种或更多。这一分类是通过所谓的维尔弗莱特（Villefranche）病因学[50] 来规定和简化的：从 1997 年开始，用描述性方法识别了 6 种类型的 EDS。以前的 IV 型 EDS 现在被称为血管 EDS，其特征是严重动脉并发症的发生率很高，同时，也会发生肠破裂和妊

表 26-1 马方综合征合并腘动脉瘤			
作者，年份	患 者	症 状	治疗，随访结果
Wolfgarten[22], 2001	男，37 岁	无[a]	涤纶移植物，1 年时疗效良好
Al-Hakim[45], 2003	男，50 岁[b]	局部疼痛	切除术（?）+ 静脉移植，9 年时疗效良好
	男，55 岁[b]	无	切除术（?）+ 静脉移植，4 年时疗效良好
Tijani[23], 2012	男，49 岁[c]	?	左：部分切除 + 股腘静脉旁路术；在 9 年时，远端吻合口动脉瘤和闭塞；反复纤维蛋白溶解和将旁路延伸至胫腓动脉干
	男，49 岁[c]	?	右：部分切除和股－胫腓静脉旁路术；9 年时疗效良好（?）
Gaertner[15], 2014[d]	?		

a. 合并腹主动脉瘤

b. 同一患者，患有常染色体显性遗传多囊肾病，马方体质

c. 同一患者，双侧腘动脉瘤；46 岁时做腹主动脉瘤手术

d. 超声诊断（见正文）

?. 数据没有被很好的报告

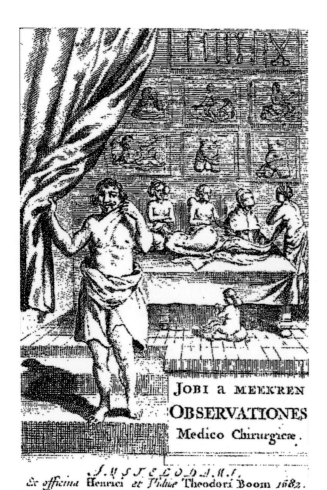

▲ 图 26-1　皮肤过敏的西班牙年轻男子
引自 Van Meekren[49]

娠子宫破裂，但其灾难性程度较低。

由于这些危及生命的并发症，Ⅳ型 EDS 引起了临床医生的特别关注，值得被称为 Sack-Barabas 综合征，这是来自于 G.Sack[51]（因为在 1936 年描述了第一例血管性 EDS）和 A.P.Barabas[52, 53]（他给出了Ⅳ型 EDS 的动脉名称，并报道了 5 例，其中 1 例伴有致命的主动脉破裂）的研究成果。Barabas 的病例揭示了该病的一些并发症：大动脉撕裂、主动脉破裂、动静脉瘘、静脉曲张。

总体而言，甚至在 Villefranche 之后，Ⅳ型 EDS 还在继续使用，连同那些累及动脉的，血管的，或者瘀斑的[54]。

血管性 EDS 是由 2 号染色体上编码Ⅲ型胶原的 COL3A1 基因的杂合子突变引起的；突变是由常染色体显性性状传递的[55]；已经描述了几种分子机制，大多数突变对于每个家族来说都是独一无二的，基因型和表型之间没有任何相关性[56]。Pope[57] 证明了Ⅲ型胶原的产生显著减少；Cikritt 等[58] 报道了两个患有Ⅳ型 EDS 的家族在组织培养中只有 5%～10% 的皮肤成纤维细胞产生Ⅲ型胶原，并不是正常的 40% 或更多。EDS 的患病率估计为 1/（5000～25 000）[59, 60]，Ⅳ型仅占所有病例的 4%～5%。Ⅲ型胶原合成缺陷导致明显的血管脆性增加，导致动脉瘤、动静脉瘘、动脉夹层和自发性动脉破裂[61]。

血管性 EDS 的临床诊断依赖于四个主要特征[55, 56, 62]。

(1) 大面积瘀伤，经常出现瘀斑和血肿。

(2) 皮肤薄而透明，有可见的静脉；非常脆弱；瘢痕形成过程异常延长，最终形成香烟纸一样的增大的瘢痕[63]。

(3) 肢端早老症：四肢皮肤过早老化；这也意味着一种典型的面部特征（面容消瘦，脸颊凹陷，鼻子瘦削，嘴唇薄）。

(4) 动脉、肠、妊娠子宫破裂。

皮肤弹性过大和关节活动过度是不常见的[64]，后者几乎只在手指水平观察到。

此外，在有明显表型表达的病例中，由于疾病的罕见和零星突变的可能性，诊断可能很困难，这排除了重大家族病史的支持[61]。许多患者在灾难性事件（血管或内脏破裂）出现之前完全不知道自己的病情。中位生存期为 48 岁[55]。在梅奥诊所 1971—2001 年收集的 31 名患者中[65]，只有 11 名活到 40 岁，5 名活到 60 岁。在同一系列中，20 岁时无任何并发症的存活率为 84%，40 岁时为 37%；40 岁时无血管并发症的存活率为 39%，60 岁时为 20%。在 Pepin 等[55] 的综述中 131 例患者过早死亡的原因为动脉夹层或破裂 109 例（78%），其中胸腹主动脉破裂 78 例，脑出血 9 例。在 Cikrit 等[66] 收集的系列研究中，主动脉破裂是死亡原因 9/33（39%）。重大并发症的风险[55] 在 20 岁时为 25%，在 40 岁时超过 80%：

在第一次并发症后存活的 136 例患者中，52 人（38%）遇到了第二次并发症。

动脉并发症通常包括破裂和假性动脉瘤，但也可以观察到真性动脉瘤[65]。Cikritt 等[66]在 1956—1983 年的英文文献中收集了 31 例自发性动脉穿孔和（或）动脉瘤性疾病，加上 5 例个人病例：自发性出血 41 次，其中 8 次来自主动脉，10 次来自腘动脉或其三叉处；夹层和动脉瘤 28 例，均未累及腘动脉。在一系列（2000—2010 年），主要集中在非急诊病例中，来自 Johns Hopkins 的 26 例血管 EDS 患者[67]，影像学检查显示 41 个动脉瘤，21 个夹层，2 个狭窄，没有提到腘动脉受累。

血管并发症也可以在经典形式的 EDS 中观察到[68]，既有 I 型或重度[69]，也有 II 型或轻度[70, 71]。

在多达 80% 的病例中[66]，血管事件可能是该病的首发症状[72]。由于缺乏对基本疾病的术前诊断，增加了外科医生的任务，他们不知道将要处理的血管和组织的特殊情况。更严重的血管并发症是由夹层或动脉瘤引起的突发性和危及生命的出血，但通常是由表面上正常的动脉引起的。所谓的自发性破裂是脑或胸 / 腹腔受累时常见的死亡原因；当位于四肢动脉时也是一种严重的情况，因为破裂血管的处理非常困难。

自发性破裂取决于动脉壁的极度脆弱。有时破裂前会出现创伤性事件，这是一种偶然的、突发的致病因素。创伤可能与日常生活活动有关，但不属于日常生活活动：跳法国舞时脾动脉破裂[53]；篮球比赛中锁骨下动脉撕裂[73]；滑入游泳池并用腹部撞击水后发生主动脉破裂[74]。然而，这些创伤中的大多数实际上都是轻微的，对正常人来说是无害的：在床上翻身后错误运动导致腘动脉破裂[73]；一名 13 岁女孩在上下跳跃后腘动脉破裂[75]；提起小房间空调后髂动脉破裂[66]；骑自行车时胸主动脉破裂[76]；学校体操后胸背动脉撕裂[76]；骑车后髂动脉破裂[77]。在四肢动脉中，腘动脉及其分叉看起来特别危

险[66, 78]；Wright 等[75]强调在腘动脉破裂的情况下，止血带的作用是在无血流、无压力的条件下管理动脉。

在 2013 年发表的详尽综述中，Bergqvist 等[61]分析了 231 例患者，记录了 93 个动脉瘤、28 个夹层和 75 个非动脉瘤性动脉破裂。93 个动脉瘤中，16 个为主动脉瘤，无腘动脉瘤。总体而言，回顾文献发现，IV 型 EDS 动脉瘤可以影响任何大中型动脉：主动脉[74, 79-82]；锁骨下动脉[63]；颅内动脉[83, 84]；颈总动脉和椎动脉[85, 86]；髂动脉[87]；股动脉[85, 88]；膝下动脉[89, 90]。1996 年，Freeman 等[91]回顾了 17 例有多个动脉瘤的患者（12 个主动脉瘤，2 个锁骨下动脉瘤，4 个颈动脉瘤，1 个椎动脉瘤，1 个肝动脉瘤，1 个肠系膜上动脉瘤）。2000 年，Parfitt 等[92]报道了一系列内脏动脉瘤：3 个脾动脉瘤，3 个肝动脉瘤，3 个肾动脉瘤（2 个患者为双侧），2 个腹腔动脉瘤，2 个肠系膜上动脉瘤。

动静脉瘘经常被报道，特别是当涉及颈内动脉和海绵窦时[83]。

腘动脉的动脉瘤非常罕见。Stella 等[81]报道了 1 例多发性动脉瘤患者双侧腘动脉扩张的血管造影发现。Zilocchi 等[93]回顾了 28 例患者（梅奥诊所，1971—2006 年）的影像学研究，在 3 例患者中观察到股腘动脉异常，并确定了一名 50 岁男性患者存在腘动脉瘤和股动脉瘤。

部分受血管 EDS 影响的患者在其生命过程中经历了不同的多动脉并发症。Bellenot 等[94]在 9 个月的时间内治疗了一名 25 岁男性患者的左髂动脉、右髂动脉和肝动脉连续破裂。Grundtner 等[82]实施了十多次开放和血管内手术，将患者的生命从 11 岁延长到 27 岁，他死于之前结扎的脾动脉瘤破裂。

治疗 IV 型 EDS 的动脉病变是困难的，而且往往没有回报。诊断性血管造影术是一种危险的手术，因为动脉穿刺会引起严重的并发症，而且更重要的是，导丝、导管和注射压力会对血管内部造成损伤。在最初的警告[95]之后，有证

据表明并发症发生率为 16%～67%，死亡率为 6%～19%[66, 91]。血管 CT 和血管 RM 是目前推荐的诊断方法。外科医生通常对患者的病情一无所知，他们发现血管非常脆弱：操作和缝合要求很高，而且经常令人失望。血管夹，即使有衬垫，也会导致动脉横断[76, 96-98]。血管壁组织水肿，无法固定缝线[63, 99, 100]。此类手术成功的关键[97]在于术前 EDS 诊断和特殊外科技术的使用：根据普遍共识，尽量避免夹钳，并通过球囊闭塞实现止血；使用聚四氟乙烯纱布加固的间断缝线；用胶水和长时间的压迫止血。只要有可能，结扎应该优先于重建手术[63, 66, 75, 101]，通过使用脐带状材料或在血管和结扎带之间插入一条合成移植物，避免创伤太靠近血管。

成功的重建手术很少有报道[66, 72, 77, 80-82]，一种广泛的观点认为，手术应该只在紧急情况下进行，并且只在威胁生命（或肢体）的情况下进行[92]；血流动力学稳定的动脉破裂患者应该保守地处理，通过卧床不动、加压和输血[101]。Bergqvist 等[61]似乎将两组患者（在 1996 年之前的 112 例和在 1996 年后的 119 例）的死亡率从 50% 降至 39% 归因于这种保守态度。然而，意见并不一致。两份非常重要的报告被播出，一份来自梅奥诊所[65]，另一份来自约翰·霍普金斯[102]。前者仅包括血管 EDS 患者，符合上述趋势：15 例患者接受开放或血管内手术，其中 70% 为急诊手术。后者依赖于 40 例提交的患者（几乎完全是选择性的）对 EDS 血管并发症进行开放或血管内治疗（经典型 15，高流动性 16，血管性 9）。血管 EDS 患者因主动脉受累而行手术，死亡率为 22%（2/9）。作者得出结论认为，选择性手术应该享有特权，以避免急诊手术令人失望的结果。

Ⅳ型 EDS 中的血管内手术已经进行了几次，以达到闭塞出血动脉[103]或内脏动脉瘤[104, 105]。对于可行的栓塞术[65, 102]和颈动脉－海绵窦瘘球囊闭塞的有效性[106]存在共识。所有这些手术都明显暴露于导管血管造影类似（或增强）的危险，

有时会发生灾难性的演变[107]。主动脉瘤（典型或Ⅰ型 EDS 患者）支架植入术已经成功实施[101]，也应用于内脏动脉[108]和外周动脉[82, 87, 109]。然而，由于固定区有穿孔和侵蚀的风险，再次干预的发生率很高[110, 111]，除了血管内操作、大口径工具、大血管通路的固有风险之外，支架移植似乎并不被强烈推荐。在 1996—2010 年 Bergqvist 等[61]的综述中，开放性手术死亡率为 30%（13/44），血管内治疗死亡率为 24%（8/33）。

最后，必须提到的是，塞利洛尔（ß₁－受体拮抗药和 ß₂－受体激动药）已用于一项随机试验[112]，证明在平均随访 47 个月期间，在减少血管病患者发生动脉夹层/破裂方面有显著的能力。

三、勒斯－迪茨综合征

勒斯－迪茨综合征（LDS）是一种罕见的常染色体显性遗传病，可引起结缔组织的弥漫性疾病，易使个体发生主动脉和其他动脉动脉瘤[113]。

Loeys 等[14]在 2005 年描述了这种综合征，确定了其遗传起源于 TGF-β 受体突变；一年后[114]，他们随访了 52 个家庭和 90 名患者发表了详尽的临床报告。该病以三种症状为特征：动脉迂曲和动脉瘤、眼过长、悬雍垂裂或腭裂；约 25% 的家族表现为血管埃勒斯－当洛斯综合征表型，这已被Ⅲ型胶原研究排除。在这一早期系列中，中位生存期为 37 年；有 27 名患者在平均年龄 26 岁时死亡，最常见的死亡原因是胸主动脉或腹主动脉夹层（89%），其次是脑出血（7%）。

Ritelli 等[115]回顾了目前关于该综合征的知识，认识到四种类型，均源自 TGF-β 信号通路基因突变。LDS 1 和 LDS 2 患者容易发生重大血管事件，预期寿命较短[116]；他们经常出现与埃勒斯－当洛斯综合征相似的皮肤体征。LDS 3 患者也有重要的血管表现，并伴有骨骼畸形，通常还会在年轻时出现骨关节炎[117]。在 LDS 4 患者中，血管表型看起来侵袭性和生命危害性较小；主动脉瘤和夹层的发生率较低，且较晚出现[115]。

鉴于迄今所获得的经验仍然很少，但外科和（或）血管内治疗 LDS 患者的动脉瘤似乎令人满意[118-120]，特别是当结果与埃勒斯 – 当洛斯综合征的结果相比较时。正如 Beckman 等[121] 所证明的那样，对患者进行仔细的监测和对新的连续血管事件采取积极的态度可以确保延长和令人满意的生命：一名男子在 38 岁时首次接受 Stanford A 型主动脉夹层的治疗，在反复治疗胸主动脉和腹主动脉，以及髂动脉、股动脉、颈动脉和锁骨下动脉后，25 年后仍然活着并积极工作。2015 年报道了在达勒姆杜克大学医院的经验，Williams 等[122] 观察到，11 名接受手术治疗的患者中有 10 名在平均随访 60 个月（8.4～172 个月）后仍然活着；这些患者最初接受杜克团队治疗时年龄在 20—58 岁，其中 7 人已经在其他地方接受了手术。

外周动脉受累并不常见[123]，但罕见的报告[119, 124] 可能源于主动脉夹层和动脉瘤的主要临床表现[125]。回顾文献发现了 3 例腘窝动脉瘤（表 26–2），均获得了明显良好的治疗效果。1 例[125] 静脉移植并发动脉瘤扩张，用 PTFE 假体替代；显微镜下，移植物显示"弹性纤维弥漫性碎裂和丢失，蛋白多糖物质增加，在剩余弹性片层之间形成池"。这张图片与 LDS 患者的动脉标本中观察到的相似；根据这一发现，这种扩张可以识别动脉疾病的相同基础病理学。同样，用于治疗动脉粥样硬化疾病的静脉移植物中的动脉瘤也可归因于动脉粥样硬化受累[126]。

表 26–2 勒斯 – 迪茨综合征中的腘动脉瘤

作者，年份	患 者	临床表现
Johnson[127], 2007	男，55 岁	双侧腘动脉瘤 + 主动脉根部扩张 + 肠系膜上动脉瘤 a
Stephenson[128], 2012	男，28 岁	双侧腘动脉瘤（既往主动脉夹层）b
Kuma[125], 2015	男，29 岁	双侧腘动脉瘤 + 多个周围动脉瘤 c

a. 右侧动脉瘤（较大）修复

b. 切除术 +PTFE 移植物

c. 第一个动脉瘤在 24 岁时接受静脉移植治疗；26 岁时观察到移植物扩张；29 岁时，用聚四氟乙烯（PTFE）代替动脉瘤静脉移植物，诊断出多个周边动脉瘤，其中对侧动脉瘤 1 个

参考文献

[1] Marfan A. Un cas de déformation congénitale des quatre membres, plus prononcée aux etrémités, charactérisée par l'allongement des os avec un certain degré d'amincissement. Bull Soc Méd Hôp. Paris. 1896;18:220.

[2] Milewicz DM, Dietz HC, Miller DC. Treatment of aortic disease in patients with Marfan syndrome. Circulation. 2005;111:e150-7.

[3] Sakai IK, Keene DR, Engvall F. Fibrillin, a new 350-kD glycoprotein, is a component of extracellular microfibrils. J Cell Biol. 1986;103:2499-509.

[4] Pereira I, D'Alessio M, Ramirez F, Lynch IR, Sykes R, Pangillinan T, Ronadin I. Genomic organization for the sequence coding for fibrillin, the defective gene product in Marfan syndrome. Hum Mol Genet. 1993;2:961-8.

[5] Murdoch H, Walker RA, Halpern RI, Kuzma IW, McKusick VA. Life expectancy and causes of death in the Marfan syndrome. N Engl J Med. 1972;286:804-8.

[6] McKusick VA. Heritable disorders of connective tissue. The Marfan syndrome, vol. 1960. St. Louis, MO: C.V. Mosby Co.; 1960. p. 348-52.

[7] De Paepe A, Devereux RR, Dietz HC, Hennekam RCM, Pyeritz RE. Revised diagnostic criteria for the Marfan syndrome. Am J Med Genet. 1996;62:417-26.

[8] Loeys BL, Dietz HC, Braverman AC, Callewaert BL, De Backer J, Devereux RB, Hilhorst-Hofstee Y, Jondeau G, Faivre L, Milewicz DM, Pyeritz RE, Sponseller PD, Wordsworth P, De Paepe AM. The revised Ghent nosology for the Marfan syndrome. J Med Genet. 2010;47:476-85.

[9] Peters DJM, Sandkuijl LA. Genetic heterogeneity of polycystic kidney disease in Europe. Contrib Nephrol. 1992;97:128-39.

[10] Hataboer N, Buchalter M, Davies SJ, Lazarou LP, Ravine D. Co-occurrence of autosomal dominant polycystic kidney disease and Marfan syndrome in a kindred. Am J Kidney Dis. 2000;35:753-60.

[11] Palestini M, Douitsis E, Teofili MT, Vecchi L, Toscano C, Cavallaro A. Abdominal aortic aneurysm in patients submitted to chronic hemodyalisis for autosomal dominant polycystic kidney disease: personal experience. Int J Angiol. 1994;3:90-2.

[12] Keane M, Pyeritz R. Medical management of Marfan syndrome. Circulation. 2008;117:2802-13.

[13] Yetman AT, Roosevelt GE, Veit N, Everitt MD. Distal aortic and peripheral arterial aneurysms in patients with Marfan syndrome. J Am Coll Cardiol. 2011;58:2544-5.

[14] Loeys BL, Chen J, Neptune ER, Judge DP, Podowski M, Holm T, Meyers J, Leitch CC, Katsanis N, Sharifi N, Xu FL, Myers LA, Spevak PJ, Cameron DE, De Backer J, Hellemans J, Chen Y, Davis EC, Webb CL, Kress W, Coucke P, Rifkin DB, De Paepe AM, Dietz HC. A syndrome of altered cardiovascular, craniofacial, neurocognitive and skeletal development caused by mutations in TGFBR1 or TGFBR2. Nat Genet. 2005;37:275-81.

[15] Gaertner S, Alembik Y, Cordeanu E-M, Dollfus H, Lejay A, Chakfe N, Stephan D. Should we systematically screen for peripheral arterial aneurysms in all patients with Marfan syndrome? Int J Cardiol. 2014;172:e94-5.

[16] Imawaki S, Maaeta H, Shiraishi Y, Arioka I, Karasawa Y, Shinohara T, Tanaka T. Decrease in aortic distensibility after an extended aortic reconstruction for Marfan's acute aortic dissection DeBakey type I: a report of two cases. Surg Today. 1993;23:1010-3.

[17] Stewart GW, Elizondo ER, Haper K, Biundo JJ Jr. Paraplegia in a patient with Marfan's syndrome as a result of thoracoabdominal aortic aneurysm repair. Arch Phys Med Rehabil. 1994;75:921-3.

[18] Takayama T, Miyata T, Nagawa H. True abdominal aortic aneurysm in Marfan syndrome. J Vasc Surg. 2009;49:1162-5.

[19] Ugwu BT, Ardill W, Yiltok SJ, Momoh JT, Lenkop DW, Uba FA. Marfan's syndrome presenting with abdominal aortic aneurysm. A case for vigilance. West Afr J Med. 2003;22:95-7.

[20] Lafferty K, McLean L, Salisbury J, Cotton LT. Ruptured abdominal aortic aneurysm in Marfan's syndrome. Postgrad Med J. 1987;63:685-7.

[21] Roberts WC, Honig HS. The spectrum of cardiovascular disease in the Marfan syndrome: a clinicomorphologic study of 18 necropsy patients and comparison to 151 previously reported necropsy patients. Am Heart J. 1982;104:115-35.

[22] Wolfgarten B, Kruger I, Gawenda M. Rare manifestation of abdominal aortic aneurysm and popliteal aneurysm in a patient with Marfan's syndrome. A case report. Vasc Surg. 2001;35:81-4.

[23] Tijani Y, Mameli A, Chtata H, Taberkant M, Lekehal B, Sefiani Y, Elmesnaoui A, Ammar F, Bensaid Y, Feito B, Bellenot F, Fallouh A, Cheysson E. Association

exceptionnelle d'un anévrysme poplité bilateral et d'un anévrysme de l'aorte abdominale au cours d'un syndrome de Marfan. J Mal Vasc. 2014;39:278-81.

[24] Gonzalez JMD, Garcia BA, Lebrun JM, Docampo MM. Combined surgery for the treatment of bilateral subclavian artery aneurysm in Marfan syndrome. J Vasc Surg. 2007;45:180-2.

[25] Bowman JN, Ellozy SH, Plestis H, Marin ML, Faries PL. Hybrid repair of bilateral subclavian artery aneurysm in a patient with Marfan syndrome. Ann Vasc Surg. 2010;24:114.e1-5.

[26] Tassiopoulos AK, Nadalin BA, Labropoulos N, Egofske P, Keen RR. Endovascular repair of a symptomatic subclavian artery aneurysm in a patient with Marfan syndrome: a case report. Vasc Endovasc Surg. 2006;40:409-13.

[27] Saito Y, Taniguchi S, Watanabe K, Fukui K, Fukuda Y. Bilateral axillary artery aneurysm in siblings with Marfan syndrome. Ann Vasc Surg. 2014;28:740e13-6.

[28] Nguyen DQ, Murison M. Ulnar artery aneurysm in a patient with Marfan's syndrome. J Plast Reconstr Aesthet Surg. 2006;59:1131-2.

[29] Hardin CA. Successful resection of carotid and abdominal aneurysm in two related patients with Marfan's syndrome. N Engl J Med. 1962;267:141-2.

[30] Latter DA, Ricci MA, Forbes RD, Graham AM. Internal carotid artery aneurysm and Marfan's syndrome. Can J Surg. 1989;32:463-6.

[31] Stajzel R, Hefft S, Girardet C. Marfan's syndrome and multiple extracranial aneurysms. Cerebrovasc Dis. 2001;11:346-9.

[32] Bouziane Z, Bensaid B, El Idrissi R, Mesnaoui AE, Bensaid Y, Ratbi I. Marfan syndrome and internal carotid artery aneurysm. Vasa. 2013;42:457-60.

[33] Croisile B, Deruty R, Pialat J, Chazot G, Jourdan C. Anévrysme de la carotid supra-clinoidienne et mega-dolicho-artères cervicales dans un syndrome de Marfan. Neurochirurgie. 1988;34:342-7.

[34] Ohyama T, Ohara S, Momma F. Aneurysm of the cervical internal carotid artery associated with Marfan's syndrome: case report. Neurol Med Chir. 1992;32:965-8.

[35] Conway JE, Hutchins GM, Tamargo RJ. Marfan syndrome is not associated with intracranial aneurysms. Stroke. 1999;30:1632-6.

[36] Crivello MS, Porter DH, Kim D, Critchlow JF, Scoutt L. Isolated external iliac aneurysm secondary to cystic medial necrosis. Cardiovasc Intervent Radiol. 1986;9:139-41.

[37] Flanagan PV, Geoghegan Y, Egan TJ. Iliac artery aneurysm in Marfan's syndrome. Eur J Vasc Surg. 1990;4:323-4.

[38] Savolainen H, Savola J, Savolainen A. Aneurysm of the iliac artery in Marfan's syndrome. Ann Chir Gynaecol. 1993;82:203-5.

[39] Patra S, Singh AP, Srivinas BC. Marfan syndrome with spontaneous rupture of aneurysm of common iliac artery. Indian Pediatr. 2013;50:507-8.

[40] Aschwanden M, Wegmann W. Aneurysma dissecans der Arteria iliaca communis bei Marfan-Syndrome. Ruptur nach sportlicher Betatigung. Schweiz Med Wschr. 1990;120:836-9.

[41] Mounier-Vehier C, Millaire A, Vrtovsnik F, Marache P,

Ducloux G. Dissecting aneurysm of the left iliac artery disclosing Marfan's disease. Ann Cardiol Angeiol. 1991;40:537-40.

[42] Bozzani A, Arici V, Odero A. Modified stent-graft sandwich technique for treatment of isolated common iliac artery aneurysm in a patient with Marfan syndrome. Ann Vasc Surg. 2012;26:884-5.

[43] Yoshida RA, Yoshida WB, Kolvenbach R, Vieira PR. Modified stent graft sandwich technique for treatment of isolated common iliac artery aneurysm in patient with Marfan syndrome. Ann Vasc Surg. 2012;26:419e7-9.

[44] Hatrick AG, Malcolm PN, Burnand KG, Irvine AT. A superficial femoral artery aneurysm in a patient with Marfan's syndrome. Eur J Vasc Endovasc Surg. 1998;15:459-60.

[45] Al HW, Goldsmith DJA. Bilateral popliteal aneurysms complicating adult polycystic kidney disease in a patient with marfanoid habitus. Postgrad Med J. 2003;79:474-5.

[46] Ehlers E. Cutis laxa. Neigung zu Haemorrhagien in der Haut, Lockerung mehrerer Artikulationen. Dermatol Ztschr. 1901;8:173-4.

[47] Danlos H-A. Un cas de cutis laxa avec tumeur par contusion chronique des coudes et des genoux (xanthome juvenile pseudodiabetique de Mm. Hallopeault et Macé de Lépinay). Bull Soc Franç Dermatol Syph. 1908;19:70-2.

[48] Tschernogobow NA. Uber einem Fall von Cutis laxa. Monat Prakt Dermatol. 1892;15:76.

[49] Van Meekren J. Observationes medico-chirurgicae de belgico in latinum translatae. H. & Wid. T. Boom, Amstelodami; 1682.

[50] Beighton P, De Paepe A, Steinmann B, Tsipouras P, Wenstrup RJ. Ehlers-Danlos syndromes: revised nosology, Villefranche, 1997. Am J Med Genet. 1998;77:31-7.

[51] Sack G. Status dysvascularis, ein Fall von besonderer Zerreiblichkeit der Blutgefasse. Dtsch Arch Klin Med. 1936;178:663-9.

[52] Barabas AP. Heterogeneity of the Ehlers-Danlos syndrome: description of three clinical types and a hypothesis to explain the basic defect(s). Br Med J. 1967;2:612-3.

[53] Barabas AP. Vascular complications in the Ehlers-Danlos syndrome, with special reference to the arterial type or Sack's syndrome. J Cardiovasc Surg. 1972;13:160-7.

[54] Beighton P. The Ehlers-Danlos syndrome. London: W. Heinamnn; 1970.

[55] Pepin M, Schwarze U, Superti-Fuga A, Byers PH. Clinical and genetic features of Ehlers-Danlos syndrome type IV, the vascular type. N Engl J Med. 2000;342:673-80.

[56] Germain DP, Herrera-Guzman Y. Vascular Ehlers-Danlos syndrome. Ann Genet. 2004;47:1-9.

[57] Pope M, Martin GR, VA MK. Inheritance of Ehlers-Danlos syndrome. J Med Genet. 1977;14:200-4.

[58] Cikrit DF, Glover JR, Daising MC, Silver D. The Ehlers-Danlos syndrome revisited. Vasc Endovasc Surg. 2002;36:213-7.

[59] Byers PH. Ehlers-Danlos syndrome. In: Rimoin DL, Connor JM, Pyeritz RE, editors. Emery and Rimoin's principles and practice of medical genetics, vol. 1. New York, NY: Churchill-Livingstone; 1997. p. 1067-81.

[60] Pyeritz RE. Ehlers-Danlos syndrome. N Engl J Med. 2000;342:730-2.

[61] Bergqvist D, Björck M, Wanhainen A. Treatment of vascular Ehlers-Danlos syndrome: a systematic review. Ann Surg. 2013;258:257-61.

[62] Germain DP. Ehlers-Danlos syndrome type IV. Orphanet J Rare Dis. 2007;2:32.

[63] Hunter GC, Malone JM, Moore WS, Misiorowski RL, Chvapil M. Vascular manifestations in patients with Ehlers-Danlos syndrome. Arch Surg. 1982;117:465-8.

[64] Sheiner MN, Miller N, Lachance C. Arterial complications of Ehlers-Danlos syndrome. J Cardiovasc Surg. 1985;26:291-6.

[65] Oderich GS, Panneton JM, Bower TC, Lindor NM, Cherry KG, Noel AA, Kalra M, Sullivan T, Gloviczki P. The spectrum, management and clinical outcome of Ehlers-Danlos syndrome type IV: a 30-year experience. J Vasc Surg. 2006;42:98-106.

[66] Cikrit DF, Miles JH, Silver D. Spontaneous arterial perforation: the Ehlers-Danlos specter. J Vasc Surg. 1987;5:248-55.

[67] Chu LC, Johnson PT, Dietz HC, Brooke BS, Arnaoutakis GJ, Black JHIII, Fishman BS. Vascular complications of Ehlers-Danlos syndrome. Am J Roentgenol. 2012;198:482-7.

[68] Borek G, Beighton P, Wilhelm C, Kohlhase J, Kubisch C. Arterial rupture in classic Ehlers-Danlos syndrome with COL5A1 mutation. Am J Med Genet. 2010;152A:2094-8.

[69] Beighton P, Horan FT. Surgical aspects of the Ehlers-Danlos syndrome. A survey of 100 cases. Br J Surg. 1969;56:255-9.

[70] Bowers WH, Spencer JB, McDevitt NB. Brachial artery rupture in Ehlers-Danlos syndrome: an unusual cause of high median-nerve palsy. J Bone Joint Surg. 1976;58:1025-6.

[71] Mirza FH, Smith PL, Lim WN. Multiple aneurysms in a patient with Ehlers-Danlos syndrome: angiography without sequelae. Am J Roentgenol. 1979;132:993-5.

[72] Imamura A, Nakamoto H, Inoue T, Yamada H, Okuno M, Takai S, Komada H, Kwon AH, Kamyama Y. Ruptured dissecting aneurysm in bilateral iliac arteries caused by Ehlers-Danlos syndrome type IV: report of a case. Surg Today. 2001;31:85-9.

[73] McFarland W, Fuller DE. Mortality in Ehlers-Danlos syndrome due to spontaneous rupture of large arteries. N Engl J Med. 1964;271:1309-10.

[74] Karkos CD, Prasad V, Mukhopadhyay U, Thomson GJL, Hearn AR. Rupture of the abdominal aorta in patients with Ehlers-Danlos syndrome. Ann Vasc Surg. 2000;14:274-7.

[75] Wright CB, Lamberth WC, Ponsetti IV, Hanson J. Successul management of popliteal artery disruption in Ehlers-Danlos syndrome. Surgery. 1979;85:708-12.

[76] Lauwers G, Nevelsteen A, Daenen G, Lacroix H, Suy R, Frijns J-P. Ehlers-Danlos syndrome type IV: a heterogeneous disease. Ann Vasc Surg. 1997;11:178-82.

[77] Bronzino P, Abbo L, Bagnasco F, Barisone P, Dezzani AM, Genovese AM, Iannucci P, Ippoliti M, Sacchi M, Aimo I. Rottura spontanea di arteria iliaca comune: descrizione di un caso e revisione della letteratura. G Chir. 2006;27:324-7.

[78] Beylot C, Bioulac P, Doutre MS. Les manifestations artérielles du syndrome d'Ehlers-Danlos. Ann Med Int.

1983;134:451-7.

[79] Lynch HT, Larsen AL, Wilson R, Magnuson CL. Ehlers-Danlos syndrome and congenital arteriovenous fistulae. A clinicopathologic study of a family. JAMA. 1965;194: 1011-4.

[80] Burnett FH, Bledsoe JH, Char F, Williams D. Abdominal aortic aneurysm in a 17-year-old patient with Ehlers-Danlos syndrome: case report and review of the literature. Surgery. 1973;74:617-20.

[81] Stella A, Gessaroli M, Cifiello BI, Mirelli M, Loperfido V, Riva R, Guizzardi S. Sack-Barabas syndrome (Ehlers-Danlos IV type) (clinic and histopathologic ultrastructural correlations). Vasc Endovasc Surg. 1986;20:67-73.

[82] Grundtner P, Assadian A, Senekowitsch C, Plakovsky H, Mendel H, Hagmuller GW. History of a patient with Sack-Barabas syndrome (Ehlers-Danlos type IV) - 16 years of recurrent life-extending open and endovascular surgery. Eur J Vasc Endovasc Surg Extra. 2005;9:107-10.

[83] North KN, Whiteman DA, Pepin MG, Byers PH. Cerebrovasculat complications in Ehlers-Danlos syndrome type IV. Ann Neurol. 1995;38:960-4.

[84] Kato T, Hattori H, Yorifuji TJ, Tashiro Y, Nakahata T. Intracranial aneurysms in Ehlers-Danlos syndrome type IV in early childhood. Pediatr Neurol. 2001;25:336-9.

[85] Bannerman RM, Graf CJ, Upson JF. Ehlers-Danlos syndrome. Br Med J. 1967;3:558-9.

[86] Brodribb AJM. Vertebral aneurysm in a case of Ehlers-Danlos syndrome. Br J Surg. 1970;57:148-51.

[87] Tonnessen BH, Sternbergh WC III, Mannava K, Money SR. Endovascular repair of an iliac artery aneurysm in a patient with Ehlers-Danlos syndrome type IV. J Vasc Surg. 2007;45:177-9.

[88] Witz M, Lehmann JM. Aneurysmal arterial disease in a patient with Ehlers-Danlos syndrome. Case report and literature review. J Cardiovasc Surg. 1997;38:161-3.

[89] Hagspiel KD, Bonatti H, Sabri S, Arslan B, Hartun NL. Metachronous bilateral posterior tibial artery aneurysms in Ehlers-Danlos syndrome type IV. Cardiovasc Intervent Radiol. 2010;34:413-8.

[90] Domenick N, Cho JS, Abu HG, Makaroun MS, Chaer RA. Endovascular repair of multiple infragenicular aneurysms in a patient with vascular type Ehlers-Danlos syndrome. J Vasc Surg. 2011;54:848-50.

[91] Freeman RK, Swegle J, Sise MJ. The surgical complications of Ehlers-Danlos syndrome. Am Surg. 1996;62:869-73.

[92] Parfitt J, Chalmers RTA, Wolfe JHN. Visceral aneurysms in Ehlers-Danlos syndrome: case report and review of the literature. J Vasc Surg. 2000;31:1248-51.

[93] Zilocchi M, Macedo TA, Oderich GS, Vrtiska TJ, Biondetti PR, Stanson AW. Vascular Ehlers-Danlos syndrome: imaging findings. Am J Roentgenol. 2007;180:712-9.

[94] Bellenot F, Boisgard S, Kantelip B, Maillard P, Tissandier P, Ribal JP, Glanddier G. Type IV Ehlers-Danlos syndrome with isolated arterial involvement. Ann Vasc Surg. 1990;4:15 9.

[95] Slingenberg EJ. Complications during intravascular diagnostic manipulations in the Ehlers-Danlos syndrome. Neth J Surg. 1980;32:56-8.

[96] Van Selms WG, Yo IT, Kuiken H. Spontaneous rupture of the external iliac artery in a patient with Ehlers-Danlos syndrome type IV. Eur J Vasc Surg. 1990;4:419-21.

[97] Mattar SG, Kumar AG, Lumsden AB. Vascular complications in Ehlers-Danlos syndrome. Am Surg. 1994;60:827-31.

[98] Bergqvist D. Ehlers-Danlos type IV syndrome: a review from a vascular surgical point of view. Eur J Surg. 1996;162:163-70.

[99] Krog M, Almgren B, Eriksson I, Nordstrom S. Vascular complications in the Ehlers-Danlos syndrome. Acta Chir Scand. 1983;149:279-82.

[100] Serry C, Agomuoh OS, Goldin MD. Review of Ehlers-Danlos syndrome: successful repair of rupture and dissection of abdominal aorta. J Cardiovasc Surg. 1988;29:530-4.

[101] Bade MA, Queral LA, Mukherjee NT, Kong LS. Endovascular abdominal aortic aneurysm repair in a patient with Ehlers-Danlos syndrome. J Vasc Surg. 2007;46:360-2.

[102] Brooke BS, Arnaoutakis G, McDonnell MB, Black JHIII. Contemporary management of vascular complications associated with Ehlers-Danlos syndrome. J Vasc Surg. 2010;51:131-8.

[103] Sugawara Y, Ban K, Imai K, Okada K, Watari M, Orihashi K, Sueda T, Naitoh A. Successful coil embolization for spontaneous arterial rupture in association with Ehlers-Danlos syndrome type IV. Report of a case. Surg Today. 2004;34:94-6.

[104] Calvo P, Lanciego C, Krasniqi G, Cereceda C, Morlan MA, Vega A, Ruizf G-GC. Successful endovascular treatment of a splenic artery aneurysm in a patient with Ehlers-Danlos syndrome. J Vasc Interv Radiol. 2009;20:274-5.

[105] Nosher JL, Trooskin SZ. Occlusion of a hepatic arterial aneurysm with Gianturco coils in a patient with the Ehlers-Danlos syndrome. Am J Surg. 1986;152:326-8.

[106] Debrun GM, Aletich VA, Miller NR, DeKeiser BJW. Three cases of spontaneous direct carotid cavernous fistulas associated with Ehlers-Danlos syndrome type IV. Surg Neurol. 1996;46:247-52.

[107] Horowitz MB, Purdy PD, Valentine RJ, Merrill K. Remote vascular catastrophes after neurovascular interventional therapy for type IV Ehlers-Danlos syndrome. Am J Neuroradiol. 2000;21:974-6.

[108] Casana R, Nano G, Dalainas I, Tealdi DG. Endovascular treatment of hepatic artery aneurysm in a patient with Ehlers-Danlos syndrome: case report. Int Angiol. 2004;23:291-5.

[109] Iida Y, Obitsu Y, Komai H, Shigematsu H. Successful coil embolization for rupture of the subclavian artery associated with Ehlers-Danlos syndrome type IV. J Vasc Surg. 2009;50:1191-5.

[110] Geisbusch P, Kotelis D, von Tengg-Kobliqk H, Hyhlik Durr A, Allenberg JA, Böckler D. Thoracic aortic endografting in patients with connective tissue disease. J Endovasc Ther. 2008;15:144-9.

[111] Svensson LG, Kouchoukos NT, Miller DC, Bavaria JE, Coselli JS, Curi MA, Society of Thoracic Surgeons Endovascular Surgery Task Force. Expert consensus document on the treatment of descending thoracic aortic

disease using endovascular stent-grafts. Ann Thorac Surg. 2008;85(Suppl):S1-S41.

[112] Ong KT, Perdu J, De Backer J, Bozec E, Collignon P, Emmerich J, Fauret AL, Fiessinger JN, Fermain DP, Georgesco G, Hulot JS, De Paepe A, Plauchu H, Jeunemaitre X, Laurent S, Boutouyrie P. Effect of celiprolol on prevention of cardiovascular events in vascular Ehlers-Danlos syndrome: a prospective randomized, open, blinded-endpoints trial. Lancet. 2010;376:1476-84.

[113] McCarrick G, Black JHIII, Bowdin S, El-Hamamsi I, Frischmeyer-Guerrerio PA, Guerrerio AL, Sponseller PD, Loeys B, Dietz HCIII. Loeys-Dietz syndrome: a primer for diagnosis and management. Genet Med. 2014;16:576-87.

[114] Loeys BL, Schwarze U, Holm T, Callewaert BL, Thomas GH, Pannu H, De Backer JF, Oswald GL, Symoens P, Manouvrier S, Roberts AE, Faravelli F, Greco MA, Pyeritz RE, Milewicz DM, Coucke PJ, Cameron DE, Braverman AC, Byers PH, De Paepe AM, Dietz HC. Aneurysm syndrome caused by mutations in the TGF-beta receptor. N Engl J Med. 2006;355:788-98.

[115] Ritelli M, Chiarelli N, Dordoni C, Quinzani S, Venturini M, Maroldi R, Calzavara-Pinton P, Colombi M. Further delineation of Loeys-Dietz syndrome type 4 in a family with mild vascular involvement nd a TGFB2 splicing mutation. BMC Med Genet. 2014;15:91.

[116] Van Hemelrijk C, Renard M, Loeys B. The Loeys-Dietz syndrome: an update for the clinicians. Curr Opin Cardiol. 2010;25:546-51.

[117] Van de Lar IM, Van der Linde D, Oei EH, Bos PK, Bessems JH, Bierma-Zeinstra SM, van Meer BL, Pals G, Oldenburg RA, Bekkers JA, Moelker A, de Graaf BM, Matyas G, Frohn-Mulder IM, Timmermans J, Hilhorst-Hofstee Y, Cobben JM, Bruggenwirth HT, van Laer L, Loeys B, De Backer J, Coucke PJ, Dietz HC, Willems PJ, Oostra BA, De Paepe A, Roos-Hesselink JW, Bertoli-Avella AM, Wessels MW. Phenotypic spectrum of the SMAD3-related aneurysms-osteoarthriris syndrome. J Med Genet. 2012;49:47-57.

[118] Neri E, Tommasino G, Tucci E, Benvenuti A, Ricci C. A complex thoracoabdominal aneurysm in a Loeys-Dietz patient: an open, hybrid, anatomic repair. Ann Thorac Surg. 2010;90:e88-90.

[119] Casey K, Zayed M, Greenberg JI, Dalman RL, Lee JT. Endovascular repair of bilateral iliac artery aneu-rysms in a patient with Loeys-Dietz syndrome. Ann Vasc Surg. 2012;26:107e5-107e10.

[120] Ozker E, Vuran C, Saritas B, Türköz R. Valve-sparing replacement of the ascending aorta and aortic arch in a child with Loeys-Dietz syndrome. Eur J Cardiovasc Thorac Surg. 2012;41:1184-5.

[121] Beckman E, Stiefel P, Shresrta M, Haverich A, Martens A. Surgical experience in a patient with Loeys-Dietz syndrome type I. Ann Thorac Surg. 2014;97:e125-7.

[122] Williams JA, Hanna JM, Shah AA, Andersen ND, McDonald MT, Jiang YH, Wechsler SB, Zomorodi A, McCann RL, Hughes GC. Adult surgical experience with Loeys-Dietz syndrome. Ann Thorac Surg. 2015;99:1275-81.

[123] Black JH III. Aneurysms caused by connective tissue abnormalities. In: Cronenwett JR, Johnston KW, editors. Rutherford's vascular surgery. 8th ed. Philadelphia, PA: Elsevier; 2014. p. 2248-67.

[124] Martens T, Van Herzeele I, De Ryck F, Renard M, De Paepe A, François K, Vermasson F, De Backer J. Multiple aneurysms in a patient with aneurysms-osteoarthritis syndrome. Ann Thorac Surg. 2013;95:332-5.

[125] Kuma S, Ishida M, Okazaki J, Arai Y, Hanyu M, Inoue K. Giant vein graft aneurysm complicated by Loeys-Dietz syndrome. J Vasc Surg Cases. 2015;1:123-6.

[126] Loftus JM, Mc Carthy MJ, Lloyd A, Naylor AR, Bell PR, Thompson MM. Prevalence of true vein graft aneurysms: implications for aneurysm pathogenesis. J Vasc Surg. 1999;29:403-8.

[127] Johnson PT, Chen JK, Loeys BL, Dietz HC, Fishman EK. Loeys-Dietz syndrome: MDCT angiography findings. Am J Roentgenol. 2007;189:W29-35.

[128] Stephenson MA, Vlachakis I, Valenti D. Bilateral popliteal artery aneurysms in a young man with Loeys-Dietz syndrome. J Vasc Surg. 2012;56:486-8.

第 27 章 Klippel-Trénaunay 综合征和 Parks Weber 综合征

Klippel–Trénaunay Syndrome, Parkes Weber Syndrome

Antonino Cavallaro 著　　金成勇　何虎强　译

在 1900 年，M. Klippel 和 P. Trénaunay[1] 描述了一种以皮肤血管痣、静脉曲张和静脉畸形、单肢肥大三联征为特征的疾病：Klippel-Trénaunay 综合征（KTS）。它们的颜色，痣（毛细血管畸形）被普遍认为是葡萄酒色斑。并不是所有 KTS 患者都存在这种典型的三联征（表 27–1）。

目前，KTS 被定义为 [5] 与以下相关的血管疾病：①毛细血管、静脉和淋巴系统的合并畸形；②静脉曲张分布异常（特别是婴儿、儿童时期观察到的侧静脉异常）；③四肢肿大。

在文献报道的约 1500 例血管痣中，没有一例涉及颅面区 [5]，以便与斯德奇 – 韦伯综合征进行初步鉴别。

Gloviczki 和 Driscoll[6] 在描述了大量患者中观察到的特征后指出了该疾病的主要特征：毛细血管畸形（葡萄酒色斑）；一侧肢体（通常为下肢）软组织和骨骼肥大（偶尔为骨量不足）；非典型，多为侧位静脉曲张。他们认识到 KTS 源于毛细血管、静脉和淋巴系统的参与，并没有任何明显的动静脉分流参与。

Lindenauer[2] 明确断言 KTS 没有动 – 静脉分流，可以作为与 Parkes Weber 综合征（PWS）的鉴别标志。进一步的观察 [3, 7] 证实 KTS 缺乏重要的动 – 静脉沟通；这些动 – 静脉沟通可能存在，但没有任何功能相关性 [8–11]。

肢体过度生长是大多数 KTS 病例的典型特征；然而，也有发现肢体营养不良（萎缩）的病例 [2, 4, 11]。

尽管 KTS 可能不存在静脉曲张，但通常有静脉系统畸形：这些畸形可能有不同的类型，包括深静脉的节段性缺陷和（或）与胚胎系统有关的静脉的延续。经过 14 年的随访，Servelle 证实并成功用纤维束压迫腘静脉治疗了一例 16 岁 KTS 女孩。同样的，Servelle 在 KTS 这个领域拥有世界上最丰富的经验，广泛应用静脉造影术展示不同水平的下肢深静脉阻塞性病变：腘静脉占 51%，股浅静脉占 16%，髂静脉占 3.3%；发育不全的病变包括 8% 的患者和 21% 发育不全患者。Lindenauer[2] 通过静脉造影观察到腘窝和大腿水平深静脉缺失。一些作者认为静脉畸形是 KTS 的主要原因 [12, 13]。Baskerville 等 [8, 9] 认为只有少数 KTS 患者是由缺乏深静脉导致的，而最主要缺陷是浅和（或）深静脉的回流障碍·他们观察到 33 名患者中有 47% 缺乏深度静脉的瓣膜，68% 的有大型静脉侧支，大多无瓣膜，表现为出生时的血管痣。罕见有深静脉闭锁的报道 [14, 15]。在梅奥诊所 [16]，包括复杂的反流模式，弥漫性瓣膜功能不全合并损害小腿肌肉泵和慢性静脉高压

			表 27-1　KTS 的临床表现			
作者，年份	初治患者	葡萄酒色斑	静脉曲张和静脉畸形	肢体肥大	3 个特征	2 个特征
Lindenauer[2], 1965	18	15（83%）	18（100%）	11（61%）	13（72%）	5（28%）
Servelle[3], 1985	614	32%	36%			
Jacob[4], 1998	252	246（98%）	182（72%）	160（67%）	159（63%）	93（37%）

在内的严重累及下肢静脉的病例收治。在回顾研究中，非典型静脉（外侧和持续性坐骨）是非常常见的。持续性的坐骨静脉（PSV）系统导致髂内静脉负荷过重，导致直肠、膀胱和阴道[3]继发静脉曲张。

淋巴系统的累积是 KTS 的共同组成部分[3, 5, 6]，有时表现为淋巴液从畸形的毛细血管表面渗出，有时表现为淋巴管炎或真性的淋巴水肿。Liu 等[17]对 31 例 KTS 淋巴水肿患者进行 RM 淋巴管造影，发现 20 例淋巴管发育不全或不发育，11 例淋巴管增生。

KTS 可定义为一种预后良好的低流速血管畸形；然而，也会出现严重的并发症，如直肠出血或泌尿生殖系统[10]出血。出血可由继发性静脉曲张[3]引起，但通常是由血管瘤性病变[18]引起。结肠受累的报道很少[19]，泌尿生殖系统的表现并不罕见[20-22]。在对 1970—2005 年梅奥临床经验的回顾研究中观察到 41/218 例患者（19%）涉及泌尿生殖系统[23]，19 例发生严重出血需要住院治疗。KTS 的另一个相关并发症是肺栓塞[24]的风险增加，在儿童[25]中高达 10%。

根据 Cohen[5]的研究结果，KTS 影响下肢的病例占 95%，上肢占 5%；仅累及躯干极为罕见[2, 3, 25]。

KTS 被认为是一种散发性疾病，其起源尚不清楚。熟悉的例子非常少[2, 26]。最可信的病因学假设是在胎儿发育时中胚层缺陷[2]产生了持续性[27]或退化延迟[8]的网状网络为代表的胚胎血管系统。Tijan 等[28]在 VG5Q 基因突变中发现了 KTS 的易感性；这一假设受到了部分研究者[29]

的质疑，但被其他研究者支持。Hu 等[30]研究了 177 名 KTS 患者和 477 名对照组，发现 AGGF1（VG5Q）基因的两种单核苷酸多态性与 KTS 易感性显著相关，根据显性遗传[31]的概念，提出了 KTS 发展的两步机制。这种分子机制没有被普遍接受，但仍然处于研究阶段[32]。

1918 年，F. Parkes Weber[33]描述了一种以他的名字命名的综合征，主要表现为三个主要特征：①毛细血管畸形；②动静脉瘘；③由骨骼和软组织异常生长引起的肢体过度生长。早在 1907 年[34]，他就已经报道了可以被分类为 KTS 的患者，但没有提到动静脉瘘。PWS 与 KTS 的本质区别在于功能性相关的动 - 静脉瘘的存在，它会随着时间的推移不断恶化，最终导致溃疡、心力衰竭和截肢[10]。目前，MR 投影血管造影看起来是一种非常可靠的诊断工具，用于证明动 - 静脉瘘，以便将 KTS 和 PWS[35]区分开。区别 KTS 和 PWS 是极其重要的。因为 PWS 是一种高流速的血管畸形，尽管 KTS[2]有潜在的并发症，但 PWS 的预后明显比 KTS 差。早在 1956 年，Robertson[36]就回顾了 28 例 PWS 病例，观察到 6 例心脏增大和 3 例截肢。尽管有这些客观的考虑，"KTS"合并动静脉瘘的病例一再被报道[37-39]，1962 年，Mullins 等[40]提出血管骨肥大综合征（KTWS）一词，认为将其分类为两种疾病没有预后或治疗意义。在治疗效果上，PWS 的预后确实比 KTS 差，毕竟 Parkes Weber 描述的患者有动脉和静脉肿大、毛细血管和静脉畸形、动静脉瘘和肢体肿大；此外，淋巴成分很少被观察到，而侧支静脉异常从未被观察到。

然而，KTWS 一词经常被使用 [41-43]，即使该患者应该被归类为 PWS[44]。

Eerola 等 [45] 进行初步研究后发现，在毛细血管畸形 – 动静脉畸形（CM-AVM）和 PWS[46] 病例中都发现了 *RASA1* 基因突变，这显然与高流量动 – 静脉畸形有关；而 KTS[47] 缺乏这种突变。

动脉瘤在 KTS 和 PWS 中均有报道。在某些情况下，很难评估特定的病因或排除发生其他血管疾病的巧合。特殊的显微镜检查结果似乎是一些颅内动脉瘤病例的特征。Nakamura 等 [18] 描述了由于周围血管瘤病变侵袭动脉壁而导致的颈横动脉动脉瘤。特别有趣的是 Akagi 等所报道的腘动脉瘤的组织学：在极薄的中膜中，弹性纤维被破坏和紊乱。作者认为这可能代表了 KTS 的一种特定动脉病变。另外，KTS 观察到的一些动脉瘤明显是动脉粥样硬化性的（Kaladji 等 [49] 报道的主动脉瘤和 Komai[50] 报道的因急性缺血而手术的腘动脉瘤）。PWS 动脉瘤病变的发生可能与动 – 静脉瘘引起血流的负荷和湍流增加有关；累及肢体的所有动脉均呈弥漫性扩张。

Aneurysms 在 KTS 患者中观察到动脉瘤累及肾动脉 [20, 52] 和颅内动脉 [53-55]。在 PWS（或 KTWS）中，报告动脉瘤位于不同部位：脑动脉 [56-58]；肾动脉 [59]；肱动脉 [60]；髂和股动脉 [61]。

在 KTS 和 PWS 中观察到的腘动脉动脉瘤详情见表 27-2。

表 27-2　KTS 和 PWS 中的腘动脉瘤			
作者，年份	**患　者**	**症　状**	**治疗和预后**
1.Akagi[a][48], 2006	女，35 年	局部疼痛	部分切除，股胫静脉分流术；7 年疗效良好
2.Komai[a][50], 2006	男，48 年	急性缺血	动脉瘤切除术，胫骨腘静脉移植
3.Pourhassan[a][62], 2007	男，49 年		
4.Ferrero[b][51], 2011	男，27 年		线圈栓塞，动 – 静脉瘘 + 支架移植；8 年疗效良好
5.Plaza-Martinez[b][63], 2011	男，61 年	无症状	支架移植，1 年疗效良好

1. 动脉瘤累及远端股浅动脉和腘动脉；2 年前诊断时，无症状；2. 动脉粥样硬化性主动脉瘤；3. 患有肾、脾及肠系膜上动脉动脉瘤的患者；4. 股浅动脉瘤累及腘动脉近端；最后一个对照组有几个动 – 静脉瘘

a. KTS

b. PWS 或 KTWS

参考文献

[1] Klippel M, Trénaunay P. Du naevus variqueux ostéohypertrophique. Arch Gen Méd. 1900;185:641-72.

[2] Lindenauer S. The Klippel-Trénaunay syndrome: varicosity, hypertrophy and hemangioma with no arteriovenous fistula. Ann Surg. 1965;162:303-14.

[3] Servelle M. Klippel and Trénaunay syndrome. 768 operated cases. Ann Surg. 1985;201:365-73.

[4] Jacob AG, Driscoll DJ, Shaughnessy WJ, Stanson AW, Clay RP, Gloviczki P. Klippel-Trenaunay syndrome: spectrum and management. Mayo Clin Proc. 1998;73:28-36.

[5] Cohen MM Jr. Vascular update: morphogenesis, tumors, malformations, and molecular dimensions. Am J Med Genet.

2006;146A:2013-38.

[6] Gloviczki P, Driscoll DJ. Klippel-Trenaunay syndrome: current management. Phlebology. 2007;22:291-8.

[7] Servelle M, Zolotas E, Soulie J, Andrieux J, Cornu C. Syndrome de Klippel et Trenaunay: malformations des veines iliaques fémorale et poplitee. Arch Mal Coeur Vaiss. 1965;58:1187-97.

[8] Baskerville PA, Ackroyd JS, Browse NL. The etiology of the Klippel-Trenaunay syndrome. Ann Surg. 1985;202:624-7.

[9] Baskerville PA, Ackroyd JS, Thomas LM, Browse NL. The Klippel-Trenaunay syndrome: clinical, radiological and haemodynamic features and management. Br J Surg.

1985;72:232-6.

[10] Roebuck DJ. Klippel-Trenaunay and Parkes-Weber syndromes. Am J Roentgenol. 2004;14:311-2.

[11] Oduber CE, Van der Horst CM, Hennekam RC. Klippel-Trenaunay syndrome: diagnostic criteria and hypothesis on etiology. Ann Plast Surg. 2008;60:217-23.

[12] Hutchinson WJ, Burdeaux BD. The influence of stasis on bone growth. Surg Gynecol Obstet. 1954;99:413-20.

[13] Poulet J, Ruff F. Les dysplasies veineuses congénitales des membres. Presse Méd. 1969;77:163-9.

[14] Coget JM, Merlen JF. Klippel-Trénaunay: syndrome ou maladie? Phlebologie. 1980;33:37-43.

[15] Van der Stricht J. Syndrome de Klippel et Trénaunay et phacomatoses. Phlebologie. 1980;33:21-30.

[16] Delis KT, Gloviczki P, Wennberg PW, Rooke TW, Driscoll DJ. Hemodynamic impairment, venous segmental disease, and clinical severity scoring in limbs with Klippel-Trenaunay syndrome. J Vasc Surg. 2007;45:561.567.

[17] Liu NF, Lu Q, Yan ZK. Lymphatic malformation is a common component of Klippel-Trenaunay syndrome. J Vasc Surg. 2010;52:1557-63.

[18] Nakamura K, Onitsuka T, Koga Y, Shirata K, Tsuchida , Nabeshima K, Sumiyoshi A. Aneurysm of the transverse cervical artery occurring in association with a cavernous hemangioma as a complication of Klippel-Trenaunay syndrome: report of a case. Surg Today. 1995;25:978-81.

[19] Ghahremani GG, Kangarloo H, Volberg F, Meyers MA. Diffuse cavernous hemangioma of the colon in the Klippel-Trenaunay syndrome. Radiology. 1976;118:673-8.

[20] Campistol JM, Agusti C, Torras A, Campo E, Abad C, Revert L. Renal hemangioma and renal artery aneurysm in the Klippel-Trenaunay syndrome. J Urol. 1988;140:134-6.

[21] Zini L, Amara N, Graziana JP, Villers A, Mazeman E. Klippel-Trenaunay syndrome and multiple vesical hemangiomas: treatment with Neodymium:YAG laser. Prog Urol. 2001;11:1282-4.

[22] Furness PD 3rd, Barqawi AZ, Bisignani C, Decter RM. Klippel-Trenaunay syndrome: 2 case reports and a review of genito-urinary manifestations. J Urol. 2001;166:1418-20.

[23] Husmann DA, Rathbun SR, Driscoll DJ. Klippel-Trenaunay syndrome: incidence and treatment of genito-urinary sequelae. J Urol. 2007;177:1244-9.

[24] Huiras EE, Barnes CJ, Eichenfield LF, Pelech AN, Drolet BA. Pulmonary thromboembolism associated with Klippel-Trenaunay syndrome. Pediatrics. 2005;116:e596-600.

[25] Samuel M, Spitz L. Klippel-Trenaunay syndrome: clinical features, complications and management in children. Br J Surg. 1995;82:757-61.

[26] Aelvoet GE, Jorens PG, Roelen LM. Genetic aspects of the Klippel-Trenaunay syndrome. Br J Dermatol. 1992;126:602-3.

[27] Bourde C. Classification des syndromes de Klippel-Trénaunay et de Parkes-Weber d'après les données angiographiques. Ann Radiol. 1974;17:153-60.

[28] Tian X-L, Kadaba R, You S-A, Liu M, Timur AA, Yang L, Chen Q, Szafranski P, Rao S, Wu L, Housman DE, Di Corleto PE, Driscoll DJ, Borrow J, Wang Q. Identification of an angiogenic factor that when mutated causes susceptibility to Klippel-Trenaunay syndrome. Nature. 2004;427:640-5.

[29] Barker KT, Foulkes WO, Schwartz CE, Labadie C, Monsell F, Houlton RS, Harper J. Is the E133K allele of VG5Q associated with Klippel-Trenaunay syndrome and other overgrowth syndromes? J Med Genet. 2006;43:613-4.

[30] Hu Y, Seidelmann SB, Timur AA, Shen PH, Driscoll DJ, Wang OK. Identification of association of common AGGF1 variants with susceptibility for Klippel-Trenaunay syndrome using the Structure Association Program. Ann Hum Genet. 2008;72(Pt 5):636-43.

[31] Happle R. Lethal genes surviving by mosaicism: a possible explanation for sporadic birth defects involving the skin. J Am Acad Dermatol. 1987;16:899-906.

[32] Killion E, Mohan K, Lee EI. A review of vascular syndromes: genetics and common syndromes. Semin Plast Surg. 2014;28:64-8.

[33] Parkes WF. Hemangioectatic hypertrophy of limbs - congenital phleboarteriectasis and so-called congenital varicose veins. Br J Child Dis. 1918;15:13-171.

[34] Parkes WF. Angioma formation in connection with hypertrophy of limbs and hemihypertrophy. Br J Dermatol. 1907;19:231-5.

[35] Ziyeh S, Spreer J, Rossler J, Strecker R, Hochmuth A, Schumacker M, Klisch J. Parkes Weber or Klippel-Trenaunay syndrome? Non-invasive diagnosis with MR projection angiography. Eur Radiol. 2004;14:2025-9.

[36] Robertson DJ. Congenital arteriovenous fistulae of the extremities. Ann R Coll Surg Engl. 1956;18:73-98.

[37] Cullity TB. Hypertrophy of the leg with associated vascular abnormality (the Klippel-Trenaunay syndrome): report of a case. Med J Aust. 1951;2:773-6.

[38] Bouvrain G, Bourthoumieux A. Le rétentissement cardiaque du syndrome de Klippel-Trénaunay. Arch Mal Coeur Vaiss. 1957;50:626-35.

[39] Galicer RF, Nerio CN. Sindrome de Klippel-Trenaunay (Presentacion de 3 cases). Prensa Med Argent. 1956;43:3259-63.

[40] Mullins JF, Naylor D, Redetski J. The Klippel-Trenaunay-Weber syndrome. Arch Dermatol. 1956;86:202-6.

[41] Koch G. Zur Klinik, Symptomatologie, Pathogenese und Erbpathologie des Klippel-Trénaunay-Weber Syndrom. Acta Genet Med Gemellol. 1956;5:326-70.

[42] Schönenberg H, Redermann M. Klippel-Trénaunay-Weber syndrom. Klin Paediatr. 1972;184:449-60.

[43] Kondo T, Tanaka K, Fujii T, Akita S. Klippel-Trenaunay-Weber syndrome associated with intraabdominal lymphangioma requiring multiple surgical interventions. Ann Plast Surg. 1997;39:435-7.

[44] Patil V, Patil S, Ichalakaranji R, Bhadragoudra J, Devani R. Klippel-Trenaunay-Weber syndrome: a case report. Int J Biomed Adv Res. 2014;5:396-7.

[45] Eerola I, Boon LM, Mulliken JB, Burrows PE, ompmartin A, Watanabe S, Vanwijck R, Vikkula M. Capillary malformation-arteriovenous malformation, a new clinical and genetic disorder caused by RASA1 mutations. Am J Med Genet. 2003;73:1240-9.

[46] Ravencu N, Boon LM, Mulliken JB, Enjolras O, Cordisco MR, Burrows PE, Clapuyt P, Hammer F, Dubois J, Baselga E, Brancati F, Carder R, Quintal JM, Dallapiccola B, Fischer G, Frieden IJ, Garzon M, Harper J, Johnson-Patel

J, Labrèze C, Martorell L, Paltiel J, Pohl A, Prendiville J, Quere I, Siegel DH, Valente EM, Van Hagen A, Van Hest L, Vaux KK, icente A, Chitayat D, Vikkula M. Parkes Weber syndrome, vein of Galen aneurysmal malformation, and other fast-flow vascular anomalies are caused by RASA1 mutations. Hum Mutat. 2008;29:959-65.

[47] Revencu N, Boon LM, Dompmartin A, Rieu P, Busch WL, Dubois J, Forzano F, Van Hagen JM, Halbach S, Kuechler A, Lachmeijer AM, Lahde J, Russell L, Simola KO, Mulliken JB, Vikkula M. Germline mutations in RASA1 are not found in patients with Klippel-Trenaunay syndrome or capillary malformations with limb overgrowth. Mol Syndromol. 2013;4:173-8.

[48] Akagi D, Ishii S, Kitagawa T, Nagawa H, Miyata T. Popliteal arterial aneurysm associated with Klippel-Trenaunay syndrome: case report and literature review. J Vasc Surg. 2006;43:1287-9.

[49] Kaladji A, Zamreek A, Pinel G, Gérard F, Leguernier A, Cardon A. Klippel-Trenaunay syndrome associated with abdominal aortic aneurysm. Eur J Vasc Endovas Surg EXTRA. 2012;23:e29-30.

[50] Komai H. Regarding popliteal arterial aneurysm associated with Klippel-Trenaunay syndrome: case report and literature review (letter). J Vasc Surg. 2006;44:1377-88.

[51] Ferrero E, Ferri M, Viazzo A, Carbonatto P, Molinaro V, Suita R, Nessi F. Parkes-Weber syndrome and giant superficial femoral artery aneurysm. Treatment by endovascular therapy and follow-up of 8 years. Ann Vasc Surg. 2011;25:384e9-384e15.

[52] Ogden CW, Jackson JE. The Klippel-Trenanunay syndrome associated with renal artery aneurysm. Br J Urol. 1993;71:617-8.

[53] Spallone A, Tcherekayev VA. Simultaneous occurrence of aneurysm and multiple meningioma in Klippel-Trenaunay parients: case report. Surg Neurol. 1996;45:241-4.

[54] De Blasi B, Zenzola A, Lanzilotti CM, Resta M, Caputi O, Lamberti P, Simone F. An unusual association of intracranial aneurysm and oesophageal duplication in a case of Klippel-Trenaunay syndrome. Neuroradiology. 2000;42:930-2.

[55] Kim YW, Kim N, Hwang J-M, Choung H-K, Khwarg SI. Teaching neuroimages: multiple giant intracranial aneurysms in Klippel-Trenaunay syndrome. Neurology. 2013;81:e17-8.

[56] Taira T, Tamura Y, Kawamura H. Intracranial aneurysm in a child with Klippel-Trenaunay-Weber syndrome: case report. Surg Neurol. 1991;36:303-6.

[57] Ouellet MC, Sevick RJ, Tranmer BI, Lester M. Thrombosed fusiform basilar aneurysm associated with Klippel-Trenaunay-Weber syndrome. Can Assoc Radiol J. 1997;48:28-32.

[58] Star A, Fuller CE, Landas SK. Intracranial aneurysms in Klippel-Trenaunay-Weber syndrome: case report. Neurosurgery. 2010;66:E1027-8.

[59] Sharma S. Multifocal intradural spinal AVF and renalartery aneurysm in a case of Klippel-Trenaunay syndrome (KTS). Neuroimaging. 2010;20:386-9.

[60] Bartels C, Claeys L, Ktenidis K, Horsch S. F. P. Weber syndrome associated with a brachial artery aneurysm: case report. Angiology. 1995;46:1039-42.

[61] Ugurlucan M, Yerebakan C, Alpagut U, Tireli E, Dayioglu E. Klippel-Trénaunay-Weber syndrom. Wien Med Wochenschr. 2008;158:402-4.

[62] Pourhassan S, Grotemeyer D, Klat V, Sandmann W. Das Klippel-Trénaunay Syndrom bei gleichzeitigem Vorliegen von Viszeralarterienaneurysmen. Vasa. 2007;35:124-9.

[63] Plaza-Martinez A, Ortiz-Monzón E, Gomez-Palonés FJ, Genovés-Gasco B, Martinez-Perelló I, Martinez-Parreño C. Popliteal artery aneurysm in a patient with Klippel-Trenaunay-Weber syndrome. Ann Vasc Surg. 2011;25:838e13-6.

第28章 HIV/AIDS

HIV/AIDS

Antonino Cavallaro **著** 代江红 何虎强 **译**

HIV 感染和血管系统之间的联系是复杂的，目前还没有明确的定义。

在西方，HIV 感染已被证明会加速动脉粥样硬化。Depairon 等[1] 观察到 55% 的 HIV 患者中至少有一个颈动脉或股动脉斑块（与健康对照组的 38% 相比）。Periard 等[2] 报道，艾滋病患者发生外周动脉疾病的风险增加了 6 倍，且发病时间提前。Kaplan 等[3] 研究发现伴随 CD4 细胞计数低（<200/μl）的 HIV 感染者颈动脉病变的发生率增加了 70%～100%（与健康对照组相比）。

HIV 感染引起的代谢变化，可能加速动脉粥样硬化[4]，如甘油三酯升高，高密度脂蛋白降低，纤维蛋白原升高[5]。巧合的是，HIV 患者的吸烟率高于一般西方人群[6]，这可能与冠状动脉事件的高发生率相对应[7]。有证据表明 HIV 可能引起血管内皮功能障碍[8]。Terada 等[9] 研究发现艾滋病患者主动脉内皮严重改变：巨细胞形成，核固缩，裸露。内皮黏附蛋白（如 E- 选择素和 VCAM-1）的局部表面表达升高[10]。

在抗反转录病毒药中，蛋白酶抑制药可能会导致代谢紊乱，如血脂异常、脂质营养不良和糖耐量降低[11]；持续的治疗与斑块或内 - 中膜增厚的风险增加相关[12, 13]。

在西方国家已被证实，HIV 感染与抗反转录病毒治疗联合可能与严重的内皮功能障碍和动脉粥样硬化加速相关[14, 15]。D：A：D 研究（data collection of adverse events of anti-HIV drug）[16-18] 纳入了大量 HIV 患者，主要来自欧洲：2003 年 17 852 例，2015 年 32 663 例；特别是在 CD4 细胞计数正常和病毒复制抑制的老年受试者中观察到与冠心病风险增加相关的一个脂质特征。因此，纳入弗雷明汉研究中的几个参数（年龄、性别、血压、吸烟状况、心血管疾病家族史、糖尿病、总胆固醇、高密度脂蛋白）及 CD4 细胞计数和接受抗反转录病毒治疗为条件，建立了一个可靠的冠状动脉事件预测模型。

1987 年，Joshi 等描述了一种与艾滋病相关的特殊类型的动脉病变；他们报道了 6 名儿童的尸检结果，在许多器官中观察到特有的动脉改变，包括内膜纤维化、内弹力膜重复和破碎、中膜纤维化和钙化。其中脑部受累多达 5 例，且颅内动脉是唯一表现炎症的血管；观察到不同程度的血管管腔狭窄，以及冠状动脉纤维增生闭塞性疾病。

1991 年，Kabus 和 Greco[19, 20] 观察到一个 HIV 感染儿童主动脉血管内膜纤维化和中膜增厚。

HIV 与血管炎的关联很罕见，约 1% 的病例发生[21, 22]。Chetty[23] 认为，几乎每一种形式和类型的血管炎影响小、中、大动脉在艾滋病毒感染中都发现过，提出了以下"回忆录助手"。

(1) 传染性血管炎，由巨细胞病毒、带状疱疹病毒、弓形虫、肺孢子虫、沙门菌、结核分枝杆菌引起；以及直接由 HIV 引起的血管炎。

（2）坏死性系统性动脉炎，包括结节样多动脉炎。

（3）超敏性血管炎。

（4）血管中心免疫增生的损伤。

（5）原发性中枢神经系统血管炎。

（6）大血管病变：与血管壁感染或白细胞分裂性血管炎有关。

（7）混合的病变。

Gisselbrecht 等[24] 在 2/6 例 HIV 相关血管炎中观察到白细胞破坏性脉管炎。

文献中可能有几个关于 HIV 感染与结节性多动脉炎相关性的报道[25-28]。Font 等[29] 收集了 26 个病例，并增加了 4 个个案报道（从 120 个提交神经或肌肉活检的队列中）。也有报道称川崎样综合征与 HIV 感染相关[15, 30-32]。

Alabrese 等[33] 和 Marquez 等[34] 在 1999—2002 年接受抗反转录病毒治疗的一系列患者中没有发现血管炎病例，并提出以下分类。

（1）HIV 感染相关的主要血管炎形式，包括结核性多动脉炎 HCV 阴性和 HBV 阴性，川崎样疾病。

（2）次要形式的血管炎，包括那些有感染性发病机制的（也包括丙型肝炎相关的结节性多动脉炎）和那些对抗 HIV 药的超敏反应[35]。

（3）可能是 HIV 感染所特有的血管炎症性疾病（儿童脑血管病伴动脉瘤和成人大血管动脉瘤疾病）。

1998 年，Dubrovsky 等[36] 报道了 13 例（5 人）HIV 感染儿童弥漫性梭状颅内动脉瘤；对 4 例患者进行尸检，发现其扩张和动脉瘤局限于基底动脉环动脉；中膜为纤维状，无平滑肌细胞，内膜增生，内弹性层破裂。在此报道之前，Park 等[37] 在 1/6 因脑卒中死亡的 HIV（+）儿童中观察到脑动脉瘤，并提交尸检，发现 HIV 的主要跨膜糖蛋白 gp41 内膜染色阳性。Fulmer 等[38] 报道了 2 个病例：其中一个发生脑血管事件是 HIV 疾病的第

一临床表现。同时合并水痘带状疱疹病毒感染是常见的发现[36, 38]。Patsalides 等[39] 在接受神经影像学研究的儿童 HIV 患者中发现 11/426（2.6%）脑血管病变：多发性动脉瘤 7 例（1.6%），26 个动脉瘤中 24 个呈梭形；同时感染水痘带状疱疹病毒的病例占 5/11。

颅内动脉瘤的成因尚不清楚。

（1）HIV 直接侵袭内皮细胞；这一理论的支持与高病毒滴度[40] 和 HIV 抗原偶然阳性的受累血管壁相关。

（2）复发性非 HIV 感染，经常与水痘带状疱疹病毒感染同时发生的假设得到了支持（Schieffelin 等[41] 报道的 12 例患者中 50% 的病例）。

大脑已被普遍认为是 HIV 感染的宿主，在白质、基底神经节和血管壁中都已经发现了 HIV DNA[38, 42]。HIV 对大脑单个核细胞的特异性趋向性[43, 44] 和这些单核细胞的跨内皮迁移[45] 可能可以解释没有全身性动脉瘤的颅内动脉瘤的发生。不仅是由水痘带状疱疹病毒[46] 的反复感染，可能触发循环细胞因子和生长因子[47] 的产生从而给出血管重塑过程的起源；此外，反复感染有助于弹性蛋白酶的增加，内部弹性膜破裂是早期组织学发现[48, 49]。

在抗反转录病毒治疗时代之前，颅内动脉瘤患儿的生存期非常有限（<1 年）。抗反转录病毒治疗提高了生存率，且有学者报道了动脉瘤稳定的病例[44, 50] 和至少一例回顾的病例[51]。

然而，如果机会性感染是导致颅内血管病变的原因，有效的治疗能够促进免疫重建炎症综合征（IRIS）的风险，并可能加重潜在的血管疾病[52, 53]。基底动脉环的弥漫性动脉瘤性疾病，最初被认为在儿童患者中是不会发生的，但现在年轻人中进一步被发现[54]，其显微镜下的检查结果与在儿童中[55] 的观察结果一致。在 2010 年，Goldstein 等[56] 收集了 12 例成人颅内动脉瘤（年龄 23—43 岁，平均 34.6 岁）。

颅内大动脉动脉瘤的首次报道发表于 1998 年。Dupont 等[57] 描述了一个 64 岁男性患者

的病例，HIV 阳性，腹腔动脉粥样硬化动脉瘤感染了沙门菌，启发了相关问题（技术、后勤和伦理）。沙门菌血症占艾滋病患者菌血症的 14%～32%[58, 59]。同年，津巴布韦[60] 的一份报告中描述了 3 个患者同时患有 4 个动脉瘤（颈动脉 3 个，腹主动脉 1 个）；2 例是艾滋病患者，1 例是 HIV 携带者；虽然表皮葡萄球菌、结核分枝杆菌和梅毒螺旋体被认为是动脉瘤的原因，但在其中一个案例中，病毒性动脉炎的假设机制被提出。这代表了非洲 HIV/ 艾滋病患者动脉瘤特殊特征的开始（表 28-1）。

其他关于 HIV 感染中感染性或真菌性动脉瘤的病例被报道或小批量报道[61-65]。然而，津巴布韦的 Marks 和 Kuskov[66] 在 1995 年报道的 16 例病例中仅发现了 2 例联合感染。

2002 年，来自约翰霍普金斯大学的 Wong 等[67] 从文献中收集了 30 例患者的 48 个动脉瘤：这些患者都是青年或年轻的成年人，大多数来自非洲（25/30），没有动脉粥样硬化的迹象，颈动脉和股动脉受累的频率较高。

到目前为止，最多的病例来自南部非洲。来自 Durban 的研究小组[68-71] 在 2010 年报道了 226 例患有血管疾病的 HIV/AIDS 患者；其中 111 人患有动脉瘤。年龄 4—56 岁（平均 36 岁）；90% 是男性；98% 是非洲人；其中 40 例有明显的艾滋病症状，包括体重减轻、全身淋巴结肿大和机会性感染。动脉瘤多发生于以下部位：下肢 80

例（几乎全部累及股浅动脉）；颈动脉 50 例；上肢 16 例；胸、腹主动脉 56 例。在同一研究机构中，2000 年报道了 28 名感染 HIV 的患者，并有 92 个动脉瘤（每个患者 1～10 个）；非动脉粥样硬化性动脉瘤的调查包括梅毒、伤寒和结缔组织疾病。1999 年发表的早期临床经验中的 10 名患者，其中 5 名患者有一个以上的动脉瘤，2 名患者同时感染（1 名沙门菌病，1 名梅毒）。

在 Durban 观察到的动脉瘤病理研究[69, 70] 明确了一个以血管为中心的炎症过程（白细胞分裂性血管炎）：有明显的内皮细胞肿胀和白细胞浸润，周围有一圈浆细胞和淋巴细胞，还有少量含铁血黄素的巨噬细胞。在较严重的急性炎症区域，可见受感染血管局灶性跨壁坏死。急性炎症区被慢性病变包围：内膜纤维肌性增生，平滑肌细胞缺失，中膜弹性成分破碎，外膜纤维化。动脉瘤附近，外膜胶原以裂隙样血管通道增生为特征。所有这些发现都被解释为可能发展为真性动脉瘤（主要是囊状动脉瘤）或假性动脉瘤的病理基础。

2002 年来自比勒陀利亚的研究小组[72, 73] 报道了 9 例 HIV 阳性动脉瘤患者（82% 的血管外科住院患者进行了 HIV 筛查，其中 42 例——14% 为阳性）。2007 年，在 1905 名血管疾病患者中，109 人（6%）是艾滋病毒阳性（没有人接受抗反转录病毒治疗），其中 24 人（22%）有动脉瘤。Nair 等[74] 首次报道了 3 例患者的自发

表 28-1　HIV/AIDS 患者的腘动脉瘤				
作者，年	动脉瘤患者数	动脉瘤数	腘动脉瘤患者数	腘动脉瘤数
Marks[66], 1995	16		2	2a
Piccinato[77], 1999	2		1	1b
Nair[69], 2000	28	92		9
Botes[73], 2007	24		1	2c

a. 一次切除结扎，一次截肢
b. 切除 + 静脉移植
c. 双侧自体静脉置入

性动静脉瘘。根据显微镜结果和患者特点，所谓 HIV 相关动脉瘤被认为是一种独特的临床病理实体。

(1) 发病年龄年轻；儿童也不能幸免[75,76]。

(2) 缺乏动脉粥样硬化的典型危险因素。

(3) 动脉瘤通常多个。

(4) 非典型部位：常累及颈动脉和股浅动脉。

(5) 免疫缺陷的特征。

所有这些特征及主要的显微镜检图像排除了动脉瘤与 HIV 的关联仅仅是巧合，反映了所有患者感染发生率的增加[68]。

在其他病例报告中也证实了血管的白细胞分裂性血管炎[78-80]。

一旦排除机会性感染在 HIV 相关动脉瘤发生中的作用（在 Nair 等[68]的经验中，只有 3/92 例的搜索是阳性的，2/12 被 Marks 和 Kuskov[66] 报道），艾滋病毒导致动脉瘤 / 假性动脉瘤的机制仍然是模糊的。Nair 等[68,69]根据免疫组化研究后排除 HIV 对动脉壁的直接损害；由于预计受感染患者的所有淋巴细胞中都将包含 HIV，因此在动脉瘤边缘的动脉壁中发现 HIV 蛋白不能证明该病毒有直接作用；这可能是一种复杂的免疫机制。然而，Tilson 和 Wither[81] 则认为是动脉基质成纤维细胞直接感染，不包括针对动脉基质蛋白的自身免疫反应（基于分子模拟，因为 HIV 的包膜蛋白可能类似于动脉特异性抗原蛋白，如 MAT-CAM-1）。Joshy 等[19] 提出重复感染，典型的免疫缺陷状态，导致暴露于内源性和外源性弹性酶的增加。

HIV 相关动脉瘤的治疗并不规范。Barry[4] 建议他们应该被当作真菌性动脉瘤来治疗。Van Male 等[72] 提出了一种适用于 HIV 感染患者的所有血管手术的方案，前提是无论 HIV 状况如何（入院时通常不知道）都进行急诊治疗。

(1) 标准流程，CD4 细胞计数为≥500。

(2) 如果 CD4 细胞计数在 200~500，可以选择保守治疗或微创治疗。

(3) 在 CD4 细胞计数＜200 的严重 HIV 状况下，治疗应是姑息性的，只有在挽救生命时才进行手术。

最近，血管内支架植入术看起来是一种很有效的手术替代方法[71]。

肯尼亚最近的一份报道[82] 显示，年龄＜40 岁的受试者中 HIV 的流行率相对较高；1997—2007 年，26% 的动脉瘤患者年龄在 40 岁以下；与 40 岁以上患者相比，与 HIV 相关伴随疾病率为：主动脉瘤 15.8% vs. 6.6%，颅内动脉瘤 18.2% vs. 8.3%，周围动脉瘤 10.6% vs. 6.3%。

来自比勒陀利亚和德班的两个小组[83,84] 都认为动脉瘤形成背后的血管炎是 HIV 患者闭塞性疾病的基础：相同的病理过程可能具有双相表达。相信这种特殊性的原因如下

(1) 年轻患者。

(2) 高胆固醇血症、高血压、糖尿病低发生率。

(3) 显微镜检结果显示（动脉切开处或切除标本）与动脉瘤边缘相同，没有动脉粥样硬化或干酪样坏死的迹象（如 Takayasu 病）。

血管造影的表现也很典型：长段闭塞，近端动脉形态正常，远端血流缺乏或很差。

Van Marle 等[83] 报道了 91 例下肢动脉闭塞性疾病患者，其中 82 例有静息痛或溃疡或坏死。原发性截肢 23 例，继发性截肢 13 例；特别是在 13 条股骨远端重建的肢体中，有 8 条被截肢。

德班小组报道了类似的令人失望的结果[77,84]：所有患者都存在静息痛或组织缺损，大约 50% 的患者在跛行之前出现血栓（如 Muaudizi 等[85] 所述）。在 51 例急性血栓患者中，原发性截肢 15 例，36 次尝试恢复血流中只有 15 例成功；慢性缺血（也被定义为过早动脉粥样硬化）病例 64 例，30 例截肢，而 17/25 的尝试通过手术或血管腔内治疗成功的挽救了肢体。

参考文献

[1] Depairon M, Chessex S, Sudre P, Rodondi N, Doser N, Chave JP, Riesen W, Nicod P, Danoli R, Telenti A, Mooser V, Swiss HIV Cohort Study. Premature atherosclerosis in HIV-infected individuals - focus on protease inhibitor therapy. AIDS. 2001;15:329-33.

[2] Periard D, Cavassini M, Taffé P, Chevalley M, Senn L, Chapuis-Taillard C, de Vallière S, Hayoz D, Tarr PE, for the Swiss HIV Cohort Study. High prevalence of peripheral arterial disease in HIV- infected persons. Clin Infect Dis. 2008;46:761-7.

[3] Kaplan NM, Palmer BF, Terada LS, Gu Y, Flores SC. AIDS vasculopathy. Am J Med Sci. 2000;320:379-87.

[4] Barry R. How does vascular disease associated with retroviral infection differ from atherosclerosis? S Afr J Anaesth Analg. 2010;16:51-3.

[5] Venter WDF, Sanne IM. The cardiovascular consequencs of HIV and antiretroviral therapy. Cardiovasc J S Afr. 2003;14:225-9.

[6] Law M, Fris-Møller N, Weber R, Reiss P, Thiébaut R, Kirk O, d'Arminio Monforte A, Paradier C, Morfeldt L, Calvo G, El-Sadr W, De Wit S, Sabin C, Lundgren JD, DAD Study Group. Modelling the three year risk of myocardial infarction among the participants in the D:A:D study. HIV Med. 2003;4:1-10.

[7] Matetzky S, Domingo M, Kar S, Noc M, Shah S, Kaul G, Daar E, Cercer B. Acute myocardial infarction in immunodeficiency virus-infected patients. Arch Intern Med. 2003;163:457-60.

[8] Chi D, Henry J, Kelley J, Thorpe R, Kelly SJ, Krishnaswami G. The effects of HIV infection on endothelial function. J Endoth Cell Biol. 2000;7:233-42.

[9] Terada LS, Gu Y, Flores SC. AIDS vasculopathy. Am J Med Sci. 2000;320:379-87.

[10] Zietz C, Hotz B, Sturzl M, Rauch E, Penning R, Lohrs U. Aortic endothelium in HIV1 infection: chronic injury, activation, and increased leukocyte adherence. Am J Pathol. 1996;149:1887-96.

[11] Rickerts V, Brodt H, Staszewski S, Stille W. Incidence of myocardial infarctions in HIV-infected patients between 1983 and 1998: the Frankfurt HIV-cohort study. Eur J Med Res. 2000;5:329-33.

[12] Maggi P, Serio G, Epifani G, Fiorentino G, Saracino A, Fico C, Perilli F, Lillo A, Ferraro S, Gargiulo M, Chirianni A, Angarano G, Regina G, Pastore G. Premature lesions of the carotid vessels in HIV-1-infected patients treated with protease inhibitors. AIDS. 2000;14:123-8.

[13] Maggi P, Perilli F, Lillo A, Gargiulo M, Ferraro S, Grisorio B, Ferrara S, Carito V, Bellacosa C, Pastore G, Chirianni A, Regina G. Rapid progression of carotid lesions in HAART-treated HIV-infected patients. Atherosclerosis. 2007;192:407-12.

[14] Randell P, Moyle G. Antiretroviral therapy with heart. Am J Ther. 2009;16:579-84.

[15] Ayers J, Mandell T, Sanghvi K, Aboujaude R, His DH. Acute coronary thrombosis and multiple coronary aneurysms in a 22-year old man with the human immunodeficiency virus. Texas Heart Inst J. 2014;41:208-11.

[16] Fris-Møller N, Weber R, Reiss P, Thiébaut R, Kirk O, d'Arminio Monforte A, Pradier C, Morfeldt L, Mateu S, Law M, El-Sadr W, De Wit S, Sabin CA, Phillips AN, Lundgren D. Cardiovascular disease risk factors in HIV patients - association with antiretroviral therapy. Results from the DAD study. AIDS. 2003;17:1179-93.

[17] Fris-Møller N, Thiébaut R, Reiss P, Weber R, d'Arminio Monforte A, De Wit S, El-Sadr W, Fontas E, Worm S, Kirk O, Phillips AN, Sabin CA, Lundgren JD, Law MG, DAD Study Group. Predicting the risk of cardiovascular disease in HIV-infected patients: the data collection on adverse effects of anti-HIV drugs study. Eur J Cardiovasc Prev Rehabil. 2010;17:491-501.

[18] Fris MN, Ryom L, Smith C, Weber R, Reiss P, Dabis F, De Wit S, d'Arminio Monforte A, Kirk O, Fontas E, Sabin C, Phillips A, Lundgren JD, Law MG, DAD Study Group. An updated prediction model of the global risk of cardiovascular disease in HIV-positive persons: the data-collection on adverse effects of anti-HIV drugs (D:A:D) study. Eur J Prev Cardiol. 2016;23:214-23.

[19] Joshi VV, Pawel B, Connor E, Sharer L, Oleske JM, Morrison S, Marin-Garcia J. Arteriopathy in children with acquired immunodeficiency syndrome. Pediatr Pathol. 1987;7:261-75.

[20] Kabus D, Greco MA. Arteriopathy in children with AIDS: microscopic changes in the vasa vasorum with gross irregularities of the aortic intima. Pediatr Pathol. 1991;11:793-5.

[21] Kaye BR. Rheumatologic manifestations of HIV infection. Clin Rev Allergy Immunol. 1996;14:385-416.

[22] Guillevin L. Vasculitides in the context of HIV infection. AIDS. 2008;22(Suppl. 3):S27-33.

[23] Chetty R. Vasculitides associated with HIV infection. J Clin Pathol. 2001;54:275-8.

[24] Gisselbrecht M, Cohen P, Lortholary O, Jarrousse B, Gayraud M, Lecompte I, Ruel M, Gherardi R, Guillevin L. Human immunodeficiency virus-related vasculitis. Clinical presentation and therapeutic approach to eight cases. Ann Méd Interne. 1998;149:398-405.

[25] Libman BS, Quismorio FP Jr, Stimmler MM. Polyarteritis nodosa-like vasculitis in human immunodeficiency virus infection. J Rheumatol. 1995;22:351-5.

[26] Valeriano-Marcet J, Ravichandran L, Kerr LD. HIV associated systemic necrotizing vasculitis. J Rheumatol. 1990;17:1091-3.

[27] Bradley WG. Painful vasculitic neuropathy in HIV-1 infection: relief of pain with prednisone therapy. Neurology. 1996;47:1446-51.

[28] Barbaro G. Vasculitic syndromes in HIV-infected patients. Adv Cardiol. 2003;40:185-96.

[29] Font C, Miro O, Pedrol E, Masañes F, Coll-Vinent B, Casademont J, Cid MC, Grau JM. Polyarteritis nodosa in human immunodeficiency virus infection: report of four cases and review of the literature. Br J Rheumatol.

1996;35:796-9.

[30] Johnson RM, Barbarini G, Barbaro G. Kawasaki-like syndrome and other vasculitic syndromes in HIV-infected patients. AIDS. 2003;17(Suppl. 1):S77-82.

[31] Barbaro G. Cardiovascular manifestations of HIV infection. Circulation. 2002;106:1420-5.

[32] Stankovich K, Miailhes P, Bessis D, Ferry T, Broussolle C, Sève P. Kawasaki-like syndromes in HIV-infected adults. J Infect. 2007;55:488-94.

[33] Calabrese LH. Infection with the human immunodeficiency virus type 1 and vascular inflammatory disease. Clin Exp Rheumatol. 2004;22(Suppl 36):S87-93.

[34] Marquez J, Restrepo CS, Candia L, Berman A, spinoza LR. Human immunodeficiency virus-associated rheumatic disorders in the HAART era. J Rheumatol. 2004;31:741-6.

[35] Rachline A, Lariven S, Descamps V, Grossin M, ouvet E. Leukocytoclastic vasculitis and indinavir. Br J Dermatol. 2000;143:1112-3.

[36] Dubrovsky T, Curless R, Scott G, Chaneles M, Post MJ, Altman N, Petito CK, Start D, Wood C. Cerebral aneurysmal arteriopathy in childhood AIDS. Neurology. 1998;51:560-5.

[37] Park YD, Belman AL, Kim TS, Kure K, Llena JF, Lantos G, Bernstein L, Dickson DW. Stroke in pedi-atric acquired immunodeficiency syndrome. Ann Neurol. 1990;8:303-11.

[38] Fulmer BB, Dillard SC, Musulman EM, Palmer CA, Oakes JW. Two cases of cerebral aneurysms in HIV+ children. Pediatr Neurosurg. 1998;28:31-4.

[39] Patsalides AD, Wood LV, Atac GK, Sandifer E, Butman JA, Patronas NJ. Cerebrovascular disease in HIV-infected pediatric patients: neuroimaging findings. Am J Roentgenol. 2002;79:999-1003.

[40] Husson RN, Saini R, Lewis LL, Butler KM, Patronas N, Pizzo PA. Cerebral artery aneurysms in children infected with human immunodeficiency virus. J Pediatr. 1992;121:927-30.

[41] Schieffelin JS, Williams PL, Djokic D, Anderson JP, Nachman S, Oleske JM, Seage GRIII, Van Dyke RB. Central nervous system vasculopathy in HIV-infected children enrolled in the pediatric AIDS clinical trials group 219/219C study. J Pediatr Infect Dis Soc. 2013;2:50-6.

[42] Sharer LR, Saito Y, Da Cunha A, Unc PC, Gelbard HA, Epstein LG, Blumberg BM. In situ amplification and detection of HIV-1 DNA in fixed pediatric AIDS brain tissue. Hum Pathol. 1996;27:614-7.

[43] Atwood WJ, Berger JR, Kaderman R, Tornatore CS, Major EO. Human immunodeficiency virus type 1: infection of the brain. Clin Microbiol Rev. 1993;6:339-66.

[44] Mazzoni P, Chiriboga CA, Millar WS, Rogers A. Intracerebral aneurysms in human immunodeficiency virus infection: case report and literature review. Pediatr Neurol. 2000;23:252-5.

[45] Persidsky Y, Stins M, Way D. A model for monocyte migration through the blood-brain barrier during HIV-1 encephalitis. J Immunol. 1997;158:3499-510

[46] Connor MD, Lammie GA, Bell JE, Warlow CP, Simmonds P, Brette RD. Cerebral infarction in adult AIDS patients: observations from the Edinburgh HIV Autopsy Cohort. Stroke. 2000;31:2117-26.

[47] Krizanac-Bengez L, Mayberg MR, Janigro D. The cerebral vasculature as a therapeutic target for neurological disorders and the role of shear stress in vascular homeostasis and pathophysiology. Neurol Res. 004;26:846-53.

[48] Sha SS, Zimmerman RA, Rorke LB, Vezina LG. Cerebrovascular complications of HIV in children. Am J Neuroradiol. 1996;17:1913-7.

[49] Bulsara KR, Raja A, Owen J. HIV and cerebral artery aneurysm. Neurosurg Rev. 2005;28:92-5.

[50] Petropoulou F, Moustrou G, Papaevangelou V, Theodoridou M. Central nervous system aneurysms in childhood AIDS. AIDS. 2003;17:273-5.

[51] Martinez-Longoria CA, Morales-Aguirre JJ, Villalobos-Agosta CP, Gomez-Barreto D, Cashat-Cruz M. Occurrence of intracerebral aneurysm in an HIV-infected child: a case report. Pediatr Neurol. 2004;31:130-2.

[52] Elfenbeim DS, Emmanuel PJ. Aneurysmal dilation of cerebral arteries associated with HIV infection. Arch Pediatr Adolesc Med. 2001;155:849-50.

[53] Bonkowsky JL, Christenson JC, Nixon JW, Pavia AT. Cerebral aneurysms in a child with acquired immunodeficiency syndrome during rapid immune reconstitution. J Child Neurol. 2002;17:457-60.

[54] Ake JA, Erickson JC, Lowry KJ. Cerebral aneurysmal arteriopathy associated with HIV infection in an adult. Clin Infect Dis. 2006;43:e46-50.

[55] Tipping B, de Villiers L, Candy S, Wainwright H. Stroke caused by human immunodeficiency virus-associated intracranial large-vessel aneurysmal vasculopathy. Arch Neurol. 2006;63:1640-2.

[56] Goldstein DA, Timpone J, Cupps TR. HIV-associated intracranial aneurysmal vasculopathy in adults. J Rheumatol. 2010;37:226-33.

[57] Dupont JR, Bonavita JA, Di Giovanni RJ, Spector HB, Nelson SC. Acquired immunodeficiency syndrome and mycotic abdominal aortic aneurysm. A new challenge? Report of a case. J Vasc Surg. 1989;10:254-7.

[58] Eng RHL, Bishburg E, Smith SM, Geller H, Kapila . Bacteremia and fungemia in patients with acquired immunodeficiency syndrome. Am J Clin Pathol. 1986;86:105-7.

[59] Whimbey E, Gold JVM, Polsky B, Dryjanski J, Hawking C, Bleving A, Brannow P, Kiehr TE, Brown AE, Armstrong D. Bacteremia and fungemia in patients with the acquired immunodeficiency syndrome. Ann Intern Med. 1986;104:511-4.

[60] Sinzobahamvya N, Kalangu K, Hamel-Kalinowski W. Arterial aneurysms associated with human immunodeficiency virus (HIV) infection. Acta Chir Belg. 1989; 89:185-8.

[61] Mestres CA, Ninot S, DeLacy AM, Castel MT, Iranzo P, Azon A, Pera VA, Mulet J. AIDS and Salmonella-infected abdominal aortic aneurysm. Aust N Z J Surg. 1990;60:225-6.

[62] Roussin-Bretagne S, Robert M, Tricot JF, Pangon B, Harzic M, Doll J, Andrieu J. Anévrysme de l'aorte abdominale dû à Salmonella enteritidis chez un patient porteur du virus de l'immunodéficience humaine. Ann Méd Interne. 1991;142:456-7.

[63] Gouny P, Valverde A, Vincent D, Fadel E, Lenot B, Tricot J-F, Rozenbaum W, Nussaume O. Human immunodeficiency virus and infected aneurysm of the abdominal aorta. Report

of three cases. Ann Vasc Surg. 1992;6:239-43.

[64] Zell SC. Mycotic false aneurysm of the superficial femoral artery. Delayed complication of Salmon4ella gastroenteritis in patient with acquired immunodeficiency syndrome. West J Med. 1995;163:72-4.

[65] Catano JC, Ramirez IC. Syphilitic aortic aneurysm in a young HIV-infected man: case presentation. Case Rep Infect Dis. 2011;2011:Article ID 935271.

[66] Marks C, Kuskov R. Patterns of arterial aneurysms in acquired immunodeficiency disease. World J Surg. 1995;19:127-32.

[67] Wong JM, Shermak MA, Tihan T, Jones CE. A subclavian artery aneurysm in a patient with HIV infection: a case report. J Vasc Surg. 2002;35:1006-9.

[68] Nair R, Abdool-Carrim ATO, Chetty T, Robbs IV. Arterial aneurysms in patients infected with human immunodeficiency virus: a distinct clinicopathological entity? J Vasc Surg. 1999;29:600-7.

[69] Nair R, Robbs IV, Naidoo NG, Woolgar J. Clinical profile of HIV-related aneurysms. Eur J Vasc Endovasc Surg. 2000;20:235-40.

[70] Chetty R, Batitang S, Nair R. Large artery vasculopathy in HIV-positive patients: another vasculitic enigma. Hum Pathol. 2000;31:374-9.

[71] Robbs JV, Paruk N. Management of HIV vasculopathy - a South African experience. Eur J Vasc Endovasc Surg. 2010;39:S25-31.

[72] Van Marle J, Tudhope L, Weir G, Botes K. Vascular disease in HIV-AIDS patients. S Afr Med J. 2002;92:974-8.

[73] Botes K, Van Marle J. Surgical intervention for HIV-related vascular disease. Eur J Vasc Endovasc Surg. 2007;34:390-6.

[74] Nair R, Chetty R, Woolgar J, Naidoo NG, Robbs JV. Spontaneous arterio-venous fistula resulting from HIV-arteritis. J Vasc Surg. 2001;33:186-7.

[75] Obor NA, Cilliers AM. Vasculopathy of the large arteries in children infected by the human immunodeficiency virus. Cardiol Young. 2004;14:671-3.

[76] Munirathnam D, Raj R. Unusual presentation of HIV vasculopathy in a child. Indian J Hematol Blood Transf. 2011;27:169-71.

[77] Piccinato CE, Cherri J, Moriya T, Souza AC. Pseudoaneurysms of large arteries associated with AIDS. Sao Paulo Med J. 1999;117:165-70.

[78] Chello M, Tamburrini S, Mastroroberto P, Covino E. Pseudoaneurysm of the thoracic aorta in patients with human immunodeficiency virus infection. Eur J ardiothor Surg. 2002;22:454-6.

[79] Di Cesare F, Pannone A, Pogany G, Bartolucci P, Cancellario d'Alena F, Rabitti G. Brachial artery aneurysm in a patient with HIV infection. A case report. Chir Ital. 2007;59:131-6.

[80] Ando T, Makuuchi H, Kitanaka Y, Koizumi H. Rupture of a pseudo aneurysm of the abdominal aorta in a patient with immunodeficiency syndrome. Ann Thorac Cardiovasc Surg. 2011;17:198-200.

[81] Tilson MD 3rd, Withers L. Arterial aneurysms in HIV patients: molecular mimicry versus direct infection? Ann N Y Acad Sci. 2006;1085:387-91.

[82] Ogeng'o JA, Obimbo MM, Olabu BO, Sinkeet SR. Patterns of aneurysms among young black Kenyans. Indian J Thorac Cardiovasc Surg. 2011;27:70-5.

[83] Van Marle J, Mistry PP, Botes K. HIV-occlusive vascular disease. S Afr J Surg. 2009;47:36-42.

[84] Nair R, Robbs JV, Chetty R, Naidoo NG, Woolgar J. Occlusive arterial disease in HIV-infected patients: a preliminary report. Eur J Vasc Endovasc Surg. 2000;20:353-7.

[85] Mulaudizi TV, Robbs JV, Pillay W, Pillay B, Moodley J, Magagula G, et al. Thrombectomy in HIV-related peripheral arterial thrombosis: a preliminary report. Eur J Vasc Endovasc Surg. 2005;30:102-6.

第29章 真菌性动脉瘤

Mycotic Aneurysms

Antonino Cavallaro 著　郭剑　何虎强 译

近年来，"真菌性动脉瘤"一词被广泛使用[1]，包括了感染性动脉瘤，其中包括真性动脉瘤和假性动脉瘤，造成了很大程度的混淆。除此之外，病原体发生的病变（真菌性动脉瘤）与发生感染并发的动脉瘤之间的差异逐渐消失；前者是急性感染性动脉病变的表现，导致动脉扩张并最终破裂，后者通常是动脉粥样硬化引起的动脉瘤并发症。然而，我们认为，即使诊断挑战，特别是治疗挑战存在着几个相同和重叠的问题，也应该保持这两个主要病理过程之间的区别。

对真菌性动脉瘤的一个精确和全面的定义是[2]：真菌性的或者感染性的动脉瘤是一种局限性的、不可逆的血管扩张，是由侵入性生物减弱和破坏血管壁而引起的感染性动脉炎。

回顾关于这一特殊病理（最初被认为是一种特殊的心内膜炎并发症）的研究进展是很有指导意义的，在过去的几十年里，研究者们对其病因和发病机制的认识越来越复杂与深入。

1844——Rokitansky[3]：描述动脉壁内的脓肿。

1847——Virchow[4]：动脉瘤并发心内膜炎的首次报道。他观察到，在动脉栓塞的部位，可以观察到动脉内层和中层的破坏，有时伴有囊状动脉瘤的形成。

1851——Koch[5]：描述了一个患有风湿热的22岁男子的肠系膜上动脉瘤的破裂。

1853——Tufnell[6]：在一例腘动脉瘤破裂的病例报告中，意识到动脉瘤的形成可能源于心脏瓣膜赘生物碎片导致的栓塞。

1875——Ponfick[7]：观察到动脉瘤可发生在栓塞部位，他认为动脉壁上的创伤是由于腔内压力推动栓子造成的。

1877——Goodhart[8]：提出了"栓塞性动脉瘤"是由感染引起的这个假设。

1885——Osler[9]：定义了"真菌性动脉瘤"这个词。报道了一名患有恶性心内膜炎，并死于胸主动脉四个动脉瘤中的其中一个破裂的患者，在其他3个动脉瘤处均发现了新鲜的真菌赘生物。他清楚地列出了这个顺序：细菌性心内膜炎、细菌栓塞、主动脉壁的感染和动脉瘤。

1887——Eppinger[10]：定义了"栓塞性动脉瘤"这个词，他证实动脉感染是由于细菌包含在从心脏瓣膜赘生物掉落出来的栓子内，并附着在血管管壁内。据他所说，炎症始于外膜然后向内扩散。

1887——Langton 和 Bowlby[11]：在栓塞动脉瘤的壁上发现了细菌，并表明它们来自心脏瓣膜。

1901——Benda[12]：建议术语"转移性真菌性动脉瘤"要包括细菌在没有栓子帮助下通过血流到达动脉壁的情况。

1903——Jordan[13]：动脉感染可能开始于细

菌进入外膜滋养血管。

1905——Ruge[14]：在一位骨髓炎患者的冠状动脉瘤中发现了链球菌。

1908——Clutton 和 Dudgeon[15]：血液中循环的细菌可引起血管内膜的表面感染。然而，由于内膜对感染有很强的抵抗力，某些类型的内膜损伤可能是细菌沉积所必需的。

1909——Lewis 和 Schrager[16]：描述了一个与动脉退行性疾病相关的真菌性动脉瘤。

1911——Unger[17]：证明了当感染栓子停留在腔内时，感染从动脉的内表面开始。

1923——Stengel 和 Wolferth[18]：细菌感染可能从动脉的外部或内部侵入。在第一个病例中，动脉外膜最初被一个相邻的感染病灶破坏。与心内膜炎无关的循环细菌感染往往更为急性，并可能在动脉壁出现脓肿，炎症过程可能会更具破坏性，并在动脉瘤形成之前就会产生穿孔。他们收集了 217 例因血管内细菌源引起的病例（约 80% 心内膜炎）；174 例患者年龄明确，其中 88% 的患者年龄在 40 岁或以下。

1937——Crane[19]：将真菌性动脉瘤分为原发性（不伴有明显的血管内灶，包括心内膜炎或邻近炎症）和继发性（发生心内膜炎或其他血管内灶或邻近感染灶）。

1954——Barker[20]：动脉感染可由感染的栓子或菌血症引起，也可由邻近感染引起。由于各种原因（栓塞、血管梗阻、动脉粥样硬化、先天性缺陷、外部创伤）引起的壁损伤更容易引起感染。

1956——Hankins 和 Yeager[21]：将真菌性动脉瘤分为原发性（如果感染通过血管管壁到达）和继发性（由于脓毒症栓塞在动脉腔内，通常靠近破裂点）。后一种类型可能发生在内膜破裂处。

1962——Smith…Szilagyi[22]：创造了"血液感染"这个词。

1964——Blum 和 Keefer[23]：将真菌性动脉瘤分为栓塞性和隐源性；后者意思是发生在没有任何明显的局部或远处感染过程的病变。

1968——Dickman 和 Moore[24]：在 40 年代初期，从抗生素时代开始，细菌性心内膜炎的发病率稳步下降；金黄色葡萄球菌和沙门菌引起的真菌性动脉瘤增加，通常认为这两种病菌更容易导致内膜损伤。

1973——Finseth 和 Abbott[25]：原发性真菌性动脉瘤，是由于邻近化脓物的直接扩张（或通过动脉周围淋巴通道）引起；继发性或栓塞性，是由脓毒症栓子，包括来自心内膜炎产生的栓子引起的；隐源性的，是由病原体从一个明显的或未知的途径通过血管管壁或通过受损的内皮进入动脉壁而引起。

1978——Wilson 等 [26]：由沙门菌引起的动脉感染可能是弥漫性（破裂）或局灶性（动脉瘤）。

1983——Johansen 和 Devin[27]：动脉感染和真菌性动脉瘤的原因如下。①持续性的脓毒症蔓延到动脉周围淋巴管或血管，②内膜感染时内膜损伤或动脉粥样硬化斑块感染，③动脉损伤时直接细菌感染，④脓毒性栓子栓塞血管滋养管或血管腔；⑤自身原因或医源性血管操作。

1984——Brown 等 [28]：真菌性动脉瘤的诊断标准：革兰染色或动脉瘤壁培养微生物阳性，或新诊断的动脉瘤的临床表现与菌血症和持续感染一致。

1988——Brudon…Descotes[29]：真菌性动脉瘤诊断标准如下。①感染性心内膜炎时出现的动脉瘤；②动脉瘤出现阳性血培养；③血栓或动脉瘤壁的阳性培养；④动脉瘤壁显微镜检查有细菌或急性炎症。

1997——Murashita 等 [30]：动脉感染方式包括①血行扩散或感染性微栓子进入正常口径动脉血管；②循环感染性病原体感染已存在的内膜缺损；③已存在的真性动脉瘤感染；④来自相邻感染源的血管壁持续感染；⑤病原体直接接种到动脉壁。

很显然，关于真菌性动脉瘤的意思和概念还没有明确的定义，无法简单地诊断出一个准确的病理过程。要想很好地区分"感染性动脉瘤"，可将细菌或真菌感染使原有动脉瘤复杂化的病变称为"感染性动脉瘤",而将病原体直接破坏动脉壁导致破坏和扩张的病变称为"被感染性动脉瘤"。我们将努力区分这种不同点,即使"真菌性动脉瘤"这个术语很明白,这个术语从一开始就表达不精确,但在医学语言中获得了稳定的地位,并将被用来表明动脉瘤和感染同时存在,而不管其病因和发病机制。然而,临床对正常动脉的定义是相当接近的,在这种情况下,临床定义仅适用于缺乏扩张性病变,因此可能适用于任何年龄和不同动脉条件的个人。而且,动脉瘤可能存在多年,完全不被发觉,只有在对患有感染病的患者进行评估时才会被诊断出来。此外,临床上潜伏的病原体可能藏匿在动脉壁和动脉内血栓中[31-33]。

Fisk 等[2]重新定义了动脉感染的危险因素:细菌性或真菌性心内膜炎、动脉粥样硬化性内膜病变、畸形(缩窄、动脉导管未闭)、免疫功能障碍、静脉药物滥用。

结核性动脉受累的特殊传播途径包括淋巴扩散[34],邻近感染部位[35-37],卡介苗免疫疗法治疗癌症[38,39]。

要列出感染性腘动脉瘤并不是一件容易的事情,因为有时"动脉瘤"和"假性动脉瘤"[40]这两个术语的相互使用会混淆;同时,真菌这个术语常用于动脉粥样硬化性腘动脉瘤的并发感染。

回顾 1945 年以来的文献,总共收集了 31 例并发感染性心内膜炎的真菌性腘动脉瘤的病例(表 29-1),其中 20 例患者年龄在 50 岁以下。尤其对于老年患者,需要更警惕是否有动脉瘤病变。真菌性心内膜炎仅报道 3 例(23、26、31)。病例 8 中,患者是静脉吸毒者。

一般情况下,动脉瘤在诊断为心内膜炎后较短时间内表现出来,常在第一个疗程抗生素治疗期间或之后不久出现;在病例 6 中,诊断心内膜炎和动脉瘤之间有 2 年的延迟,但作者认为动脉扩张可以追溯到前者。

腘动脉瘤的早期临床表现几乎都是腘窝区疼痛,有时还伴有大量腿部水肿(病例 3、7、18、19、23、27)和糜烂(病例 7、16);病例 29 中,动脉瘤完全无症状。严重缺血 5 例(病例 3、7、18、19、27),神经压迫相关症状 4 例(病例 5、6、22、28)。动脉瘤的诊断通常很容易,因为在腘窝有肿块,几乎总是有搏动;在病例 15,只有在镓 -67 扫描后才发现一个小动脉瘤,而这个患者最初怀疑为骨髓炎;另外 3 例,最初诊断不正确(静脉血栓形成,病例 5 和 19;贝克囊肿,病例 31)。在几个病例中观察到并发其他位置真菌性动脉瘤;颅内(病例 8、30)、内脏(病例 17、24)、股动脉(病例 10、13)、股深动脉(病例 20、29)、腹主动脉(病例 13)、对侧腿动脉(病例 23、27)。

手术时发现病例 6、7 和 21 动脉瘤破裂。

真菌性腘动脉瘤合并感染性心内膜炎的治疗依赖于大量抗生素(或抗真菌药)和长期的治疗,动脉瘤的切除和所有感染组织的清创,如果需要挽救肢体,需辅以血管重建手术。而后者在几个案例中被省略,显然没有对肢体存活 / 功能产生不良后果。当进行动脉重建时,通常使用原位技术完成;然而,在病例 7 中,在手术之前做了一个外旁路。病例 16、17、18、19、22、26、29 和 30 患者在动脉瘤治疗前后进行了心脏瓣膜置换术。病例 1 中动脉瘤未处理,病例 3 和 28 中仅部分切除:早期的结果令人满意,但预后较差。同样,在病例 29 中采用线圈栓塞获得了良好的即时结果,但缺乏随访。

在一些通过手术立即取得良好结果的病例中,没有提及随访或随访时间不超过 6 个月。

在表 29-2 中,列举了一些与心内膜炎无关的真菌性腘动脉瘤病例。

疼痛(腘窝区、小腿)通常是最初的局部症状;然而,在病例 6 中,发绀和足部局部缺血性溃疡是疾病的第一个症状,而腘动脉瘤仅通过动脉造影被发现。在病例 3 中,先出现了远端脓毒性关节炎和紫癜,随后出现腘窝肿块。

腘窝肿块普遍存在,常有搏动;然而,在一

表 29-1	感染性心内膜炎合并真菌性（感染性）腘动脉动脉瘤 6 例		
作者，发表年份	患者性别，年龄（岁）	病原体	治疗措施，结果，随访
1. Harrison[41], 1953	女，45	不明	Hunter 结扎术，治愈
2. Heggebø[42], 1953	男，23	不明	观察；11 个月后仍稳定
3. Benhamou[43], 1955	女，25	不明	次全切；治愈
4. Strukely[44], 1965	男，22	不明	切除；动脉缝合；6 个月后仍稳定
5. Capdevila[45], 1968	男，39	非溶血性链球菌	腰交感神经切除；原位静脉移植；28 个月后仍稳定
6. Dickman[24], 1968	女，53	链球菌属	切除 + 原位静脉移植；2 个月后仍稳定
7. Bonds[46], 1985	男，26	草绿色链球菌	切除 + 静脉旁路移植；6 个月后仍稳定
8. Dean[47], 1986	31	D 型链球菌	切除 + 静脉旁路移植；6 个月后仍稳定
9. Brudon[29], 1988	男，38	不明	切除 + 原位静脉移植；40 个月后仍稳定（死于心血管手术）
10. Brudon[29], 1988	男，39	链球菌属	切除 + 原位静脉移植；1 月后拆绷带；170 个月后仍稳定
11. Brudon[29], 1988	男，34	不明	伴动脉瘤附壁血栓；未处理；120 个月后仍稳定
12. Brudon[29], 1988	男，18	金黄色葡萄球菌	术前已死亡
13. Brudon[29], 1988	女，58	链球菌属	切除；原位静脉移植；60 个月后血栓形成；腰交感神经切除；因腹主动脉 – 移植物吻合口裂开死亡
14. Brudon[29], 1988	男，67	不明	切除 + 原位静脉移植；10 个月后仍稳定
15. Leclerc[48], 1988	男，31	肠球菌	切除 + 静脉移植；预后良好
16. Goeau-Brissonnière[49], 1990	男，37	空肠弯曲杆菌	切除 + 原位静脉移植；36 个月后仍稳定
17. Christides[50], 1992	男，42	B 型链球菌	切除 + 原位静脉移植；3 个月后仍稳定（死于心肌梗死）
18. Davidovic[51], 1998		金黄色葡萄球菌	切除 + 静脉移植；治愈
19. Mann[52], 1999	男，50	中间型链球菌	切除 + 原位静脉移植；治愈
20. Akoudad[53], 1999	男，27	不明	切除 + 原位静脉移植；治愈
21. Safar[54], 2001	男，71	不明	切除 + 原位静脉移植；24 个月后仍稳定
22. Ozçakar[55], 2004	男，18	轻型链球菌	切除；血管首尾相连；治愈
23. Larena-Avellaneda[56], 2004	男[a]，53	念珠菌属	切除 + 原位静脉移植；>24 个月后仍稳定
24. Enc[57], 2005	女，48	金黄色葡萄球菌	切除 + 原位静脉移植；72 个月后仍稳定
25. Enc[57], 2005	女，36	草绿色链球菌	切除 + 原位静脉移植；治愈；因不明原因内脏动脉瘤破裂死亡 8 个月

（续表）

作者，发表年份	患者性别，年龄（岁）	病原体	治疗措施，结果，随访
26. Mauerer[58], 2006	男，62	白色念珠菌	切除；24 个月后仍稳定
27. Meritxell-Mellado[59], 2008	男，51	草绿色链球菌	切除 + 原位静脉移植；12 个月后仍稳定
28. Killeen[60], 2009	男，47	肺炎链球菌	动脉瘤切开修补 + 原位静脉移植；3 个月后仍稳定
29. Rajadhyaksha[61], 2011	男，32	不明	弹簧圈栓塞术；治愈
30. De Bellemanière[62], 2013	男，41	干燥奈瑟菌	静脉移植；6 个月后仍稳定
31. Cawcutt[63], 2015	男，39	短尾帚属	切除；7 个月后仍稳定

Barker[64]，1962，报道了 1 例患者，42 岁，在肠球菌引起的败血症期间发生了可能是心内膜炎；经过几个月的治疗，右侧眶窝出现搏动性疼痛肿块；它首先扩大，然后消退；消退伴随着远端脉搏消失和中度足部缺血，后来进行了腰交感神经切除术，结果令人满意；动脉造影术显示分叉下无造影剂

a. 动脉瘤继续消退，足部仍然温热且无症状的对侧胫骨腹膜主干动脉瘤，需要对间隔室综合征进行筋膜切开术和最后的弹簧圈栓塞治疗

表 29-2　与心内膜炎无关的腘动脉真菌性（感染性）动脉瘤 6 例

作者，发表年份	患者性别，年龄（岁）	病原体	治疗措施，结果，随访
1. Bracale[65], 1947	男，30	结核分枝杆菌	切除；治愈；膝关节功能受损
2. Jepson[66], 1962	女，78	结核分枝杆菌	腰交感神经切除；Hunter 结扎术；2 周后死于肺部疾病
3. Merry[67], 1972	男，44	金黄色葡萄球菌	切除；静脉移植；腘静脉血栓取出术；治愈
4. Brudon[29], 1988	男，73	耶尔森菌属	切除；非解剖学移植 + 修复术；住院期间死于败血症
5. Brudon[29], 1988	男，55	沙门菌属	切除；非解剖学移植 + 修复术；46 个月后仍稳定
6. Gelfand[68], 1989	男，42	流产布鲁氏菌	切除；治愈
7. Dugdale[69], 1989	男[a]，58	鸟 – 胞内分枝杆菌	切除；静脉移植；术后 2 个月切除假性动脉瘤；24 个月后仍稳定
8. Habozit[70], 1992	男，63	肠炎沙门菌	切除；腘静脉血栓取出术；30 个月后仍稳定
9. Lacombe[71], 1999	男[b]	不明	动脉瘤内修补术；治愈
10. Rojas[72], 210	女[c]，83	肺炎链球菌	切除 + 旁路移植术；34 个月后仍稳定
11. Brereton[73], 2012	男，74	malmöense 结核分枝杆菌	切除；静脉旁路移植术；12 个月后行 PTA 术，24 个月后仍稳定
12. Jolly[74], 2014	男，81	sanguinis 链球菌	次全切 + 静脉原位移植；治愈

a. 患有毛细胞白血病的患者
b. 患者接受肾移植，受疖病影响
c. 在治疗腘窝主动脉瘤手术前不久成功地接受了胸主动脉和腹主动脉囊状动脉瘤覆膜支架植入术

些病例中，最初的诊断是不正确的：病例 1，脓肿（有切口）；病例 9，静脉血栓；病例 12，贝克囊肿。

手术中，12 个动脉瘤中有 7 个出现渗漏或明显破裂。

感染对腘动脉的侵袭有时是很剧烈和具破坏性的，以致于产生动脉壁的早期解体，血管丢失和假性动脉瘤形成（表 29-3）。

综合表 29-1 至表 29-3 的病例，有两个事实是显而易见的。

（1）原位重建多于体外解剖，与治疗血管重建手术感染性并发症的常规标准相冲突；自体材料和有效的抗生素疗法的使用可能解释了这一趋势，其结果看起来也是合理的（在报告的随访范围内）。

（2）最近，血管内手术的作用也在这一背景下出现，尽管将外来物质引入受感染地区所代表的矛盾；如果这是由抗生素覆盖范围所保证的最终治疗，或者只是根治性手术的一个桥梁（非常重要和有用），仍有待评估。

表 29-3　腘动脉感染早期穿孔及假性动脉瘤形成 6 例

作者，发表年份	患者性别，年龄（岁）	病原菌	治疗措施，结果，随访
1.Blum[23]，1964	男，56	金黄色葡萄球菌	大腿截肢术
2.Choudhury[75]，1979	男[a]，58	金黄色葡萄球菌	清创 + 断端吻合；12 个月后仍稳定
3.Patra[76]，1986	男[b]，26	轻型链球菌	动脉瘤内修补术；治愈
4.Narula[77]，1988	男[c]，76	败毒梭菌	切除；治愈
5.Downing[78]，1995	男，72	肠炎沙门菌	切除 + 静脉旁路移植术；治愈
6.Montero[79]，1997	男，69	胎儿弯曲菌	切除 + 腘静脉移植；24 个月后仍稳定
7.Jebara[80]，1998	男，24	结核分枝杆菌	切除；静脉原位移植；两个连续的假性动脉瘤结扎；28 个月后仍稳定
8.Tsao[81]，2002	男[d]，42	不明	静脉原位移植
9.Harmann[82]，2004	男，49	马耳他布鲁氏菌	切除；3 个月后仍稳定
10.Behnke[83]，2007	男，58	不明	切除 + 静脉原位移植；复发性局部感染致大腿截肢
11.Trellopoulos[84]，2010	男，67	肠炎沙门菌	安覆膜支架；治愈
12.Ghassani[85]，2012	男，59	不明	安覆膜支架；6 个月后仍稳定

a. 初发感染；伴或不伴腋下脓肿

b. 感染性心内膜炎患者

c. 患者接受右半结肠切除术

d. 静脉吸毒者

参考文献

[1] Anderson CB, Butcher HT Jr, Ballinger WF. Mycotic aneurysms. Arch Surg. 1974;109:712-7.

[2] Fisk M, Peck LF, Miyagi K, Steward MJ, Lee SF, Macrae MB, Morris-Jones S, Zumia AI, Matks DJ. Mycotic aneurysms: a case report, clinical review and novel imaging strategy. QJM. 2012;105: 181-8.

[3] Rokitansky C. Abnormalitäten der Arterien. In: Handbuch der pathologischen Anatomie, vol. 2. Wien: Kraumüller-Seidel; 1844. p. 521-616.

[4] Virchow R. Ueber die acute Entzündung der Arterien. Arch Path Anat Phisiol Klin Med. 1847;1: 272-378.

[5] Koch L. Ueber das Aneurysma der Arteria meseraica Inaugural Abhandung), vol. 1851. Erlangen: Verlag Barfus; 1851.

[6] Tufnell J. On the influence of vegetations on the valve of the heart, in the production of secondary arterial disease. Dublin Q Med J. 1853;15:371-82.

[7] Ponfick E. Ueber embolische Aneurysmen, nebst Bemerkungen uber das acute Herzaneurysma (Herzgeschwür). Virchows Arch Path Anat Physiol Klin Med. 1873; 58: 528-71.

[8] Goodhart JF. Case of aneurysm from embolism: four cases. Trans Path Soc Lond. 1877;28:106.

[9] Osler W. The Gulstonian lectures, on malignant endocarditis. r Med J. 1885;1:467-70.

[10] Eppinger H. Pathogenesis, Histogenesis und Aetiologie der Aneurysmen einschliesslich des Aneurysma equi verminosum: pathologisch-anatomische. Berlin: Studien A. Hirschwald; 1887.

[11] Langton J, Bowlby AA. A case of multiple embolism of the arteries of the extremities followed by the formation of aneurisms. With remarks on the relations of embolism to aneurism. Med Chir Trans. 1887;70:117-38.

[12] Benda C. Das Arterienaneurysma. Lubarsch-Ostertag Ergebn. Allg Pathol Path Anat. 1902;8: 196-266.

[13] Jordan AC. Aneurysm of the ascending arch of the aorta in a small boy: a post-mortem surprise. Lancet. 1903;1:515-6.

[14] Ruge E. Infektiöses Aneurysma der linken Coronararterie als Teilerscheinung einer Septicopyämie nach Osteomyelitis acuta infectiosa femoris. Dtsch Zeitschr Chir. 1905;80: 150-64.

[15] Clutton HH, Dudgeon LS. A case of aneurysm of the femoral artery in a man, aged 78 years, in which suppuration took place from pneumococcal infection; recovery. Lancet. 1908;1:556-7.

[16] Lewis D, Schrager VL. Embolomycotic aneurisms. JAMA. 1911;53:1808-14.

[17] Unger W. Beiträge zur Lehre von den Aneurysmen. Beitr Path Anat Allg Path. 1911;51:137-82.

[18] Stengel A, Wolferth CC. Mycotic (bacterial) aneurysms of intravascular origin. Arch Intern Med. 1923;31:527-54.

[19] Crane AR. Primary multilocular mycotic aneurysm of the aorta. Arch Pathol. 1937;24:636-41.

[20] Barker WF. Mycotic aneurysms. Ann Surg. 1954;139:84-9.

[21] Hankins JR, Yeager GH. Primary mycotic aneurysm. Surgery. 1956;40:747-56.

[22] Smith RF, Szilagyi DE, Colville JM. Surgical treatment of mycotic aneurysms. Arch Surg. 1962;85: 663-72.

[23] Blum L, Keefer EB. Clinical entity of cryptogenetic mycotic aneurysm. JAMA. 1964;188:505-8.

[24] Dickman FN, Moore IB. Mycotic aneurysm: a case report of a popliteal mycotic aneurysm. Ann Surg. 1968;16:590-4.

[25] Finseth F, Abbott WM. One-stage operative therapy for Salmonella mycotic abdominal aortic aneurysm. Ann Surg. 1974;179:8-11.

[26] Wilson SE, Gordon HE, van Wagenen PB. Salmonella arteritis: a precursor of aortic rupture and pseudoaneurysm formation. Arch Surg. 1978;113:1163-6.

[27] Johansen K, Devin J. Mycotic aortic aneurysms. A reappraisal. Arch Surg. 1983;118:583-8.

[28] Brown SL, Busuttil RW, Beker JD, Machleder HI, Moore WS, Barker WF. Bacteriologic and surgical determinants of survival in patients with mycotic aneurysms. J Vasc Surg. 1984;1:541-7.

[29] Brudon JR, Ravat M, Desthieux JM, Descotes J. Les anévrysmes mycotiques des artères des mémbers inférieurs. Chirurgie. 1988;114:482-9.

[30] Murashita T, Yasuda K, Takigami T, Sakuma M, Matsui Y, Sasaki S, Shyia N. Mycotic aneurysm of the bilateral tibioperoneal trunks associated with bacterial endocarditis: a case report. Int Angiol. 1997;16:176-9.

[31] Ernst CB, Campbell HC Jr, Daugherty ME, Sachatello CR, Griffen WO Jr. Incidence and significance of intra-operative bacterial cultures during abdominal aortic aneurysmectomy. Ann Surg. 1977;185: 626-33.

[32] Williams RD, Fisher FW. Aneurysm content as a source of graft infection. Arch Surg. 1977;112: 415-6.

[33] Gutiérrez J, Linares-Palomino J, Lopez-Espada C, Rodriguez M, Ros E, Piédrola G, del Maroto MC. Chlamydia pneumoniae DNA in the arterial wall of patients with peripheral vascular disease. Infection. 2001;29:196-200.

[34] Long R, Guzman R, Greenberg H, Safneck J, Hershfield H. Tuberculous mycotic aneurysm of the aorta. Review of published medical and surgical experience. Chest. 1999;115:522-31.

[35] Efremidis SC, Lakshamanan S, Hsu JT. Tuberculous aortitis: a rare case of mycotic aneurysm of the aorta. Am J Roentgenol. 1976;127:859-61.

[36] Patra P, Gunnes TK, Ferry D, Chaillou P, De Lajartre AY, Duveau D, Dupon H. Tuberculous aneurysm of the descending thoracic aorta. J Vasc Surg. 1987;6:408-11.

[37] Ringswald M, Roy TM. Synchronous mycotic aneurysms secondary to tuberculosis. J Ky Med Assoc. 1989;87:320-4.

[38] Woods JM IV, Schellack J, Stewart MT, Schwartzman SW. Mycotic abdominal aortic aneurysm induced by immunotherapy with bacille Calmette-Guérin for malignancy. J Vasc Surg. 1988;7:808-10.

[39] Bornet P, Pujade B, Lacaine F, Bazelly B, Paquet JC, Roland J, Huguier M. Tuberculous aneurysm of the femoral

artery: a complication of bacille Calmette-Guérin vaccine immunotherapy: a case report. J Vasc Surg. 1989;10:688-92.

[40] Parvathy U, Saldanha R, Balakrishnan KR. Pseudoaneurysm of the popliteal artery. Surgical management of 3 cases. J Cardiovasc Surg. 2005;46: 43-6.

[41] Harrison RJ, Desmond AM. Mycotic aneurysm. Med Press. 1953;229:145-9.

[42] Heggebø JT, Stavanger T. Subakutt bakteriell endokarditt - mykotisk anevrisme i arteria poplitea. Nord ed. 1953; 49: 405-7.

[43] Benhamou E, Seror J, Stoppa R. Anévrysme artériel poplité infectieux. Afr Fr Chir. 1955;13:263-7.

[44] Strukelj L, Pamich G. Aneurisma micotico dell'arteria poplitea. Friuli Med. 1965;20:933-44.

[45] Capdevila JM, Navarro F, Noriega AR, Bongera F, Cubria JM. Tratamiento quirurgico de los aneurismas micoticos. Rev Esp Cardiol. 1966;21:340-9.

[46] Bonds JW Jr, Fabian TC. Surgical treatment of mycotic popliteal artery aneurysms: a case report and review of the literature. Surgery. 1985;98:979-82.

[47] Dean RH, Waterhouse G. Mycotic embolism and embolomycotic aneurysms. Neglected lessons of the past. Ann Surg. 1986;204:300-7.

[48] Leclerc Y, Verreault J, Bisson G. Gallium-67 citrate accumulation in a mycotic popliteal aneurysm. Clin Nucl Med. 1988;13:571-3.

[49] Goeau-Brissonnière O, Hardy C, Renier JF, Delorme G, Patel JC. Le traitement chirurgical des anévrysmes infectieux de l'artère poplitée. Présentation d'un cas dû à campylobacter jejuni et revue de la littérature. J Chir. 1990;127:223-6.

[50] Christides C, Cornu E, Virot P, Lacroix P, Gandara F, Laskar M, Sekkal S, Serhal C. Endocardite bactérienne compliquée d'anévrysme poplité et mésentérique. J Chir. 1992;129:155-60.

[51] Davidovic LB, Lotina SI, Lostic DM, Cinara IS, Cvetkovic SD, Markovic DM, Vojnovic BR. Popliteal artery aneurysms. Worl J Surg. 1998;22:812-7.

[52] Mann CF, Barker SG. Occluded mycotic popliteal aneurysm secondary to infective endocarditis. Eur J Vasc Endovasc Surg. 1999;18:169-70.

[53] Akoudad H, Lajou J, Cherti M, Balafrej K, Benmimoun EG, Arharbi M. Anévrysmes mycotiques périphériques compliquant une endocardite infectieuse: à propos d'un cas. Act Méd Int Angiol. 1999;15:10-2.

[54] Safar HA, Cinà CS. Ruptured mycotic aneurysm of the popliteal artery. A case report and review of the literature. J Cardiovasc Surg. 2001;42:237-40.

[55] Ozçakar L, Aknc A, Aksoy DY, Cetinkaya Y, Aydni M. Peroneal neuropathy due to a popliteal aneurysm in a patient with infectious endocarditis. Ann Vasc Surg. 2004;18:115-7.

[56] Larena-Avellaneda A, Debus ES, Daum H, Kindel M, Gross-Fengels W, Imig H. Mycotic aneurysms affecting both lower legs of a patient with Candida endocarditis— endovascular therapy and open vascular surgery. Ann Vasc Surg. 2004;18:130-3.

[57] Enç Y, Cinar B, Konuralp C, Yavuz SS, Sanioglu S, Bilgen F. Peripheral mycotic aneurysms in infective endocarditis. J Heart Valve Dis. 2005;14: 310-6.

[58] Mauerer K, Krauss T, Zirlik A. Mycotic aneurysm complicating prosthetic valve endocarditis. Heart. 006; 92: 1550.

[59] Meritxell MJ, Hernandez OE, Gomez MB, Martin PV. Aneurismas micoticos de ambos membros inferiores secundarios a endocarditis infecciosa. Med Clin. 2008; 131: 199.

[60] Killeen SD, O'Brien N, O'Sullivan MJ, Karr G, Redmind HP, Fulton GJ. Mycotic aneurysm of the popliteal artery secondary to Streptococcus pneumoniae: a case report and review of the literature. J Med Case Rep. 2009;3:117.

[61] Rajadhyaksha A, Sonawale A, Rathod K, Khare S, Kalal C. Mycotic aneurysm of the popliteal artery due to infective endocarditis. J Assoc Physicians India. 2011;59:664-7.

[62] Debellemanière G, Chirouze C, Hustache-Mathieu L, Fournier D, Hoen B. Neisseria sicca endocarditis complicated by intracranial and popliteal aneurysms in a patient with a bicuspid aortic valve. Case Rep Infect Dis. 2013;2013:895138.

[63] Cawcutt K, Baddour LM, Burgess M. A case of Scopulariopsis brevicaulis endocarditis with mycotic aneurysm in an immunocompetent host. Case Rep Med. 2015;2015:872871.

[64] Barker WF. Discussion on Lawrence G.H. Surgical management of infected aneurysms. Am J Surg. 1962; 104: 355-64.

[65] Bracale G, Pescatore S. Aneurisma tubercolare dell'arteria poplitea. Prog Med. 1947;3:262-5.

[66] Jepson RP, Meadows R. Tuberculous arteritis presenting as popliteal aneurysm. Aust N Z J Surg. 1962;32:157-9.

[67] Merry M, Dunn J, Weismann R, Harris ED Jr. Popliteal mycotic aneurysm presenting as septic arthritis and purpura. JAMA. 1972;221:58-9.

[68] Gelfand MS, Kaiser AB, Dale WA. Localized brucellosis: popliteal artery aneurysm, mediastinitis, dementia, and pneumonia. Rev Infect Dis. 1969;11:783-8.

[69] Dugdale DC, Stevens DL, Knight LL. Mycotic aneurysm and disseminated Mycobacterium avium-intracellulare infection in a patient wirh hairy cell leukemia. West J Med. 1989;150:207-8.

[70] Habozit B, Cressens J-P, Battistelli JM. Infective aneurysm of the popliteal artery due to Salmonella Enteritidis. Ann Vasc Surg. 1992;6:464-6.

[71] Lacombe M. Les anévrismes mycotiques après transplantation rénale. Chirurgie. 1999;124:649-54.

[72] Rojas A, Mertens R, Arbulo D, Garcia P, Labarca J. Multiple mycotic aneurysms due to penicillin nonsusceptible Streptococcus pneumoniae solved with endovascular repair. Ann Vasc Surg. 2010;24:827. e5-8.

[73] Brereton AS, El Teraifi H. Mycobacterium malmoense: dissemination causes a politeal aneurysm in a 74-year-old man. BMJ Case Rep. 2012; https://doi. org/10.1136/bcr.12.2011.5471.

[74] Jolly K, Barratt R, Nair A. A rare case of Streptococcus sanguinis mycotic popliteal aneurysm. JMM Case Rep. 2014;1:001479.

[75] Choudhury B, Khanna U. An unusual presentation of a mycotic aneurysm of popliteal artery. J Indian Med Assoc. 1979;73:170-1.

[76] Patra P, Raffi F, De Lajartre AY, Bourseau JC, Chaillou

P, Duveau D. Anévrysmes infectieux artéri-els. Aspects anatomocliniques et chirurgicaux à propos de 12 observations. J Chir. 1986;123:654-62.

[77] Narula A, Lake SP, Baker AR, Greenwood RK. Mycotic aneurysm of the popliteal artery following right hemicolectomy. Postgrad Med J. 1988;64:638-9.

[78] Downing ND, Baker DM, Hopkinson BR. Infective popliteal aneurysm following Salmonella bacteraemia. Br J Surg. 1995;82:49.

[79] Montero A, Corbella X, López JA, Santin M, Ballón IH. Campylobacter fetus-associated aneurysms: report of a case involving the popliteal artery and review of the literature. Clin Infect Dis. 1997;24:1019-21.

[80] Jebara VA, Nasnas R, Achouh PE, Tabet G, Kassab R, Karam B, Rassi I. Mycotic aneurysm of the popliteal artery secondary to tuberculosis. A case report and review of the literature. Texas Heart Inst J. 1998;25:136-9.

[81] Tsao JW, Marder SR, Goldstone J, Bloom AL. Presentation, diagnosis and management of arterial mycotic pseudoaneurysm in injection drug users. Ann Vasc Surg. 2002;16:652-62.

[82] Harman M, Irmak H, Arslan H, Arslan U, Kayam M. Popliteal artery pseudoaneurysm: a rare complication of brucellosis. J Clin Ultrasound. 2004;32:33-6.

[83] Behnke NM, Cui Q, Orndorff D. Late presentation of a mycotic popliteal artery pseudoaneurysm in the setting of a revised total knee arthroplasty complicated by both prior infection and periprosthetic fracture: a case report. Ann Vasc Surg. 2007;21:519-24.

[84] Trellopoulos G, Georgiadis DS, Kapoulas KC, Pitta X, Zervidis I, Lazarides MK. Emergency endovascular treatment of early spontaneous nonaneurysmal popliteal artery rupture in a patient with Salmonella bacteremia. J Vasc Surg. 2010;52:751-7.

[85] Ghassani A, Delva JC, Berard X, Deglise S, Ducasse E, Midy D. Stent graft exclusion of a ruptured mycotic popliteal aneurysm complicating sternoclavicular joint infection. Ann Vasc Surg. 2012;26:730.e13-5.

第30章 其他类型
Miscellaneous

Antonino Cavallaro 著　　林子鹏　何虎强 译

一、梅毒性动脉瘤

梅毒被认为是动脉瘤的重要及常见因素。在发达国家，由于青霉素的使用，梅毒对于动脉瘤所起到的作用稳步下降[1]。然而，梅毒及其产生的心血管后遗症在一些国家仍然是一个重要的公共卫生问题，特别是在 HIV 肆虐的国家[2]。胸、腹主动脉的梅毒性动脉瘤仍有报道[3-5]。

20世纪下半叶，一些大型系列报道中也提到了些许腘动脉瘤与梅毒的并存（表30-1），但总的来说，感染性疾病在动脉瘤发生中的作用尚不清楚。事实上，1934年，Barker[22]回顾了13例报告为梅毒性动脉瘤的病例，只观察到有1例的临床诊断有病理结果支持，并得出结论：相对年轻的动脉瘤病例即使瓦色曼反应呈强阳性也并不意味着动脉瘤一定是梅毒性的。1952年，Silver和Kahn[23]报道了1例疑似梅毒性的腘窝动脉瘤（患者是一位60岁的黑种人男性，通过近端和远端结扎和动脉瘤的次全切除成功治疗），总的来说在文献中几乎找不到证据充分的梅毒性腘动脉瘤病例。

1958年，Rajam 和 Rangiah[24]报道了1例梅毒性腘窝动脉瘤在特异性抗梅毒治疗期间在经历血栓栓塞后而自愈的病例；他们评估说，在热带地区，由于有大量未发现或未经治疗的梅毒病例，所以动脉瘤病例中很多都是梅毒性的；因此，他们从马德拉斯政府医院 1947—1956 年观察到的7个腘窝瘤中诊断出5个梅毒性动脉瘤。

1974年，Spay 等[25]报道了一位居住在达喀尔的33岁被诊断为梅毒性腘窝动脉瘤的男子（接受次全切除和静脉移植治疗），这个病案警示到生活在热带和亚热带地区的患者由于多种梅毒病因（性病梅毒、地方性梅毒、雅司病或热带性类梅毒），其血清数据难以分析。

二、儿童特发性腘动脉瘤

在儿童年龄段，腘动脉瘤是非常罕见的，如果不是由创伤、动脉炎或感染所引起的，通常就是由于复杂的遗传疾病所致。在所谓的特发性儿童动脉瘤综合征的背景下，"特发性"动脉瘤是极其罕见的，其可能是单发的[26]或合并多个[27]动脉瘤。而后者被怀疑是一种不同于埃勒斯－当洛斯综合征的先天性疾病的表现[28]，由于破裂的风险，这是一种潜在的致命性疾病。根据 Short[29]的说法，导致多个和连续的动脉瘤破裂的有毒物质在青春期可能会失去活性，但现有的动脉瘤会继续扩大，最终会出现相关并发症，所以在儿童中发现动脉瘤时应该对整个血管系统进行全面的影像检查[30]。

Sterpetti 等[31]建议将先天性动脉瘤分为两大类：①动脉组织广泛性疾病引起的动脉瘤（通常是多发性的）；②源自动脉壁局部缺陷的动脉瘤

表 30-1 腘动脉瘤患者梅毒的发生率			
作者，年份	患者数量	研究时期	梅毒患者数目
Gifford[6], 1953	69	1913—1951	6
Edmunds[7], 1965[a]	82	1948—1963	1
Baird[8], 1996	46	1938—1964	1
Wychulis[9], 1970	152	1960—1968	1
Gaylis[10], 1974	43	1957—1972	0
Bouhoutsos[11], 1974	84		2
Hardy[12], 1975	23	18 年	0
Towne[13], 1976	80	1950—1975	1
Chitwood[14], 1978	26		1
Inahara[15], 1978[b]	30	1963—1977	0
Szilagyi[16], 1981	62	1964—1979	0
Vermilion[17], 1981	87	1960—1980	1
Whitehouse[18], 1983	61	1943—1982	0
Reilly[19], 1983	159	25 年	0
Mangainte[20], 1984	34	1950—1980	0
Farina[21], 1989	36	15 年	0

a. 原发性截肢的病例排除

b. 仅接受手术治疗的患者

（通常是孤立的）。

Sarkar 等[32] 根据不同的病因（与遗传性或获得性潜在疾病有关），提出了一个详细的分类，共分为九类，其中一类是特发性动脉瘤。

表 30-2 列出了一些被报告病例的相关数据。

三、疑难病例

2011 年，Kamatsu 等[36] 报道了 1 例腘动脉瘤，其 CT 扫描表现与腹主动脉炎性动脉瘤非常相似。患者是一名 67 岁的男性，患有无法切除的胰腺癌；他以发热为主诉，实验室检查显示有轻度白细胞增多（89% 的中性粒细胞）和高水平的 C 反应蛋白。患者接受了动脉瘤部分切除和自体静脉移植治疗，术后实验室检查结果恢复了正常（患者 8 个月后死于胰腺癌）。组织培养和显微镜检查发现细菌、真菌和病毒均为阴性。显微镜下可见明显的穿壁性炎症，中膜和外膜增厚。

与炎症性主动脉瘤的区别是：大体上，内表面没有典型的白色光泽；显微镜下，存在明显的中性粒细胞浸润。

Mellière 等[37] 在非儿科患者中观察了 5 例被定义为特发性和推测可能为先天性的腘动脉瘤。但病理学研究仅适用于 2 例患者，其他 3 例患者并未处理动脉瘤而是进行了旁路手术或未进行手

表 30-2 儿童期特发性腘动脉瘤		
作者，年份	患 者	临床表现
Short[29], 1978	女，7 岁	多发动性脉瘤：腹主动脉、肾、四肢 ª
Schiller[33], 1983	男，8 岁	多发动性脉瘤：腹主动脉、髂、肾、四肢
Bordeaux[34], 1990	女，7 岁	多发动性脉瘤：腹主动脉、髂、肾、四肢 ᵇ
Hurley[26], 1994	女，14 岁	单发性腘动脉瘤
Sheppard[27], 2000	男，5 岁	多发动性脉瘤：腹主动脉、髂、四肢 ᶜ
Lopez Gutierrez[35], 2012	不足 1 岁	下肢发育不全；多发动性脉瘤：髂、股、腘 ᵈ

a. 双侧腘动脉瘤

b. 报道了膝关节水平相关的"炎症综合征"

c. 动脉瘤，如果腘动脉或分支

d. 短动脉畸形，持续坐骨动脉

术。2 位患者中一位是 20 岁的男性患者，他接受了动脉瘤切除和自体静脉移植（2 年后恢复良好）：组织学上，动脉壁弥漫性纤维化，内弹力层残留很少，外膜有广泛的淋巴细胞浸润。另一位是 32 岁的女性（此病例是早期报道的对象 [38]），她接受了动脉瘤切除和自体静脉移植，在 15 年的随访中获得了相当好的预后：显微镜显示动脉壁弥漫性硬化，动脉瘤周围有淋巴细胞和组织细胞浸润，多为多核细胞。

在缺乏任何病因定义的情况下，文献作者认为这些动脉瘤是先天性的，并认为其原因可能是腘动脉复杂的胚胎发育过程中产生的某些缺陷。

当然，在这些病案中（就像在许多其他医学领域一样）人们应该始终认识到术语产生的实质其实是对病因的知识或理解的缺乏。这样的实质也同样适用于被罕见报告的特发性腘窝假性动脉瘤 [39]。

参考文献

[1] Linton RR. The arteriosclerotic popliteal aneurysm: a report of 14 cases treated by preliminary lumbar sympathetic ganglionectomy and aneurysmectomy. Surgery. 1949;26:41-58.

[2] Restrepo CS, Diethelm L, Lemos JA, Velasquez E, Ovella TA, Martinez S, Carrillo J, Lemos DT. Cardiovascular complications of the HIV infection. Radiographics. 2006; 26 : 213-31.

[3] Di Giacomo V, Meloni F, Leonori D, Sciacca V, Cavallaro A. Gli aneurismi luetici dell'aorta addominale. Considerazioni su due casi. G Ital Cardiol. 1980;10:1383-93.

[4] Phillips PL, Amberson JB, Libby DM. Syphilitic aortic aneurysm presenting with the superior vena cava syndrome. Am J Med. 1981;71:171-3.

[5] Bande U, Baligar B, Kamath V, Kusubi P, Chandrashekar. A syphilitic aortic aneurysm: an old friend revisited. J Clin Diagn Res. 2012;6:1319-21.

[6] Gifford RW Jr, Hines EA Jr, Janes JM. An analysis and follow-up study of one hundred popliteal aneurysms. Surgery. 1953;33:284-93.

[7] Edmunds LH Jr, Darling RC, Linton RR. Surgical management of popliteal aneurysms. Circulation. 1965; 32: 517-23.

[8] Baird RJ, Sivasankar R, Hayward R, Wilson DR. Popliteal aneurysms: a review and analysis of 61 cases. Surgery. 1966;59:911-7.

[9] Wychulis AR, Spittell JA Jr, Wallace RB. Popliteal aneurysms. Surgery. 1970;68:942-52.

[10] Gaylis H. Popliteal arterial aneurysms. A review and analysis of 55 cases. S A Med J. 1974;48:75-81.

[11] Bouhoutsos J, Martin P. Popliteal aneurysms: a review of 116 cases. Br J Surg. 1974;61:469-75.

[12] Hardy JD, Tompkins WC Jr, Hatten LE, Chavez CM. Aneurysms of the popliteal artery. Surg Gynecol Obstet.

1975;140:401-4.

[13] Towne JB, Thompson JE, Patman DD, Persson AV. Progression of popliteal aneurysmal disease following popliteal aneurysm resection with graft: a twenty-year experience. Surgery. 1976;80:426-32.

[14] Chitwood WR Jr, Stocks LH, Wolfe WG. Popliteal artery aneurysms. Past and present. Arch Surg. 1978;113:1078-82.

[15] Inahara T, Toledo AC. Complications and treatment of popliteal aneurysms. Surgery. 1978;84:775-83.

[16] Szilagyi DE, Schwartz RC, Reddy JD. Popliteal arterial aneurysms. Their natural history and management. Arch Surg. 1981;116:724-8.

[17] Vermilion BD, Kimmins SA, Pace WG, Evans WE. A review of one hundred forty-seven popliteal aneurysms with long-term follow-up. Surgery. 1981;90:1009-14.

[18] Whitehouse WM Jr, Wakefield TW, Graham LM, Kazmers A, Zelenock GB, Cronenwett JL, Dent TL, Lindenauer SM, Stanley JC. Limb-threatening potential of arteriosclerotic popliteal artery aneurysms. Surgery. 1983;93:694-9.

[19] Reilly MK, Abbott WM, Darling RC. Aggressive surgical management of popliteal artery aneurysms. Am J Surg. 1983;145:498-502.

[20] Mangiante EG, Fabian TC, Huffstutter PJ. Popliteal aneurysms. A clinical appraisal. Am Surg. 1984;50:469-72.

[21] Farina C, Cavallaro A, Schultz RD, Feldhaus RJ, di Marzo L. Popliteal aneurysms. Surg Gynecol Obstet. 1989;169:7-13.

[22] Barker NW. Spontaneous false aneurysm of popliteal artery: arteriography, treatment, pathologic studies, report of a case. Med Clin North Am. 1934;18:612-22.

[23] Silver GB, Kahn JW. Popliteal aneurysm due to syphilis; report of a case. Ann Intern Med. 1952;36:888-96.

[24] Rajam RV, Rangiah PN. Spontaneous cure of a popliteal aneurysm of syphilitic aetiology. Br J Vener Dis. 1958;34:210-2.

[25] Spay G, Sarrat H, Magnin G, Sow I, Marchand P, Fayet I, Padonou N. Anévrisme siphilitique à localization poplitée. J Chir. 1974;108:343-6.

[26] Hurley PR, Giddings AEB. Idiopathic true aneurysm of the popliteal artery in childhood. Cardiovasc Surg. 1994;2:381-3.

[27] Sheppard DG, Wilkinson AG. Syndrome of idiopathic childhood aneurysms: a case report and review of the literature. J Vasc Intervent Radiol. 2000;11:997-1004.

[28] Haynes CD, Smith RB III, Dempsey RL, Darden WA Jr. Multiple congenital aneurysms associated with spontaneous vascular rupture. Surgery. 1982;92:910-2.

[29] Short DW. Multiple congenital aneurysms in childhood: report of a case. Br J Surg. 1978;65:509-12.

[30] English WP, Edwards MS, Pearle JD, Mondi MM, Hundley JC, Hansen KJ. Multiple aneurysms in childhood. J Vasc Surg. 2004;39:254-9.

[31] Sterpetti AV, Hunter WJ, Schultz RD. Congenital abdominal aortic aneurysms in the young: case report and review of the literature. J Vasc Surg. 1988;7:763-9.

[32] Sarkar R, Coran AG, Cilley RE, Lindenauer SM, Stanley JC. Arterial aneurysms in children: clinicopathologic classification. J Vasc Surg. 1991;13:47-56.

[33] Schiller H, Gordon R, Shifrin E, Abu-Dalu K. Multiple arterial aneurysms. J Pediatr Surg. 1983;18:27-9.

[34] Bordeaux J, Glys JH, Magnan PE. Multiple aneurysms n a seven-year-old child. Ann Vasc Surg. 1990;4:26-8.

[35] Lopez-Gutierrez JC, Cadonas RL, Bret Zurina M, Utrilla Contreras C, Alvarez Luque A, Prieto C. Multiple congenital ectatic and fusiform arterial aneurysms associated with lower limb hypoplasia. J Vasc Surg. 2012;56:496-9.

[36] Akamatsu D, Fujishima F, Sato A, Goto H, Watanabe T, Hashimoto M, Shimizu T, Sugawara H, Miura T, Zukeran T, Serizawa F, Hamada Y, Tsuchida K, Satomi S, Sendai A. Inflammatory popliteal aneurysm. Ann Vasc Surg. 2011;25:698.e13-6.

[37] Mellière D, Cron J, Lange F, Qvarfordt P, Desgranges P, Becquemin J-P, Cavillon A. Some popliteal aneurysms are congenital. Cardiovasc Surg. 1998;6:42-9.

[38] Mellière D, Bokobza B, Lange F, Becquemin J-P, Hohene M, Veit R. Anévrisme degenerative non athéromateux de l'artère poplitée de l'adulte jeune. J Mal Vasc. 1986;11:9-12.

[39] da Paz Oliveira G, Guillaumon AT, de Brito IB, Teixeira Lima JM, Benvindo SC, Gomes dos Santos L. Idiopathic popliteal artery pseudoaneurysm: emergency diagnosis and treatment. J Vasc Bras. 2014;13:244-8.